颌面赝复学

（下卷）

颜面缺损的修复

Maxillofacial Prosthetics

Rehabilitation for Facial Defects

赵铱民　等／著

其他著者

冯志宏　白石柱　董　岩　吴国锋

韩　颖　李　蓓　王　博　何黎升

中国出版集团

世界图书出版公司

西安　北京　广州　上海

图书在版编目(CIP)数据

颌面赝复学. 下卷，颜面缺损的修复 / 赵铱民等著. — 西安：世界图书出版西安有限公司，2016.01

ISBN 978-7-5192-0313-9

Ⅰ. ①颌… Ⅱ. ①赵… Ⅲ. ①口腔颌面部疾病-口腔外科手术 Ⅳ. ①R782.05

中国版本图书馆CIP数据核字(2015)第241095号

Hemian Yanfuxue

颌面赝复学

（下卷）

颜面缺损的修复

著　　者　赵铱民　等

责任编辑　刘小兰　侯长庆

出版发行　世界图书出版西安有限公司

地　　址　西安市北大街85号

邮　　编　710003

电　　话　029-87233647（市场营销部）

　　　　　029-87235105（总编室）

传　　真　029-87279675

经　　销　全国各地新华书店

印　　刷　陕西天意印务有限责任公司

成品尺寸　889mm × 1194mm　1/16

印　　张　17.25

字　　数　400千字

版　　次　2016年1月第1版

印　　次　2016年1月第1次印刷

书　　号　ISBN 978-7-5192-0313-9

定　　价　220.00元

作者简介

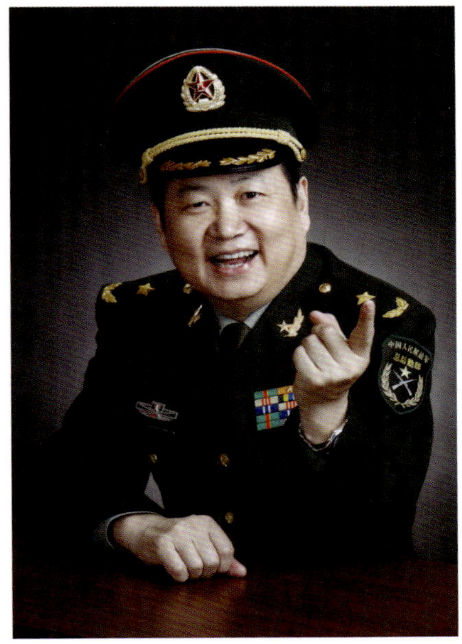

赵铱民，陕西省汉中市人，生于1956年10月。医学博士，少将军衔，教授，主任医师，第四军医大学代校长，军事口腔医学国家重点实验室主任，第十一、十二届全国政协委员，世界军事齿科学会主席，国际颌面修复学会荣誉主席，中华口腔医学会副会长，中华医学会理事，国务院学位委员会学科评议组委员，中华口腔医学会颌面修复专业委员会主任委员，全军口腔医学会主任委员，陕西省口腔医学会会长，总后科技银星，《实用口腔医学杂志》主编，《中华口腔医学杂志》、*Journal of Chinese Dental Research*、《华西口腔医学杂志》《上海口腔医学杂志》《中国口腔医学年鉴》等杂志副主编，日本大阪齿科大学名誉教授，美国加州大学洛杉矶分校牙科学院客座教授。1983年毕业于第四军医大学口腔医学系，1991年于同校获医学博士学位。先后留学日本、美国，长期从事口腔颌面修复体的固位和颌面缺损的仿真修复、功能重建的研究，创造了多种临床修复新技术。领衔完成的“严重颜面战创伤缺损与畸形的形态修复和功能重建”项目，于2011年获得国家科技进步一等奖，获国家科技进步二等奖2项、军队科技进步一等奖2项、军队科技进步二等奖2项、陕西省科技进步二等奖1项，2006年获军队“十五”重大科技贡献奖，2012年被评为全国优秀科技工作者；主持国家自然科学基金重点项目、“十一五”科技支撑计划等国家、军队重点课题22项。发表论文270余篇，被SCI收录46篇；独著有《颌面赝复学》等系列专著3部，担任全国规划教材《口腔修复学》第6版、第7版主编，获批国家发明专利10项；培养博士研究生31名、硕士研究生34名；荣立一等功一次。

序

颌面部器官缺损缺失，是颌面部肿瘤切除术后、颌面部创伤、颌面部先天性发育等诸多原因造成的一类严重影响患者生命质量的复杂畸形。长期以来，这类畸形的修复一方面依靠常规的整形外科手术，但手术复杂，效果并不能令人满意；另一方面采用赝复体修复，却常常因固位不稳、外形不准、老化变色等问题令患者难以接受，因此成为口腔医学界面临的一大临床难题。

赵铱民教授是我国著名的口腔医学专家，在过去的三十余年中，他始终坚持一线的医教研工作，为解决这一难题做出了长期不懈的努力并取得了卓越成就。他提出了“数字赝复，功能赝复”的新理论，在磁附着固位技术、颌骨缺损功能重建、颌面赝复材料、颜面缺损智能化仿真修复等方面做出了突出贡献，创造了多项口腔颌面修复的新技术，推动了颌面赝复学的发展。2011 年，他领衔的课题“严重颜面战创伤缺损与畸形的形态修复和功能重建”，荣获了国家科技进步一等奖。与此同时，他还长期担任第四军医大学院校两级的主要领导（院长、校长），肩负着繁重的行政管理工作。他的工作受到国际口腔医学界的高度认同与赞扬。2009 年他经过激烈的竞聘当选世界牙科联盟国防力量齿科分会暨世界军事齿科学会（SDFDS）主席，并于 2012 年连任；2012 年被推选为国际颌面修复学会主席，2014 年任荣誉主席，成为上述领域国际公认的学术带头人。

2004 年他独著出版了《颌面赝复学（上卷）：颌骨及腭部缺损的修复》这部专著，为我国颌骨缺损赝复技术的进步与发展做出了重要贡献，其创新之处在于，为传统的颌骨缺损修复插上了“种植体支持”“磁附着固位”“数字化设计与制作”的翅膀，实现了颌骨缺损的功能重建，使传统的颌骨修复得到全新的跨越，成为临床效果好、普及推广容易的实用临床技术。时隔 11 年，赵铱民教授结合他及其团队的最新科研和临床成果，完成了《颌面赝复学（下卷）：颜面缺损的修复》的编著出版，系统地论述了颜面部各重要器官，包括鼻、耳、眼、眶部缺损以及颜面多器官联合缺损的赝复体修复临床技术，详细介绍了以智能化仿真设计和快速制作技术为代表的数字化技术在颜面部器官缺损修复中的应用，展望了再生医学在本领域的应用前景。它不仅将是我国颜面缺损赝复领域的临床指南，而且将引领这一学科领域向更深更高的方向迈进。

本书共有 11 章，近 40 万字，1 000 余幅图片，是我国颜面赝复领域的首部专著。我相信，它的出版发行必将有力促进我国颜面缺损赝复水平的进一步提高，促进这一领域的多学科合作与进步，造福我国广大患者。同时，这本专著的出版也为我国希望从事这一领域研究和临床工作的同道，提供了极具价值的指导。我国口腔医学界的同道将会从阅读这本专著中受益匪浅！

我衷心地祝贺这本专著的出版发行！

中华口腔医学会会长

2015 年 2 月 10 日

Foreword

Prosthetic rehabilitation of large facial defects is complex and challenging. The deficits experienced may be emotional as well as cosmetic for there are few areas in the body more significant to the patient, family and society than the head and neck. To restore the patient's facial defects and emotional well being, requires major effort, a high level of expertise and a multidisciplinary approach. Most facial defects are secondary to resection of head and neck tumors and for best results, a concerted and multidisciplinary effort must be applied. Ideally, the patient should be evaluated by all members of the oncology team, including the Maxillofacial Prosthodontist, prior to surgical or radiation treatment of the tumor. A complete evaluation should include a discussion of the available means of rehabilitation, and the time, expense, consequences and morbidity associated with the various rehabilitation options. If prosthetic rehabilitation is chosen, the surgical defect must be designed and tailored to accept the prostheses. This latter point is most important because an unfavorable surgical defect almost always leads to an unfavorable prosthetic outcome.

Several years ago, I was privileged to help organize and participate in a symposium devoted to Maxillofacial Prosthetics, conducted at FMMU and directed by Professor Yi-min Zhao. Prosthodontists, surgeons and allied health professionals from all over China attended. The conference was quite successful and generated a great deal of interest in Maxillofacial Prosthetics. This conference was followed by the very successful ISMR (International Society of Maxillofacial Rehabilitation) international conference held in Xian in 2014 hosted and conducted by Professor Zhao and his colleagues. Professor was president of the conference. These events, plus the previous textbook published by Professor Zhao have generated great interest in and enthusiasm for the field of Maxillofacial Prosthetics in China.

I was privileged to meet Professor Zhao in 1994 when he attended the 1st ISMR meeting in Palm Springs, California. Indeed, he is one of the most remarkable people I have met during my academic career. He is committed to excellence in education, service and research and in a very short period, has created a superb school of dentistry at FMMU. His energy, enthusiasm, vision and leadership have been key to the significant advances made in Dentistry in China during the last 20 years. To paraphrase an old Chinese proverb, during this period, I believe Professor Zhao has been "the wind and the sail of Chinese dentistry".

Maxillofacval Prosthetics:Rehabilitation for facial defects, this book is the latest of his many contributions to our field, and with its lucid and comprehensive coverage of facial prosthetics, it is a gift to the specialty of Maxillofacial Prosthetics. It is a splendid rendition of the state of the art and science of facial prosthetics. This book is a most valuable addition to the literature and is of equal importance to the surgeon and maxillofacial prosthodontist as well as many of the other disciplines involved in the care and nurture of the patient with major facial defects. Moreover, it is a gratifying reminder of how far the discipline of Maxillofacial Prosthetics has advanced during the last 20 years in China. This book will further enhance Professor Zhao's already exceptional reputation as a visionary leader in dental education.

John Beumer Ⅲ DDS, MS
Distinguished Professor, Emeritus
Division of Advanced Prosthodotics, Biomaterials and Hospital Dentistry
University of California, Los Angeles
Past President Founder
Internationd Society of Maxillofacial Rehabilitation

序
（译文）

颜面部大型缺损的赝复治疗被公认为是一项非常复杂并极具挑战性的临床工作。患者头颈部缺损会比人体任何其他部位的缺损危害严重，它甚至会给患者、患者家庭以及整个社会带来极为负面的影响。大多数面部缺损都源于头颈部肿瘤切除术后。为了修复患者的面部容貌和心理健康，需要有高水平的专业赝复临床团队并有协调一致的多学科合作。一般来说，包括颌面赝复专家在内的整个肿瘤治疗团队应当在外科手术或放射治疗前对患者的病情进行全面评估，完整的术前评估内容应包括各种可行的修复方法、所需的时间和费用、相应的预后等。如果选择赝复重建的方法，在外科医生进行手术前就应提前设计好切除范围并为术后赝复创造良好的修复条件。这一点尤为重要，否则不利于赝复的手术后缺损，往往导致赝复治疗失败。

数年前，我非常有幸协助赵铱民教授主办中国的首个全国性颌面赝复研讨会。会议在第四军医大学举办并且非常成功，来自全中国的200余名口腔颌面赝复专家、外科专家和其他相关学科的专家教授齐聚一堂，大大激发了与会者对口腔颌面赝复的关注。在随后的2014年，由赵教授担任主席的国际颌面修复大会（ISMR）在西安成功举办。以上学术活动的成功举办，加之先前由赵教授著的颌面赝复专著——《颌面赝复学（上卷）：颌骨及腭部缺损的修复》——的出版使得中国同行们对此领域产生了前所未有的关注。

1994年，赵教授于加州棕榈泉参加第一届国际颌面修复大会，我有幸在那里结识赵教授。他的确是我学术生涯中所认识的最杰出的学者之一。赵教授致力于将第四军医大学口腔医学院的教学、医疗、科研推向卓越，在短短的时间内，他引领第四军医大学口腔医学院建设走向辉煌。他的旺盛精力、工作热情、远见卓识和领导才能对过去20年间中国口腔科学界的重大进展起到了关键性的作用。借用中国的一句老话，我相信赵教授是“中国口腔事业的风帆”。

《颌面赝复学（下卷）：颜面缺损的修复》是赵教授在口腔颌面赝复领域的最新研究成果，内容清晰、全面，是他给颌面赝复领域的一份厚礼。这本书完美诠释了颌面赝复学的最新发展水平和科学内涵，在颌面赝复学文献中添加了最珍贵的一篇。本书对于外科医生、颌面赝复专家以及其他许多学科参与颌面部缺损修复的医生来说同等重要。此外，这本书昭示，在过去的20年中，中国的颌面赝复学取得了巨大的成就。我相信，这本书必将进一步提高赵铱民教授作为一个具有远见卓识的口腔医学教育领导者的美誉。

终身杰出教授

美国加州大学洛杉矶分校牙医学院

国际颌面修复学会创始人、前主席

前　言

颌面部是人体最重要的部位之一，颌面部缺损当然也是人体最重要的缺损之一。说它重要是指颌面部有着多种维持生命活动所必需的器官，颌面缺损必然影响到这些器官的功能活动；此外，颌面部拥有人类最重要的容貌特征。俗话说，人活一张脸，就足以说明颌面部对人生的重要影响，也足以说明颌面缺损修复的重要性。对于颌面部缺损，现代医学通常采用两种方式进行修复，一是外科手术的方式，应用自体、异体组织进行整形修复或移植；另一种是用赝复的方式，应用人工材料进行修复。对于那些受条件所限，不能采用自体或异体组织进行缺损修复的患者，则通常采用赝复的方式恢复患者的面容并部分恢复患者颌面部的功能。当代颌面缺损修复的发展方向是外科手术和赝复技术的结合，利用外科手术为颌面赝复创造良好的基础条件，利用赝复体实现准确修复和功能重建，可以在最小创伤下实现最佳修复效果。

颌面赝复学是口腔修复学的重要组成部分，是研究应用口腔修复学的原理和方法，以人工材料修复患者难以用自体组织修复的颌面部缺损，恢复患者容貌并重建其相应功能的一门学科。对颜面缺损而言，最重要的是要恢复患者的容貌，重建患者的生活信心，帮助患者能够以自己的本来面目回归社会。颌面赝复的基本要求是四个仿真，即形态仿真、色彩仿真、质感仿真和功能仿真。随着颌面赝复技术的不断发展，这些目标都越来越接近实现。我们期待颌面赝复不仅能以假仿真、以假乱真，而且能以假替真，最终能以假求真，真正地实现颜面缺损的完美修复，并完整地重建患者缺失的颌面部功能。

我国的颌面赝复事业起步较晚，萌芽于20世纪50年代初，但由于缺乏系统的理论知识和人才培养体系，人才匮乏，整体技术落后，修复材料和修复手段陈旧，故长期滞后于发达国家。20世纪90年代，我国的颌面赝复出现转机，随着我国学者赴美欧学习，系统地引进了颌面赝复的理论、技术和材料，逐渐形成了一支自己的颌面缺损修复队伍，建立了颌面赝复学科，从临床、医疗、教学诸方面开始追赶国际先进水平，先后经历了取经学习、消化吸收、形成体系几个阶段。进入21世纪后，开始进入创新发展阶段，提出了“数字赝复，功能赝复”的发展理念，以数字化技术和种植修复技术为引导，努力实现颌面缺损的仿真修复和颌骨缺损的功能修复。由中国的修复团队创造出了颌面缺损修复的智能化仿真设计和快速制作技术，实现了颜面缺损的仿真修复、精确修复、快速修复和远程修复，并最早用于临床，成为国际颌面缺损修复的一个里程碑，也成为新世纪颌面修复的领跑技术。正因为这样的创新，使我们今天能够跻身于国际颌面缺损修复的先进行列。本书的一大特色和亮点即是在世界上首次系统、详细地介绍了这项技术的理论与实践、研究思路、实践途径、操作技术和临床应用，对于广大同行了解这一技术，进而推广应用这一技术将起到积极的作用。

本书是《颌面赝复学》的下卷，是上卷《颌骨缺损修复》的姊妹篇，这两本书共同构成了颌面缺损赝复的一个完整的知识体系，记录了中国颌面赝复起步发展的历程，涵盖了国内外颌面赝复经典的理论、知识和技术，也包括这个领域的最新研究成果，还包括了对这一领域未来发展趋势的展望，是我国颌面赝复团队 20 多年来的心血凝聚和工作集锦。让更多修复医生了解和掌握这些知识和技术，更好地为我们的患者服务，是这部专著的写作目的。

本书是我国首部系统论述颜面缺损修复的著作。本书详细介绍了颜面缺损修复的基本理论、修复材料和修复技术，通过基本知识和大量临床病例，全面深入地介绍了颜面缺损从诊断到修复设计，从赝复体制作到使用维护整个过程所涉及的各种技术、材料。本书共约 40 万字，采用线图近 100 幅，由作者在国内和在国外工作期间完成的病例照片 1 000 余幅，希望通过精炼的文字和系列照片，简洁、直观地向读者们传授相关知识，使读者们能更方便地了解和掌握这些技术。

这部书是在国际颌面修复学会前主席 John Beumer 教授的亲切指导下完成的，他不仅为本书的写作提出了重要的指导思想，还提出了许多修改意见，让本书增色不少。鉴于我们团队在颌面缺损修复领域尚属一支年轻的队伍，本书又是该领域的首部专著，故在写作过程中因功底不深、经验不足而导致不少谬误。恳切希望读者们予以批评指正，以臻完善。

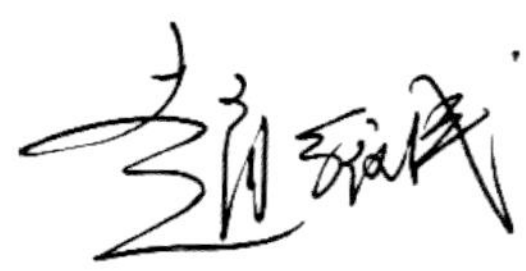

2015 年 2 月

目 录

第一章 chapter 1

绪 论

Introduction

因肿瘤手术切除是造成颜面部组织器官缺损的常见原因。此外，颜面部位于人体的最上端，直接暴露于外界，极易受到损伤并导致组织缺损。近年来由于交通事故及其他意外伤害的增多，颌面部损伤的发生率呈逐年增加的趋势，最新数据表明颌面交通创伤占全身的 51% ～ 60%。而在战时，由于高能高爆武器使用的增加，导致颌面部战伤发生率呈显著上升趋势，占全身战伤比例已由第二次世界大战时的 3.4%（1937 年），朝鲜战争时的 8.0%(1950 年),越南战争时的 8.04%(1967 年)，增至伊拉克战争时的 26.0%（2003 年），成为各国军队伤员致残致畸的主要原因之一。颌面创伤后常会造成眼、耳、鼻等重要颜面器官组织的实质性缺损，治愈后留下的颜面缺损和畸形除引起严重的视觉、听觉、嗅觉等生理功能障碍外，还会严重毁损患者的面部容貌，给患者带来严重的心理障碍，甚至使患者丧失生活信心、弃世轻生。美军一项调查（2009 年）表明，90% 的颜面缺损畸形患者有自杀倾向。在作者的职业生涯中就曾遇到过多位因颜面部缺损畸形而轻生的患者。因此，及时恢复患者正常的颜面形态和生理功能是医生的职责。由于颜面部器官的特殊解剖结构形态和组织结构，许多颜面部缺损难以采用外科手术方法整复重建，如眼球及眶周组织缺损、全上颌骨伴发鼻缺损等等；或者单纯外科方法效果不理想，如颜面多器官联合缺损、外鼻缺损的自体组织再造等。许多颜面部缺损患者需要采用颌面赝复的方法进行。

颌面赝复学是研究应用人工材料修复患者难以用自体组织和外科手术方法修复的颌面部缺损的一门学科，研究对象包括颌骨缺损和颜面缺损，前者重在恢复患者生理功能，后者则重在恢复患者原有容貌。在《颌面赝复学（上卷）：颌骨缺损的修复》中已详细阐述了如何进行颌骨缺损功能重建，本书将继续系统地讲述现代颜面赝复的基本理论、材料和方法。需要指出的是，传统的颜面赝复仅仅是通过颜面假体进行修复“遮丑”，而现代颜面赝复则十分强调颜面缺损的仿真修复及其与功能重建的统一，重视治疗过程中口腔修复医师与颌面外科医师的协作。简而言之，“现代颜面赝复学 = 颜面赝复 + 颌面外科”，这一理念将在本书全文中贯穿体现。

第一节 颜面赝复的历史

The history of facial prosthetics

颜面部缺损与人类战争如影相随，由于其对于患者身心的巨大危害，人类从古代就开始探索各种赝复方法以修复缺损的面容。虽然由于年代太久远，现在已经无法考证出历史上最早的颜面部赝复体的出现年代和制作方法，但是依然可

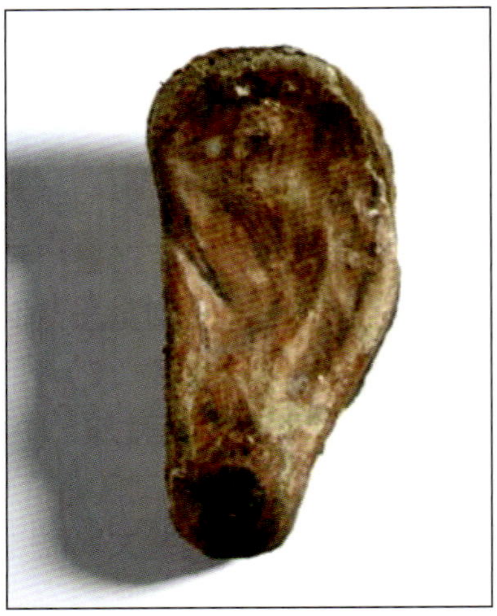

图 1-1　古埃及木质义耳

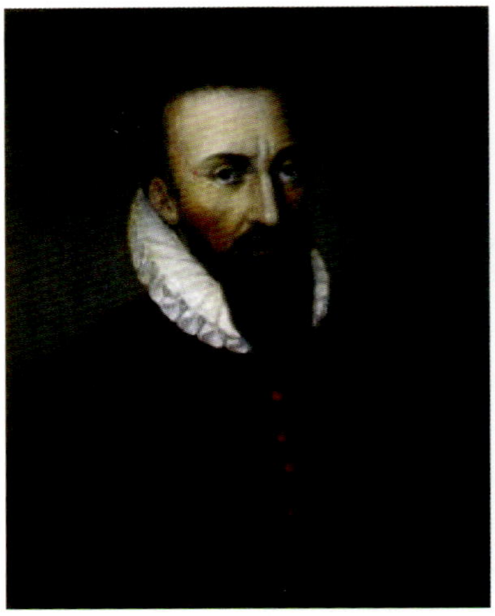

图 1-2　法国军医 Ambroise Pare 被尊称为颌面赝复学的创始人

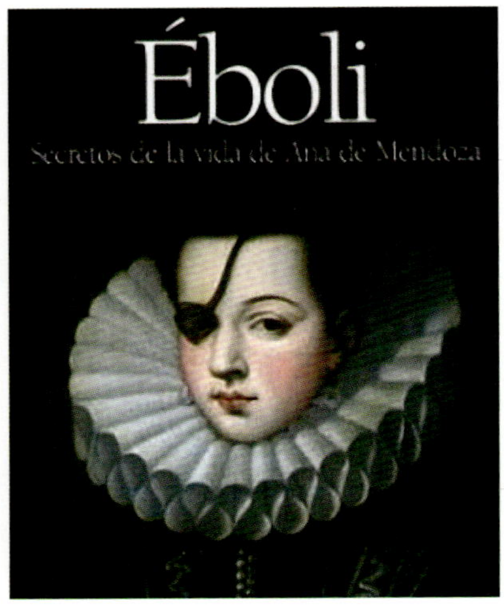

图 1-3　16 世纪的法国油画：佩戴义眼眶的艾波莉（Eboli）公主

以凭借零星的人类考古学发现加以部分还原。古埃及可能是世界上最早进行颜面赝复体修复的国家，公元前 2613 年至 2494 年间第四古埃及王朝的贵族墓葬壁画生动描述了古埃及人如何用天然蜂蜡制作义耳的过程。在英国不列颠博物馆中，至今也保存着一具公元前 21 世纪带有木质义耳的木乃伊（图 1-1）。我国也是古代世界上最早开展颜面赝复体修复的国家之一，史书中多次描述了如何应用蜡、黏土、木头等材料修复各种颜面缺损。在一座春秋战国时期（公元前 200 年左右）的墓葬中曾发现了带有面部赝复体的颅骨，这些都是我国开展颜面赝复治疗的确凿史证。此外，古代印度史料中也记载有颜面赝复体的例子，在公元 2 世纪一个名叫 Brahmanen 的陪审员佩戴有人工着色的天然树脂义鼻。

进入 16 世纪后颜面赝复研究进入快速发展期，出现大量正式记录如何尽量巧妙地修复各种颜面缺损而不易被发觉的医学文献。法国野战外科军医 Ambroise Pare（1510—1590 年）（图 1-2）在描述义眼制作方法时首次记录并使用了“颌面赝复体”（maxillofaical prostheses）这一名词，并沿用至今且成为了本学科的名称，因此后来他被尊称为颌面赝复学的创始人。这一时期涌现了许多确凿的颜面赝复体实物证据。法国一幅艾波莉（Eboli）公主的肖像画显示她佩戴了一只义眼（图 1-3），而描绘意大利天文学家 Tycho Brahe 肖像的油画也表明他戴着一个金属义鼻赝复体。16 世纪欧洲外科医生开始批量制作义耳赝复体并出售，其中坚固的金质或银质赝复体供富人使用，木质及纸质的赝复体供穷人使用。这些都是这一时期颌面赝复广泛应用的例证。这一时期所有义耳都是按同一尺寸预先做好，而不是根据每位患者情况制作的个性化修复体。固位方法则是用一根绳子固定在患者头上。义鼻或眼眶部赝复体则直接用夹子固定在颜面缺损腔中。但即便是这样，可以提供的颜面赝复体成品也有限，绝大多数患者仍然没有赝复体可以使用，绝大多数患者只能裸露着颜面缺损终了一生。后来在 17 世纪末出现了专做颜面赝复体为生的匠人群体才改变了这样现状，文献报道锁匠 Johann Beck 曾帮助医生为患者制作海绵下颌阻塞器和木质义鼻，另一个锁匠擅长制作银质假颏部并在上面覆盖一层皮肤颜色的蜡。这种赝复体巧妙利用海绵吸收容纳唾液，当时的铜版画详细记录了这种赝复体制作技术和佩戴过程。

18 世纪后历史上频发的战争，使得颜面部缺损患者数量急剧增加，极大促进了颌面赝复学的发展。18 世纪末欧洲牙医们在发明和改进义齿的基础上开始设计并制作新型颜面赝复体，颜面赝复学从此成为了口腔修复学的重要内容。大量颜面缺损赝复方法被相继发明，颜面赝复技术也逐渐受到人们的重视。法国牙医 Nicolas Dubois de Chemant（1753—1824 年）在试用瓷牙过程中，发现可以利用瓷块加工出非常贴合的颜面赝复体，并用它制作了精美的义鼻修复体。随着修复技术的提高，出现了用于严重颜面部联合缺损的复合式赝复体。据 1832 年法国 - 比利时战争时的医学记录，一位法国炮兵由于爆炸伤导致其面部大部分缺损，当时军医为他设计了一个下颌面具使其能够进食和说话。1832—1833 年在伦敦出版的医学公报，正式将颜面缺损赝复列入医学治疗的范畴，从此颜面赝复单独作为一项医疗技术和研究领域，得到了较快的发展。随着近现代工业和材料科学的发展，越来越多新型材料被用于颜面赝复体的制作。19 世纪德国皇家医师 Pierre Ballif 首先采用天然橡胶制作赝复体，具体方法是在石膏模型上分多层填充橡胶并按皮肤颜色进行外着色以使赝复体呈现接近肤色的外观。继橡胶材料之后，赛璐珞（醋酸纤维素）、铝由于质量轻、易成型等优点也曾被用于制作颜面赝复体。1889 年后开始使用玻璃制作义眼，附着于眼镜上戴用。1903 年又出现了凝胶赝复体，但这种赝复体的缺点是需要患者每天用特定的模具恢复它的外形。

第二节 颜面赝复的现状

The present situation of facial prosthetics

现代颜面赝复技术已经成为了代表各国口腔修复学整体发展水平的标志性技术，美国、欧洲、日本等发达国家都成立了各自的专业学术团体［例如，美国颌面赝复学会（American Academy of Maxillofacial Prosthetics，AAMP）；日本颌面赝复学会（Japanese Academy of Maxillofacial Prosthetics，JAMP］，所属会员涵括口腔修复学、颌面外科学、口腔种植学、放射治疗学、口腔材料学、心理学等多学科、跨专业的人才，进行颜面赝复技术与材料的研究。而现代颜面赝复的治疗理念也逐渐从传统的“替代”（replacement）转为颜面缺损修复的“重建”（reconstruction）。“重建”的含义一方面指颜面赝复的仿真修复，另一方面是颜面部缺损的功能重建。例如对于颜面部肿瘤的治疗，颌面赝复医师在颜面肿瘤切除前可以从后续赝复治疗角度建议手术切除的范围，在肿瘤切除术中可以及时修改并安装即刻修复体以减轻颜面塌陷，在肿瘤术后放疗设计中对照射部位、剂量等进行合理建议等等，通过上述措施赝复医师可以与外科医师一起最大限度地减轻治疗损伤、提高修复重建效果。因此，现代的颜面赝复已经不是以往颜面缺损修复治疗链的末端，而是从整个治疗的一开始就贯穿在整个治疗计划其中，目的是最大限度地实现患者面部缺损的仿真修复和功能重建。作为一个学科，颌面赝复学得到了快速发展，世界上已有多个国家设有颌面赝复学科。欧美等国都出版了专门的颌面赝复学教科书，著名大学（例如美国 UCLA 大学、哥伦比亚大学等）每年都开设颌面赝复住院医师培训项目（Residency Program of Maxillofacial Prosthetics），每年培养足够数量的合格赝复专科医师从事该项工作，确保颜面缺损患者能得到最佳的修复治疗。

反观我国，在历史上，古代中国曾是最早出现颜面赝复体的文明古国之一，但是却在其后上千年的世界颜面赝复发展史上籍籍无名。一直到 20 世纪 50 年代我国颌面赝复才得以发展，以欧阳官、高元、樊森、周继林等为代表的老一辈口腔修复医生为朝鲜战争中的大量颌面战创伤缺损伤员，进行了颜面赝复治疗。由于颜面赝复材料的限制，赝复技术一直未能取得大的进展。20 世纪 90 年代以后，我国的颌面赝复学才真正迎来黄金发展期，涌现出国产仿真赝复材料——ZY 赝复用硅橡胶、牙科磁性附着体——Z 系列磁性附着体等一批研究成果，在国内首次开设了《颌面赝复学》课程，出版了我国该领域的首部教科书《颌面赝复学（上卷）》，建立了首个颌面赝复慈善基金——“新颜行动”，建立中华口腔医学会颌面修复专业委员会等，标志着我国颌面赝复学从无到有，已经成为了一个新兴的独立学科。我国学者已经在颜面缺损计算机仿真修复等领域居国际领先水平，为我国颌面赝复学的长远发展奠定了人才和研究基础。但是，应该看到全国范围内颜面赝复技术的开展尚不普及，仅有西安、上海、北京等数个临床中心能够从事颜面缺损的赝复治疗，全国能从事此项工作的医师不足百人。而我们面对着世界上最大的一个颜面缺损患者群体，因此，迫切需要更多的口腔修复医师学习、掌握颜面缺损赝复技术，提高我国的颌面缺损赝复水平，更好地为颌面缺损患者服务，提高他们的生存质量，这也是作者出版本书的目的所在，希望借此能让更多的医师学习并掌握规范的颜面缺损赝复诊疗技术。

一、颜面赝复体材料

仔细研究世界颜面赝复数千年的发展历程发现，颜面赝复发展史基本上是赝复材料更替的发展史。从远古时代的木头、黏土、蜂蜡、皮革，到近代的陶瓷、玻璃、金属，每一种新材料的应用都曾促进了颜面赝复学的发展。第二次世界大战后，新型生物高分子材料，比如聚氯乙烯 (polyvinylchloride，PVC)、聚甲基丙烯酸甲酯 (polymethylmetacrylate，PMMA，即有机玻璃)、聚氨酯（polyu-rethane）、硅橡胶相继应用于赝复体制作。上述材料具有良好的成型性、加工性能和美学品质，使其完全替代了先前使用的其他赝复材料。

在各种赝复材料中，目前公认最好并得到最广泛应用的是硅橡胶材料。硅橡胶的医用特性被发现于 1945 年，1960 年 Barnhart 首次将硅橡胶作为赝复材料并获得成功。20 世纪 80 年代 Caraig 等发现，与其他各种赝复材料相比，室温固化型硅橡胶性能更为优越、接近理想，代表产品为美国的 MDX4-4210 和 A-2186 硅橡胶，这两种硅橡胶至今仍然是世界上颜面部缺损修复应用最广泛的赝复材料。后来学者开始不断对现有的性能优良的硅橡胶进行改性或改良，以得到仿真性能更好的赝复材料。我国 20 世纪 90 年代之前赝复材料研究完全依靠进口。针对国外材料存在抗撕裂强度差、真菌附着等缺陷，赵铱民等提出并阐明了“共混 - 复合”的赝复材料设计理论：即先将含有不同官能团的材料按不同组合以一定比例共混，大幅提升了材料自身理化性能；然后将不同共混材料进行复合处理，形成具有与人体颌面软组织梯度硬度相似的系列仿真材料。依据上述理论研制出的 ZY 系列加成型硅橡胶赝复材料（图 1-4），其抗撕裂、吸水率、抗菌性这 3 项主要性能优于国外产品，而价格仅为其 1/5，可以满足颜面缺损“质感仿真”修复的需要。

二、颜面赝复体固位技术

可靠的固位是颜面赝复体成功的基础，也是临床修复中最关键的一点。早期的颜面赝复体固位主要采用皮管插销和眼镜架等方法。皮管插销固位是指赝复前预先通过外科手术方法在患者缺损区域人为形成数个皮管，然后在修复体组织面制作插销插入皮管后实现固位（图 1-5）。眼镜架固位则是将制作好的颜面赝复体与特制眼镜框固定连接，佩戴时依靠两侧外耳支撑眼镜腿实现赝复体的固位（图 1-6）。但是，上述两种固位方法对于颜面缺损范围较大、余留的支持组织不足或软组织挛缩等情况时效果差，影响赝复体的外形且损伤支持组织，现已不常用。

目前颜面赝复体主要采用黏结固位和种植固位技术。黏结固位是依靠特制的皮肤胶将赝复体黏结到缺损区以修复缺损，发挥固位作用的方法。目前常用的颜面赝复体黏结剂以压敏型皮肤胶（pressure-sensitive adhesive，PSA；图 1-7）为主。压敏型皮肤胶对压力敏感，不需加热，不需溶剂，不需较大的压力，只需要接触压力就可以把两种不同材料黏结在一起。这种皮肤胶的特点是：黏之容易，揭之不难，剥而不损。在通常环境中不会受潮或受热降解，在较长的时间内胶层不会干固，因而也俗称为不干胶。当将皮肤胶压

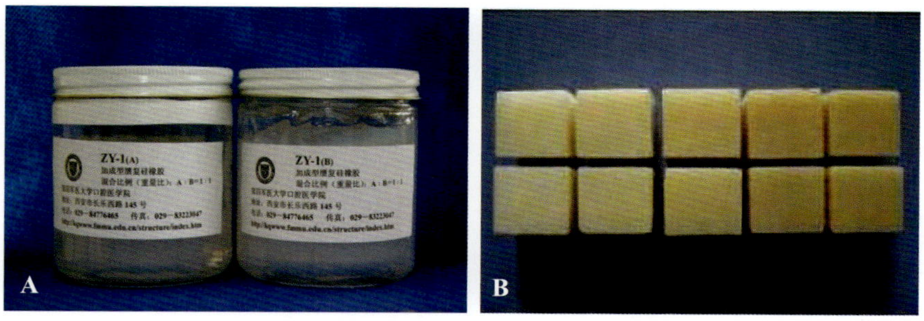

图 1-4 A. ZY 系列加成型硅橡胶原料；B. 固化后的 ZY 系列硅橡胶成品

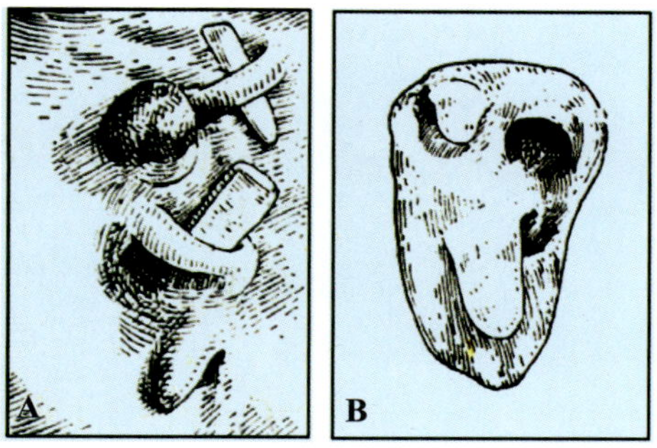

图 1-5 皮管插销固位。A. 外耳缺损区域的皮管；B. 义耳背面的插销

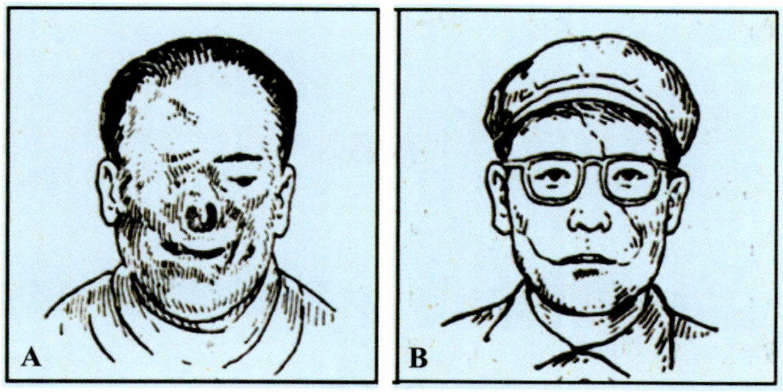

图 1-6 眼镜架固位。A. 患者颜面缺损修复前；B. 佩戴眼镜架固位的赝复体

覆于皮肤上时，皮肤胶就立刻和皮肤表面的脂质作用，进入皮肤粗糙表面的窝沟内产生机械黏附，最后和皮肤角蛋白形成黏结。就皮肤胶化学成分来看，主要有聚丙烯酸酯类和有机硅类两大类。聚丙烯酸酯类产品和低表面能的硅橡胶的结合相对于有机硅类较差，将赝复体从皮肤表面剥离时，皮肤表面常有黏结剂残留且较难去除；有机硅类压敏胶与硅橡胶的黏结强度较聚丙烯酸酯类的要高，但该类产品大多含有机溶剂（如乙酸乙酯等），具有潜在的刺激性，选择使用无刺激性的有机溶剂作为溶媒是有机硅类产品的发展方向。目前市场上主要以美国 Factor Ⅱ公司的皮肤胶产品为主，国内第四军医大学也研制出国产赝复用皮肤胶 NMA 和 FPSA。

1977 年 Brånemark 把骨融合种植体的改进型置入患者颅骨尝试为义耳提供固位，首次将种植固位技术应用于颜面缺损，由此发展出针对各种颜面缺损修复的系列种植固位技术。种植固位具有长期固位效果好，取戴方便，外观逼真的优点，最大限度地拓展了颜面缺损的修复范围，是目前大范围颜面缺损赝复最为有效的固位方法（图 1-8），也成了颜面缺损赝复的标志性进展之一。种植固位的独特之处在于种植体具有良好的生物相容性，能够与骨组织形成紧密牢固的结合，因而能对赝复体提供足够的支撑力和固位力。在种植固位技术基础上，赵铱民首次将种植体与磁附着技术联合应用，创造了种植磁附着修复体固位技术，进一步拓宽了两者的应用范围。磁性附着体具有固位可靠、就位方便、自动复位、不传递侧向力等优点，因此种植磁附着技术可以更好地保护种植体，延长修复体使用寿命。种植体与磁性固位技术的结合，使得许多以前难以解决的赝复体固位问题得以解决，该技术已被广泛用于耳、眶、鼻及颌骨缺损的修复，可以满足颜面缺损"功能仿真"修复的需要。

三、颜面赝复体制作方法

现有赝复材料和固位技术已经能够满足临床需要，但是赝复体的制作技术（或者说造型技术）一直未能有重大革新，千百年来仍然停留在手工雕刻阶段，由修复医师参照患者健侧组织精细雕

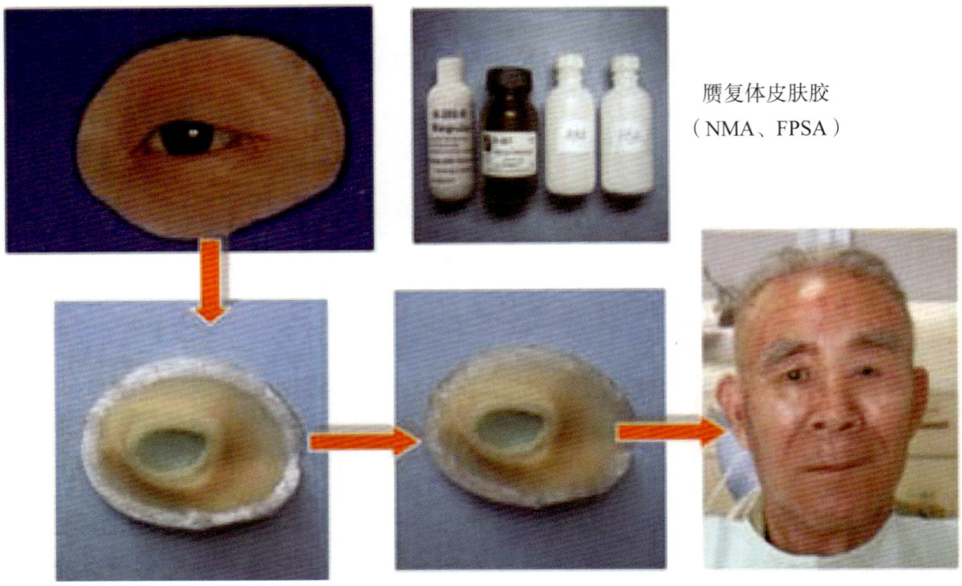

图 1–7　颜面赝复体黏结式固位

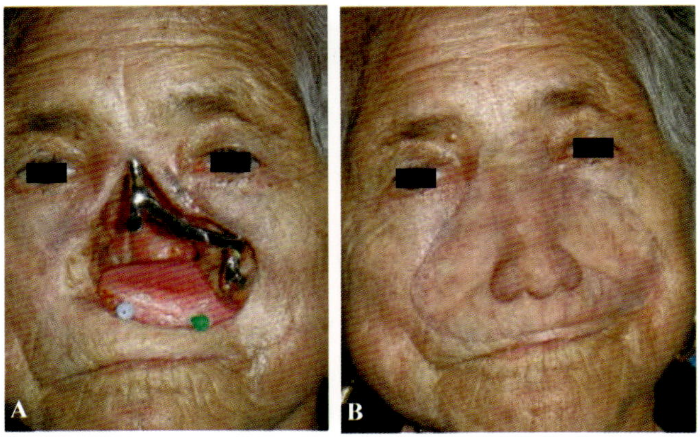

图 1–8　颜面赝复体种植磁附着固位。A. 患者缺损面部植入种植体支架＋磁附着体。B. 患者戴入颜面赝复体后

刻完成（图 1-9）。人手操作的难度很大，需要医师具有深厚的美学功底、丰富的临床经验、高超的雕刻技能以及较长的制作周期，所以能掌握这一技术的人很少，严重限制了颜面赝复技术的广泛临床应用。随着人们生活质量的不断提高，颜面缺损患者对颜面赝复体的形态和质量提出了更高的要求，要求更接近原貌，更自然逼真，制作更快捷简便，传统手工制作方法已不能满足临床实际需要。

20 世纪 90 年代后一些学者将计算机辅助设计与制作技术 (CAD/CAM) 用于颜面缺损的赝复研究。1997 年 Tsutsumi 最早采用三维激光表面测量的方法建立缺损面部的数字化模型，由此开启了颜面缺损仿真修复设计与快速自动加工的研究。英国伦敦国王学院 Coward TJ 对计算机辅助设计与制作耳赝复体的相关技术进行了较系统的实验室研究。新加坡南洋理工大学 Cheah CM 针对一例全鼻缺损患者，采用三维激光扫描方法获取其光学印模，并从健康人群中获取形态与患者相似的外鼻三维数据，经软件设计得到鼻赝复体数字模型，但未能用于临床治疗。

国内利用 CAD/CAM 修复颜面缺损的相关研究主要集中在第四军医大学和上海交通大学，研究水平后来居上，已经居国际领先水平。在上海交通大学，张富强及其课题组开展了应用 CAD/CAM 修复颜面缺损的基础与临床研究：尝试应用激光扫描技术获取石膏外耳模型的光学印模，并验证其准确性；研究采用螺旋 CT

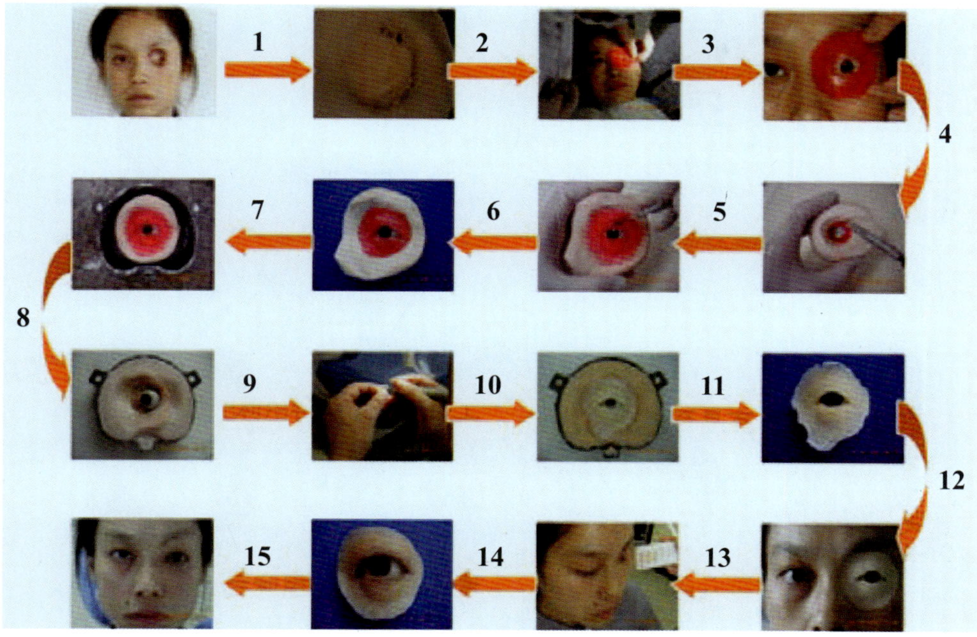

图 1-9 传统颜面赝复体制作技术流程。1：左侧眶缺损；2：工作模型；3、4、5、6：雕塑蜡型；7、8、9、10：蜡型装盒；11、12：充填、固化硅橡胶，获得硅橡胶义眶；13、14：硅橡胶义眶配色；15：修复完成

重建获取耳缺损患者健侧外耳的光学印模；尝试使用分层实体制造加工纸质赝复体模型，辅助完成硅橡胶赝复体的制作；应用螺旋 CT 技术获取了 22 例石膏耳廓模型的三维形态数据，建立耳廓三维模型数据库；探讨利用结构光三维扫描系统获取面部软组织光学印模的可行性，尝试利用熔融沉积造型制作面部软组织树脂模型，并借助这两种技术完成鼻缺损患者和面部缺损患者的赝复治疗。在第四军医大学，赵铱民带领的课题组进行了系统的研究和探索，研制出数字化颜面印模（可见光快速三维扫描）技术，建立了大样本的中国人颜面器官三维形态数据库，形成了基于数据库技术与镜像反转技术的赝复体智能化仿真设计技术和以赝复体阴模成型为主体的赝复体快速成型技术，并成功研发出国际上首个颌面赝复数字化临床医疗系统，能够对各种颜面缺损进行快速个性化仿真修复，最大限度接近患者原有真实容貌。这一方法在全世界率先用于临床（图 1-10），该成果 2011 年获得了我国口腔医学界迄今唯一的国家科技进步一等奖。新方法使得治疗步骤缩减一半，治疗周期缩短 4/5，技术培训周期由 5 ～ 8 年缩短至 7 天，这一方法是对传统赝复技术的革命，可以满足颜面缺损“形态仿真”修复的需要。

第三节 颜面赝复的展望

The forecast of facial prosthetics

现代颜面缺损赝复应该达到“四个仿真”的要求，即“质感仿真、形态仿真、颜色仿真、功能仿真”，前三个仿真目前通过赝复工作者的不懈努力已经实现了，但是颜面赝复体的“功能仿真”却依然任重而道远。“仿生修复”是实现颜面赝复“功能仿真”的可行方法之一，它不仅要实现缺损修复外观上的逼真，而且能够满足颜面部缺损功能重建的需求，也只有这样，颜面赝复才能真正从简单的“替代”（replacement）修复转为更

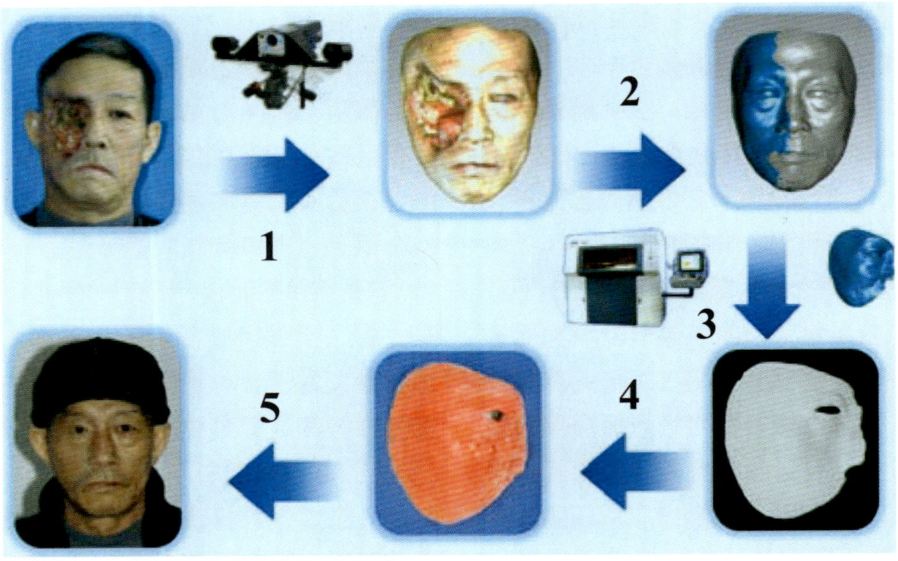

图 1–10 颜面缺损仿真设计和快速制作工艺流程。1：患者面部可见光扫描，利用扫描获得的三维数据进行三维面部模型重建；2：赝复体三维设计；3：赝复体快速成型制作，获得赝复体的实体模型；4 赝复体实体模型表面浸融化的齿科红蜡，在齿科蜡上行精细皮纹、毛孔制作；5：经常规装盒、充胶、染色后完成赝复体制作。患者修复完成

高层次的“重建”（reconstruction）修复。最近的研究表明人们在人工视觉、听觉方面取得了一系列突破，并已经部分应用于颜面缺损修复以恢复其组织器官功能。

就未来而言，颜面赝复更宏伟的目标应该是“再生”（regeneration）修复，即通过再生医学的研究实现颜面缺损的自我再生修复。再生医学是通过研究正常组织特征与功能、创伤修复机制及干细胞分化机制，寻找有效的生物治疗方法，以促进机体自我修复与再生，或构建新的组织与器官，进行缺损组织器官改善或修复的科学。颜面缺损再生修复是再生医学的重要研究部分，目前已有学者采用再生医学和组织工程技术，在实验室里成功复制出了人类的耳廓、鼻、牙齿等器官雏形，未来也有可能复制出上颌骨、眼球、眼眶以及颜面部软组织，因此颜面缺损的仿生仿真修复是本领域未来的发展方向。但目前绝大多数的口腔再生技术仍处于实验研究阶段，需要进一步的深入探索和研究。展望未来，也许颜面再生修复将彻底改变原有的“替代”和现有的“重建”颜面修复治疗模式。

一、仿生学在颜面缺损修复中的应用

仿生学研究主要包括仿生材料（bionic materials）和仿生功能（bionic function）两部分，其中仿生材料指受生物启发或者模仿生物的各种特性而开发出的新材料；仿生功能是指通过研究和利用生命有机体的分子和结构来设计和改进传感器和工艺，使物体具有某些生物的独特性能。仿生赝复研究的目标是开发人体感觉器官的替代品，其特点是能够模拟某些生物体功能，像人体感觉器官那样工作，发出信息，产生响应。目前这些颜面缺损修复的仿生研究已经取得了初步成果。

（一）仿生材料（bionic material）

目前可用于颜面部缺损修复的仿生材料包括人工血管、人造肌肉、人造皮肤等。目前的人造血管材料主要由涤纶和膨体聚四氟乙烯 (ePTFE) 组成，其中膨体聚四氟乙烯组织相容性极佳，可与自体组织切实“融”为一体，还不会被拉长或

被撕裂。世界上迄今已有超过400万例膨体聚四氟乙烯植入手术，无一例过敏及排斥反应。对于直径小于6mm的中小人造血管，美国莱斯大学开发出新型聚氨酯材料血管亚材料，在生理状态下这种聚氨酯可以释放氧化亚氮防止血液凝结阻塞血管。关于颜面部人造肌肉，最新成果是美国学者研制出一种电流驱动聚合物人造肌肉，可以埋入人体头部太阳穴的凹处，用于控制眼睑闭合：当人造肌肉在通电时会呈现舒张状态，断电之后就会收紧使眼睑闭合，再次通电就可再打开眼睑。人造皮肤是研究最成功的人体仿生材料之一，目前世界上已经制造出了十余种人造皮肤。早期人造皮肤产品仅是带微细孔眼的模仿“表皮”皮片，现在科学家已研制出多种人工真皮，如透明质酸膜、聚乳酸膜等，可诱导自体的组织细胞生长，形成新的、结构规则的真皮样组织，从而重建真皮层。

（二）仿生功能（bionic function）

理想的颜面赝复体应满足功能仿真的要求，因而修复医生应追求赝复体的功能重建，如能让赝复体具有视觉、听觉等功能，则会在改善面容的基础上，显著提升患者的生活质量。

1．视觉仿生（optical bionics）

当眼球缺失修复时，不仅仅是通过义眼修复体恢复眼的外观，更重要的是恢复眼的功能。最新的视觉仿生采用了一种人工视网膜植入技术，可以将微电极序列植入眼球后部，将视觉信息转换成电子脉冲以刺激相邻的神经节细胞，通过视神经把信息传入大脑，使患者能感知到图像。最终完成的理想的人工视网膜系统包括一个固定在眼镜上的照相机和一个被称为双负荷的装置。照相机利用一个电子类似物捕获视觉图像，并应用双负荷装置摄像。双负荷装置将图像变换为数字信息，再通过激光将数字信息传递到视网膜植入物上，植入物利用一个可贴附的电极系列将激光脉冲转换成电子信号形式。这些电子信号将刺激最近的神经节细胞，神经节细胞又将信息传递到视神经和大脑，使患者有能力感知图像。德国图宾根市眼科临床大学研究员则研制出一种仿生眼，可以将射入眼睛的光线转换为电子脉冲，再将这些电子脉冲信号直接反馈至视觉神经组织。目前视觉仿生的研究正在进行，有望在不远的将来普及应用，为眼缺损患者带来光明。

2．听觉仿生（audition bionics）

外耳缺损如果伴有耳聋，就不仅需要通过义耳修复耳的外观，还要恢复耳的听觉功能，目前听觉仿生研究集中在人工耳蜗研究。耳聋分为传导性耳聋和感音神经性耳聋两类，一般可以通过选配合适的助听器来恢复其听觉功能。但助听器的作用仅是将声音的音量放大，利用患者残余的听力使他们听到外界声音，对于没有残余听力的全聋患者则没有多大帮助。研究表明，多数全聋患者的病变主要位于内耳的听觉感受器部分，而听神经多是完好的。人工耳蜗（图1-11）利用植入内耳的电极，绕过内耳受损的部分，用电流直接刺激听神经，可使患者重获听觉，这是助听器无法做到的。由于人工耳蜗是利用电刺激产生的听觉，因此植入者听到的不是自然声，而是一种畸变的声音，需要经过言语训练才能理解别人讲话。人工耳蜗的效果与体外携带的言语处理器的编码方案有关，目前应用的多通道电极能够传递多种频率信息并选择性地刺激不同组的听神经纤维，可传递较多的语言信息。“人工耳蜗+义耳=助听式义耳”，可能是耳缺失患者未来最佳的修复方法。

二、再生医学和组织工程在颜面缺损修复中的应用

再生医学（regenerative medicine，RM）原先指体内组织再生的理论、技术和外科操作，现在，它的内涵已不断扩大，包括组织工程、细胞和细胞因子治疗、基因治疗、微生态治疗等，国际再生医学基金会（IFRM）已明确把组织工程定为再生医学的分支学科。组织工程是综合应用工程学和生命科学的基本原理、理论和技术，在体外预先构建有生命的种植体，然后植入体内修复组织缺损，替代组织器官的一部分或全部功能。组织

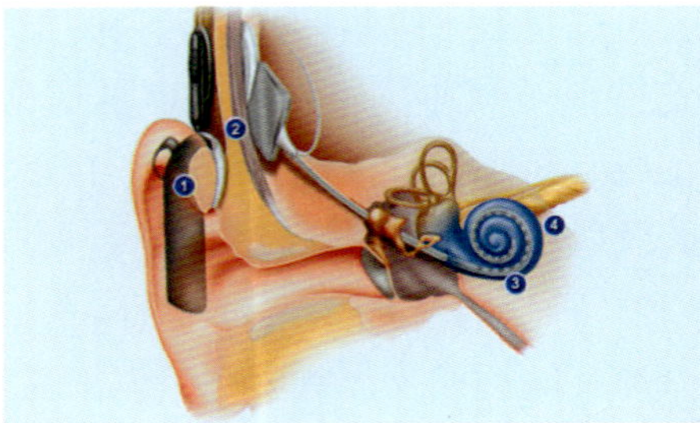

图 1-11　人工耳蜗示意图

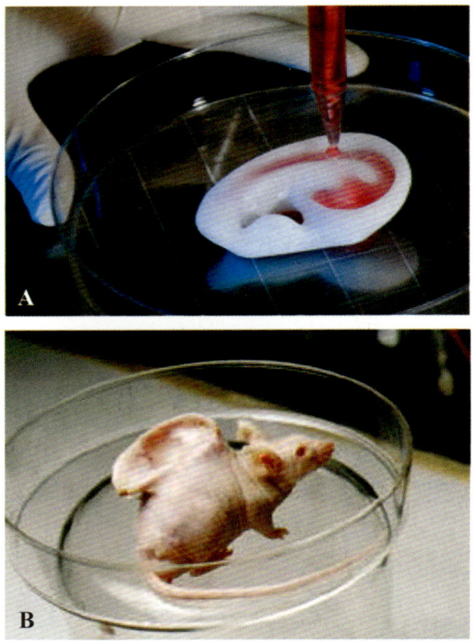

图 1-12　组织工程耳。A. 外耳形态支架；B.“人耳鼠”

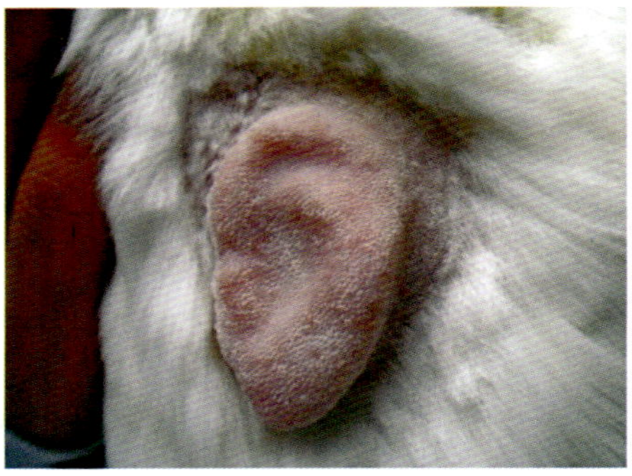

图 1-13　聚氨酯多孔耳廓支架移植至兔背部

工程的科学意义不仅在于提出了一个新的治疗手段，更主要的是提出了复制组织、器官的新理念，使再生医学面临重大机遇与挑战。但是，构建不同的具有正常生理功能的器官，特别是复杂的颜面器官，难度却非常大。目前颜面部缺损中研究比较多也比较成熟的是组织工程耳廓研究。

1997 年曹谊林最早完成了著名的“人耳鼠”实验（图 1-12），是组织工程器官史上里程碑式的事件。他先将软骨细胞接种在 PGA（聚乳酸）做成的外耳形状支架上，然后移植至裸鼠背上成功再生了人耳廓形态软骨，引起了国际学术界的广泛关注。Hutmacher (2003 年) 等继续研究了利用 PCL 支架与凝胶细胞载体构建弹性软骨，结果在支架内形成了岛状软骨，但是研究未涉及全耳廓重建。随后 Shieh（2004 年）等对于全耳廓组织工程进行了体内外研究,体内观察长达 10 个月。他使用了聚乙醇酸 PGA、聚己内酯 PCL、P-4HB 三种支架材料。结果发现软骨细胞复合支架后进行裸鼠体内移植后，PCL 支架组耳廓形态在观察期内变形最小，PGA 和 P-4HB 支架不能保持精细外形。秦海燕报道应用可降解的凝胶支架细胞混合物接种至聚氨酯多孔耳廓支架上，然后进行体内外培养，并成功移植到新西兰大白兔背部，形成软骨组织（图 1-13），进而形成了外耳。

通过上述研究，人们对组织工程在颜面缺损修复中的研究形成一些共识，认为研究能否成功主要取决于以下三个关键性制约因素：种子细胞、支架材料和有助于细胞生长、分化的外在环境。获得足够数量、不引起免疫排斥反应且具有再生活力的种子细胞是开展组织工程研究的前提和基础，组织工程软骨种子细胞包括以下三种：自体或异体软骨细胞；骨膜和（或）软骨膜细胞；干细胞：骨髓间充质干细胞 (MSCs)。组织工程软骨支架材料应符合生物安全性要求，有合适的可生物降解吸收性，促进细胞增殖分化以及基质形成，有利于营养输送和废物排放，合适的孔径尺寸、高孔隙率和相连的孔形态，特定的三维外形，高表面积和合适的表面理化性质以及与植入部位组织力学性能相匹配的结构强度。生物力学环境的调节对软骨细胞的功能和软骨再生具有深远的影响，静止培养条件对其具有负性效应，而搅力具有积极效应。切应力是最有效的生物力学刺激。

流体切应力对细胞的代外基质的合成具有直接的作用。另一方面，水静压影响细胞骨架的组织，抑制基质的合成和细胞分裂。人们认识到生物力学环境对软骨组织工程的影响后，陆续应用生物反应器调控流体切应力。虽然迄今为止仍然没有更合适的支架材料进行颜面部复杂器官复合组织的构建，也还没有合适的方法来解决组织工程器官支架动物体内植入后变形的问题，距离有效的临床应用尚有艰巨的道路要走，但是再生医学已为颜面缺损的修复带来了曙光，其代表着颜面缺损修复未来发展的方向。

（赵铱民　吴国锋）

参考文献

1．赵铱民．颌面赝复学——颌骨及腭部缺损的修复．西安：世界图书出版公司，2004.

2．John Beumer Ⅲ，Mark T. Marunick，Salvatore J. Epsposito. Maxillofacial Rehabilitation. 3rd ed. Chicago: Quintessence Publishing Co，Inc，2011.

3．赵铱民．口腔修复的磁附着固位技术．西安：世界图书出版公司，2010.

4．Patrick Spicer，Simon Young，F. Kurtis Kasper，et al. Principles of Tissue Engineering. 4th ed . Pittsburgh: Academic press，2014.

5．J.P. Shepherd. Oral and Maxillofacial Surgery. 2nd ed. New York: Churchill Livingstone，2007.

6．赵铱民．口腔修复学．第 7 版．北京：人民卫生出版社，2012.

7．M.M. Hatamleh, Colin Haylock，J. Watson，et al. Maxillofacial prosthetic rehabilitation in the UK: a survey of maxillofacial prosthetists' and technologists' attitudes and opinions. International Journal of Oral and Maxillofacial Surgery，39(12): 1186-1192.

8．Fa-Ming Chen，Xiaohua Liu. Advancing biomaterials of human origin for tissue engineering. Progress in Polymer Science，2015，E-published.

9．陈发明，金岩，施松涛，等．转化医学：十年回顾与展望．实用口腔医学杂志，2015，27(1): 5-11.

10．赵铱民，刘宝林．上颌骨切除术与赝复体修复．实用口腔医学杂志，1998，14(1): 41-43.

第二章 chapter 2

颜面赝复的常用材料

Applied materials of facial prostheses

概　述

Outline

颜面赝复材料（facial prosthetic materials）是指一类采用口腔修复学原理和方法用于制作颜面组织器官赝复体，能仿真修复缺损外形和部分功能的人工合成材料。

颜面缺损修复技术的起源并没有直接的文字记载，但考古学家发现了最早的颜面赝复体雏形。蜡、黏土及木头最早都曾被用于制作赝复体。19 世纪末期，硫化橡胶被广泛应用于赝复体的制作，Upham 描述了硫化硅橡胶制作鼻、耳赝复体的制作过程，但后来发现其硬度较高，与面部组织结构硬度不匹配。Bulbulian 和 Clarke 报道了使用硫化乳胶和水溶性染料制作颜面赝复体，其硬度优于硫化橡胶。1937 年，丙烯酸树脂材料因其半透明性、易着色、易操作等优点被牙科医生采用并制作口内及口外赝复体，替代了传统的硫化橡胶材料。紧接着 1944 年 Tylman 采用了一种硬度优于丙烯酸树脂的有弹性的乙烯基聚合树脂制作颜面赝复体，并使用水彩颜料进行了内着色和外着色，同时在表面涂布一薄层透明的丙烯酸树脂用于保护赝复体外部颜色。20 世纪 50 年代，聚氨酯弹性体因出色的美学效果引起了学者们的极大兴趣并被高度重视。与此同时，硅橡胶材料的研发也在积极进行中。高温固化型硅橡胶（HTV）首先问世，如芳香族类硅橡胶等。随后，20 世纪 60 年代，双组分及单组分室温固化型硅橡胶（RTV）相继被合成开发。1953 年美国 Dow Corning（道康宁）公司研制出了第一种医用级硅橡胶，硅橡胶开始被引入颜面缺损赝复领域。1960 年 Barnhart 的文献首次记载了硅橡胶材料应用于颜面赝复体制作。由于硅橡胶质地柔软，强度适中，可操作性强及生物相容性优异，使得它逐渐成为制作颜面部缺损的仿真赝复体的首选材料。20 世纪 80 年代，多种医用室温固化型硅橡胶被研制成功，其中 MDX4-4210 和 A-2186 硅橡胶以其优越的性能被广泛应用于赝复体的制作，从此颜面赝复进入了硅橡胶的时代。

颜面部软组织缺损赝复体材料应具备特定的机械、物理性能。

1977 年，Lewis DH 提出理想的颌面部赝复体材料应具备的各项特性。首要要求就是可操作性（processing characteristics），其中包括：

1. 尺寸稳定性，材料在固化过程中应有最小收缩值；

2. 易与商业化的各种颜料系统相混合，以进行赝复体的内着色及外染色；

3. 模具制作简单，与模具材料易分离，并能保存赝复体局部细节；

4. 修理简单，局部修理时无需损坏到赝复体；

5．较低的黏稠度，注入模具中后有较好的流动性，颜料在材料中分散均匀；

6．保存期长，材料的各个成分应具备良好的物理化学稳定性，不易分解；

7．操作时间长，固化时间短。充足的操作时间便于医生制作赝复体，较短的固化时间能帮助提高制作效率。

赝复材料同时还应具备低工作温度、不易燃、聚合后无副产物、无毒、无孔、无味等特点。

其次，赝复材料的生物学特性与患者颜面缺损部位周围组织的健康密切相关。理想的赝复材料应对周围正常组织无刺激、无致畸、无致敏，同时不会促进局部微生物及细菌的生长。

最后，赝复材料应具备适宜的物理机械性能，具体包括：

1．良好的化学惰性：在固化过程中不会释放化学产物，并且固化完全；

2．易清洁性：材料表面清洗后其细节及边缘不易被损坏；

3．内外着色后色彩长期稳定，在患者正常使用过程中不易褪色；

4．能够良好地替代缺失组织，具备较好的弹性，可承受一定的应力，硬度与周围正常人体组织保持一致；

5．高拉伸、撕裂强度，高抗磨耗强度及延展度，低比重，具备导热性；

6．成本低，使用寿命较长（至少可连续使用6个月以上，现在要求2年以上）。

总之，赝复材料应有较好的生物相容性、生物安全性和较好的生物质感，同时拥有良好的理化性能和适合的可操作性，能够很好地满足四个仿真：形态仿真、色彩仿真、质地仿真、功能仿真的赝复要求。

第一节　丙烯酸树脂

Acrylic resins

以丙烯酸及其酯类聚合所得到的聚合物统称丙烯酸类树脂，相应的塑料统称聚丙烯酸类塑料，其中以1937年被人工合成的聚甲基丙烯酸甲酯（polymethyl methocrylate，PMMA）为代表，是颌面赝复中应用时间最长、应用范围最广的一类材料，是颌面赝复学发展的一个里程碑。

聚甲基丙烯酸甲酯是硬质无色透明材料，密度为1.18～1.19g/cm^3，折射率较小，约1.49，透光率达92%，雾度不大于2%，是优质有机透明材料，其拉伸强度可达到50～77MPa，弯曲强度可达到90～130MPa，其断裂伸长率为2%～3%，故力学性能特征基本上属于硬而脆的塑料；其耐热性并不高，它的玻璃化温度虽然达到104℃，但最高连续使用温度却随工作条件不同在65℃～95℃改变，热变形温度约为96℃，维卡软化点约为113℃。

甲基丙烯酸甲酯除具有良好的生物相容性和理化性能外，还具有良好的塑形性，加工技术简便，并有较好的着色性。而它一出现就受到了牙科医生的青睐，用其制作义齿，进而又将其用于制作赝复体，使颜面赝复体的质量和外观得到了很大改善，替代了传统的硫化橡胶材料，成为赝复体制作的主要材料。

但丙烯酸树脂材料质地较硬，缺乏皮肤软组织所具有的柔软弹性，仿真性较差，现在主要用来作为硅橡胶赝复体的支架材料。

丙烯酸树脂材料以其优良的理化性能已被广泛地应用于口腔修复工艺的各个领域，但与其他物质的黏结性能较差。在口腔临床上，树脂与自身的黏结没有任何问题，但与不锈钢、钴铬合金、纯钛、钛合金、贵金属、银钯合金等材料之间的黏结性能均不理想。在金属支架可摘义齿中，树脂与铸造支架之间没有任何的化学结合，完全是机械连接。赝复治疗中的首要问题是赝复体的固位问题，丙烯酸树脂支架在赝复体的固位中起着重要作用。较大的颜面部缺损，如果采用单纯的硅橡胶赝复体来制作，重量大，不利于赝复体的固位，利用树脂支架被覆硅橡胶的支架式赝复体可以很好地解决这一问题。中空树脂支架式硅橡胶赝复体在颌面部较大缺损的赝复治疗中发挥了重要作用。但在临床的实际使用过程中，存在着硅橡胶与树脂支架之间的黏结效果不良而影响赝复体使用效果和寿命的问题。由于丙烯酸树脂与硅橡胶都是表面能很低的物质，必然导致硅橡胶与树脂支架之间的黏结效果不良。针对这样的问题，赵铱民课题组从偶联剂的研制、不同的黏结工艺方法出发，系统研究了硅橡胶与丙烯酸树脂的黏结问题，并研制出应用于赝复硅橡胶与丙烯酸黏结的复合偶联剂。

第二节　聚氨酯弹性体材料

Polyurethane elastomer

聚氨酯弹性体是一种由多元醇（聚醚、聚酯等）构成的软段和山异氰酸酯与小分子扩链剂（二胺或二醇）构成的硬段聚合形成的有机高分子材料。因聚氨酯分子结构中含有多个氨基甲酸酯基团，故称之为聚氨酯。按其加工方式分为混炼型、热塑型、浇铸型和反应注射型等类型，用于颌面赝复的多是浇铸型。浇铸型大多为双组分，甲组分（主剂）的主要成分是液态多元醇低聚物、扩链剂和催化剂（二月桂酸二丁基锡），乙组分的主要成分是液态端二异氰酸酯预聚物，使用时混合甲、乙两组分，甲组分中的低聚物多元醇在催化剂作用下与乙组分的端二异氰酸酯预聚物发生反应，生成线性或网状弹性体。通过调节软段或硬段的结构、长度与分布、相对比例及改变相对分子质量等方式，可实现其性能的可调性。聚氨酯自 1937 年问世以来，以其优异的物理机械性能、良好的血液和组织相容性、低毒等优点在医学上的用途日益广泛。自 20 世纪 50 年代聚氨酯首次应用于生物医学，至今已有 60 多年的历史。1958 年聚氨酯首次用于骨折修复材料，而后又成功地应用于血管外科手术缝合用补充涂层。20 世纪 60 年代，聚氨酯材料被学者引入颜面赝复体制作中，成为一种颜面赝复材料而备受重视。

聚氨酯弹性体是弹性体中比较特殊的一大类，其原材料品种繁多，配方多种多样，可调范围很大。聚氨酯弹性体硬度范围很宽，低至邵氏硬度 10 以下的低模量橡胶，高至邵氏硬度 85 的高抗冲击弹性材料，弹性模量可高达数百兆帕，大大超出了其他橡胶弹性模量（0.2 ～ 10MPa）的范围。所以聚氨酯弹性体的弹性范围很宽，是介于橡胶到塑料的一类高分子材料，既具有橡胶的高弹性，又具有塑料的高强度。它的伸长率大；耐磨性、生物相容性与血液相容性特别突出。同时，它还有优异的耐油、耐冲击、耐低温、耐辐射和负重、隔热、绝缘等性能。

聚氨酯化学结构的特征是其大分子主链中含有重复的氨基甲酸酯链段。聚氨酯的分子主链是由玻璃化温度低于室温的柔性链段和玻璃化温度高于室温的刚性链段嵌段而成的。在聚氨酯弹性体分子结构中，软链段占的比例比较大，为 50% ～ 90%，硬链段占 10% ～ 50%。

聚氨酯弹性体在各种外力作用下所表现的机械强度是反映其性能最重要的指标。机械强度主要取决于化学结构的规整性、大分子链的主价力、分子间的作用力和大分子链的柔韧性，也可以说是取决于聚氨酯弹性体的结晶倾向，特别是软链段的结晶倾向。凡是有利于结晶的因素，如分子的极性大、结构规整、碳原子数为偶数、无侧基支链等，都能提高弹性体的机械强度。通过配方和工艺设计，在弹性和强度之间找到最佳平衡，使制备的聚氨酯弹性体在使用温度下不结晶，具有良好的橡胶弹性；而在高度拉伸时能迅速结晶，并且这种结晶的熔化温度在室温上下。当外力解除后，结晶立即熔化。毫无疑问，这种可逆性的结晶结构对提高弹性体的机械强度是颇为有益的。

聚氨酯类材料作为颜面赝复材料具备一系列良好的特性：①高弹性使得赝复体边缘可以制作成刃状与周围组织相接触；②优异的延展性可以与缺损区域移动的组织相贴合；③可进行内着色及外染色，能够获得良好的美学外观。但聚氨酯类材料仍有一些严重的缺陷无法克服，如：①聚氨酯类材料的固化的启动成分——异氰酸盐，它对空气中的湿气极为敏感，常常由于空气中的水分导致固化不完全，然而空气中的水分是很难避免的。②聚氨酯类赝复材料易老化，耐气候性也较差，长时间的日光照射会使其变色发暗，物理性能逐渐降低，受紫外线辐射影响，使赝复体表面发生氧化，色彩稳定性较差。③聚氨酯类赝复材料的抗真菌性差，易受微生物侵袭而老化；④与皮肤黏结剂不匹配，患者清洗或擦拭赝复体表面的黏结剂时，外部的着色剂也常常一起被擦掉。因此，随着硅橡胶材料的问世和发展，聚氨酯材料最终被取而代之。

第三节　硅橡胶

Silicone elastomer

硅橡胶是以聚有机硅氧烷为主链的弹性体，聚有机硅氧烷是由 Si—O（硅 - 氧）键重复连接构成，其同时具备赝复材料的仿生物学性能和可操作性要求，目前已经成为颜面缺损修复的主导材料。与之相匹配的还有一系列辅助添加材料，包括颜料与遮色剂，黏结剂与偶联剂，外部色彩封闭剂等，共同构成硅橡胶赝复材料。

一、颌面赝复硅橡胶的机械性能

Sweeney 等和 Lewis 等描述了理想的颌面赝复硅橡胶材料的机械性能。国内外学者对不同型号的硅橡胶机械性能进行了大量的对比研究，一般通过以下四方面指标进行评价。

（一）拉伸强度

拉伸强度反映的是使硅橡胶材料产生最大均匀塑性变形的应力（图 2-1A）。在拉伸试验中，试件直至断裂为止断裂单位横截面积上所受的最大拉伸应力即为拉伸强度，表示试件的抗张强度。当试件受到拉伸应力初期为弹性阶段，此阶段中硅橡胶分子链发生弹性形变，相互之间没有大的变位，当超过这一范围后为延性区域，外力克服分子间引力，使硅橡胶分子链发生滑移，当应力达到负荷最大点时，试件发生断裂。

（二）扯断伸长率

在拉伸试验中，试件被扯断时的伸长度与原始长度的比值为伸长率，同时也反映了试件最大弹性形变量。理想硅橡胶材料的扯断伸长率应高于 400%。

（三）撕裂强度

撕裂强度指试件位于主轴平行的方向上，拉伸试件直至开裂时的最大应力与试件厚度的比值（图 2-1B）。它是硅橡胶所具备的一项重要物理性能指标，表示的是一种抗破坏性应力的强度，目前撕裂试验方法很多，有无割口和有割口两种，所用试样形状也各不相同，有裤形、直角形和新月形等几种，相对应的是裤形撕裂强度、无割口直角撕裂强度、割口直角撕裂强度和割口新月形撕裂强度等。赝复硅橡胶的撕裂强度是无割口直角撕裂强度，模拟了赝复体在制作与佩戴过程中存在制作缺陷、表面凹槽切痕及材料老化，外力作用而产生撕裂应力时的情况。当破坏应力作用于薄弱的边缘时，直接危及赝复体的使用寿命。因此，撕裂强度从临床的角度上看更为重要，理想值应在 18 ～ 27 kN/m。

（四）邵氏硬度

硬度是物质受压变形程度或抗刺穿能力的一种物理度量方式，硅橡胶类材料的硬度为邵氏硬度。Sweeney 等认为赝复硅橡胶可接受的邵氏硬度为 48 ～ 52，Lewis 等认为理想的赝复硅橡胶邵氏硬度为 25 ～ 35，10 ～ 45 为可接受的最大范围。缺损的部位不同，其周围组织硬度也各有差异。眶、鼻、耳等部位的修复，由于这些部位皮肤层很薄，皮下为硬度较高的骨和软骨，其质感较硬；而颜面部组织较柔软，如面颊部的洞穿性缺损或硅橡胶阻塞器。因此赝复硅橡胶的硬度应与其修复部位相适应，实现质感仿真。

上述测试方法模拟了颜面赝复体在佩戴过程中受到的各个方向的挤压与拉伸应力，及边缘处受到的撕裂应力，因此以上四个指标充分反映了

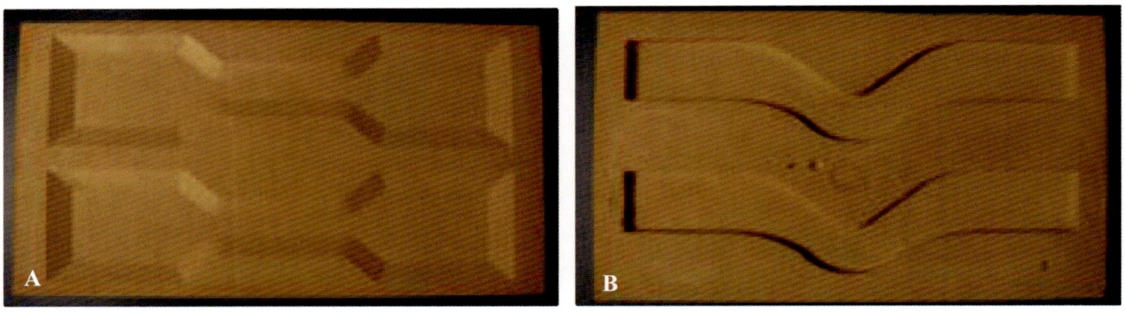

图 2-1　A、B. 拉伸强度与撕裂强度试件模型

硅橡胶的机械性能。

二、颌面赝复硅橡胶种类及性能

应用于颌面赝复的硅橡胶材料有高温硫化硅橡胶、室温硫化硅橡胶两大类。其中室温硫化硅橡胶又分为单组分室温硫化硅橡胶、双组分缩合型室温硫化硅橡胶以及双组分加成型室温硫化硅橡胶，其中以双组分加成型室温硫化硅橡胶最为常用。

（一）高温硫化硅橡胶

高温硫化硅橡胶（high temperature-vulcanized silicone，HTV）是分子量为 50 万～80 万 g/mol 的线型聚二乙烯基硅氧烷，HTV 分子结构式可表示如下：

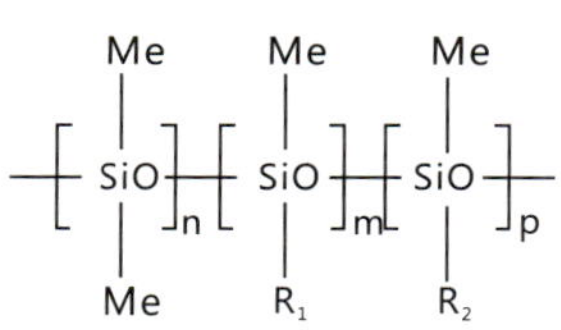

n、m、p 分别为不同 Si—O 键节的键节数（聚合度）。

1．组成

高温硫化型硅橡胶是应用最早的硅橡胶类颌面赝复材料。根据 Montgomery 等 2008 年的报道，到目前为止约有 3% 的颌面赝复医师仍在使用这类硅橡胶制作颜面部赝复体。HTV 赝复硅橡胶材料胶料，由直链聚硅氧烷作为硅橡胶基胶，与补强填料、硫化引发剂和颜料等各种添加剂通过混炼机进行混合，采用石膏模型模压成型，经高温水浴或烘箱内干热固化。

2．性能

总体来说，高温硫化硅橡胶的物理机械性能比室温硫化硅橡胶要高，但是它的缺点是材料本身是不透明的，因此很难进行内着色；另外，其表面硬度很高，可操作性较低。

3．代表产品

代表产品包括硅橡胶 MDX4-4514、MDX4-4515（美国道康宁公司）。

高温硫化硅橡胶通常呈白色不透明，黏度高，类似面团状。这类材料可被塑造成各种形状的颌骨阻塞器或颜面赝复体。固化过程需要使用精密的高温加热设备。Chalian 等报道了这种材料制作赝复体的过程。这类硅橡胶有良好的热稳定性，当暴露于紫外线辐射下，有良好的色彩稳定性。但是，这种材料存在低弹性、低伸展性的缺点，限制了赝复体边缘与周围组织的协调性，当患者面部表情肌、咀嚼肌运动时，赝复体边缘常常发生断裂。该材料最重要的缺陷是，不透明的色泽使赝复体外观很死板，色差较大。另外，其表面不容易外染色，因此完全依靠混炼机将内着色颜料与硅橡胶材料充分混匀，操作性较差。高温固化条件下，常常需要使用金属材质的模具。

（二）室温硫化硅橡胶

根据文献报道，目前颌面赝复医生、技师及相关工作人员制作颜面赝复体首选材料为室温硫化硅橡胶。这类硅橡胶的固化方式有缩聚固化形式和加成固化两种形式。

1．缩合型单组分室温硫化硅橡胶（one-part condensation room temperature vulcanized silicone，

OCRTV)，主要成分为低摩尔质量的聚硅氧烷长链，分子式如下：

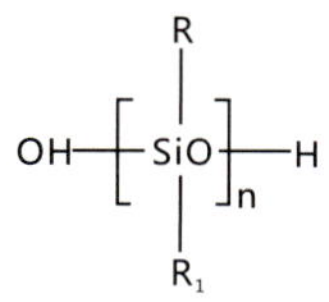

（1）组成

基胶由末端链接羟基的复合物构成，在无水条件下，加入填料、交联剂、催化剂充分混合，成品包装于一个密封容器中。材料使用时将其放置于空气中，当与空气中的水分接触时，发生缩合反应，分解出低分子化合物，交联成三维网状结构的弹性体。

（2）性能

OCRTV 为低流动性或具有触变性的透明糊状物。当它从管状密闭容器挤出后，可被空气中的水分所硫化，同时它对金属、玻璃和塑料等大多数物质都有很好的黏合力。醋酸型的交联反应首先由胶料表面接触大气中的湿气而开始硫化，随后湿气通过胶料向内扩散，硫化由表及里，表面硫化时间一般为 10 ～ 30min。它的硫化速度与交联剂类型、含量、催化剂含量和胶料的厚度等因素有关。随着胶料厚度增加，硫化速度逐渐减慢。环境湿度及温度增加，硫化速度加快，对胶料干燥加热并不能促进硫化。如果相对湿度大于 60%，则硫化后表面发黏，特别在胶料较薄时更明显，暴露于较干燥环境下或在烘箱中略加温一段时间，可消除表面发黏。因此它的厚度一般不超过 10mm。在胶料中加入催化剂（如辛酸亚锡）能加快硫化速度。当胶料浸泡在 5% 的 NH_4OH 溶液中时，表面硫化速度可减少到 1min。

醋酸型 OCRTV 可以分散于无水的苯、三氯乙烷、己烷等溶剂中，形成低浓度的分散液，将此分散液涂于赝复体表面，可以在赝复体表面形成很薄的黏结牢固的薄膜。

（3）应用特点

醋酸型 OCRTV 主要应用于赝复体内部支架表面处理、赝复体破损处黏结、赝复体表面着色、补色处理、硅橡胶之间黏结及将硅橡胶黏结到塑料、金属上。在应用醋酸型 OCRTV 作为外着色材料时，可先挤出适量的材料于调拌纸垫上，然后加入选中的着色剂，混合均匀，用小毛笔蘸上混合物涂于赝复体表面，进行表面着色。由于这类硅橡胶可分散于无水的苯、三氯乙烷、己烷等有机溶剂中，形成低浓度的分散液，因此将分散液涂布于外染色完成的赝复体表面，固化完成后可在赝复体表面形成牢固的薄膜，从而防止赝复体外染色颜料脱落。

（4）代表产品

Factor Ⅱ公司生产的医用黏结剂 Type A 是醋酸型，固化完成后会产生少量醋酸，待挥发后即成为结构稳定的弹性材料。材料呈透明糊状，流动性较低。在临床使用中通过搅拌加快硫化速度。另外，若环境湿度较高，则交联速度也会相应加快。

2．缩合型双组分室温硫化硅橡胶（two-part condensation room temperature vulcanized silicone，TCRTV）

（1）组成

TCRTV 由基胶、填料、交联剂、催化剂和其他添加剂组成。通常双组分分别以基胶和催化剂为主要成分。混合时将双组分按照一定比例进行混合。硫化速度可通过增减催化剂的用量来控制。应用于赝复体制作的为脱醇型双组分室温硫化硅橡胶，其基质为羟基封端的聚二甲基硅氧烷，催化剂为二烷基羧酸锡，交联剂为正硅酸乙酯，硫化过程中聚二甲基硅氧烷与 $Si(OE)_4$ 发生交联，形成三维网络结构的弹性体，同时分解出乙醇。交联反应示意图如下：

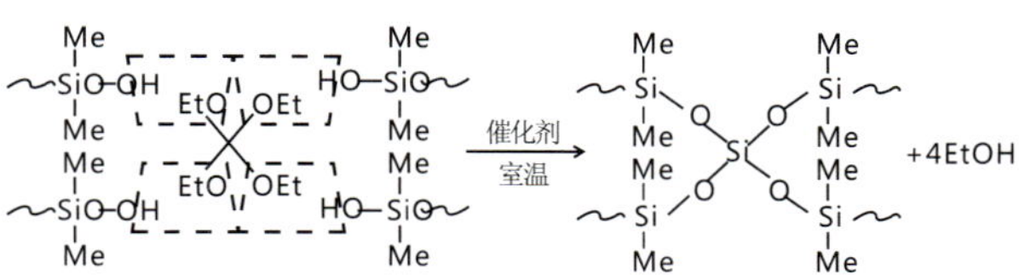

（2）性能

硫化速度随着催化剂用量的增加而加快，因此可通过调节催化剂加入量来调节硫化速度。适当提高胶料温度、环境温度（混合器具、模具温度）均可明显加速硫化，但温度过高（高于 100℃）会降低硫化胶性能，使其变软、发黏。TCRTV 室温下初步硫化时间为 30min 左右，完全硫化需要 24h。

TCRTV 在硫化时有副产物（乙醇）放出，它们需要从赝复体内扩散到表面而逸出。如果赝复体体积太厚、太大，由于副产物不能及时放出而会影响深部的硫化。在胶料内添加少量（0.5% ～ 2%）硫化促进剂（如丙三醇基磷酸及其金属盐类），可解决深层硫化不完全的问题。

为了使 TCRTV 硫化充分，提高性能，最好将初步硫化的赝复体于室温下敞开放置 24h，或在 80℃～ 100℃下保持 2h。TCRTV 具有可流动性，调和物可以灌注成型。如果调和物稠度太大，不符合灌注要求，可以在调和物中添加适量的同一结构的低分子量的甲基硅油作为稀释剂，但稀释剂会延长硫化时间，并降低材料力学性能。催化剂的加入量对 TCRTV 力学性能有明显影响。随着催化剂含量增加，硫化硅橡胶硬度增加，拉伸强度及扯断伸长率则逐渐减小，撕裂强度经历了增加和下降的过程。

（3）应用

使用时在基质糊剂中加入内着色剂，混合均匀，并确定胶料的色度值与记录的皮肤颜色色度值相近。混合基质糊剂与催化剂，基质糊剂与催化剂混合重量比为 10 ∶ 0.1 ～ 10 ∶ 0.5，加入催化剂后混合物的黏稠度略有下降。如果要求最终赝复体内不含气泡，就需要对混合物进行真空排气泡。

（4）代表产品

代表产品包括美国 Factor Ⅱ公司生产的 A-101 和由中国第四军医大学研发的 SY-1 缩合型双组分室温固化型硅橡胶（简称 SY-1 硅橡胶）。该类材料具有一定流动性，易于灌注模型。

SY-1 硅橡胶，1998 年由第四军医大学赵铱民、邵龙泉等研制。邵龙泉按照国家标准要求，采用多种实验方法对 SY-1 硅橡胶进行了生物安全性能、机械性能、物理性能的评价，证明其具有良好的生物安全性，符合颌面部软组织缺损赝复体材料的机械、物理性能要求，但由于其为缩和型硅橡胶，吸水性和溶解性不良，会导致赝复体变形。

3．加成型双组分室温硫化硅橡胶（two-part addition room temperature vulcanized，TDRTV），是目前国内外应用最广的颌面赝复材料。

（1）组成

TDRTV 由基胶、填料、交联剂和催化剂等组成。基质胶体为乙烯基封端的聚二甲基硅氧烷，填料主要有有气相白炭黑、烯基硅树脂。交联剂为甲基含氢硅油，催化剂为铂催化剂，其分子结构图如下：

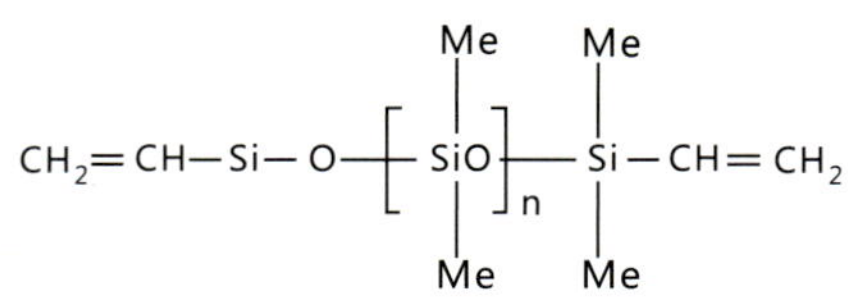

其中 n 为聚合度。

硫化过程中，含有 Si—H 键的含氢硅油分子在铂催化剂催化下，使聚二甲基硅氧烷的乙烯基封端发生加成反应，交联形成长链结构的硅橡胶弹性体。在此过程中，铂催化剂转变为铂金属粒子。由于硅烷交联体可以使活泼的铂金属粒子稳定存在于聚合物内，因此完成硫化的硅橡胶呈棕或黄色，特别是当铂粒子浓度较高时色泽更为明显。因此这一类型的硅橡胶在硫化过程中，铂催化剂起着至关重要的作用。硫化速度也与含氢硅油用量、催化剂添加量相关，含氢硅油用量、催化剂的用量越多，硫化速度越快。铂类催化剂作为硅氢化催化剂显示了最佳的催化效率，但缺点是容易受某些有机化合物影响而降低甚至失去活性，导致硅橡胶硫化失败。这些有机化合物包括：含有氮、磷、硫等元素的有机物，含炔基不饱和键的有机物，锡、铅、汞、铋等重金属的离子性化合物，环氧树脂，软聚氯乙烯等。

（2）性能

由于氢硅化反应具有高转化率、交联密度较高、分子排列更为致密、无硫化副产物、可以深部硫化等优点，这些优点使加成型硅橡胶具有更

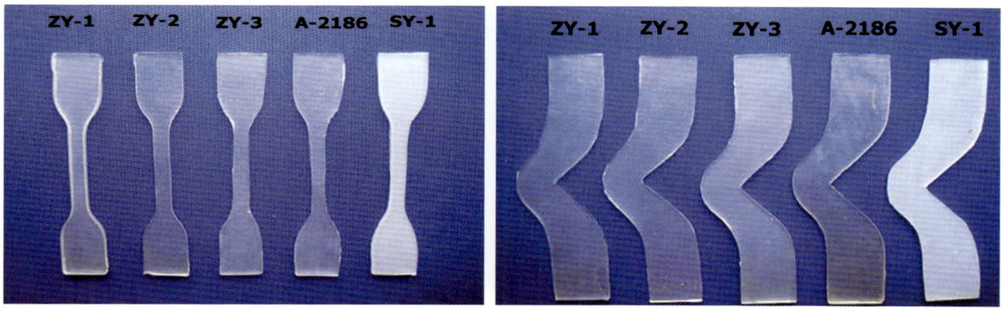

图 2-2 ZY 系列硅橡胶与 A-2186 硅橡胶拉伸与撕裂性能测试试件

低的吸水溶解率，故其比缩合型硅橡胶的综合性能更佳。

（3）代表产品

这一类型的代表产品是美国 Dow Corning 公司生产的 MDX4-4210 医用级硅橡胶和 Factor Ⅱ公司生产的 A-2186、A-2000、A-2006 医用硅橡胶及中国第四军医大学研制的 ZY 系列赝复硅橡胶等。

• MDX 4-4210 医用级硅橡胶

MDX 4-4210 是中等硬度的双组分医用级硅橡胶，基质胶体与催化剂的混合比为 10 ∶ 1。这种硅橡胶 20 世纪 70 年代应用于颌面赝复领域，并被广泛应用于研究与临床。在 1992 年的一项颜面赝复材料选择调查中，它被选为最受欢迎的（41%）赝复材料。但是，在 2008 年的调查中，25% 的临床医师选择这种材料，并进行内着色，11% 的医生用来制作外着色的颜面赝复体。Moore 等报道 MDX 4-4210 在着色与边缘强度上表现出色。这种材料呈半透明色，操作过程中可通过硅油来调整其物理性能。测试结果显示这种材料无毒，颜色稳定，生物相容性高；早期的临床试验证明 MDX 4-4210 硅橡胶各项指标均合格，并且与大多数皮肤黏结剂相匹配。固化后的材料有足够的拉伸强度；更重要的是，MDX 4-4210 材料的高扯断伸长率与撕裂强度使其无需额外加厚赝复体边缘。另外，其表面粗糙度和邵氏硬度均在人体皮肤质地范围内。数年间，大量文献记载了 MDX 4-4210 硅橡胶的物理机械性能测试，结果显示尽管未能达到理想赝复材料的要求，与早先使用的赝复材料相比已经有很大的进步和改善。这种硅橡胶固化过程很简单，牙科石膏制作的模型就可以使用。使用时需 5% 的中性肥皂液清洗石膏模型，避免矿物油及黏土残渣污染。将准备好的模型放置于 50℃的烤箱内，处理 1.5h 后取出，即可制作赝复体。

• A-2186 硅橡胶

A-2186 硅橡胶，于 1986 年应用于颌面赝复领域，它是由专业颌面赝复材料研发公司（美国 Factor Ⅱ公司）生产的第一种商品化铂催化型硅橡胶，其销售价格是 MDX 4-4210 硅橡胶价格的一半。与 MDX 4-4210 相同的是，A-2186 硅橡胶也是半透明、双组分（基质胶体与催化剂 10 ∶ 1）的加成型室温硫化硅橡胶。

• ZY 系列加成型硅橡胶

2005 年，在国内外研究的基础上，第四军医大学赵铱民等研发出新型的 ZY 系列加成型双组分室温硫化硅橡胶（图 2-2）。根据赝复硅橡胶材料的性能要求选用端乙烯基聚二甲基硅氧烷作为基础聚合物，含氢硅油作为交联剂，表面处理后的气相法白炭黑所为填料，铂络合物作为催化剂，调节配方材料的种类和用量可制备出三种不同邵氏硬度的硅橡胶，分别为 ZY-1 硅橡胶（邵氏硬度 20）、ZY-2 硅橡胶（邵氏硬度 25）、ZY-3 硅橡胶（邵氏硬度 30），不同的硬度满足颌面部不同部位修复的要求。ZY 系列硅橡胶的拉伸性能、撕裂强度以及耐热老化、耐臭氧老化性能方面与国外的加成型硅橡胶 A-2186 相似，并且略优于缩合型硅橡胶 SY-1；ZY 系列加成型硅橡胶吸水率和溶解率低于缩合型 SY-1 硅橡胶，与 A-2186 无明显差异，具有优良的对水稳定性。通过相关生物安全性实验已证明 ZY 系列硅橡胶具有良好的生物安全性。因此 ZY 系列加成型硅橡胶符合颌面部软组织缺损赝复体材料的机械、物理性能及生物安全性要求（表 2-1）。此外，ZY 系列硅橡胶双组分均为胶体状，流动性好，并以 1∶1 质量比混合，操作方便，将其应用于临床义耳、眶和鼻赝复体的修复中，制作出的赝复体仿真度高，质感逼真，目前已在临床赝复体的制作中广泛使用。

表 2-1　常用成品赝复硅橡胶的机械性能对比

产品	拉伸强度（MPa）	撕裂强度（kN/m）	扯断伸长率（%）	邵氏（A）硬度
Type A	3.3	10	450	35
A-101	2.8	7.5	200	45
MDX4-4210	4.5	18	500	27
A-2186	6.2	18	650	29
A-2000	5.5	12.4	500	25
A-2006	3.0	16.8	626	12
ZY-1 硅橡胶	4.0	12.2	580	20
ZY-3 硅橡胶	6.0	18	675	30

三、赝复硅橡胶的老化

硅橡胶的老化是指在加工、储存、运输和使用过程中，由于受到热、光照、氧、臭氧、湿气、空气中的污染物、机械应力、高能辐射等外界因素影响使其发生物理和化学变化，表面出现变色、喷霜、发黏、硬化变脆、裂纹，同时硅橡胶物理机械性能逐渐降低，以至完全丧失使用价值的现象。无论是外观变化还是性能变化，其实质是硅橡胶在老化过程中，分子结构可发生以下几种类型变化：分子链降解、分子链之间产生交联、主链或侧链的变性。硅橡胶赝复体在戴用过程中的老化大大缩短了硅橡胶赝复体的临床使用寿命。

（一）硅橡胶赝复体老化主要表现

1．外观变化：表现为表面质地变化（变脆、发黏）与表面色泽变化（出现斑点、霉斑，褪色），其中赝复体褪色是患者佩戴半年后复诊的主要原因，也是国内外学者研究的热点。

2．物理性能的变化：包括溶解性，溶胀性，流变性能以及透气、透光性能，耐寒性，耐热性，耐光性的变化。

3．力学性能的变化：包括邵氏硬度升高，拉伸强度、撕裂强度、扯断伸长率及永久形变率的变化。

（二）硅橡胶赝复体老化的主要原因

1．外部因素：①环境因素：由于患者佩戴的颜面赝复体暴露于大气环境中，高温或低温、光照、氧、臭氧、湿气、空气中的污染物均作用于赝复体表面，使硅橡胶内部分子结构发生改变，包括热氧老化、臭氧老化和紫外线辐射老化；②化学因素：患者在日常使用中，化妆品的使用，不恰当的清洁方法，例如采用二甲苯等有机溶剂擦拭，均可导致赝复体表面发生化学反应；③局部生物环境因素：赝复体组织面常常与患者鼻腔或口腔相通或紧贴皮肤，长期与唾液、汗液、皮肤油脂及其他组织分泌物相接触，局部微生物（真菌、细菌）易聚集于赝复体组织面，从而影响了赝复体性能。

2．内部因素：患者在佩戴使用赝复体时，由于面部表情肌运动，咀嚼运动导致赝复体局部应力集中，尤其是赝复体边缘较薄，随周围组织活动明显，常常撕裂或破损。

（三）硅橡胶老化的防护

从硅橡胶热老化过程的规律出发，提高硅橡胶热稳定性可从生胶结构和混炼胶配方两方面来考虑，主要途径有：

1．防止由于硅橡胶的有机侧链氧化分解引起的交联和降解，改变侧链结构，如引入苯基等。

2．防止主链环化解聚引起的降解，主链中引入大体积的链段，如碳十硼烷基等。

3．防止硫化胶中交联键的断裂，使硫化胶含有与 C—C 键相比有更高热氧稳定性的交联键。

4．以耐热添加剂来防止侧链的氧化交联和主链的环化解聚。

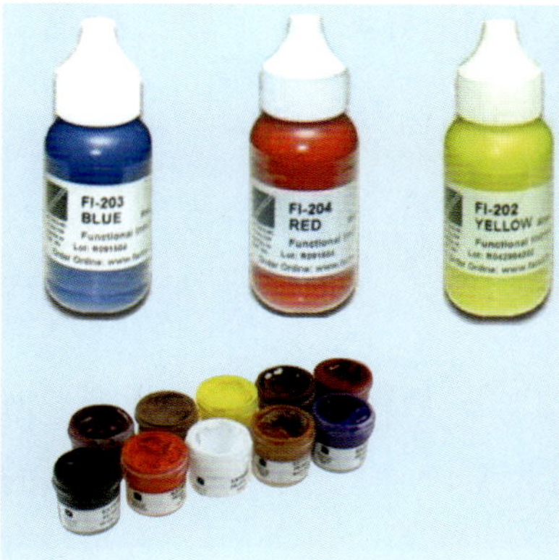

图 2-3　常用内外着色颜料

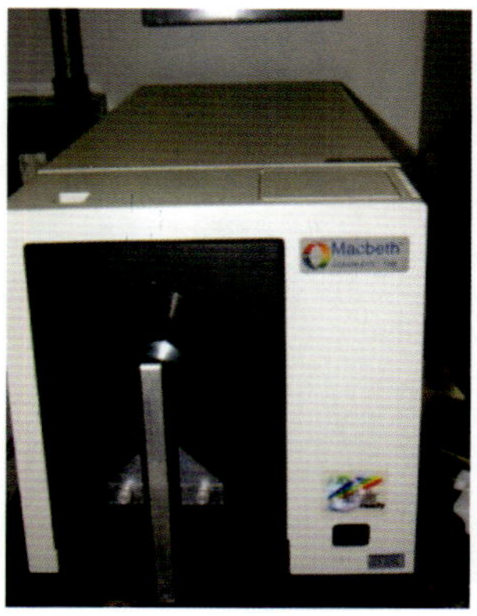

图 2-4　分光光度计

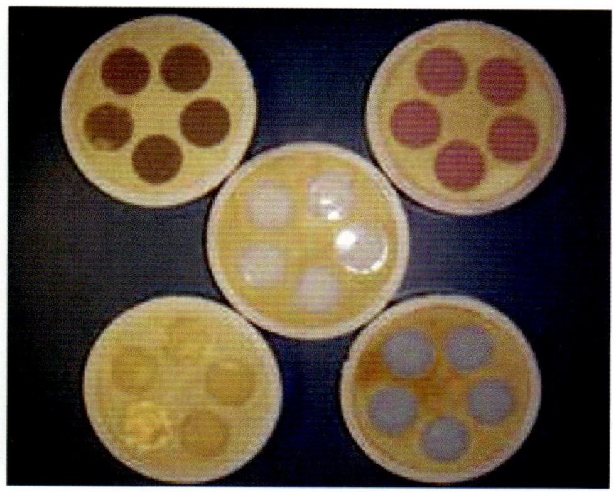

图 2-5　色彩稳定性试件

四、赝复硅橡胶的色彩稳定性

颜面赝复体与人体皮肤颜色的匹配与否直接决定了修复逼真效果的成败，也是长期以来颌面赝复医生面临的难题之一。由于赝复硅橡胶的半透明性，制作赝复体时，在硅橡胶固化前需要根据不同患者肤色对其进行内着色，使固化完成后赝复体呈现与患者肤色一致的基础色，最后由赝复医生与技师对赝复体进行外着色，表现患者缺损部位的细节及真实的色彩效果。

因此，颜面赝复体是由赝复硅橡胶、遮色剂、内着色颜料共混的复合体。内着色颜料与遮色剂固化于硅橡胶内部，其选择与配色较为复杂。赝复硅橡胶的色彩稳定性，是指赝复体在使用过程中，其内部颜色的持久性。

（一）赝复颜料及遮色剂的开发与应用

在早期赝复材料研究中，学者们除了比较赝复硅橡胶自身色彩稳定性之外，开展了大量的实验寻找与赝复硅橡胶材料相匹配的颜料、遮色剂（图 2-3）。有学者提出颜料按其成分可划分为两种：①有机颜料：从动植物中提炼，由碳水化合物组成，这类颜料往往不稳定，见光易降解；②无机颜料：来源于矿物质，由金属粒子构成，具有良好的耐气候特性。颜面赝复硅橡胶是一类有机弹性体，且对于大气中的紫外线和湿气均有良好的通透性。因此任何一种对紫外线和湿气敏感的颜料，即使能够与硅橡胶材料充分混合，也会发生降解。实验研究对象集中于无机颜料、有机颜料以及内着色的多聚体和有色纤维等。因此，赝复体内着色颜料及遮色剂应具备以下特性：

1. 颜料及遮色剂能够在硅橡胶中均匀分散，不发生团聚结块，不能对硅橡胶的物理机械性能有不良影响。

2. 耐热性能：对于高温硫化硅橡胶，颜料能够经受硅橡胶的固化温度而不发生分解或变色。

3. 遮色性能：赝复体遮色剂应具有适宜的遮色能力。遮色能力过低，会透出赝复体组织面下方的颜色；遮色能力过高，则赝复体与周围皮肤色泽不协调，颜色失真，无生动感。

4. 色彩稳定性：光稳定性高，耐气候性良好，可延长赝复体的使用寿命。

5. 生物安全性：不会对正常组织有刺激作用，这是应用于赝复体的前提条件。

Fine 等描述了使用彩色尼龙植绒纤维作为颜面赝复体内部和外部的着色剂，认为尼龙植绒和干燥的矿物质颜料比较起来着色更稳定，色泽更自然。

（二）色彩稳定性能的评价方法与标准

Cantor 等首次使用反射分光光度计（图 2-4）来评价人体皮肤及颜面赝复硅橡胶。他建议通过研究人体皮肤及颜料反射率来评估赝复体着色技术。之后光密度及反射率分光光度测量成为评价赝复硅橡胶色彩稳定性的测试方法（图 2-5）。色差值由

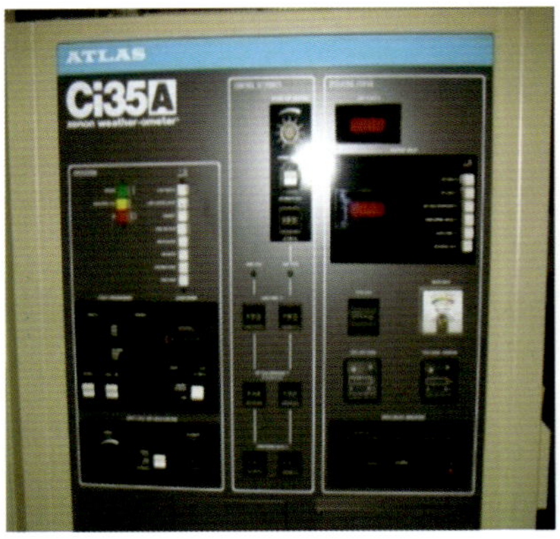

图 2-6　耐气候老化箱

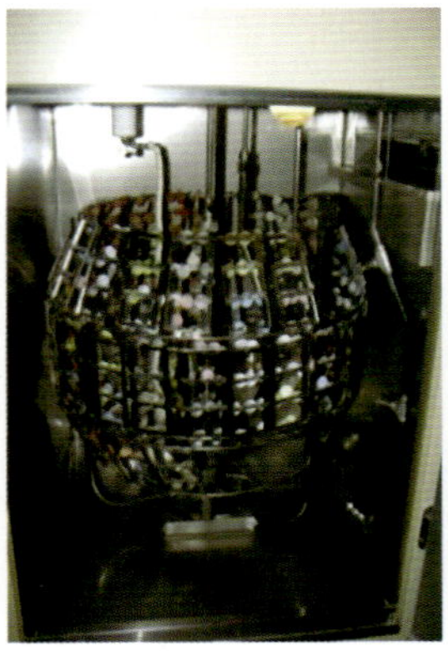

图 2-7　试件放置于耐气候老化箱内

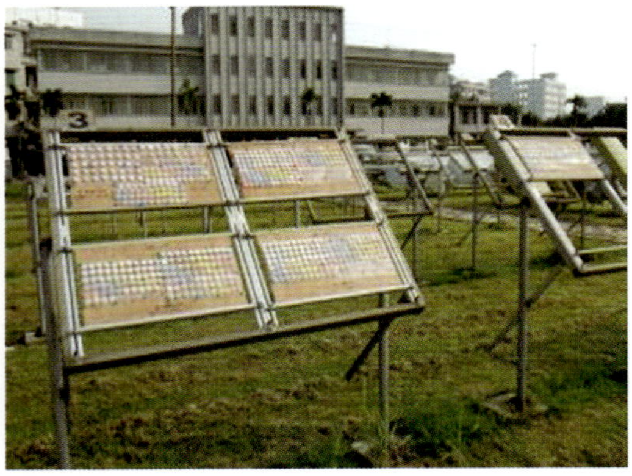

图 2-8　试件放置于室外老化试验场

CIE1976（L*，a*，b*）表色系统的方程式计算得出。CIE1976（L*，a*，b*）系统，是 1976 年国际照明委员会推荐的物体色在色知觉的均匀空间。L* 代表亮度，a* 代表物体在红绿色轴上的颜色分布情况，b* 代表物体在黄蓝色轴上的颜色分布情况，同时 a* 与 b* 还决定了物体的色调和饱和度。目前这一方程式已广泛应用于颌面赝复领域。

Sweeney 等利用人工加速老化方法评价了赝复材料的色彩稳定性。试验中使用的人工老化箱可模拟室外大气环境，包括紫外线辐射、降雨、温度和湿度。通过测量老化前、后试件的色值，比较得出老化后的色差值。Paravina 等制订出了明与暗肤色颌面赝复硅橡胶的色差评价标准：对于较浅肤色，CIELAB/CIEDE2000 系统可察觉色差与可接受色差分别为：1.1/0.7 和 3.0/2.1；对于较深肤色，分别为：1.6/1.2 和 4.4/3.1。实验室人工紫外线辐射加速老化是一种短期内检测硅橡胶及颜料的色彩稳定性能的高效率模拟方法（图 2-6，图 2-7）。而另外一种常用的老化方法则是室外自然环境老化（图 2-8）。这种方法更加真实地模拟了赝复体使用过程中的状态，但据相关文献报道，由于不同时期不同地理位置，气候温度差异较大，因此实验周期通常在 12 个月左右。

（三）导致赝复体色彩稳定性下降的主要因素

赝复体色彩稳定性下降的主要因素包括大气环境中紫外线、空气污染、化妆品、使用强溶剂苯或二甲苯清洁赝复体等，其中紫外线辐射是最主要的因素。Mayer 认为赝复体暴露于日光下的褪色不是一个彩色物质逐渐消失的过程，而是紫外线导致材料本身的化学变化。紫外线与颜料反应或者激发颜料发生化学反应，在空气和湿气的参与下，使得颜料转变成为无色或者浅色的复合物，从而造成赝复体宏观上的褪色。Betty 认为赝复体短期褪色是由于内着色颜料与硅橡胶交联因紫外线辐射发生化学变化，而长期褪色与赝复硅橡胶自身化学结构因紫外线辐射等环境因素改变密切相关。赝复体的色彩稳定性是赝复硅橡胶、遮色剂、内着色颜料自身稳定性以及相互交叉作用共同决定的。

（四）防止赝复体色彩稳定性下降的措施

由于大气中紫外线辐射是导致颜面赝复体褪色、老化的重要因素，随着赝复硅橡胶及颜料性能的不断完善，色彩稳定性能的研究热点逐渐转向开发研制赝复硅橡胶抗紫外线防老化褪色添加剂。不少学者研究通过添加紫外线吸收剂，来观察其是否能够减少赝复硅橡胶褪色。他们发现紫外线吸收剂可以减缓 A-2186 硅橡胶与部分颜料混合物的色彩变化。但是由于这些紫外线吸收剂均为有机化合物，稳定性较差，是否会影响硅橡胶物理机械性能尚未得出结论。

第四军医大学赵铱民课题组研究表明：将硅

烷偶联剂表面有机改性的纳米氧化物添加入硅橡胶后，可有效改善 A–2186 硅橡胶的抗老化防褪色性能。

五、硅橡胶与聚甲基丙烯酸树脂支架的黏结

聚甲基丙烯酸甲酯塑料常用于赝复体的支架，它与硅橡胶赝复材料间应形成良好黏结。在进行黏结时应对塑料表面进行彻底清洗，之后用牙钻打磨塑料表面以除去可能的污染，然后用丙酮清洗表面，待丙酮挥发后，用塑料柄棉签在表面涂底涂剂 A–304（Factor Ⅱ），不要用木柄棉签，木柄有可能污染塑料表面。让底涂剂自然干燥 30min，然后再涂一薄层 A–320 增黏剂（bonding enhancer），自然干燥 30min，最后灌注加成型硅橡胶赝复材料。

第四节　皮肤黏结剂

Skin adhesive

采用种植体联合使用杆卡式附着体或磁性附着体固位颜面赝复体已经有很多成功的经验，是赝复体固位的发展方向。但是，由于多种原因导致患者不能接受种植手术，比如缺损区剩余组织条件差、恶性肿瘤放疗期间、系统疾病不能耐受手术者或经济状况不允许等，患者就不得不依赖于黏结剂或机械固位等方式。其中，黏结固位是除种植体固位外最为常用且有效的方式之一。

黏结固位是依靠特制的黏结剂将赝复体黏结到缺损区以修复缺损，发挥固位作用的方法。目前常用的颜面赝复体黏结剂以压敏胶（pressure-sensitive adhesive，PSA）为主。压敏胶即压敏型胶黏剂（黏结剂），是对压力敏感、不需加热、不需溶剂、不需较大的压力、只需要接触压力就可以把两种不同材料黏结在一起的黏结剂，其特点是：黏之容易，揭之不难，剥而不损，在通常环境中不会受潮或受热降解，在较长的时间内胶层不会干固，因而也称之为不干胶。

一、赝复体黏结剂的要求

根据 Pocius 的定义，黏结是黏结剂将力从被黏物传递到黏结接头的现象。黏结接头是通过黏结剂构成的集合体，被黏物是构成黏结接头的固体物而非黏结剂本身。通常来说，一种黏结剂在被黏物和黏结底物间传递黏结力需要具有较高的黏结性和内聚力。

对黏结剂来说，在黏结任何黏结物体时，首先要满足基本的热力学要求，即黏结剂的表面能应该等于或小于被黏物，皮肤黏结也是如此。如果不能满足这一点，黏结剂就不能黏结皮肤。然而，这是一个必要条件但还不够充分。黏结的其他要求还有动力学特性，如黏结剂的润湿性和黏弹性等。那么赝复体黏结剂还应具备以下性能：

1. 良好的生物安全性，对皮肤无毒，无刺激；
2. 无特殊气味，防潮湿性；
3. 质地疏松，透气性好，便于皮肤表面分泌物排出；
4. 易操作性，患者使用起来简单易行；
5. 每天可以保持赝复体佩戴至少 12h；
6. 便于去除，且去除时对皮肤和赝复体均无损伤；
7. 包装便于携带。

二、常用黏结剂

皮肤黏结剂根据其剂型可分为乳液型、糊剂型、喷剂型、双面胶型等。就其化学成分来看，皮肤黏结剂主要有聚丙烯酸酯类和有机硅类两大类，其中聚丙烯酸酯类价廉，呈白色乳液，和硅橡胶的黏结强度较有机硅类低，皮肤上黏结剂残留难去除；有机硅类呈透明液体，和硅橡胶的黏结强度高，但含有机溶剂，具有潜在刺激。聚丙烯酸酯类压敏胶又分为溶剂型压敏胶与乳液型压敏胶，其中黏结赝复体用的是后者。

目前临床上最常用的赝复体黏结剂为 α－氰

基丙烯酸酯类，属于乳液型压敏胶，具有成本低、使用安全、无污染、聚合时间短等优点，是 20 世纪 80 年代以来发展最快的聚合物乳液黏结剂，其结构通式为：

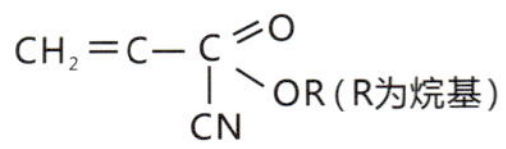

由于烯键上连有强极性的氰基和羟基，极易发生阴离子聚合，只要暴露在潮湿的空气中，或在黏结体表面极微量水分的作用下，即可迅速聚合固化。在 α－氰基丙烯酸酯中，R 烷基所含的碳原子数对其聚合速度、强度和毒性有直接关系，当 R 所含的碳原子数增加时，聚合速度减慢但聚合物柔软，毒性和刺激性小。因而在皮肤黏结中，以 α－氰基丙烯酸丁酯、异丁酯或戊酯等较好。其黏结强度可达到 1.37 ～ 6.82 N/cm^2，足以满足颌面部赝复体的固位要求。

国内对丙烯酸酯类压敏胶的研究也主要是针对乳液型压敏胶的研究。聚丙烯酸酯类压敏胶是丙烯酸酯、丙烯酸和其他功能性单体，以溶液聚合或乳液聚合的方式，自由基引发聚合得到的产物。聚丙烯酸酯类聚合物是饱和的碳氢聚合物，具有高的抗氧化性，不需要添加抗氧剂和稳定剂；具有低的玻璃化转变温度（–55℃～ –15℃）和较好的黏性，通常不需要添加低分子量的增黏剂或增塑剂。因此，聚丙烯酸酯类压敏胶不需要添加各种添加剂，是单组分黏结剂，从而避免了具有潜在负面效应的共混步骤；并且以溶液聚合或乳液聚合得到的产物便是最终可立即使用的成品压敏胶，这使得聚丙烯酸酯类压敏胶在生产制备过程中具有极大的优势。此外，通过调节共聚单体的种类和含量，控制聚合产物的结构、分子量及其分布，可以按照不同的使用要求设计合成出性能各异的聚丙烯酸酯类压敏胶，这使得聚丙烯酸酯类压敏胶在设计合成中具有极大的灵活性，并且具有巨大的发展潜力。所有的这些优势，加之聚丙烯酸酯类聚合物本身良好的生物相容性、皮肤黏附性和对多种药物及其赋形剂优异的相容性，都使得聚丙烯酸酯类压敏胶能够满足各种不同用途的要求，具有更为宽广的应用范围。第四军医大学赵铱民课题组利用有机硅改性聚丙烯酸酯压敏胶，使之兼具以上两类黏结剂的优点，即与皮肤和硅橡胶黏结良好，有一定的内聚强度，皮肤残留少且容易去除，应用于硅橡胶赝复体的黏结，效果良好。

（赵铱民　韩　颖）

参考文献

1. Upham R. Artificial Noses and Ears. Boston Med and Surg J, 1901, 145:522.

2. Bulbulian A. An improved technique for prosthetic Rehabilitations of facial defects by use of a latex compound. Proc Staff Meetings, Mayo Clinic, 1939, p13-433.

3. Clarke C. Moulage prostheses. Am J Orthodont Oral Surg, 1941, 27:214-16.

4. Barnhart G. A new material and technique in the art of somato-prostheses. J Dent Res, 1960, 39:836-44.

5. Lewis DH, Cowsar DR, Tanquary AC. A now TRV silphenylene facial and prosthetic material. J Dent Res, 1977, Special issue B, 55, abstract 1077.

6. 李晓娜 . 硅橡胶与丙烯酸树脂黏结的系列研究 [D]. 西安：第四军医大学 , 2007.

7. Haug SP. Effects of environmental factors on maxillofacial elastomers: Part IV——Optical properties. J Prosthet Dent, 1992, 68(5): 820-3.

8. 邵龙泉 . SY 系列复合型硅橡胶的研制及临床应用 [D]. 西安：第四军医大学 , 2003.

9. Montgomery PC, Kiat-amnuay S. Survey of currently used materials for fabrication of extraoral maxillofacial prostheses in North America, Europe, Asia and Australia. J Prosthodont; doi:10.1111/j.1532-849X, 2009, 00538.

10. 韩影 . ZY 加成型系列赝复硅橡胶的研究 [D]. 西安：第四军医大学 , 2007.

11. Polyzois GL. Color stability of facial

silicone prosthetic polymers after outdoor weathering. J Prosthet Dent, 1999，82:447-50.

12. Polyzois GL，Tarantili PA，Frangou MJ，et al. Physical properties of a silicone prosthetic elastomer stored in simulated skin secretions. J Prosthet Dent, 2000，83:572-77.

13. Paravina RD，Majkic G，Del Mar Perez M，et al Color difference thresholds of maxillofacial skin replications. J Prosthodont, 2009，18:618-25.

14. 韩颖 . 纳米抗紫外线氧化物在颌面赝复硅橡胶中的应用研究 [D]. 西安：第四军医大学 , 2012.

15. 张爱清 . 压敏黏结剂 . 北京：化学工业出版社 , 2002.

16. 康彪 . 颜面赝复体黏接剂的研制与评价 [D]. 西安：第四军医大学 , 2008.

第三章 chapter 3

颜面赝复的基本技术

The basic techniques for facial prostheses

颜面部缺损指眼、眶、耳、鼻等颜面组织器官的缺损或缺失，也包括了多个器官的联合缺损或缺失，有时甚至累计上唇、下唇及面颊部软组织及颌骨（图 3–1）。由于颜面部的特殊性，其赝复基本技术与颌骨缺损赝复的基本技术存在较大的区别。因此，本章重点介绍颜面赝复的系列基本技术，主要包括颜面赝复的固位技术、印模技术、制作技术、着色技术、毛发制作技术及戴用与维护。

第一节 固位技术

Retention techniques for facial prostheses

良好的固位是颜面缺损赝复成功的基础，也是颜面缺损赝复所要解决的首要问题。由于颜面部组织器官缺损所形成的特殊解剖结构和组织特点，就需要采用一些特殊的固位技术。本节将重点介绍现代颜面缺损赝复中常用的一些成熟的固位技术。

一、粘贴固位

粘贴固位是利用特殊的皮肤黏结剂将软质硅橡胶赝复体黏附在缺损区边缘的皮肤上。目前使用的皮肤黏结剂主要是 α–氰基丙烯酸酯类，属乳液型压敏胶。

粘贴型赝复体应为硅橡胶等弹性材料制成，边缘厚度应在 0.1 ～ 0.2mm，边缘为刃状或羽状，以便与面部组织自然移行过渡。使用时将皮肤黏结剂涂于赝复体的弹性边缘 5 ～ 8mm 范围，自然晾置约 5min，待乳白色的皮肤黏结剂变透明后，再与皮肤进行粘贴，才能获得最大的粘贴力，达到最好的粘贴效果。在等待皮肤黏结剂变透明的时间内，用酒精棉球擦去粘贴区皮肤表面的汗水及油脂，然后，将赝复体准确就位于缺损区，轻压赝复体边缘，使其与皮肤充分接触，2min 后，黏结剂结固，即将赝复体牢固地粘贴在缺损区（图 3–2）。

由于粘贴法所用的皮肤黏结剂对皮肤组织仍有一定的刺激性，因此长期贴附于皮肤，可引起局部皮肤的刺激反应，可表现为黏结部皮肤红、肿、丘疹等。此外，由于赝复体粘贴于缺损区，会影响局部皮肤的正常分泌代谢，如皮脂腺分泌、出汗及局部的皮肤呼吸。还可出现赝复体覆盖区域的缺氧环境，有利于厌氧菌群及真菌（如白色念珠菌）的生长繁殖。因此，粘贴式赝复体应每晚睡前取下，让局部皮肤组织休息 8 ～ 12h 后，再行粘贴。取下赝复体时，应用湿棉签插入赝复体边缘下，逐步移动，轻缓取下，防止损坏赝复体边缘（因边缘非常薄），并清洗残存的黏结剂，以备下次黏附时使用。以清水清洗为宜，尽量少

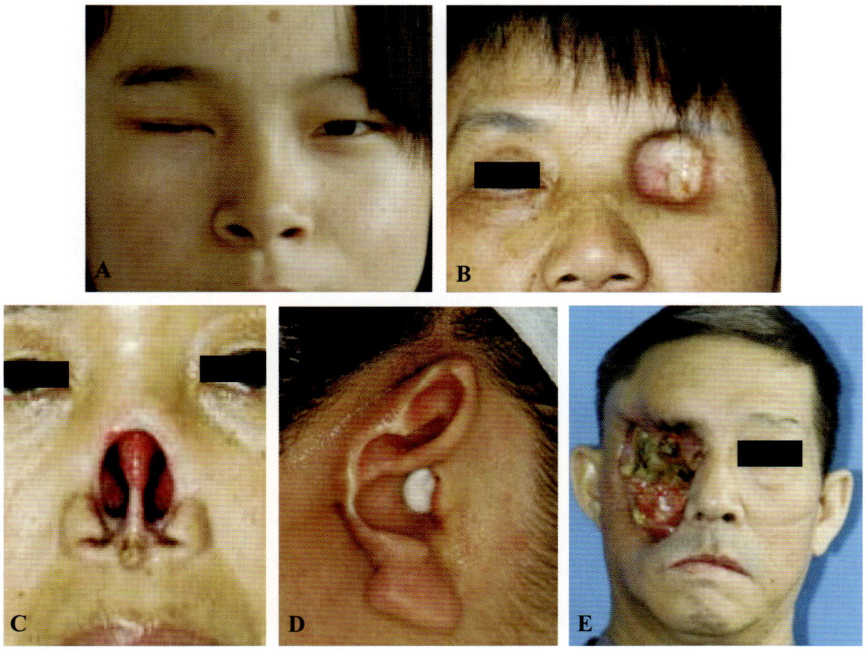

图 3-1 A. 眼缺损；B. 眶缺损；C. 鼻缺损；D. 耳缺损；E. 颌骨－颧骨－眶－上唇－面部的颜面联合缺损

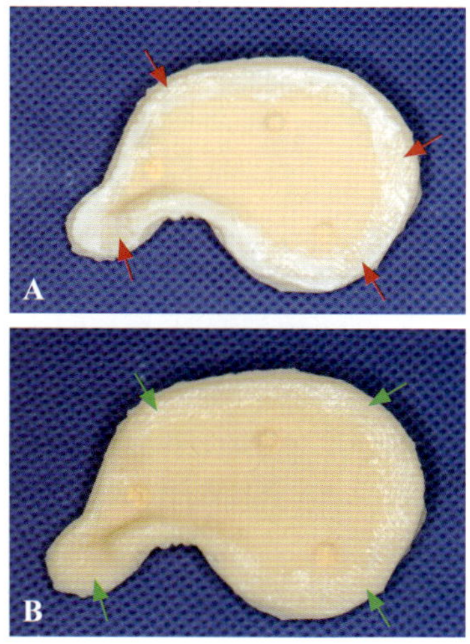

图 3-2 A. 边缘 5 ～ 8mm 范围内均匀涂一层黏结剂，刚涂上时呈乳白色；B. 自然晾置 5min 左右，待黏结剂变为透明色时（绿色箭头所示）再粘贴于缺损处，可以达到很好的粘贴效果。如还处在乳白色状态（红色箭头所示）即粘贴于缺损处，不能获得最佳的粘贴效果

使用酒精或有机溶剂清洗，否则会加速硅橡胶赝复体的老化，缩短其使用寿命。由于这种黏结剂黏结力较强，取下时易损伤赝复体边缘，且残存的黏结剂也不易去净，影响再次使用，故而也有修复医生，采用双面胶纸粘贴赝复体，其固位力适当，使用方便，清除容易，只是仍然存在着局部刺激等问题。

由于粘贴固位可以获得良好的边缘封闭，因而目前仍是一种有效且较常用的固位方法，即使在采用种植体磁附着式固位或种植杆卡附着体固位的赝复体，有时也会采用局部粘贴的方法来增加边缘密合性，特别是在颜面部赝复体。材料学家正在努力研究具有适宜的黏结强度，对组织无刺激，使用又方便的黏结材料。

同时，粘贴固位颜面赝复体仍存在一些明显不足：①如耳、鼻等较为突出的器官，受到外力影响较多，容易导致脱落；②在潮热的气候环境中，患者出汗成为导致赝复体脱落的主要原因之一；③面部表情的变化、咀嚼运动、说话等会导致粘贴在活动度较大的颜面区赝复体与皮肤分离，即使赝复体不脱落，也会影响美观，严重时会导致赝复体脱落；④耳位于侧面，患者个人准确就位耳赝复体存在一定困难，特别是初戴时，往往需要他人的帮助。

二、种植体固位

种植体是由具有良好生物相容性的材料制成，如钛、生物陶瓷，可植入患者颌骨或颜面部缺损部位骨组织中，为赝复体提供支持和固位的一类装置。人类利用人工替代物植入颌骨替代或重建缺失牙的努力已有千余年的历史，但直到 20 世纪 60 年代后，随着骨结合理论、种植材料和植入技术、赝复技术的发展，使得种植体技术得到了迅速发展，其应用范围也由牙列缺损修复扩展到了颌骨、颜面部缺损赝复，为颌骨、颜面部赝复体提供固位及支持，显著地提高了颜面缺损赝复水平。

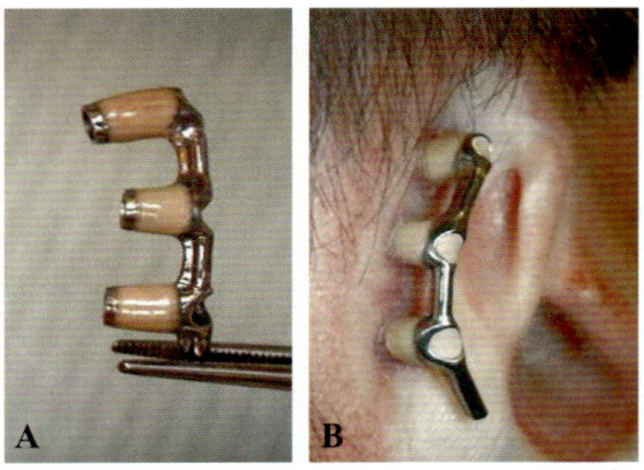

图 3–3　A. 穿皮基台烤瓷处理；B. 基台周围皮肤几乎无任何激惹症状

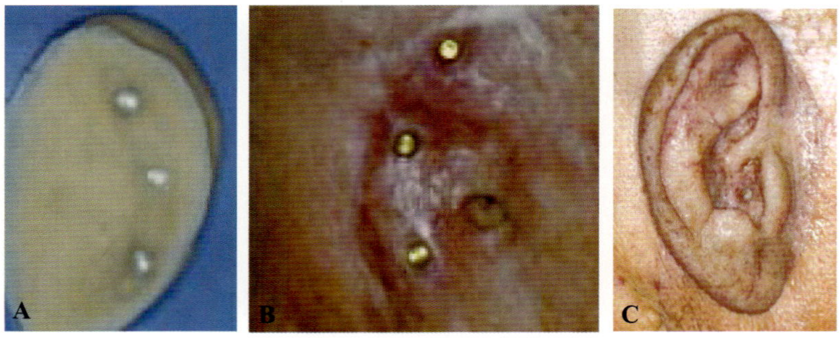

图 3–4　A ～ C. 单颗种植体顶端设计磁附着体

常用的颅面种植体一般是纯钛种植体，直径为 5mm，长度包括 3mm 和 4mm 两种规格。种植体的螺纹部分长度为 3.75mm。短种植体设计特别适用于骨量相对较薄的颅面部。种植体顶部宽大的有孔翼板有助于提高种植体的初期稳定性，同时可防止种植体植入较深，损伤颅内解剖结构（图 4–1 中颅骨种植体显示植体顶部翼板）。在某些凹凸不平骨面，制作容纳有孔翼板的环形骨窝。在眶部及鼻底等骨量较充足的部位，有时直接以牙种植体植入。

这类种植体均穿过皮肤植入骨内，部分暴露于外部环境，称为经皮种植体（percutaneous implant）。目前，种植体在经皮部位与皮肤无法形成稳定的生物学封闭，由此会引起细菌的入侵和表皮下行，并引起种植体周围炎的发生，最终导致部分经皮种植体的失败。

为了能在种植体经皮部位形成与皮肤组织的良好结合，一方面要优化设计种植体的形状以减少应力不平衡及其与皮肤软组织间的微移动，另一方面要求种植体经皮部位表面应该具有促进皮肤生长和经皮封闭（percutaneous sealing）形成的能力，从而具备抵御细菌入侵和表皮下行的功能。赵铱民、魏洪波等通过在种植体表面构建 TiO_2 纳米管 – CNN2（结缔组织生长因子）复合涂层，显著促进了经皮封闭形成，对延长种植体使用寿命具有重要意义。

针对某些敏感（过敏）体质的患者，为减小种植体周围炎的发生率，提高种植成功率，有时在穿皮基台表面进行烤瓷处理（图 3–3；John Beumer）。由于瓷材料良好的生物相容性及高度的表面光洁度，能最大限度地减轻基台周围皮肤的激惹症状。现在还没有成品的颅面部氧化锆穿皮基台，其可能更适用于敏感体质患者，并可预防种植体周围炎的发生。

由于耳、眶、鼻及颌面大范围联合缺损解剖形态的复杂性，以及对固位力方向、大小要求的差异性，不同器官缺损对种植体固位的方式也不尽相同，但都必须满足赝复体要具有良好的固位、同时又能使患者方便地自行取戴这两条基本要求，以便进行清洁并使缺损区组织得以休息。在多种种植体上部结构中，杆卡式结构、杆与磁附着式结构结合的方式固位可靠，应用也最方便，因而被广泛应用于颜面缺损的赝复。也有学者曾尝试在单颗种植体顶端设计磁性附着体、太极扣附着体（图 3–4）等。该种设计的优点是可以显著减小上部树脂基板，但其固位及稳定性均明显低于杆卡式结构和种植杆式支架上设计（图 3–5）磁附着式结构，且种植体的远期成功率较低。

（一）种植磁附着体

磁性固位技术是利用磁体与磁性材料之间的吸引力的原理发展成的一种固位技术，具有固位可靠、操作简单、可自动复位、无需调节修理、不传递侧向力及应用范围广等优点。在颜面缺损赝复中，包括种植磁性支架式固位和种植磁附着体固位两种方式。应用较多的是种植磁性支架式固位（implanted-magnetic framework），即利用

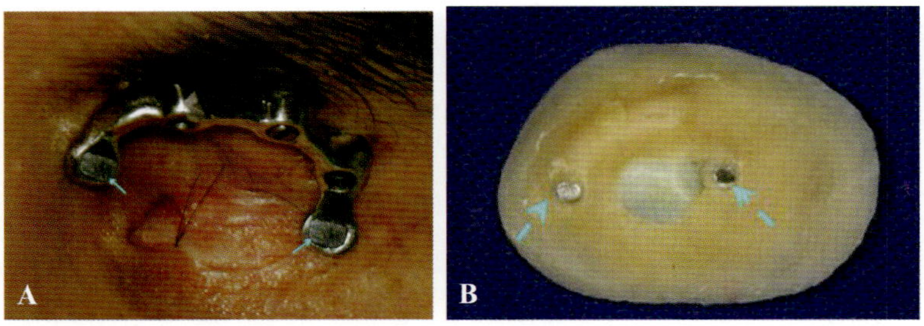

图 3-5　A. 种植磁性支架，支架两端各设置 1 枚衔铁；B. 在义眶组织面对应位置各设置 1 枚闭路磁体

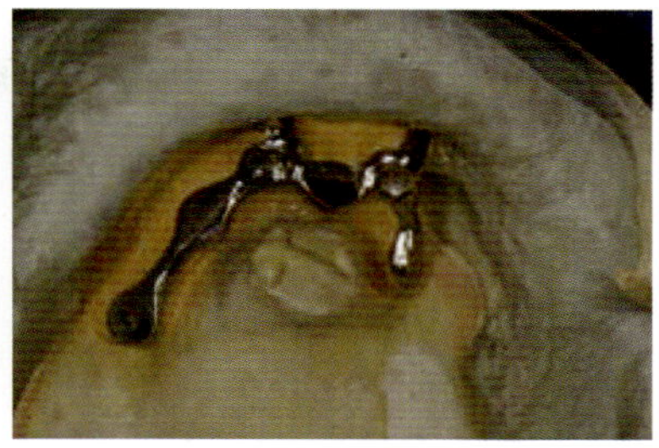

图 3-6　眶缺损联合部分颊部缺损赝复体的种植磁性支架，支架上共设置了 4 枚衔铁

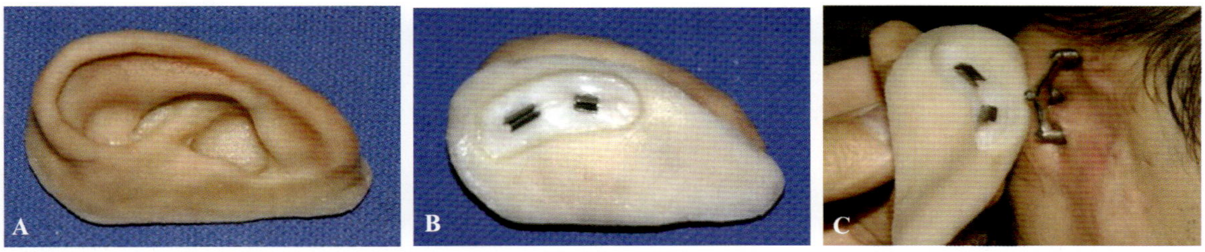

图 3-7　A、B. 含有固位金属卡的义耳；C. 借助金属卡与杆的卡抱力，将义耳牢固固位在耳缺损区

植入缺损区的种植体固定一个带有软磁合金衔铁（或用软磁合金铸造）的支架，利用支架上的衔铁与颜面赝复体对应部位的闭路磁体间的吸力，使赝复体保持固位。这种形式除具有种植磁附着体的各种优点外，还具有以下两个主要优点：①改变固位力的作用方向，增加固位效果。如在眶缺损区，如采用种植修复则只能在眶上缘、眶下缘的外 1/2、眶外侧缘上植入种植体。受眶周骨板的影响，种植体的方向只能朝向眼窝中心，此时要直接应用种植磁附着体固位赝复体，一方面赝复体的制作难度较大，另一方面，赝复体就位困难，而且此状态下的磁性附着体均为侧向固位，固位效果也难以保证。如采用种植体顶端设置钴铬合金支架，在支架上设置软磁合金衔铁的方法，则可改变赝复体的固位方向，使磁性附着体发挥其轴向固位力最强的优点，获得更大的固位力，同时利于赝复体的取戴（图 3-5）。所以，在利用种植附着体固位体技术时，眶缺损赝复常规采用种植磁性支架固位。②调节赝复体的固位力。应用这种方式可以更加自由地调节赝复体的固位力，而不受种植体数量的限制。如缺损范围较大，或为颜面多器官联合缺损时，赝复体即会较重，就需要较多的磁体以提供可靠的固位。此时，可在种植体顶端设置支架，在支架上就可按照需要的固位力来安排磁性固位体的数量，或增或减，有较大的调节余地（图 3-6）。

（二）种植杆卡附着体

杆卡式附着体 (bar-clip attachment) 是临床常用的另一种种植体可摘式上部结构，被广泛用于颜面部缺损的赝复（图 3-7），其固位原理、种类、应用方式详见《颌面赝复学（上卷）：颌骨及腭部缺损的修复》。

在颜面缺损赝复中，种植杆卡式附着体最常用于耳及鼻缺损的赝复。耳与鼻的解剖位置处在颜面部较为突出的区域，容易受到外力的影响。而杆卡式附着体固位可靠，可有效地对抗侧向力。所以，耳与鼻缺损赝复更多地采用种植杆卡附着体固位。

一些颌面、颜面部大范围多器官联合缺损的赝复，常会结合采用磁性附着体、杆卡式附着体及太极扣附着体等多种方式，调解固位力的大小及方向，力求达到最佳的支持与固位效果（图 3-8）。

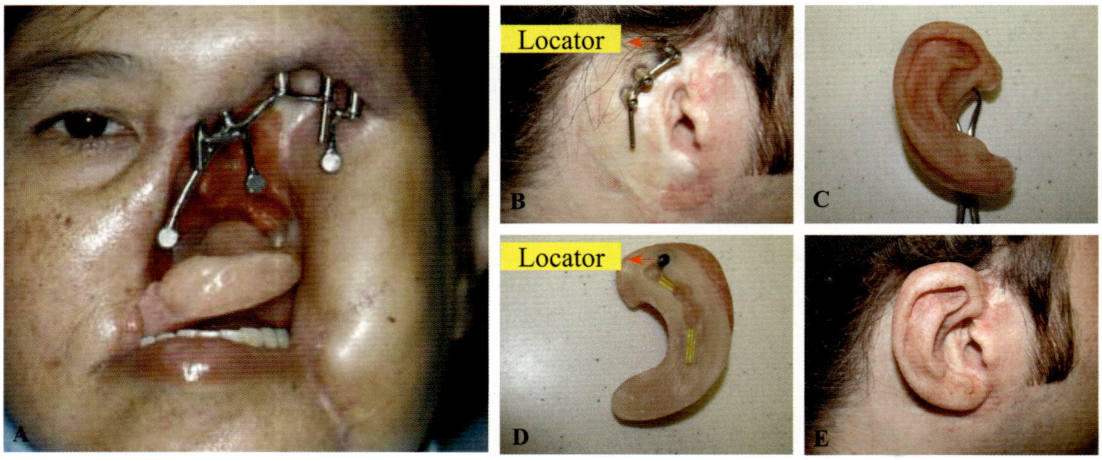

图 3-8 A. 联合磁性附着体与杆卡附着体的固位设计；B. 联合杆卡附着体与太极扣附着体的固位设计；C. 义耳正面观，附着体的部件全部隐藏在义耳内；D. 义耳内的尼龙卡及 Locator（黑色）；E. 修复后

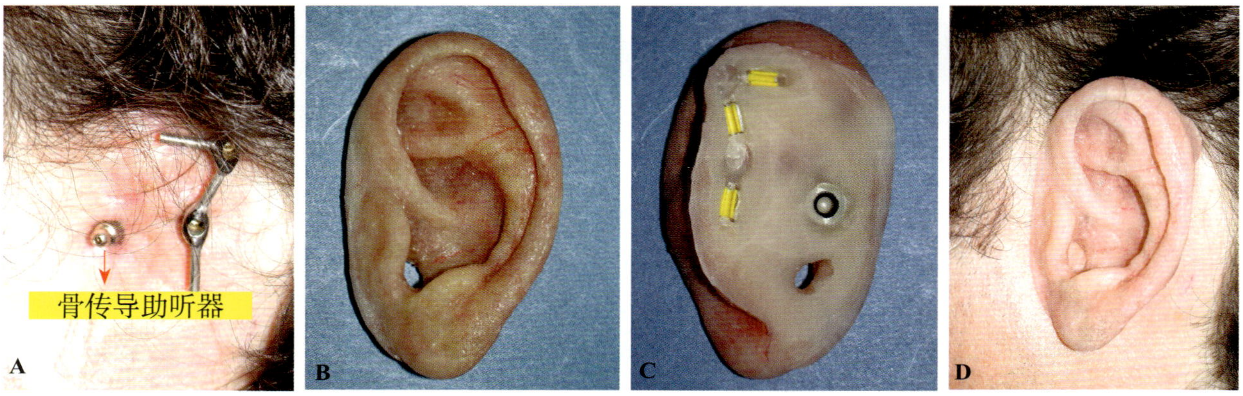

图 3-9 A. 耳缺损区种植杆式支架及骨传导助听器；B. 义耳外表面；C. 义耳组织面；D. 修复后

针对耳缺损，且外耳道闭塞或先天性缺如患者，有时也将骨传导助听器与义耳联合，制作助听式义耳，在修复耳缺损的同时，提高患者的听力（图 3–9）。

耳缺损赝复中，常以缺损侧外耳道为中心，在距外耳道约 15mm 的 1 点、3 点、5 点（左侧）或 11 点、9 点、7 点（右侧）的位置上植入 2 ~ 3 枚颅面部种植体。在种植体顶端设置杆式支架，在义耳的相应部位设置金属或尼龙弹性卡，义耳就位后，通过杆卡间的弹性卡抱力使义耳获得固位。支架的设计可根据修复需要及种植体的植入情况有多种形式（图 3–10）。

鼻缺损赝复中，常在鼻底部，即上颌骨的前牙区上方，植入 2 枚种植体，根据上前牙牙根的长度及位置选择适宜的颅面部种植体或常规牙种植体。在缺损范围稍大，需要较大固位力者，有时也在额骨鼻突区域加 1 枚种植体。但因该区域额窦的存在，种植体失败率较高，设置种植体时需慎重。种植体上部杆卡式附着体的设计一般包括水平、垂直两个方向的杆式支架（图 3–11）。水平向杆卡附着体用于抵抗上下方向的脱位，垂直向杆卡附着体用于抵抗水平向的脱位，以使鼻赝复体获得最佳的固位效果。

随着计算机技术，特别是 CAD/CAM 技术在医学领域的广泛应用，种植植入位点的确定更加精确和安全，种植体上部结构及赝复体的设计与植入位点的匹配程度也大大提高。一般在种植体植入前，已经完成上部结构和赝复体的设计及制

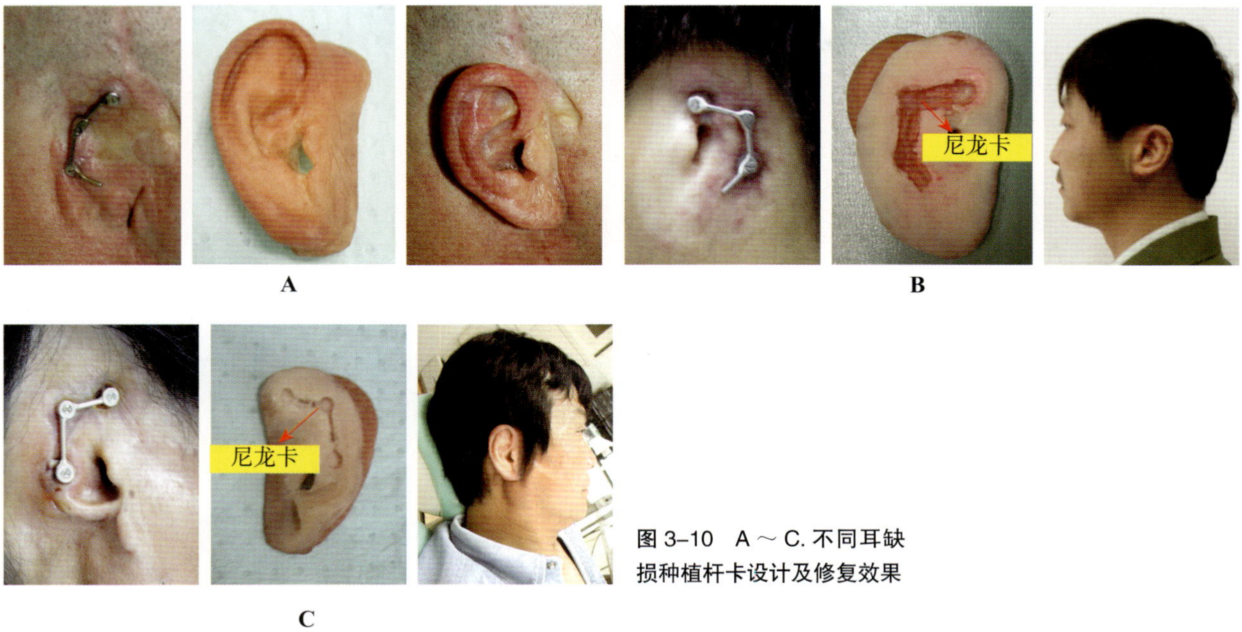

图 3–10 A ～ C. 不同耳缺损种植杆卡设计及修复效果

作，使各部分达到最佳的匹配后，制作种植导板，指导种植体的植入，并就位上部结构，可实现即刻佩戴赝复体（该部分将在第九章详细讲述）。

（三）硅橡胶与树脂基板的结合

无论是种植磁附着固位还是种植杆卡式固位，均需将磁体或固位卡固定在树脂上部结构，即树脂基板（resin baseplate）内，树脂基板再与硅橡胶赝复体结合在一起，才能有效利用种植体实现颜面赝复体的固位。树脂基板常用甲基丙烯酸树脂制作。因此，如何解决硅橡胶与树脂基板的牢固结合一直是学者们关心的问题，并研究开发了不同的黏结剂和偶联剂，如美国 Dow Corning 公司的 4040、S–2260、Z–6076；Factor Ⅱ公司的 A–304；赵铱民、李晓娜等针对第四军医大学研制的 SY 系列颜面赝复硅橡胶 SA–1 偶联剂等。由于 SY 系列硅橡胶对水的不稳定性，赵铱民、韩影等于 2006 年研制出 ZY 系列加成型硅橡胶，它在理化和机械性能上均优于 SY 系列缩合型硅橡胶。

硅橡胶黏结剂本质上均属于室温固化型单组分硅橡胶。硅橡胶与树脂之间的黏结如果不采取任何处理的话，二者之间基本是没有任何黏结力的，要想提高二者之间的结合力，必须要依靠黏结剂、偶联剂以及适当的树脂表面处理方法。为提高 ZY 系列硅橡胶与甲基丙烯酸树脂的结合强度，赵铱民、李凤兰等于 2009 年研制出适用于 ZY 系列硅橡胶的偶联剂 ZA–1，并探索出先喷砂、后以单体或丙酮处理树脂表面，可以显著提高树脂与硅橡胶的黏结强度。采用笔式喷砂机以 150μm 氧化铝沙粒，距表面 1cm 距离，喷砂笔与树脂支架成 45°，0.4MPa 压力均匀喷砂 1min。MMA 单体或丙酮化学处理的时间至少要大于 30s。但固化方式（水浴固化、烤箱干热固化及微波固化）对二者之间的黏结强度没有显著影响。

在临床使用中，先喷砂处理树脂基板表面，再以单体处理后，涂布偶联剂，最后在树脂基板表面涂抹黏结剂。充分晾干后常规充胶、固化，即可使树脂基板牢固接合在硅橡胶赝复体内。

（四）种植体固位颜面赝复体的优点

相对于粘贴固位及其他方式固位颜面赝复体，种植固位颜面赝复（implant-retained prostheses）体具有下列优点：①赝复体固位与稳定大大提高；②消除了生物黏结剂对皮肤的刺激反应；③易于赝复体就位，且能够精确就位；④改善局部皮肤的清洁及患者舒适度；⑤免去每天取下赝复体清洁残留黏结剂及反复使用黏结剂

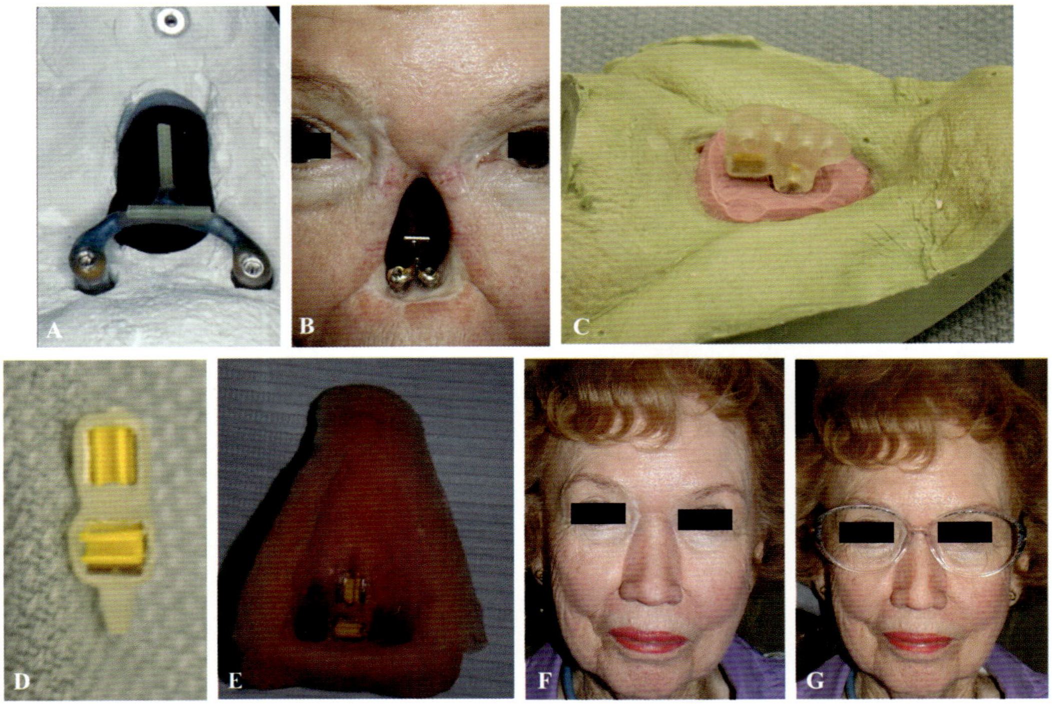

图 3-11 A、B. 水平、垂直设计的两个杆式支架；C、D. 在对应的位置上分别放置水平、垂直的两个尼龙卡；E. 完成的义鼻；F、G. 义鼻修复后，借助眼镜的遮挡，义鼻修复效果更佳

等的繁琐；⑥延长颜面赝复体的使用寿命，可避免因频繁清洁黏结剂导致边缘破损及脱色；⑦提高赝复体边缘的美观效果。使用种植式颜面赝复体时，其边缘相对粘贴式赝复体可以做得更薄，并可在边缘处设计为对皮肤具有一定的压力形式，提高赝复体与皮肤的衔接过渡效果、贴合效果，特别是边缘设计在可动区域内者。

（五）颜面部种植式赝复体的禁忌证

1. 有全身性疾病的患者，如心脏病、血液病、糖尿病、高血压、肾病、代谢障碍等，不宜施行或忍受手术创伤者。

2. 骨质疏松症患者、氟骨症患者、骨质纤维化的患者均不宜植入种植体。

3. 颌骨及颅面部肿瘤切除术后，有复发倾向者，不宜进行种植赝复。

4. 颌面部肿瘤放射治疗术后半年内，不宜行种植体植入术。

5. 欲植入位点存在斑痕者，在斑痕切除行正常皮肤移植前，不宜植入种植体。

6. 欲植入位点存在毛发者，特别是眶缺损患者眉毛被向下牵拉至眶上缘种植体植入区者，或发线较低的耳缺损欲行种植附着体赝复患者。

7. 患者精神紧张，不能与医师合作者。

三、其他固位

虽种植体固位可以为颜面赝复体提供足够的固位，但并非所有患者能够接受或适宜采用种植体固位。所以，除上述两种常用的固位方式外，有时还需利用一些辅助固位方式来增强颜面赝复体的固位效果。

（一）组织倒凹固位

由于现代颜面赝复体基本采用弹性良好的硅橡胶制作，所以，可以很方便地进出组织倒凹区（图 3-12）。受颜面部器官组织解剖形态的影响，组织倒凹固位较多用于眶缺损、鼻缺损及一些颌面联合缺损的赝复：①眶内容物摘除后，眶腔内会形成很大的倒凹腔，眶赝复体

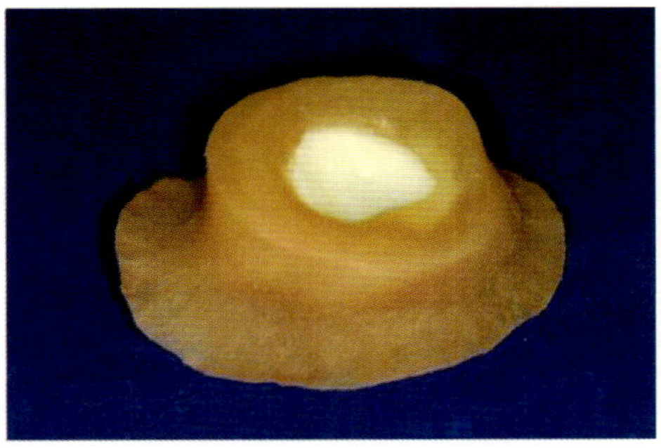

图 3–12　义眶组织面利用硅橡胶弹性突入倒凹腔内，利用倒凹获得部分固位

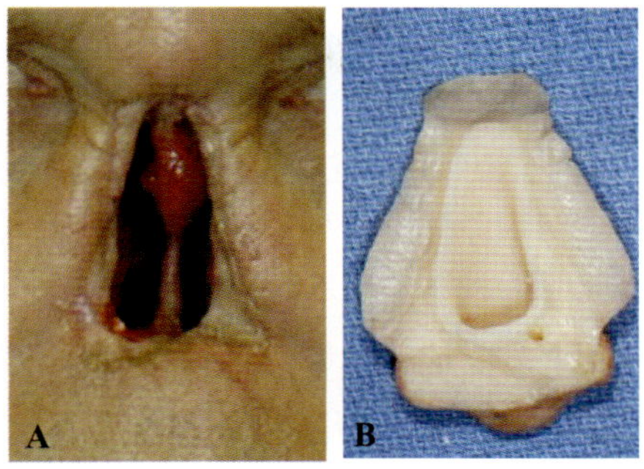

图 3–13　A. 鼻缺损腔内侧边缘部分已经植皮；B. 鼻赝复体组织面边缘伸入鼻缺损腔倒凹内，辅助固位

可适当深入倒凹内，辅助增强粘贴固位。特别是当眉毛被向下牵拉移位，覆盖眶上缘，位于眶赝复体的粘贴范围内、且修复前未采取彻底去除该部分眉毛时，眶赝复体上缘便无法与皮肤黏结。此时，倒凹固位便可发挥作用；②鼻缺损后，鼻腔内存在较大的倒凹，但鼻腔内均为较为薄而脆的黏膜。特别是鼻缺损后，外界环境对鼻腔黏膜的直接刺激，往往会增加鼻腔黏膜的敏感度，使其脆性增加，轻轻碰触就会引起出血。因此，鼻缺损赝复利用倒凹的前提是鼻缺损腔内侧边缘部分已经植皮，能够承受弹性硅橡胶造成的压力。此时，可将鼻赝复体适当伸入倒凹内，协同增加鼻赝复体固位效果，特别适用于经常生活在潮热环境戴用粘贴固位的鼻赝复体患者（图 3–13）。

（二）眼镜架固位

在一些无条件应用粘贴固位和种植附着体固位的颜面部赝复体，可采用眼镜架作为固位装置。在眶、耳及复合颜面缺损赝复中，将完成的眶赝复体、义鼻、义耳或颜面赝复体等通过树脂基板固定在适合的眼镜架上，双侧眼镜腿用橡皮筋连接，戴上眼镜，即可使赝复体准确复位并保持于缺损区。利用耳、鼻梁来支持和固位眼镜架及赝复体，这种方式固位的赝复体虽然不会脱落，但其稳定性不好，因眼镜架及赝复体可随着人们体位、姿势的改变而出现移位，而且赝复体必须与眼镜架整体取戴，会引起一些不便，故不够理想。这种固位方式现已很少使用。

第二节　印模技术

Impression techniques for facial prostheses

与牙列缺损、颌骨缺损修复相同，准确的印模是修复成功的基础。针对颜面部缺损，在制作赝复体时常需参照对侧及邻近组织的形态。所以，除需要制取缺损区局部的印模外，通常需制取整个面部的印模。因存在印模范围大、印模区形态复杂多样、颜面部软组织厚度不均所带来的印模变形程度不一、印模区存在毛发等诸多特殊性，所以必须采用一些特殊的印模方法，才能获得准确印模。本节将着重介绍颜面部缺损印模制取的一些特殊方法及印模制取的有关知识。

一、印模材料

要制取准确的颜面部印模，首先需了解各种常用印模材料的特点，根据不同情况选择最适宜的印模材料。目前，临床常用的颜面部印模材料包括藻酸盐水粉剂型印材模料、室温硫化型硅橡胶类印模材料、加成型硅橡胶类印模材料以及石膏印模材料，这些印模材料各具特点，可分别用于不同的缺损情况。这里简略介绍这几种印模材料的应用特点。

（一）藻酸盐水粉剂印模材料

藻酸盐水粉剂印材模料是在藻酸盐粉剂中加入石膏粉，形成印模粉，加水调和后，藻酸盐即与石膏 ($CaSO_4$) 中的钙发生置换反应，形成藻酸钙凝胶，即弹性印模材料 (elastic impression material)，其固化时间、流动性依加入水量的多少和加入水的温度、调拌速度而变化，通常控制在 3 ～ 5min。在制取颜面部印模时，需将颜面部精细的皮纹、皱褶等结构精确再现于模型上，以为后期的蜡型制作提供参考，这就需要采用流动性较大的藻酸盐印模材料。在放置印模材料时，主要依靠印模材料的自主流动覆盖于目标区域，尽量避免以拌刀涂抹印模材料，因涂抹的压力易造成颜面部软组织变形。所以，通常以口内印模 1.5 ～ 2 倍的水量调拌藻酸盐印模材料，用于颜面部印模的制取。由于藻酸盐印模材料结固后的强度及变形恢复能力有限，因此，较深的倒凹区（如考虑用倒凹固位的鼻赝复体）不适用该材料。除此之外，藻酸盐水粉剂印模材料可用于绝大多数颜面部印模的制取，还可用于托盘法印模，加入磷酸钠等迟缓剂后，也可装入特制注射器中用注射法印模。

（二）硅橡胶印模材料

目前，临床常用的为加成型硅橡胶印模材料。加成型产品在基质与催化剂调和结固后，其性能稳定，永久性变形及体积变化均较小，具有良好的物理性能和机械性能，其印模可以长期保存。中等黏度的硅橡胶印模材料可以直接用于制取印模，要制取高精度印模时，如制取颜面部种植体印模，一般采用低黏度材料。由于硅橡胶印模材料价格昂贵，故通常只用于最关键、最精细部位印模的制取，其他部位可以用藻酸盐材料制取。

硅橡胶印模材料的主要优点是精确度高和印模能长期保存并反复使用。

（三）石膏

石膏也为一种高精度的印模材料，其可记录精确的细部结构，且不变形，印模可以长期保存。但石膏无任何弹性，不适宜制取倒凹区的印模，且结固时产热较多，给患者带来不适。临床上通常用石膏作为藻酸盐印模及硅橡胶轻体印模的背衬，以加强印模，防止灌模时模型石膏的压力导致印模变形。

二、印模方法

由于颜面部印模范围大，印模区形态复杂多样，且无成品托盘可用，因此，临床常先用藻酸盐印模材料和（或）硅橡胶印模材料记录目标区精细结构特征。在印模材料结固前，铺一层带有托盘黏结剂的纱布或较薄的棉絮，确保纱布与印模材料完全结合（图 3–14），等待印模材料完全结固。印模材料力求厚度均匀，其最薄处应保证 3 ～ 5mm 的厚度。以 1.5 ～ 2 倍的抗膨胀液量调拌适量的普通白石膏，确保石膏具有较好的流动性，使其以自主流动的方式覆盖全部已结固的印模材料，同时又能在短时间内结固。于其结固前，在石膏外表面制作一些小突起。此为第一层支撑石膏，此层石膏以 2 ～ 3mm 为宜，既能对后继所加石膏起到支撑作用，又能最大限度地减小其重力导致的印模变形。所制作的小突起用来增强与后继石膏的结合，防止分层现象的出现。此层石膏应与印模材料完全接触，两者之间不能有空隙，否则此区域的印模材料缺乏支撑。第一层支撑石膏完全结固后，添加同样流动性的石膏至 1 ～ 1.5cm，以确保印模支撑石膏的强度，在后期的操作中不会碎裂（图 3–15）。待支撑石膏完全结固后，取下印模。

由于眶、耳及鼻等颜面器官缺损或缺失后，局部解剖结构、解剖特征存在较大的差异。同时，在后期制作赝复体蜡型时，需要参考的模型上解剖标志或器官也存在较大差异。所以，下面将分别讲述眶、耳、鼻及颌面、颜面大范围多器官联合缺损的印模方法。由于眼缺损的印模制取、模型灌注及义眼制作均不同于其他颜面器官组织缺损，故将在第五章单独讲述。

（一）耳缺损赝复的印模方法

耳缺损包括单侧耳缺损（unilateral auricular

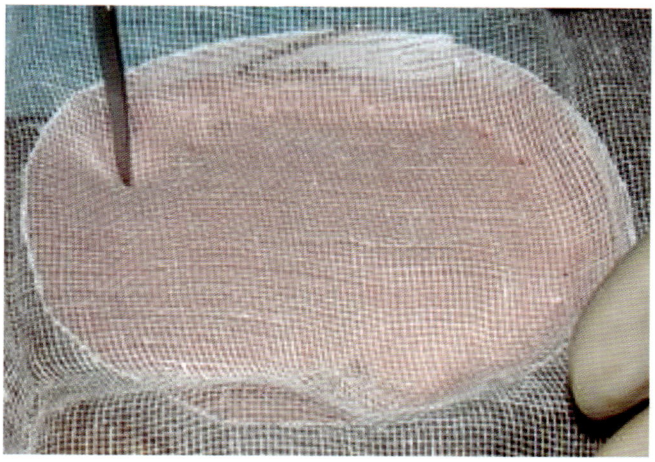

图 3-14 印模材料结固前覆盖一层纱布，并确保纱布与印模材料完全接触。该纱布用于将印模材料与上面的支撑石膏结合，避免二者分开

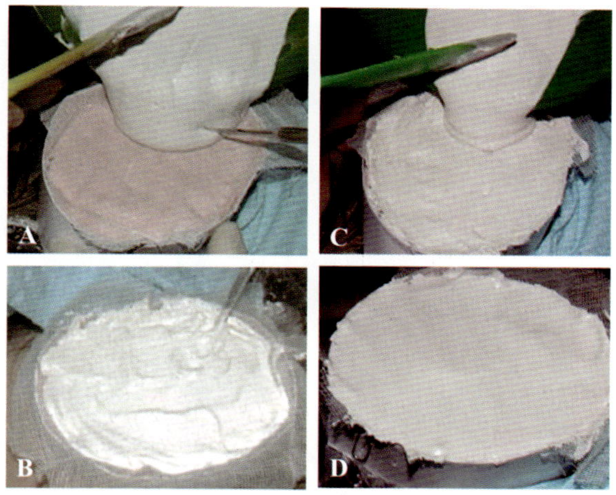

图 3-15 A. 先在结固的印模材上放置 2 ～ 3mm 的第一层支撑石膏；B. 在第一层支撑石膏表面制作用于增强第一层石膏与后继石膏结合的小突起；C. 第一层支撑石膏完全结固后，再于其上逐层添加石膏；D. 将最后一层石膏涂抹光滑，待其结固后即可取下印模

defect）、双侧耳缺损（bilateral auricular defect）、及单（双）侧部分耳缺损（parital auricular defect），其中以单侧耳缺损最为常见。在制作义耳蜡型时，需要参考健侧耳廓形态。因雕塑义耳蜡型需要一定的时间，为不使患者一直在椅旁等候，常同时制取健侧耳廓及缺损侧印模，并灌注超硬石膏工作模型。

1．分瓣印模法制取健侧耳印模

健侧耳廓模型是为在雕塑患侧义耳蜡型时作为参考。所以，为获得精确的义耳 [auricular prostheses（prosthetic ear）] 外形，必须保证制取的健侧耳廓印模的精确度。耳廓只有软骨支撑，在受到外界压力时，很易产生变形。所以，必须采用一定的措施，保证在藻酸盐印模材料的压力下，耳廓不产生变形。本书介绍制取耳廓模型的分瓣印模法。

（1）印模相关器具及材料准备

胸巾、头套、棉签、凡士林、棉球、藻酸盐印模材料、纱布、调拌碗、调刀、抗膨胀液、普通白石膏。还需为每位患者制作一高于耳轮约 2cm 的硬纸圈，范围包含外耳廓周围约 2cm 的空间（图 3-16），以保证印模材料及石膏不向周围扩散溢出。耳廓周围与硬纸圈间的空隙是保证耳廓模型周围有一定范围的石膏底座（面颊部模型），为义耳蜡型雕塑时调整义耳与面颊间的角度提供参考。

（2）患者准备及椅位调整

印模制取前，告知患者将要进行的操作，如体位、时间、需要堵塞外耳道、局部头发需涂抹凡士林等。要将邻近耳廓上缘及鬓角的头发扎起来或者盖起来，不能完全盖住的部分涂抹凡士林。用棉球堵塞外耳道。患者要保持侧卧位 10 ～ 15min，在该过程中患者要保持下颌咬合位。因为下颌的移动会牵拉耳廓下 1/2 前部的面颊软组织移动，进而牵拉耳廓下 1/2 产生变形。将椅位调整至水平位，患者取水平侧卧位，耳廓向上，其健侧面颊部尽量与地面平行，这样不至于使流动性较大的印模材料集中在头顶端或耳垂一端。

（3）印模区的准备

以一次性塑料头套尽量将头发包起，尤其是健侧印模区周围的头发。用凡士林涂抹未能包住的头发，以保证头发在有印模材料后较易分离。取大小合适的棉球，堵塞外耳道，以既能完全塞入外耳道、又不至于掉入耳道深处为原则。棉球的外缘不能覆盖外耳道边缘的耳甲腔正常解剖结构，否则会影响后期蜡型制作时作为参考的外形

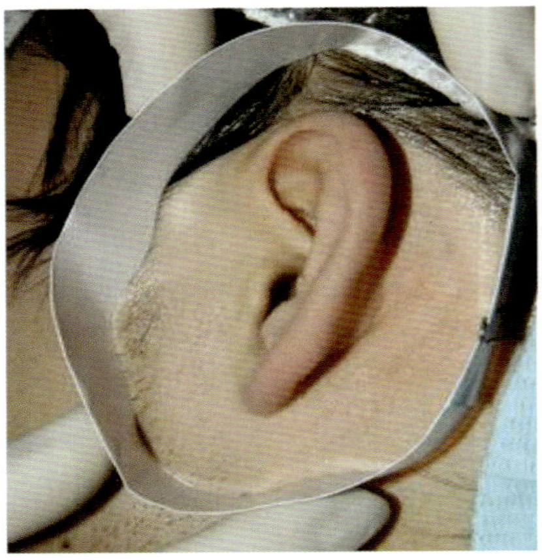

图 3–16　高于耳轮约 2cm 的硬纸圈，保证外耳廓周围约 2cm 的空间

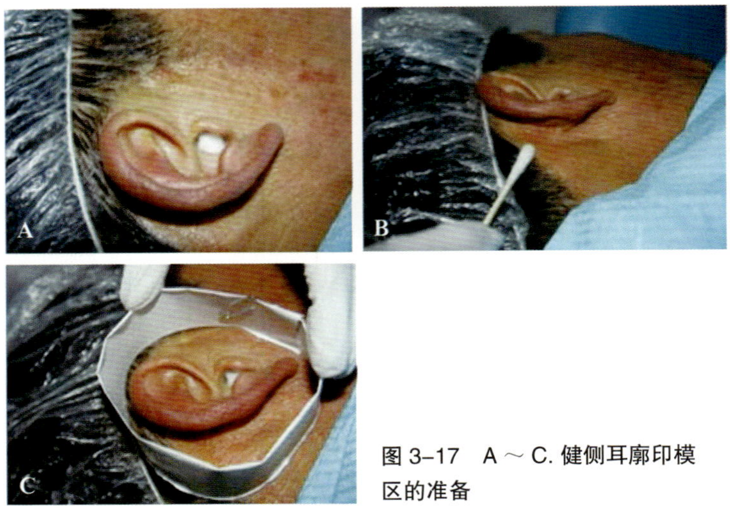

图 3–17　A ～ C. 健侧耳廓印模区的准备

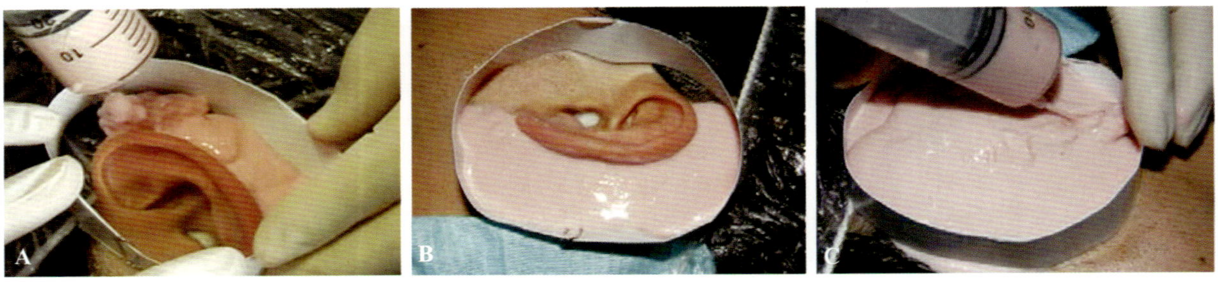

图 3–18　A. 耳廓背面加载印模材料；B. 耳廓背面的支撑印模材料，是耳廓印模的第一瓣；C. 覆盖耳廓前表面的印模材料，是耳廓印模的第二瓣

准确性（图 3–17）。将准备好的硬纸圈就位于耳廓周围，调整硬纸圈的位置，保证其与耳廓周围的组织保持均匀且足够的间隙以容纳印模材料。

（4）印模材料的调拌及应用

取常规上颌印模 2 倍的印模材料，取调拌口内印模时 2 倍左右的水进行调拌，以保证调拌好的印模材料具有良好的流动性。如印模材料流动性差，就不能自然流注于耳背面，若以调刀涂抹时，涂抹的压力会造成耳廓的变形。同时，还容易出现耳背与印模材料不接触现象，导致印模不完整。

按照分瓣印模的要求，首先将印模材料流注于（或以注射器注入）耳廓背面与乳突表面之间。前缘不超过外耳轮上缘、耳垂，上缘不超过外耳轮最外缘（图 3–18B）。待该部分印模材料结固后，再继续进行下一步操作。这部分的印模材料除能制取外耳廓背面印模外，另一个重要的功能就是为外耳廓提供支撑，以确保在往耳廓前面流注印模材料时不使耳廓受压变形。该部分印模不超过外耳轮及耳垂前缘的目的是保证印模材料不形成倒凹，以免取下印模时将该部分拉断，其上缘不超过外耳轮最外缘的目的是使该瓣印模与另一瓣印模的交接缝不出现在正面视野中。此为第一瓣印模。再次调拌印模材料，使其流注于耳廓的正面，至印模材料将整个外耳覆盖，保证外耳轮上方至少有 5mm 以上的印模材料。确保印模材料能够流注于耳廓前面各个解剖结构里，如耳舟、三角窝、耳甲庭、耳甲腔等（图 3–18）。有时，为了确保印模材料能够完全进入上述的窝沟内，则用注射器将印模材料注入上述结构。如使用轻体硅橡胶印模材料就可以直接用注射枪注入。此为第二瓣印模。

（5）覆盖纱布及石膏

在第二瓣印模材料未结固前，迅速将准备好的

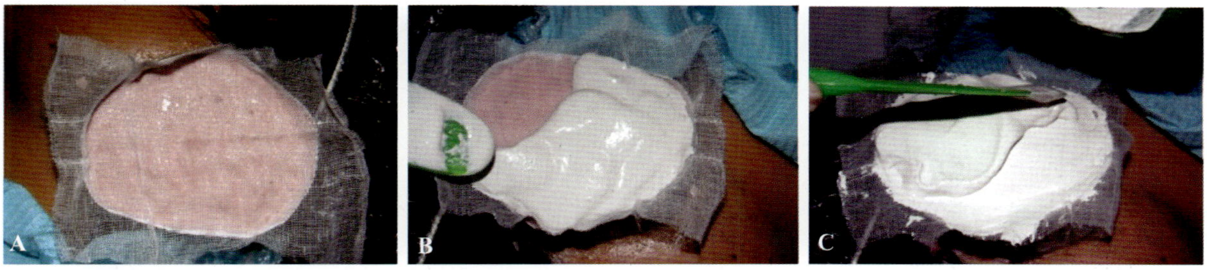

图 3–19 A. 覆盖的纱布，与未结固的印模材料黏在一起；B. 第一层厚为 2 ～ 3mm 的支撑石膏；C. 后继添加的支撑石膏

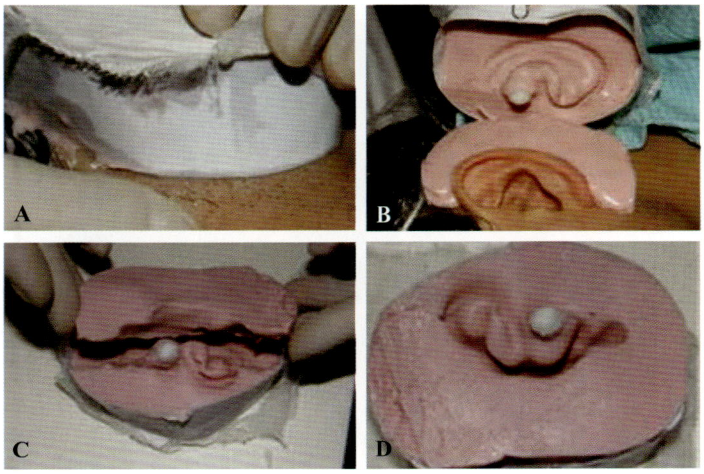

图 3–20 A. 手指按压耳前区皮肤，破坏印模的边缘封闭；B. 分瓣取下印模（有时印模会整体取下，不分瓣，因耳廓具有一定的弹性，一般不会损坏印模）；C. 将印模复位；D. 制取的健侧耳廓印模

纱布或碎棉絮铺于其上，使其与模材黏在一起。在印模材料完全结固后，分层添加支撑石膏：以 1.5 ～ 2 倍的抗膨胀液量调拌适量的、流动性较好的普通白石膏，使其以自主流动的方式完全覆盖即模，此为第一层支撑石膏，厚为 2 ～ 3mm。第一层支撑石膏完全结固后，添加同样流动性的石膏至 1 ～ 1.5cm，以确保支撑石膏的强度，在后期的操作中不会碎裂。最后蘸抗膨胀液将石膏抹光（图 3–19）。

（6）取下印模及检查

待支撑石膏完全结固，即可取下印模，其方法类似取出口内印模，首先以手指按压印模边缘的软组织，或以细棉签沿边缘分开印模与皮肤，破坏边缘密封，慢慢取下整个印模。取下时，注意不要导致印模与支撑石膏分开（脱模）。由于耳廓后方存在较大的倒凹，所以印模一般会分瓣取下。与石膏一同取下的是耳廓前表面印模，即第二瓣。然后取下耳廓后方的印模，即第一瓣。在第一瓣复位前，检查印模制取是否完整，组织面有没有大的气泡，特别是耳廓印模区域是否有较大的气泡甚至缺损。如果存在气泡，可调拌少许较稀的印模材料，将其抹平，避免灌注的石膏模型上出现较大的石膏瘤。准确复位第一瓣印模，以大头针牢固固定。由于耳朵的弹性较大，有时也会两瓣一同取下，只要印模无脱模、无变形即可（图 3–20）。

2. 全耳缺损患者耳区印模制取

相对于制取健侧外耳印模，患侧工作印模的制取步骤相对简单。但需特别注意避免制取印模时软组织变形，因为印模一旦变形，无论硅橡胶义耳采用粘贴固位还是种植体辅助固位，赝复体将很难与皮肤良好贴合，而影响修复效果。采用粘贴固位时，还会影响固位效果。

根据健侧耳廓，在患侧对称位置皮肤上以记号笔标记耳轮脚上缘、耳轮脚前缘、耳屏前缘、外耳垂前缘及耳垂与面颊连接处，无外耳道者还需标记外耳道位置。制取印模时，这些标记就会转印到印模上，进而转印到工作模型上，作为雕塑时义耳蜡型的定位标志。

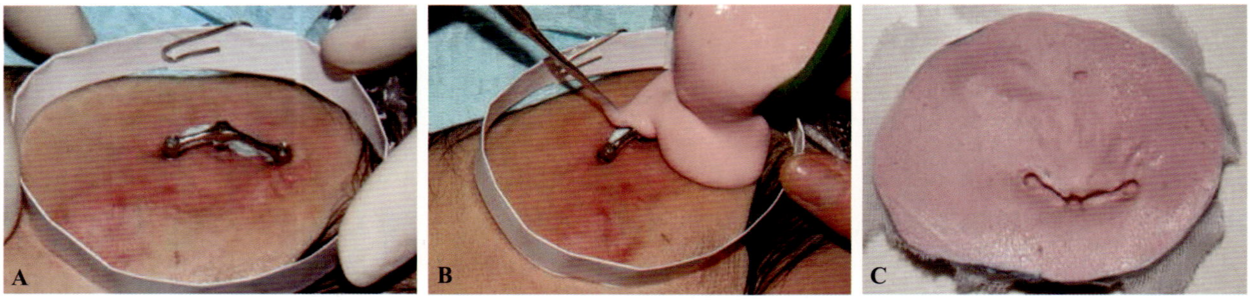

图 3-21 A. 以黏蜡填充连接杆下方倒凹；B. 分层添加印模材料及支撑石膏，制取缺损区印模；C. 连接杆及耳缺损区印模

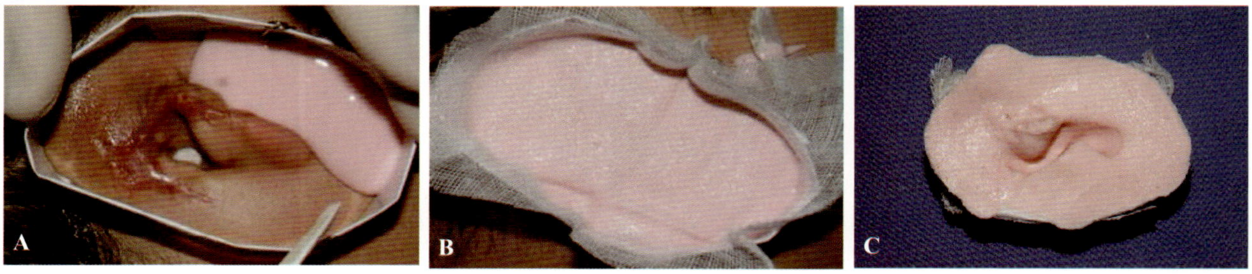

图 3-22 A. 残留耳廓背面添加印模材料，作为残留耳廓的支撑；B. 残留耳廓背面印模材料结固后，添加印模材料覆盖耳缺损侧印模区；C. 制取完成的部分耳缺损印模

器具、印模材料及患者体位、印模区的准备工作同健侧耳印模制取。根据所做标记，制作硬纸圈。硬纸圈至少应超出标记 2cm，耳廓后缘可制取到发际处，以便于义耳蜡型制作。按照上述的印模方法制取耳缺损区印模。

针对种植杆卡附着体辅助固位义耳修复患者，可制取两种不同情况的耳缺损区印模：

（1）制取支架就位后耳缺损区印模：首先用黏蜡、琼脂等填充消除支架下方的倒凹，以保证印模能顺利取下。为保证支架外形的准确，用以填充消除倒凹的材料不能包裹杆式支架。然后制取缺损区印模（图 3-21）。

（2）制取种植体及缺损区印模时，类似制取口内种植体印模。就位取模柱，以轻体硅橡胶注射于种植体周围及印模区，纱布穿过取模柱覆盖印模材料。印模材料结固添加支撑石膏后，及时开窗，保证能松开取模柱中心螺丝（图 6-41）。

3. 部分耳缺损印模制取

为确保部分义耳与残留耳廓能紧密贴合，部分耳缺损印模要更加精确，变形要更小。因此，部分耳缺损印模也采取类似全耳的分瓣印模法制取。根据耳缺损的部位，在缺损区标记完成后，先将印模材料加载于残留耳廓背面（图 3-22），此为印模的第一瓣。待其结固能够支撑残留耳廓后，按照健侧耳印模的制取方法完成部分耳廓缺损印模的制取。

（二）眶缺损赝复的印模方法

本书中的眶缺损指眶内容物、上下眼睑摘除后的缺损（图 3-1B）。为给后期蜡型雕塑时提供更多的参考信息，眶缺损印模的范围往往不仅限于缺损区局部。上缘至少在健侧眉毛以上，患侧眉毛未被牵拉变形时，也可在患侧眉毛上缘。若该区有牵拉变形，应在健侧眉毛上方相等位置。下缘至少平鼻翼根点。制取印模时，可不覆盖鼻孔。侧方边缘，健侧超过外眦，患侧超出眶缺损外缘 1 ～ 1.5cm，在可能情况下，可尽量多地超过眶缺损外缘制取印模（图 3-23）。

器械、材料的准备同耳缺损印模制取。患者体位不同时，重力原因会导致局部松软的软组织变形，进而导致印模不够精确。所以，针对眶周

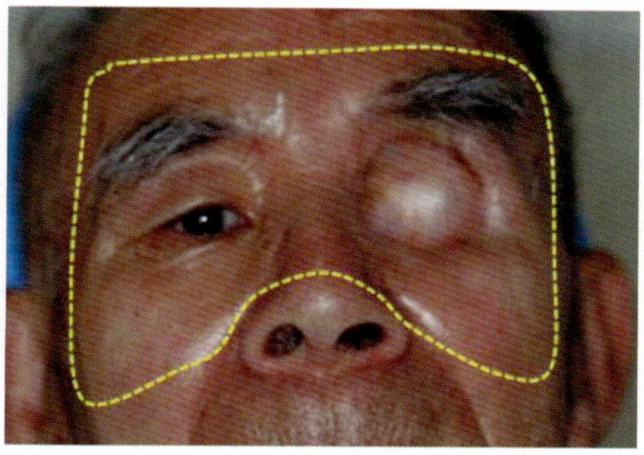

图 3-23 理想的眶缺损印模范围，能为义眶蜡型制作提供足够的参考信息

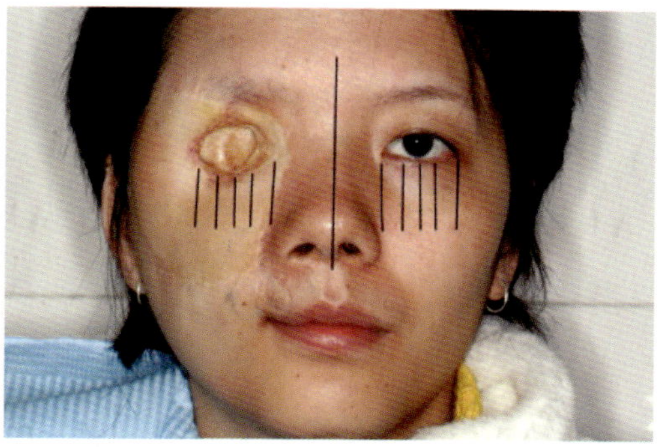

图 3-24 标记的面中线、健侧及缺损侧的内眦、外眦、瞳孔中点、虹膜内外缘延长线

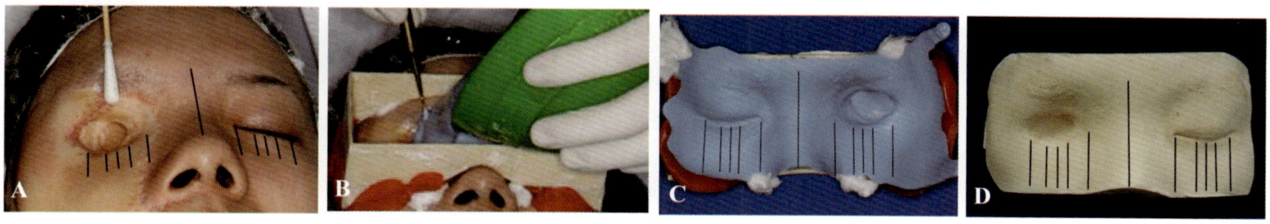

图 3-25 A. 患者自然闭合健侧眼，以医用凡士林涂抹健侧及缺损侧眉毛、睫毛等；B. 制取印模；C. 所画的参考线被浸染在印模上；D. 参考线被翻印到超硬石膏工作模型上，有时因模型灌注导致标记线有所模糊，应重新将其标记清晰

软组织较厚患者，制取印模时可采取半仰卧位，以使软组织形态和最终戴用眶赝复体时接近，最大限度地增加赝复体边缘与皮肤贴合程度。针对颜面部较瘦、眶周软组织较薄患者，可采取完全仰卧位制取印模。

印模制取前，患者取端坐直立位，自然向前平视。标记出面中线、健侧内、外眦、瞳孔中点、虹膜内外缘延长线，以面中线为对称轴，利用直尺测量并在缺损区周边组织上对应的位置标记出缺损侧内眦、外眦、瞳孔中点、虹膜内外缘延长线（图 3-24）。

按照上述制取印模范围，准备一适宜的硬纸圈或框架。以湿棉球或混合医用凡士林的小纱布块填塞眶腔内不需要的倒凹区。如采用调拌的流动性较好的藻酸盐印模材料制取印模，则患者取水平仰卧位，就位硬纸圈或框架，限制印模材料过多地流于印模区外。嘱患者自然闭合健侧眼，以凡士林涂抹眉毛、睫毛。眉毛上涂凡士林时，应从眉间向外侧涂抹，沿毛发的自然方向涂布，使眉毛顺黏在皮肤上，睫毛应从上向下涂，将睫毛黏附在下眼睑上。在加载印模材料前，一定告知患者，在整个印模制取过程中，需表情自然，不要皱眉或刻意绷紧面部肌肉。否则，一方面会导致眶周软组织变形，另一方面会增加眶周组织皱纹，加深皮肤纹理，对眶赝复体蜡型雕塑造成误导。按照耳缺损印模制取方法加载印模材料、纱布及支撑石膏，完成眶缺损印模制取。此时，可见在缺损区周边标记的记号线会被浸染在印模上，最终再现在石膏工作模型上，作为眼球定位和蜡型雕塑时的参考标志（图 3-25）。

对应用种植磁附着体固位眶赝复体修复的患者，印模制取也包括制取支架就位后眶缺损区印模和制取种植体及眶缺损区印模两种，其原则和方法均同种植杆卡附着体固位耳赝复印模制取（具体详见第五章）。

（三）鼻缺损赝复的印模方法

鼻缺损患者制取印模时，因涉及保持患者在印模制取过程中呼吸通畅的缘故，所以，需充分考虑患者的呼吸保障，在此前提下保持印模区软组织不变形。鼻缺损后，如上唇未被完全累及，

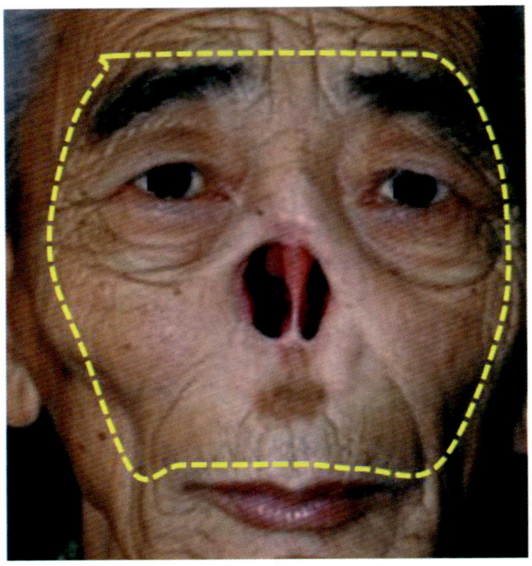

图 3–26　理想的鼻缺损印模范围，能为义鼻蜡型制作提供足够的参考信息

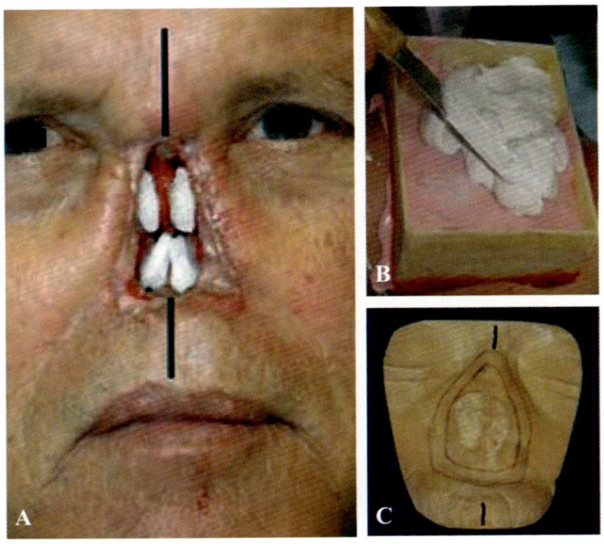

图 3–27　A. 标记面中线，以混合医用凡士林的纱布块堵塞气道及不需要的倒凹，以免印模材料流入气道，给患者带来损伤；B. 印模制取；C. 超硬石膏工作模型，标记的面中线可为义鼻蜡型雕塑提供参考

印模制取过程中，可嘱患者采用口呼吸，但需患者采取类似下颌姿势位的张口度，不可张口度过大，否则，张口的牵拉会导致鼻唇沟、鼻底区软组织变形，影响义鼻修复效果。

鼻缺损印模的范围，需给后期的蜡型制作提供足够的参考信息。按照东方人“三庭五眼”的美学标准。双侧鼻翼的宽度应与双侧内眦间的距离基本相当。因此，从印模宽度上，至少应超过双侧内眦 1~1.5cm，有时会制取包括双侧睑裂范围的印模。下缘应尽可能多地包括上唇，至唇红缘处，上至眉弓上缘（图 3–26）。

器械、材料的准备同耳缺损印模制取。制取鼻缺损印模时，患者一般采取半仰卧位。为防止印模材料过多堆积于鼻底区域，可采用中等黏度室温硫化硅橡胶制取印模，以注射器加载印模材料，或超出常规水量 1 倍的水调拌藻酸盐印模材料制取印模。

印模制取前，标记出面中线，按照上述制取印模范围，准备一适宜的硬纸圈或框架。患者自然闭眼，将医用凡士林涂抹于眉毛、睫毛及胡须等区域。以湿棉球或混合医用凡士林的小纱布块堵塞气道及不需要的倒凹区，防止印模材料进入气道。如欲采用倒凹固位时，需掌握棉球或纱布的填塞量，欲加以利用的倒凹区不要填塞。如采用调拌的流动性较好的藻酸盐印模材料制取印模，则患者取水平仰卧位，就位硬纸圈或框架，限制印模材料过多地流于印模区外。制取印模过程中，嘱患者保持表情自然，不要皱眉或刻意绷紧面部肌肉。患者皱眉时，会导致双侧内眦间肌肉收缩，引起组织变形。上唇肌肉的收缩，除导致上唇突起变形外，还会增加鼻底部皱纹，误导义鼻蜡型的制作。嘱患者不要大张嘴，以免造成上唇的变形移位。按照前述印模技术，逐步加载印模材料、棉絮或纱布、以抗膨胀液调拌的快速结固石膏。完成印模制取，并分层灌注获取超硬石膏工作模型（图 3–27）。

对种植杆卡附着体固位鼻赝复体修复患者，印模制取多采用种植体及缺损区印模，在模型上制作完成支架后，制作上部结构与义鼻蜡型，其印模制取原则和方法均同种植杆卡附着体固位耳赝复印模制取（第七章）。

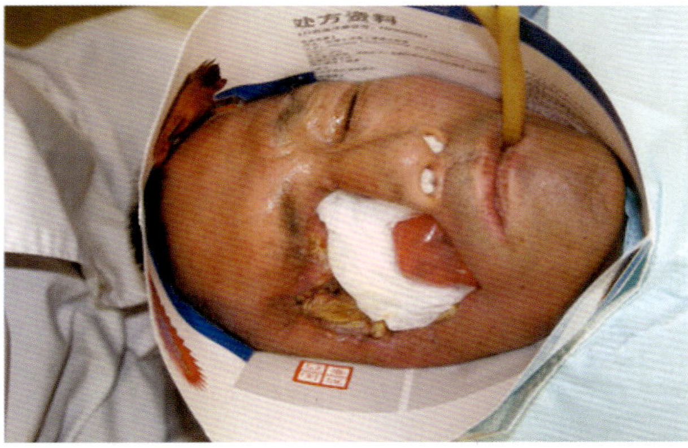

图 3-28　大小适宜的棉球堵塞鼻孔，纱布填塞不需要的缺损腔倒凹；两根软质橡胶管从左侧口角伸入；制备能包括制作赝复体需求范围的硬纸圈

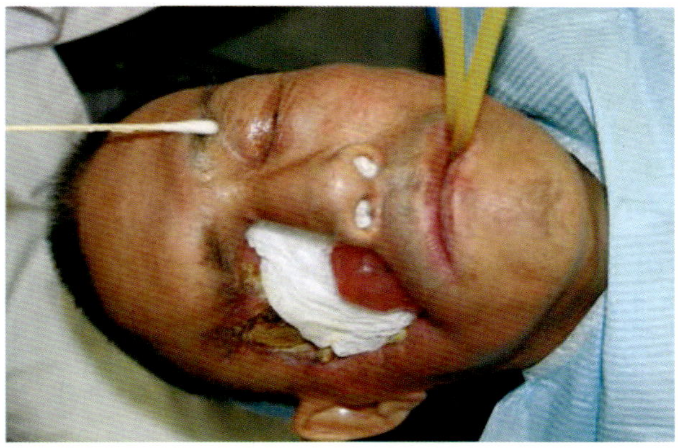

图 3-29　颌面联合缺损患者，制取面模前，已完成颌骨缺损的赝复。在制取面模时，须佩戴颌骨赝复体

（四）颌面、颜面大范围多器官联合缺损赝复的印模方法

为给赝复体蜡型制作提供更多的参考信息，针对大范围颌面、颜面多器官联合缺损患者，一般采取全面模制取，颌骨、颜面联合缺损印模制取前，一般先行颌骨缺损修复，在戴入颌骨修复体的前提下，进行面模的制取，以使颜面赝复体与颌骨修复体能够良好地匹配。特别是当颌骨修复体与颜面赝复体设计连接结构时，更需要在面模制取前，完成颌骨缺损的赝复。

颜面部缺损因部位、大小及深浅等不同，而且主要都在表面，取印模时常无需用托盘，一般均采用直接灌注印模材料的方法。常用的印模材料为石膏、藻酸盐糊剂印模材料和硅橡胶印模材料，尤以藻酸盐糊剂印模材料更为常用。取面模的步骤和方法如下。

将治疗椅放平，患者平躺于治疗椅上，患者面部基本与地平面平行。用方巾包裹患者的头发、耳部及颈部，并用别针或巾钳将其固定。制作适宜大小的硬纸圈，并以棉球、纱布填塞不需要的倒凹或部分缺损腔。取直径为 7mm 左右的输液用软质橡胶管两段，长均为 5 ～ 10cm，分别插入患者两侧鼻孔中，插入深度应为 2cm 左右，以免操作时脱出。在基本不影响工作模型精度的前提下，有时也将软质橡胶管从口角插入。以棉球、纱布填塞鼻孔、缺损腔后，嘱患者通过软质橡胶管感受一下通气度，如能满足患者呼吸需求，则可进行面模制取，否则，需重新调整。一般需两根橡胶管，一根橡胶管不足以满足患者呼吸需求（图 3-28）。

用棉签蘸凡士林（vaseline）或液状石蜡（paraffine），均匀地涂布在整个面部。在毛发处特别是眉毛、睫毛处更应涂抹足够量的凡士林，使印模材料不与毛发黏在一起，特别是采用石膏印模材料时更应注意（图 3-39）。

调拌较稀的流动度较大的印模石膏或藻酸盐印模材料，用调刀将其先涂放在不易流到的地方，如眼睑、眉以及细小的边缘等处，然后将印模材料从额部或鼻尖最高处徐徐倒下，使之均匀地铺在面部各处。涂时应避免产生气泡，直至印模材料的厚度达 7 ~ 10mm 为止，鼻尖处的印模材料厚度也至少要有 5mm。切忌在印模材料尚未凝固之前，触压面部以免印模变形。如采用藻酸盐印模材料，在印模材料尚未凝固时，将棉絮分散安放在印模表面，或用纱布完全覆盖印模材料（图 3-30）。

印模材料完全结固后，以抗膨胀液迅速调拌普通白石膏，均匀地倒在印模表面，厚度为 10mm 以上（图 3-31）。待印模材料和石膏完全凝固后，除去方巾，将印模连同硬纸圈围堤一并

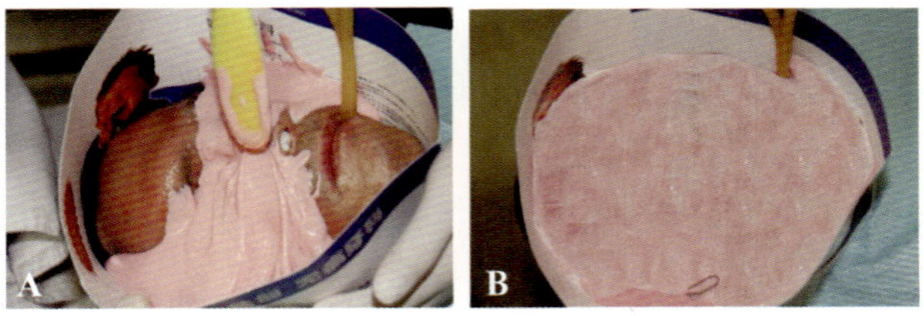

图 3-30　A. 流注藻酸盐印模材料；B. 印模材料尚未结固前，将纱布轻轻地覆盖在印模材料表面，且使其与印模材料充分接触

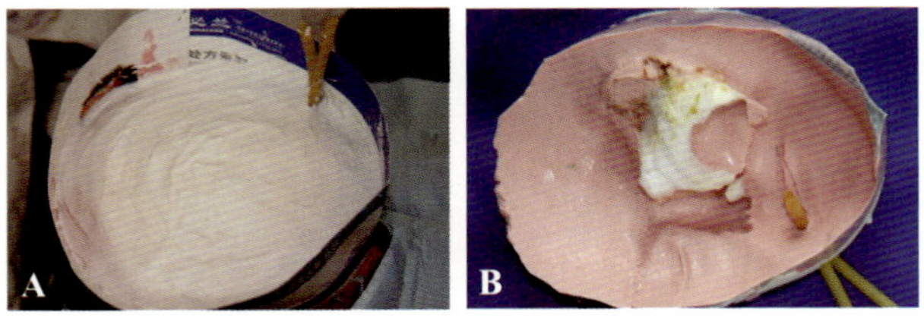

图 3-31　A. 面模支撑石膏，应注意避免堵塞橡胶管，影响患者呼吸；B. 制取完成的面模

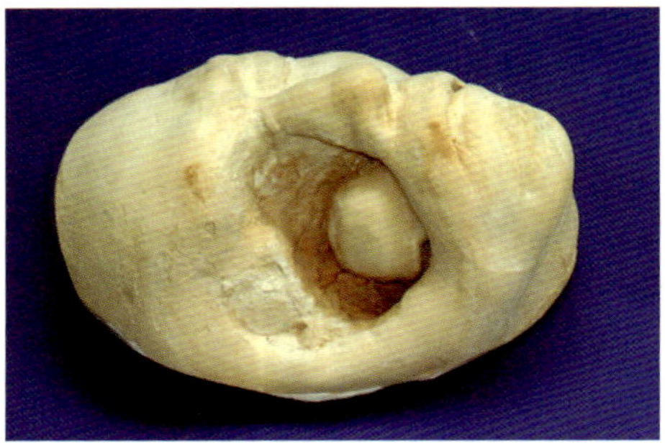

图 3-32　工作模型

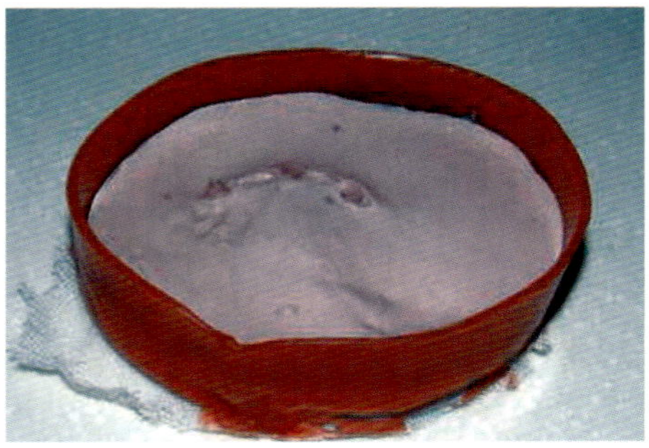

图 3-33　印模的围模灌注，蜡片上缘应高出印模最高点约 1cm，以保证工作模型的厚度

取下。取时不可用力过大，以免将毛发一起拔下。采用石膏印模者，应在石膏刚发热时立即取下，以免灼伤皮肤。

将面部擦干净，检查印模是否完整。印模内如有气泡或小部分缺损，可调少量印模材料修补。采用石膏印模者，印模表面应涂肥皂水，并用水轻轻冲洗干净。

采用围模、分层灌注法灌注工作模型。调拌石膏灌入印模内，待石膏有足够的厚度时，用玻璃板平放在石膏表面，待石膏凝固后，即可获得底部较平的面部石膏模型（图 3–32）。

第三节　制作技术

Manufacture techniques for facial prostheses

粘贴固位颜面赝复体的制作一般包括印模制取及修整、模型灌注及修整、蜡型设计及雕塑、蜡型试戴及椅旁精细修整、蜡型装盒、烫蜡及冲蜡、硅橡胶配色、充胶及固化、赝复体出盒、边缘及表面修整、外着色等步骤。种植附着体固位颜面赝复体的制作时，还需加入上部支架的设计与制作、树脂基板的设计与制作。本章重点讲述颜面各器官缺损赝复体制作中的共性之处，其不同之处将在后续各章节分别讲述。

一、工作模型灌注

一般采用“围模、分层灌注法”。以红蜡片围绕印模一周，以电蜡勺将蜡片与印模底面的支撑石膏密封在一起，印模最高处以上保留至少 1cm 高的蜡片（图 3–33）。真空调拌超硬石膏，在振荡器的振荡下首先将石膏灌注于较深的印模型腔内，为了避免出现气泡，灌注时使石膏沿型腔边缘流入型腔，同时可用细探针轻轻搅动石膏。在较深的印模型腔灌注满后，在印模表面灌注一薄层超硬石膏，待其基本结固后，再于其上均匀灌注另一层，一般可分 2~3 层完成灌注，保证其最终厚度在 1~1.5cm。分层灌注的目的也是尽量避免因石膏的压力导致印模变形，这样先灌注并

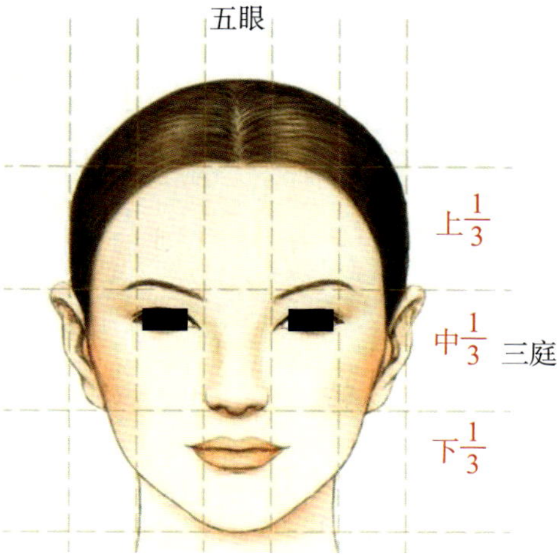

图 3-34 东方人的“三庭五眼”美学原则

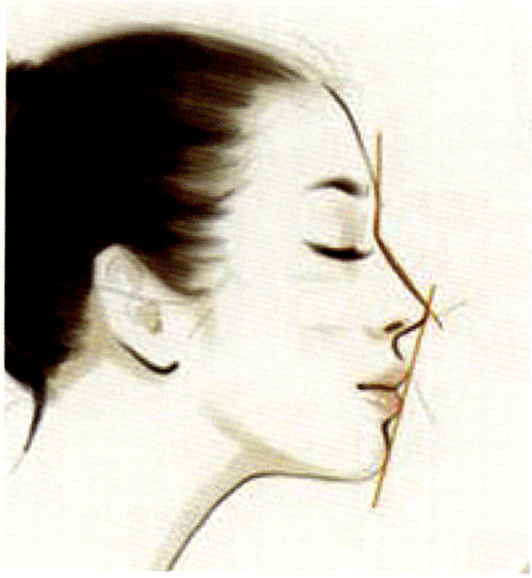

图 3-35 东方人的侧面审美原则，鼻尖、下唇唇峰、颏前点基本在一条直线上

结固的石膏可为上层的石膏提供支撑。有时也采用“直接灌注法”灌注工作模型，即不做蜡片围模，直接将真空调拌好的超硬石膏分层灌注于印模上。待石膏完全结固后，取下印模，以沙石或金属磨头打磨修整模型边缘，以及表面的石膏瘤，获得一规范、精美的工作模型。特别注意的是，以记号笔重新描记印模时所做的各参考标记，必要时以石膏刻刀将标记刻于工作模型上，为后期制作赝复体蜡型提供参考。

二、蜡型设计及雕塑

虽然耳、眶、鼻及颜面联合缺损赝复体的形态各异，且因人而有所不同，但在蜡型的设计及雕塑时，存在一些共性的原则需要遵循。

1. 组织保健原则：所有颜面赝复体设计时，均应考虑不能对其下面的组织造成损伤，主要是在涉及鼻缺损、眶缺损及颌面联合缺损时，赝复体的设计不应与暴露的黏膜或溃破处直接接触。特别是拟利用倒凹固位时，进入倒凹的赝复体应尽可能与皮肤（移植皮肤或自然皮肤）接触，否则，会导致黏膜受压溃破、出血，长时间的刺激还会引起增生等并发症。

2. 美学原则：主要是针对鼻这一非对称性器官缺损时，因为没有较好的参照，即使患者能够提供较为详细的照片资料，也是二维的。因此，东方人的“三庭五眼”美学原则，在鼻赝复体蜡型设计及制作中具有重要的参考价值（图 3-34）。三庭即：发际线到两个眉梢之间的虚拟线为一庭；眉梢线到鼻尖部位虚拟线为一庭；鼻尖线到下颌为一庭。这三部分间的距离大致是相等的，称为三庭。五眼即：人眼水平位置的虚拟连线平均分为五份，每一份为一个眼睛的宽度，两眼间的宽度相当于一个眼睛的宽度，眼尾角到脸侧的宽度同样相当于一个眼睛的宽度。双侧鼻翼的宽度相当于两侧内眦间距。从侧面观，鼻尖、下唇唇峰与颏点基本位于一条直线上（图 3-35）。当然，除参考上述基本的美学原则外，还要参考患者的原始照片及患者本人、家属的意见，尽可能地恢复患者原有的外鼻形态。

3. 对称原则：除外鼻外，颜面部器官均存在对称性，主要针对耳、眼、眶及大范围颌面缺损患者，尚存在对称的、可参考的解剖结构时。虽然，即使在正常人，各颜面器官并非完全对称。但在颜面缺损患者，其健侧尚存的器官成为唯一的参考标志，因此，患者会特别关注赝复体与健侧的对称性。所以，在赝复体蜡型设计及制作时，应予以重视。

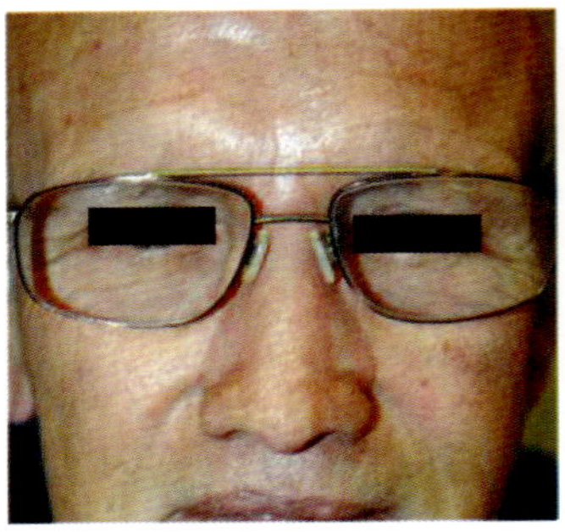

图 3-36　利用眼镜及其形成的阴影遮挡义鼻的上缘与侧缘的上半部分。

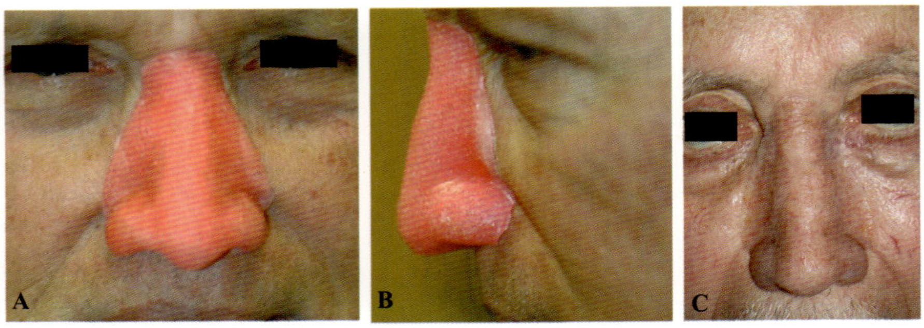

图 3-37　A ~ C. 鼻翼沟与鼻唇沟相连续，可以使义鼻看起来更自然

4. 边缘与皮肤移行过渡原则：在影响颜面赝复体成功与否的因素中，赝复体边缘与皮肤是否良好地移行过渡起着至关重要的作用。如赝复体边缘与周围皮肤衔接良好，甚至看不出边缘，再加之边缘颜色与肤色匹配良好，即使其形态稍差，也完全能达到很好的修复效果。所以赝复体的边缘一般控制在 0.1 ~ 0.2mm，其厚度还受硅橡胶材料抗撕裂强度的影响。如强度足够，则越薄越理想。

5. 边缘隐蔽或隐藏原则：由于颜面赝复体边缘的重要性，且边缘无法消除的原因。除上述边缘与皮肤移行过渡外，应尽可能地利用邻近解剖结构、眼睛、毛发等隐藏赝复体边缘（图 3-36）。如部分耳缺损赝复体，其边缘设计在耳甲腔内从正面不宜观察到解剖凹陷内。眼、眶缺损时，可佩戴浅色眼镜进行适当遮挡。鼻赝复体上半部边缘也可利用眼镜遮挡，当鼻与部分上唇联合缺损时，男性患者可利用胡子遮挡赝复体下缘等。有时，针对植皮有斑痕的患者，还可利用斑痕隐蔽部分边缘。

6. 与邻近解剖标志衔接原则：主要是针对眶、鼻缺损及与其相关的颌面联合缺损。眶缺损赝复体设计时，需考虑与眼角皱纹的衔接、下眼睑与眼袋皱纹的衔接，内眦处与鼻背、额部皱纹的衔接等。鼻缺损赝复体设计时，需考虑鼻翼沟与鼻唇沟的衔接等（图 3-37）。

7. 表面毛孔、皮纹的“夸张”原则：是指在雕塑蜡型时，面部的毛孔、皮纹等特征性解剖标志需比患者现有的解剖标志稍“夸张”。这是因为在蜡型装盒时，由于石膏不能充分进入所雕刻的毛孔皮纹，会在一定程度上使这些结构变浅。在充胶过程中，由于硅橡胶具有一定的黏度，也会出现一定程度的结构损失。因此，在蜡型雕塑时，一般宜稍“夸张”地制作毛孔、皮纹等结构，以弥补后期的损失。

制作毛孔、皮纹时，以酒精喷灯软化蜡型表面，以毛刷（牙刷即可）敲击软化的蜡型表面，即可制作出毛孔，以毛刷在软化的蜡型表面刷动可以模拟制作皮纹。毛孔、皮纹的深浅、粗细等特征主要取决于以下三个因素：蜡型表面软化的程度、敲击的力度及刷毛的粗细及软硬度。蜡型表面软化较重、刷毛较粗硬、敲击力度较大时制作的毛孔较深、较粗，一般适用于老年患者。蜡型表面软化较轻、刷毛较细软、敲击力度较小时制作的毛孔较浅、较细，一般适用于年轻患者。蜡型表面软化程度适中、刷毛粗细软硬适中、敲击力度适中时制作的毛孔介于上述两者之间，一般适于中年患者（图 3-38）。皮纹的深浅、粗细仍然主要决定于上述三个基本原则，但制作皮纹时，需根据周围皮肤的纹理确定毛刷的刷动方向。一些较为明显的皱褶需要单独雕刻，如眼角的鱼尾纹、额头的皱纹等。当然，这些原则还需视具体患者而有所调整。

8. 皮肤特征的个性化原则：年轻、女性患者，毛孔宜稍细密，皮纹稍浅。年长、男性患者，毛孔宜稍粗大，皮纹稍深。皮纹易弯不宜，为尽可能地使特征性皮纹显得自然，皮纹宜制作的自然

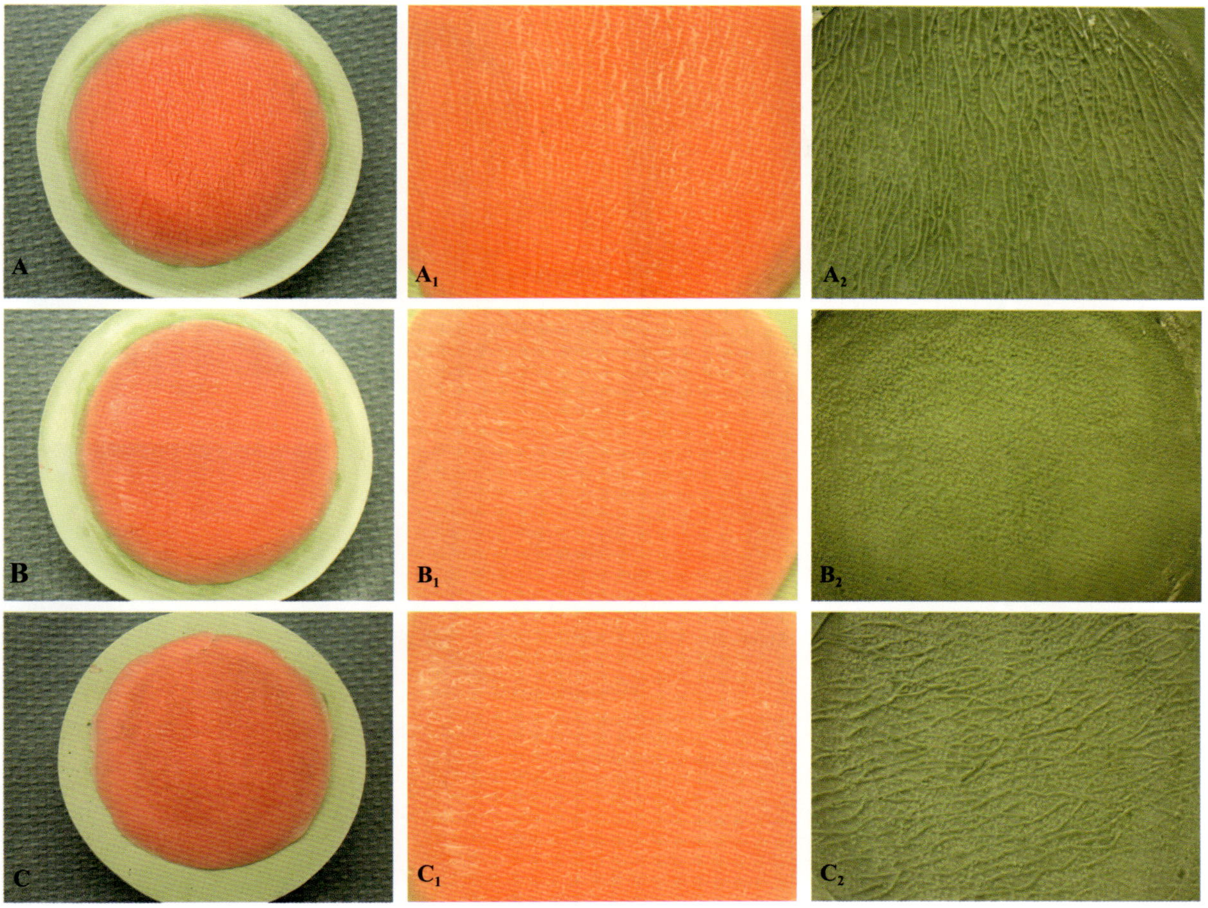

图 3–38 A. 较粗、深的毛孔皮纹；B. 较细、浅的毛孔皮纹；C. 介于二者之间的毛孔皮纹。 A_1、B_1、C_1：原对应蜡型放大 5 倍的照片；A_2、B_2、C_2：毛孔、皮纹翻印到石膏模型上

弯曲，不宜过直，以免显得生硬、死板。

9. 尊重患者意愿原则：由于颜面赝复主要是恢复患者的容貌外观，因此，在不违反医学原则的前提下，应尽量遵循患者的意愿。在恢复其外观的同时，也是抚慰其心理的一项重要措施。

蜡型制作前，填除不需要的倒凹。在预计的赝复体粘贴范围内，轻轻刮除 0.1 ～ 0.2mm 的薄层石膏，以增加赝复体边缘与皮肤的贴合程度。然后涂布分离剂，保证赝复体蜡型能够顺利取下，为患者试戴。

三、蜡型试戴及椅旁修整

蜡型试戴时主要观察蜡型与健侧器官的对称性、非对称器官赝复体蜡型与照片资料的相似性、边缘与皮肤的贴合性、患者的满意度等（图 3–39）。当蜡型边缘与皮肤贴合较差时，需重新制取印模，并修整蜡型，直至完全贴合，并根据需要进行其他的精细修整。待达到医患满意后，将蜡型重新复位并烫实封闭在模型上，并重新修整被烫掉的边缘解剖形态及特征性皮纹等结构。

四、蜡型装盒、烫蜡及冲蜡

颜面赝复体的装盒、烫蜡及冲蜡与可摘义齿、全口义齿的相关操作与要求类似。但由于颜面器官形态结构的复杂性，又使其与义齿的相关操作有所区别。针对单独的耳、眼、眶及鼻蜡型，常

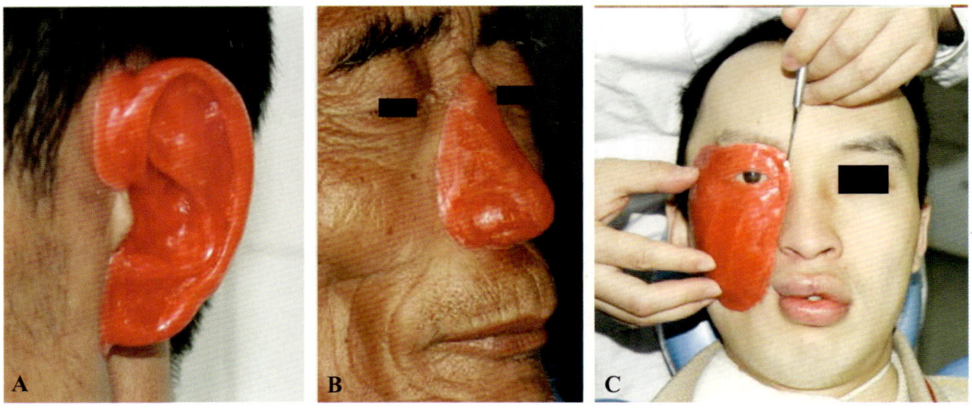

图 3-39　蜡型试戴。A. 耳蜡型试戴；B. 鼻蜡型试戴；C. 眼蜡型试戴

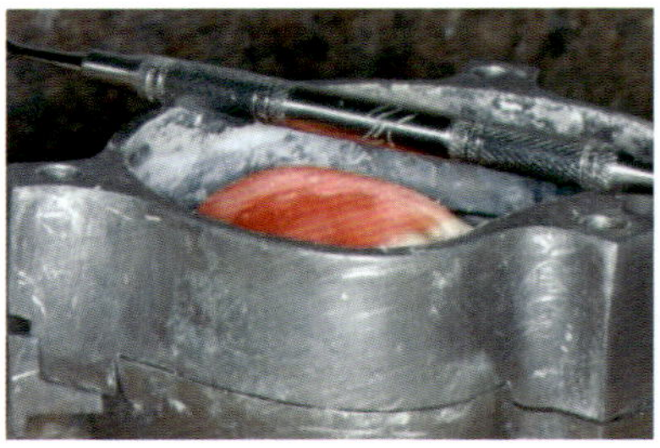

图 3-40　蜡型能完全置于型盒内，蜡型最高点距上半型盒上缘约 1cm

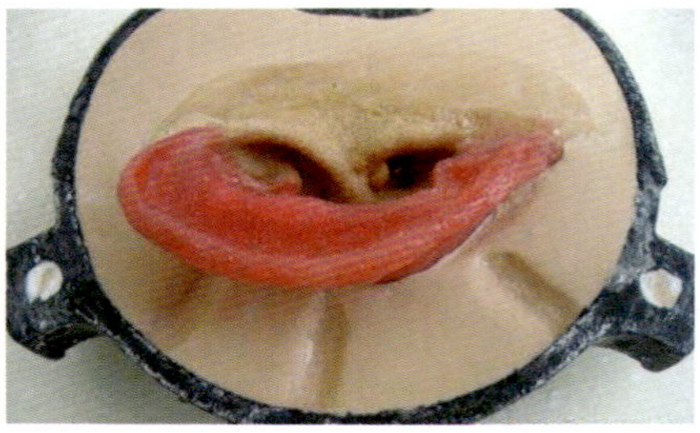

图 3-41　下半型盒石膏上制作的 3 ～ 5 条“V”形槽，用于准确对位上、下型盒

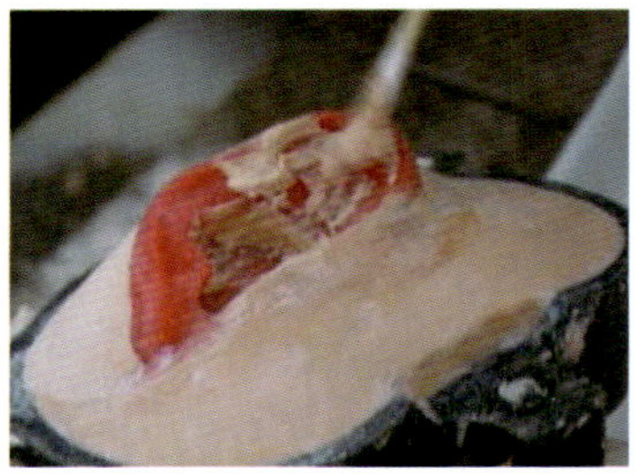

图 3-42　将石膏加压涂抹于赝复体蜡型表面，以使石膏进入表面的毛孔、皮纹内

规义齿型盒即可以满足其使用要求，但对颌骨、颜面大范围的联合缺损赝复体蜡型，有时需制作较大的型盒。

根据型盒大小，调磨赝复体蜡型石膏底座，使其能完全置于型盒内。就位上半型盒，特别检查并确保蜡型最高点距上半型盒上缘的距离在 1cm 以上，以保证装盒后蜡型上缘有足够的石膏厚度，在充胶完成压盒时不易碎裂（图 3-40）。真空调拌适量超硬石膏、在振荡器振荡下置于下半型盒，将蜡型轻轻压入型盒内的石膏中，就位上半型盒，再次观察蜡型最高点距上半型盒上缘的距离，并及时调整蜡型在型盒内的深度。石膏初步结固后，以金属调拌刀、毛刷在流水冲洗下及时清理掉覆盖在赝复体蜡型上的石膏。覆盖在蜡型上的石膏会消除掉蜡型上的毛孔、皮纹等特征结构，且结固后与上半型盒的石膏不能结合在一起，冲蜡后，这些石膏也随之脱落，充胶时，脱落石膏的空隙即被硅橡胶充填，导致赝复体表面出现多余的硅橡胶结构，毛孔、皮纹等特征结构也随之消失。同时，确保赝复体蜡型完全暴露（除部分义耳蜡型装盒外），并消除下半型盒石膏的任何倒凹，防止与上半型盒的石膏嵌合在一起，无法顺利打开型盒。由于耳廓背后存在较大的倒凹，故义耳蜡型装盒一般采用“三瓣装盒法”（第六章）。其他颜面赝复体蜡型装盒基本采用与义齿装盒类似的上、下两瓣装盒即可。为确保冲蜡后，上、下两瓣型盒能够准确复位，在石膏结固前，制作 3 ～ 5 条“V”形沟槽，确保“V”形沟内不存在倒凹（图 3-41）。以细砂纸将石膏打磨光滑。

待下半型盒石膏完全结固后，仅在石膏上涂一层分离剂，禁止涂于蜡型表面。否则，会消除或部分消除制作的毛孔、皮纹等表面特征结构。真空调拌适量超硬石膏，以毛刷或手指蘸取石膏，施加一定的压力涂抹于蜡型表面，确保将石膏压入蜡型表面的皮纹、毛孔内（图 3-42）。就位上半型盒，迅速将石膏灌注于型盒内。盖严型盒盖，冲洗掉型盒外的石膏。

装盒石膏完全结固后，将型盒置于热水烫蜡箱（或在开水锅内）5～8min，蜡型软化后即可取出，打开型盒，去掉蜡型。烫蜡时间不宜过长或过短，过长则蜡完全溶化后，会渗入石膏中，影响硅橡胶固化；过短则蜡尚未完全软化，打开型盒时会破坏装盒石膏。将打开的型盒再次置于烫蜡箱内，热流水充分冲洗余留的蜡，或以高压气枪将石膏表面的蜡、分离剂充分清理干净。因赝复硅橡胶非常"娇气"，遭遇油脂等的污染后，不能完全固化。所以，清除蜡及分离剂后，以无水酒精对石膏型腔组织面充分脱脂，并待无水酒精充分挥发、石膏冷却后进行下一步充胶操作，因酒精会阻聚硅橡胶，且石膏很热时充胶并进行微波或水浴固化，会使硅橡胶升温较快而产生较多气泡。

五、硅橡胶配色、充胶及固化

颜面赝复体的配色有两种方式，一种方式以内着色为主，外着色为辅。另一种方式则以内着色为辅，外着色为主。本部分只讲述内着色技术，外着色技术将在本章第四节详细讲述。

1. 硅橡胶配色前的患者准备：特别是后天颜面缺损患者，由于容貌的毁损，部分患者经常以纱布遮盖缺损区域，导致该区域肤色浅于周围肤色。因此，开始修复前，应嘱患者用尽量短的时间覆盖缺损区，以保证缺损区肤色与周围自然肤色一致。配色时，需注意室内温度、患者情绪等对患者肤色的影响。室内温度以25℃左右为宜，且需让患者在室温环境中，安静休息一段时间后，恢复正常肤色后进行配色。如患者从较冷的室外环境中进入室温环境后，由于皮肤血管的扩张，会使肤色较红。反之，如从较热的室外环境进入室温环境后，皮肤血管的收缩会使肤色变得较浅。此外，患者的情绪变化也会导致肤色的改变，如情绪激动时，肤色也会发红。此时进行比配色就会失真。所以，需待患者适应室温环境，并情绪平稳后，再进行比配色。

2. 内着色为辅，外着色为主配色：类似烤瓷（全瓷）修复体比配色，根据患者肤色，特别是缺损区肤色，选择一适宜的硅橡胶比色块。如患者时间允许，也可让患者在技工室，直接根据患者肤色进行硅橡胶的内着色。此种内着色方式常用的颜料为钛白、熟赭、生褐、棕红及土黄，颜料可为油画颜料或干粉状颜料。

目前，第四军医大学口腔医学院使用的硅橡胶为赵铱民教授团队自行研发的ZY系列赝复硅橡胶，其基胶与固化剂按重量比1∶1调和。调和后30min内，硅橡胶仍保持较好的流动性，而不会影响充胶。因此，操作者具有充足的时间进行内着色。

如果采用国际比较通用的A-2186、MDX-4210等赝复硅橡胶，其基胶与固化剂按重量比10∶1调和，可先以基胶调配内着色，完成后再加入固化剂。因固化剂的量较少，一般不会导致较大的颜色改变。如有差异，可进行适宜的颜色调整。该顺序可确保在调色过程中硅橡胶的流动性不降低，以尽量减少充填时出现大气泡。

以完全干燥、清洁的白色或透明硬质塑料杯称取适量的硅橡胶（如采用ZY系列硅橡胶，则为基胶与固化剂的混合物；如采用基胶与固化剂比例10∶1的硅橡胶时，则只是基胶）。先加入适量钛白（图3-43），以金属调拌刀充分搅拌均匀。钛白用于调整通透度，过量会导致通透性较低甚至无通透性，看起来颜色较"死板"。过少会导致过度通透，在光线照射时，呈现透明感，从而使赝复体仿真度降低。所以，应仔细观察患者肤色的通透度，决定钛白的加入量。

再加入适量用来模拟血丝的细红毛线，红毛线不宜太长，否则搅拌时容易出现成团现象。过长时可以用剪刀剪至长为3～5mm。搅拌后即可发现此时硅橡胶已呈现一定的红色（图3-44）。所以，添加模拟血丝的红毛线必须放在添加其他颜料之前，否则，如已添加其他颜料并调色合适后，再添加红毛线，就会使硅橡胶偏红。加入适量熟赭，搅拌均匀。熟赭用来模拟皮肤的黄红色。可适当加入生褐或棕色，以模拟皮肤的暗红色。因每个患者肤色不尽相同，所以，应根据患者肤色进行内着色，调色过程中反复与比色板或患者进行对比，直至与患者肤色接近（图3-45）。另

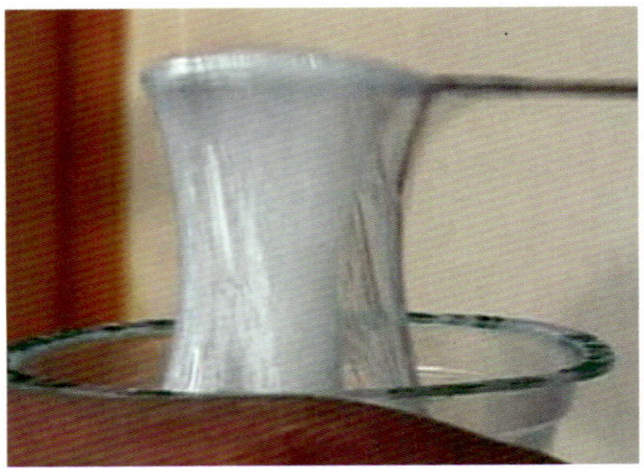

图 3-43　加入适量钛白，调整硅橡胶的通透度

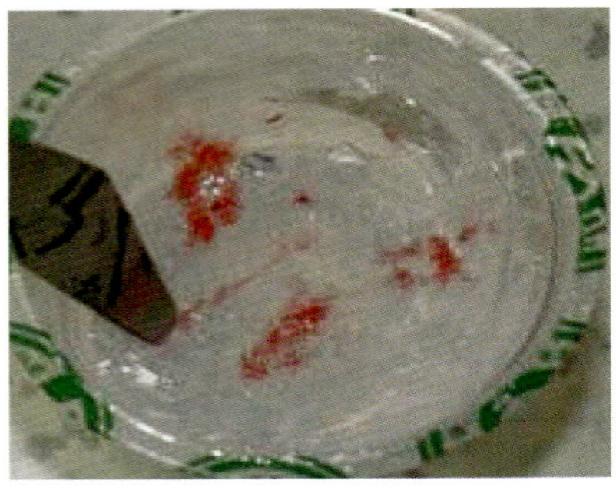

图 3-44　加入适量红毛线

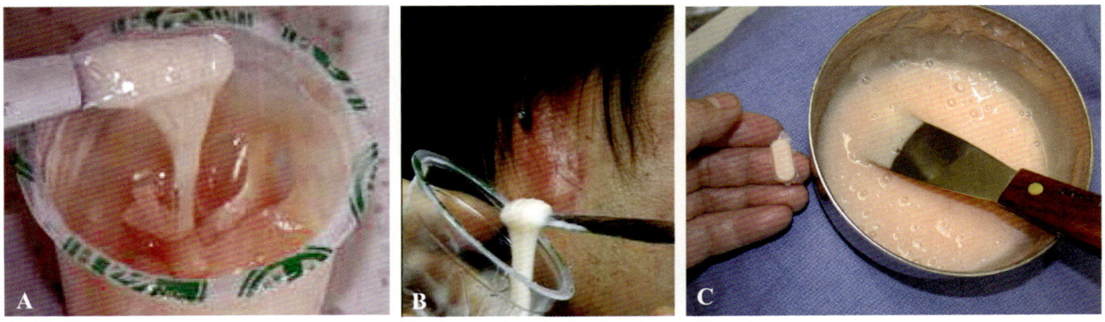

图 3-45　A ～ C. 调色时，反复与比色板或患者本人对比，直至与比色板或患者肤色近似

外，调色时，因技师对颜色的喜好不同，可能选择添加的颜料不尽相同。经过反复的训练，对颜料的特性及不同颜料混合后所呈现的颜色熟练掌握后，再进行硅橡胶的着色。内着色宜浅不宜深，浅的内着色可通过外着色加以弥补，而当内着色深于患者肤色时，通过外着色调浅是相当困难的。对于初学者，在添加颜料时，一定遵循少量多次的原则。一次添加过多颜料后，可能就需要重新称取硅橡胶，重新调色。

调色完成，置于真空罐内抽真空 5 ～ 8min，排出硅橡胶的气泡（图 3–46）。

将硅橡胶灌注于 30mL 或 50mL 的粗注射器内，加压注入型腔内。再次置于真空罐内，抽真空排气泡。复位上半型盒，以专用螺杆或压榨器固定并充分加压。当硅橡胶从上、下型盒间挤出时，证明硅橡胶是足量的，否则会出现充填不全的现象。用注射器的目的：一是注射器细的前端可以伸入到型腔内部；二是挤出硅橡胶时的压力可以排出硅橡胶内的气泡。

3. 内着色为主，外着色为辅配色：这种方法也称为“分区内着色”法，即参照健侧不同部位肤色，为硅橡胶进行配色，并充填于型腔内对应的部位表层。未充填的型腔以接近肤色的硅橡胶充填，该部分成为基色硅橡胶。固化后赝复体的表层颜色即与健侧肤色基本一致，只需通过外着色进行微调。

此种配色方法要求硅橡胶的流动性不能太高，否则，涂布在型腔表层的硅橡胶即会扩散到周边部位，影响配色的准确度。所以，配色时，通过添加钛白调整好通透度及添加模拟血丝后，将硅橡胶在较韧的白纸上分成不同小份，根据健侧不同部位，分别进行配色，直至完成所有不同部位的配色及基色硅橡胶。静置至硅橡胶呈低流动状态时，按照不同部位以毛刷将配色完成的硅橡胶涂布于型腔内（图 3–47），并充填基色硅橡胶（图 3–48）。按照上述方法完成型盒固定加压。

硅橡胶的固化可利用固化可摘及全口义齿的水浴箱固化，也可采用烤箱及微波固化。固化时，

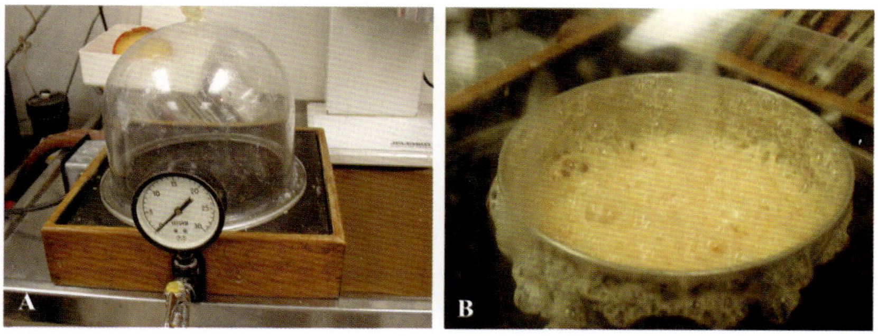

图 3-46　A. 调色完成的硅橡胶置于真空罐内；B. 抽真空时，硅橡胶内大量气泡排出

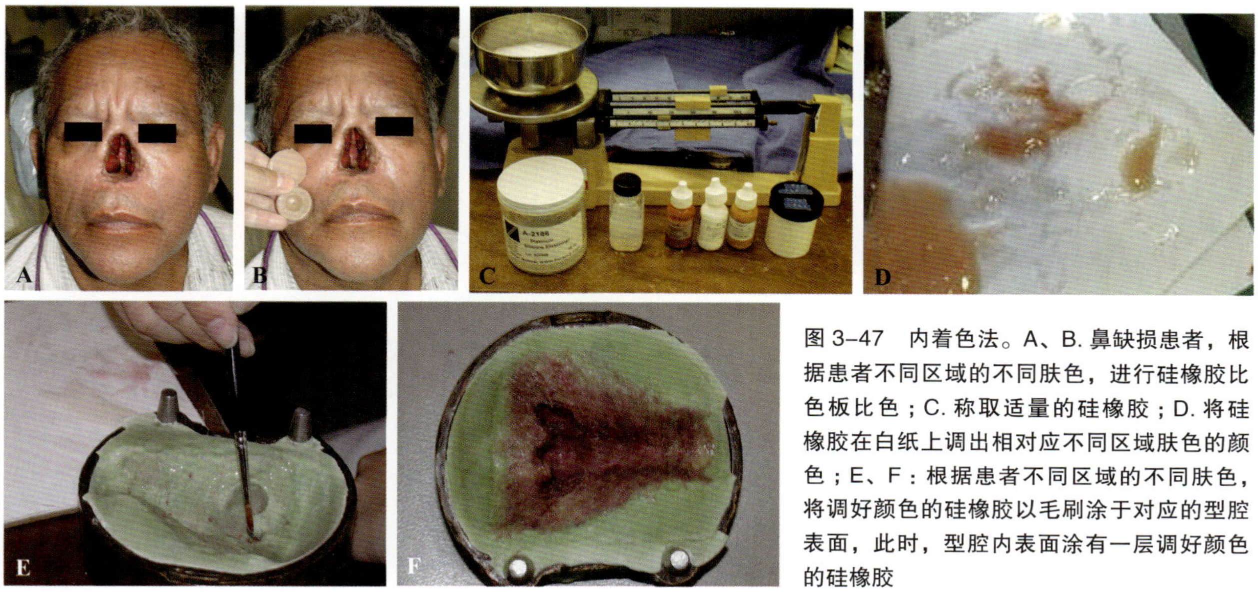

图 3-47　内着色法。A、B. 鼻缺损患者，根据患者不同区域的不同肤色，进行硅橡胶比色板比色；C. 称取适量的硅橡胶；D. 将硅橡胶在白纸上调出相对应不同区域肤色的颜色；E、F：根据患者不同区域的不同肤色，将调好颜色的硅橡胶以毛刷涂于对应的型腔表面，此时，型腔内表面涂有一层调好颜色的硅橡胶

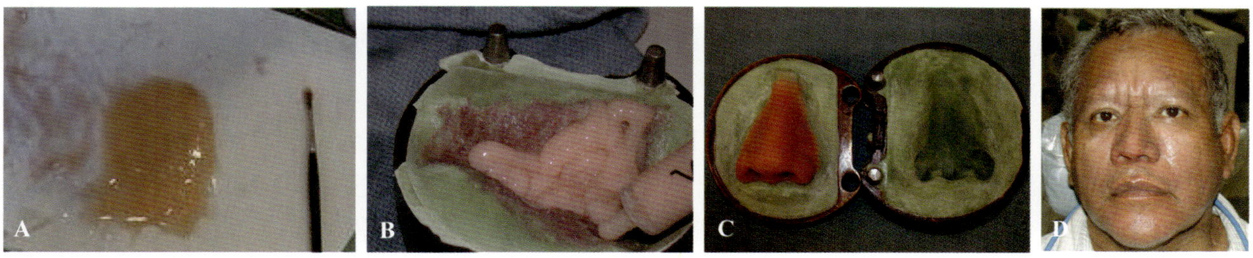

图 3-48　A. 完成基色调配的硅橡胶；B. 抽真空后，以注射器充填基色硅橡胶；C. 硅橡胶固化；D. 修复后

型盒倒置，使赝复体组织面向上（图 3-49）。因气泡是向上溢出的，如硅橡胶在固化过程中出现气泡，则尽量使气泡位于赝复体组织面，而不至于位于外表面影响外观。水浴或烤箱温度设置为 100℃，固化时间一般为 1 ～ 2h。无论是水浴或烤箱固化，均须从室温开始，切忌将充胶的型盒直接放入高温水浴或烤箱内，否则，硅橡胶遇骤热会产生大量气泡。采用微波固化时，应将微波炉调至中档，微波固化 15min。

六、赝复体出盒、边缘及表面修整

硅橡胶充分固化，拆除加压螺丝后，切忌暴力直接打开型盒，以免造成赝复体撕裂，特别是菲薄的赝复体边缘。先将型盒分开一小缝隙，以钝头蜡刀小心揭起硅橡胶边缘，并逐步向里揭起具有一定厚度的硅橡胶后，再彻底分开上、下型盒，再取出赝复体（图 3-50）。

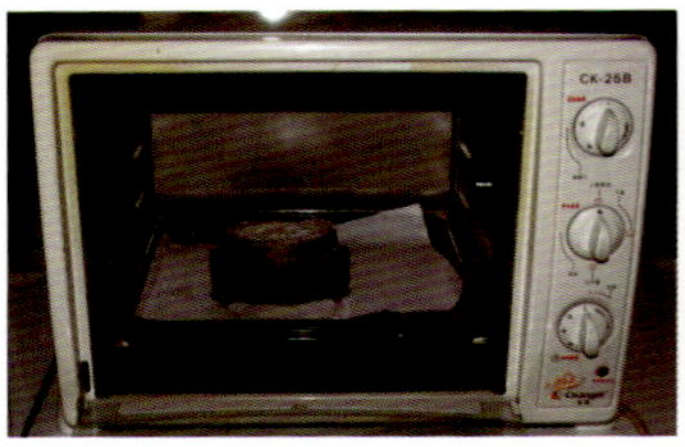

图 3-49　使用烤箱固化，型盒倒置

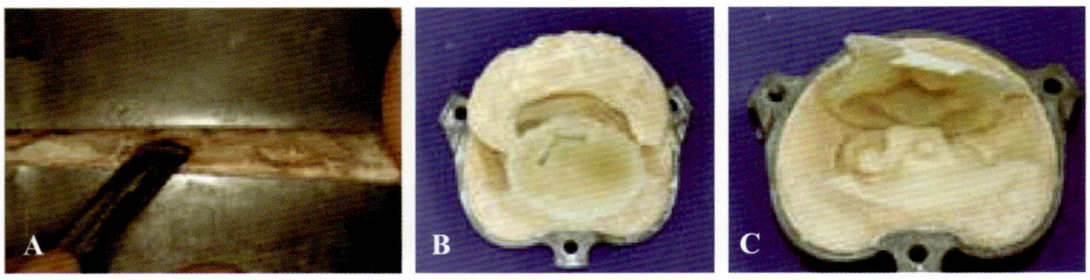

图 3-50　A. 开盒时，先打开一小缝隙，以钝头蜡刀慢慢揭起贴在石膏上的硅橡胶，此时切忌暴力直接打开型盒；B. 将包绕赝复体较大倒凹处的石膏取下（特别是义耳装盒时的第二瓣石膏）；C. 确保赝复体在无撕扯的情况下取出

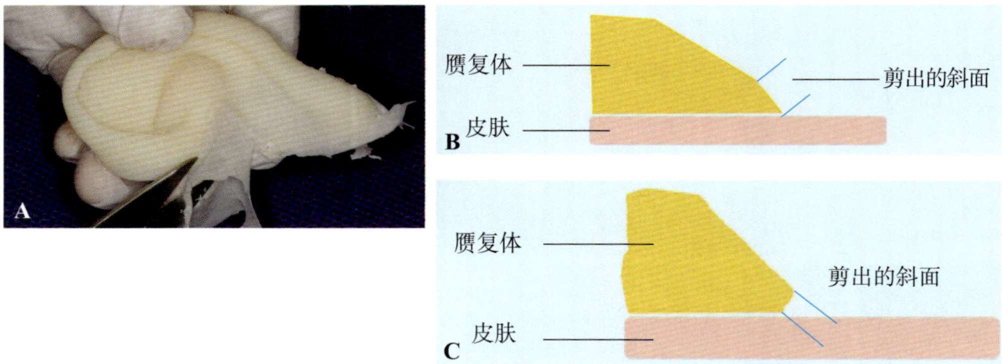

图 3-51　A. 修剪赝复体边缘时，剪刀的正确方向；B. 按图 A 所示，剪刀方向正确时，剪出的赝复体边缘逐渐变薄，并与皮肤紧密贴合；C. 按照反方向修剪赝复体边缘时，剪出的斜面与皮肤不贴合

修剪多余硅橡胶，修剪时，剪刀方向如图所示（图 3–51），按此方向剪出的边缘仍贴紧皮肤。如采用反方向，则剪出的边缘会与皮肤间不贴合，其放大效果如图所示。

赝复体表面存在的硅橡胶瘤，以剪刀或指甲剪修除后，再以专用橡胶轮打磨平滑。至此，获得内着色完成的硅橡胶赝复体，可为患者进行试戴。

第四节　着色技术

Coloring techniques for facial prostheses

赝复体的着色是决定修复是否成功的最重要的因素。由于人并非完全对称，所以，即使形态稍差，表面特征结构不甚逼真，而赝复体颜色与周围肤色完全匹配时，也完全可以达到较好的修复效果。所以，赝复体的着色技术是一个赝复医师必须熟练且精确掌握的内容，必须经过长时间的训练，对颜料的特性，颜料和硅橡胶混合后的颜色变化，颜料的添加量，不同量的不同颜料混合于硅橡胶后的颜色变化等逐步摸索掌握后，才能实现赝复体的精确着色。

硅橡胶的内着色在本章第三节中已经详细讲述，本节重点讲述赝复体的外着色技术。

该技术是将油画颜料混于室温固化硅橡胶中，调至所需颜色后，添加固化剂搅拌均匀后，将混有颜料的室温固化硅橡胶涂抹于赝复体表面，以中等硬度的海绵，以“蘸”的方式去除多余的室温固化硅橡胶，3 ～ 5min 后，余留的混有颜料的薄层硅橡胶固化到赝复体表面。重复上述操作，直至完成赝复体的外着色。常用的外着色颜料：土红、熟赭、生赭、熟褐、生褐、棕红、土黄、墨绿（主要用于模仿眼袋的青色）、紫红（主要用于肤色较红者）。具体操作如下。

根据患者肤色特点，于调色盒内取适量颜料，混于室温固化硅橡胶内（图 3–52）。可反复添加不同颜料，直至调出预期的颜色。

以画刀取适量调好颜色的硅橡胶，滴入固化剂后充分搅匀。以画笔涂于赝复体相应部位表面，并以中等硬度的海绵将混有颜料的硅橡胶蘸匀，

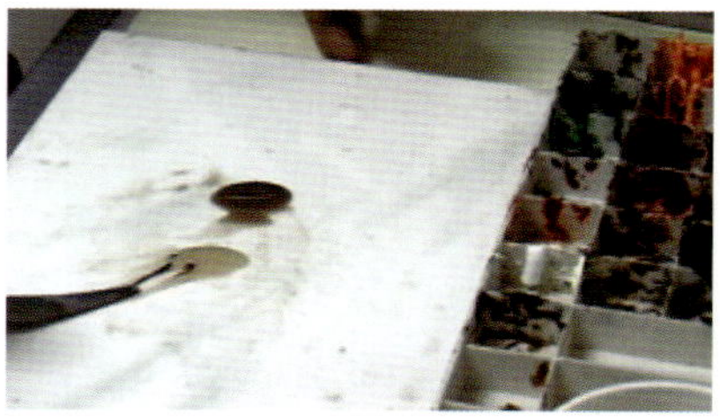

图 3-52 将油画颜料混于硅橡胶内，初学者务必遵循少量多次的原则，避免一次将颜料添加过多

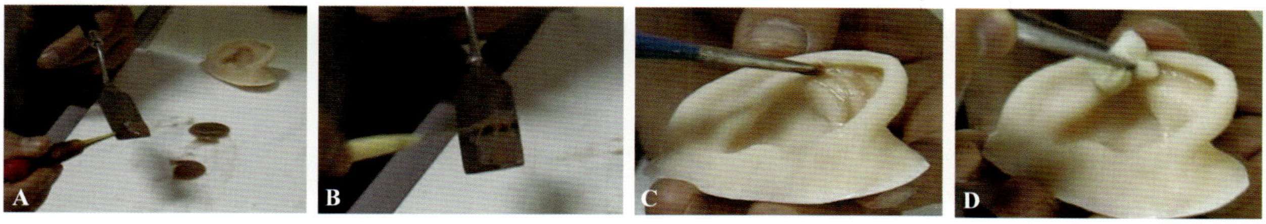

图 3-53 A. 在宽画刀上调好色的硅橡胶内滴入固化剂。固化剂的量根据室内温度、预期的固化速度等进行控制。如室内温度稍高，可少加固化剂，以延长操作时间。如希望染色硅橡胶快速固化，则可适量多加入一些固化剂。B. 以金属调拌棒将固化剂和硅橡胶调拌均匀。C. 以毛刷将混合了颜料、固化剂的硅橡胶涂于目标区域。对倒凹深、曲面多的赝复体，可逐个小范围地染色。对较为平坦的赝复体可扩大每一次的涂布范围。D. 以硬度适中的海绵将多余的硅橡胶蘸除。力量要适中，力量太大，会将硅橡胶去除过多，最终达不到染色的目的。力量过小，会在赝复体表面形成一层较厚的硅橡胶"染色层"，而失去原有赝复体的表面纹理，也使染色层容易剥脱

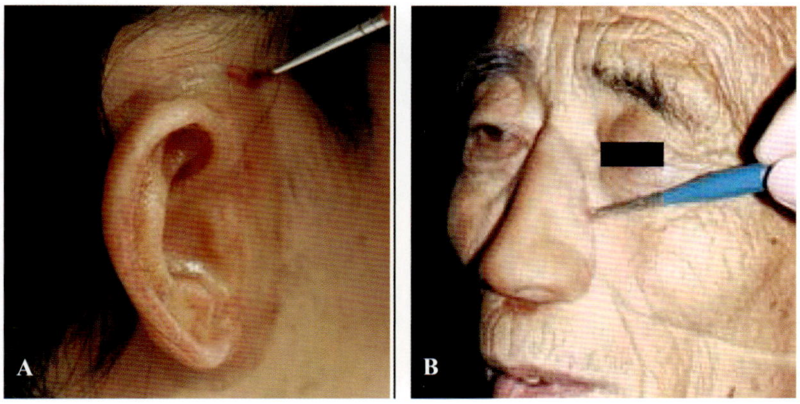

图 3-54 A、B. 除赝复体边缘外的部分染色完成后，将赝复体就位于缺损处，对未行染色的边缘部分染色

同时蘸掉多余的染色硅橡胶（图 3-53）。

海绵太软，容易在赝复体表面遗留残渣；太硬，容易将染色硅橡胶全部蘸掉，达不到染色效果。赝复体存在较深、窄小凹陷结构时（如耳赝复体），外着色时应准备好小块海绵，以镊子夹持海绵进行窝沟深处的蘸匀操作。待硅橡胶初步固化后，须进行亚光处理，即以海绵蘸掉赝复体表面一层油性物质，避免染色完成后，赝复体表面呈光亮状。反复进行上述操作，先将除菲薄边缘以外的赝复体部分完成后，将赝复体粘贴或通过附着体就位，再染边缘部分（图 3-54）。因边缘非常薄，粘贴于皮肤后，会透出一定的肤色，如未就位前已按肤色染完，粘贴后透出的肤色与所染色叠加，往往使边缘呈现色调较深的红褐色。染色完成后为患者试戴。

当赝复体边缘处皮肤具有特殊颜色，如斑痕的红色，则需对其局部边缘按照局部特征肤色进行调整，以使边缘与皮肤颜色保持一致（图 3-55）。

由于以硅橡胶为载体，所以，相当于在赝复体表面附有一薄层带有颜色的硅橡胶。经过 2～3 年的使用后，特别是经常在强日光、潮湿环境中使用，这一薄层带有颜色的硅橡胶会脱落，故需要重新制作赝复体。

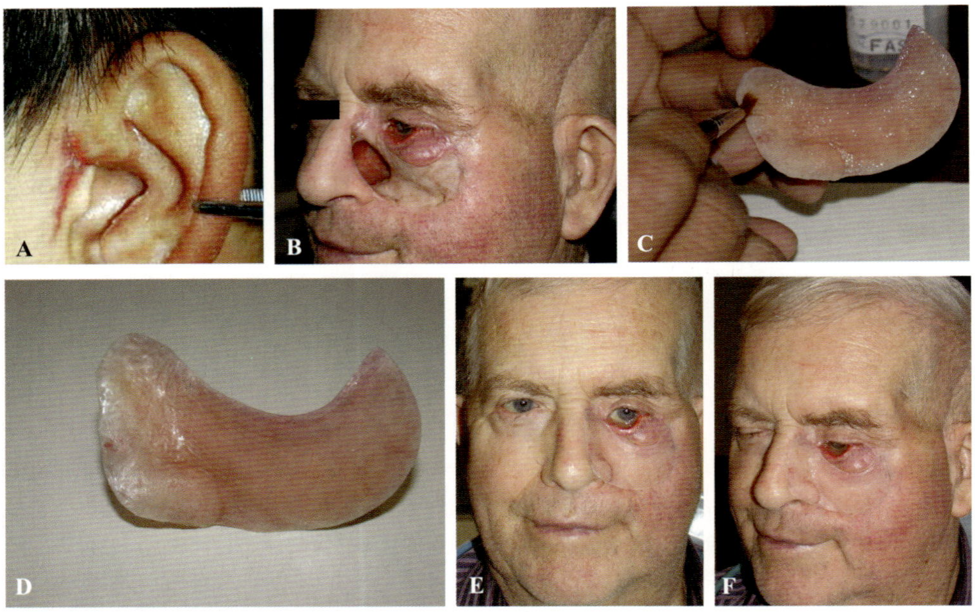

图 3–55　A. 患者耳屏前上区域有一红色斑痕，赝复体在此处的边缘也染成与斑痕接近的颜色，使赝复体颜色与肤色衔接得更好；B. 患者左侧面颊部缺损，上缘靠近下眼睑为红色；C、D. 染色时，则需对赝复体上缘单独染为红色，以与下眼睑处的红色接近；E、F. 修复后，赝复体上缘与下眼睑处的红色相匹配

第五节　毛发制作技术

The techniques to produce hairs for facial prostheses

为了提高颜面赝复体的仿真效果，有时需在特殊位置制作毛发，模仿健侧的毛发组织。毛发可购买人工的睫毛、眉毛及胡须。如单侧眶缺损患者，在制作义眶时需要制作睫毛，有时还需要制作眉毛。当眉毛处赝复体较薄，栽入的眉毛较易脱落时，可采用着色的办法，画出眉毛。如男性患者，其缺损累及上唇、下唇、颏部时，需要制作胡子，有时是为了与周围的残留的胡子茬相衔接，有时是为了隐藏赝复体边缘（图 3–56）。

毛发栽入前，根据患者的肤色，将预计植入毛发的区域染成青色，模拟毛囊透出来的颜色，比如眉毛、胡子区域。在睫毛栽入线上，需要加染黑色。特别是健侧睑缘文眉的女性患者，需根据文眉的颜色及范围，在义眶相应位置染相同的颜色后，再植入睫毛（图 3–57）。

栽入睫毛时，需参照健侧睫毛的长度、角度。以毛发针（将生活用缝衣针的针眼去掉一半，将余留针眼的两角打磨尖锐，将针尖扎入适宜粗度的木柄，即制作完成睫毛栽植针）卡住假睫毛的根部，参照健侧睫毛角度植入。因义眶上、下睑缘较薄，栽植睫毛时可能会将眼睑扎透，此时从义眶眼窝内表面剪除透过去的睫毛即可（图 3–58）。

栽植胡须时，需要参照残留胡须的颜色、长度及是否卷曲等特点，选择适宜的人工胡须。如患者属于络腮胡，那么栽植胡须后，只保留较短的胡子茬，嘱患者每天将自身较长的胡子刮掉，留下与赝复体胡子茬较匹配的胡子（图 3-53 B、C）。如患者留有较长的胡须，所栽植的人工胡须需与其相衔接融合（图 3–59）。

第六节　颜面赝复体的戴用与维护

Application and maintenance of facial prostheses

目前，颜面赝复体均采用硅橡胶制作。由于硅橡胶的特殊性能，在日常戴用及维护中与常规义齿存在较大的区别。因义眼球的戴用与维护较为特殊，将在第五章中详细讲述，本节重点讲述

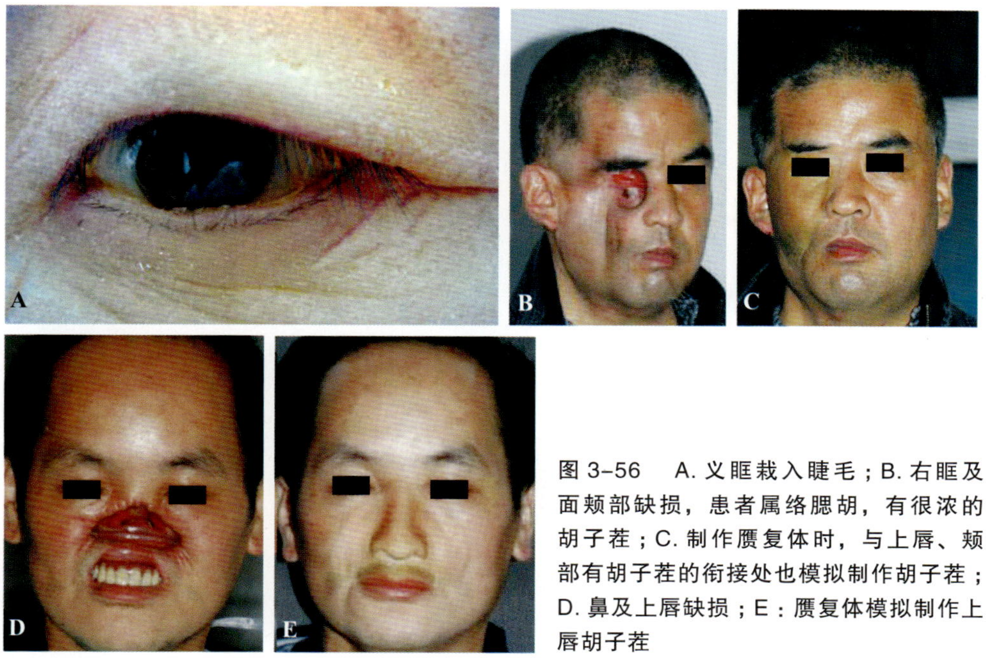

图 3–56　A. 义眶栽入睫毛；B. 右眶及面颊部缺损，患者属络腮胡，有很浓的胡子茬；C. 制作赝复体时，与上唇、颊部有胡子茬的衔接处也模拟制作胡子茬；D. 鼻及上唇缺损；E：赝复体模拟制作上唇胡子茬

硅橡胶赝复体戴用与维护中的有关事项。

一、良好的心理指导

在戴用赝复体期间，克服对赝复体的“假体”心理是患者正常戴用赝复体的关键。所以应事先向患者解释初戴赝复体时的这种排斥心理，让患者有足够的思想准备，帮助患者建立坚持戴用赝复体的决心和勇气，鼓励患者坚持戴用赝复体，同时嘱患者不要过多地“关注”赝复体，特别在戴用初期，尽量转移注意力。同时，需帮助患者树立生活的信心和勇气，鼓励患者多参与社会交往，不要太在意别人的眼光。只有患者能重返社会，进行正常的生活、工作及参与社交活动，赝复医师的工作才有意义。

二、正确戴用赝复体

临床上，为了使赝复体边缘与皮肤交界处具有良好的过渡，赝复体的边缘需要做得很薄，而菲薄的赝复体边缘正是其撕裂的好发之处，因此应特别注意保护，以避免撕裂赝复体边缘。硅橡胶边缘的撕裂在粘贴式赝复体中较为常见。因为赝复体靠皮肤黏接剂在边缘区域粘贴在皮肤表面，在取下赝复体时，容易造成边缘撕裂。所以动作应轻柔，先活动靠近赝复体边缘的皮肤，待边缘粘贴解除后，自该处逐步解除边缘粘贴，取下粘贴式赝复体。戴入种植体辅助固位的赝复体时，应先将尼龙卡与杆式支架，或磁体与衔铁位置轻巧对准后，再稍加用力将其复位戴牢。摘下赝复体时，也应动作轻柔，切忌使用暴力，防止由此导致加速种植体的松动脱落。

由硅橡胶的理化性质所决定，硅橡胶赝复体的老化、褪色等是不可避免的（图 3–60）。热、臭氧及紫外照射是硅橡胶赝复体老化、变色的主要原因。所以，尽量避免高温、潮湿环境作业，避免长时间在日光下戴用赝复体。同时，每天晚睡前取下赝复体清洗时，应使用软毛刷或棉签蘸清水轻轻擦洗有皮肤黏接剂的边缘区域。外表面以吸耳球轻轻吹去或以流水冲洗掉灰尘即可。切忌使用酒精等有机溶剂清洗硅橡胶赝复体。长期、频繁地在不适当环境内戴用硅橡胶赝复体或不适当的清洗会加速硅橡胶赝复体的老化、褪色，导致赝复体和患者面部肤色较快出现差异，缩短赝

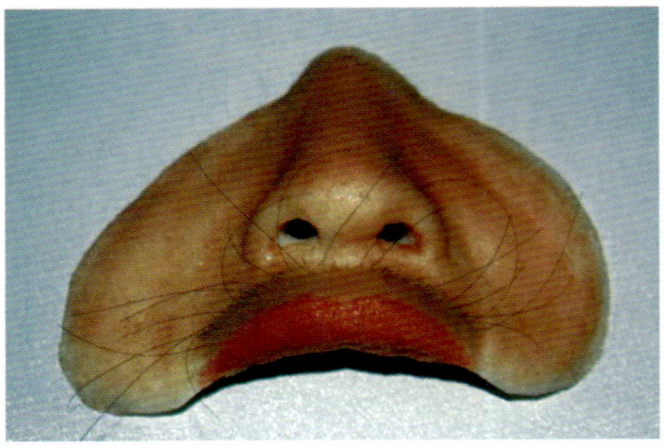

图 3-57 栽植胡子前，将预计栽植区域染成青SSS色

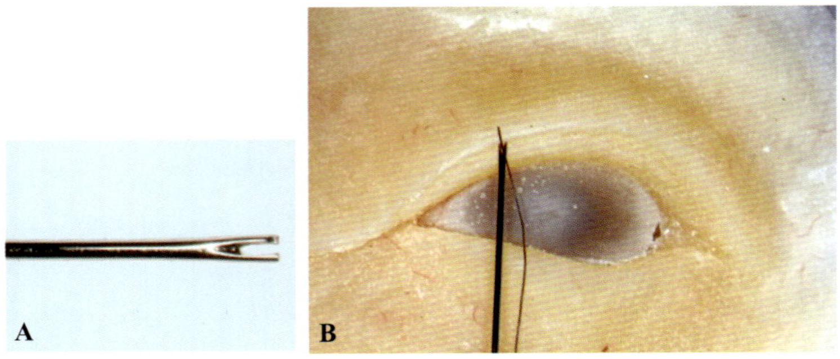

图 3-58 A. 睫毛栽植针；B. 睫毛栽植针卡住人工睫毛根部栽入义眶

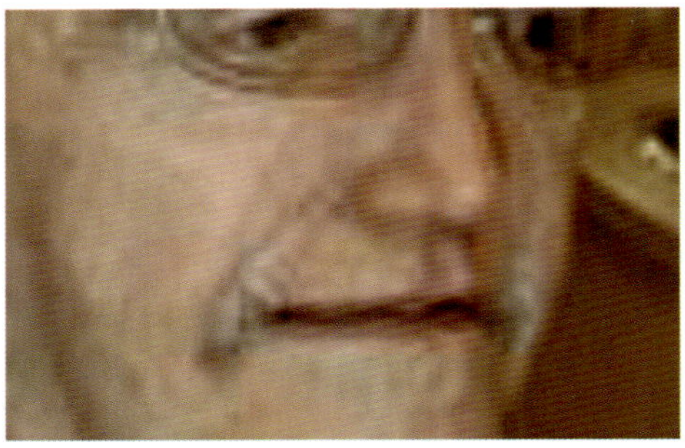

图 3-59 栽植胡须与双侧唇角余留的胡须相衔接，既隐藏了赝复体边缘，也与原胡须融合，较为逼真

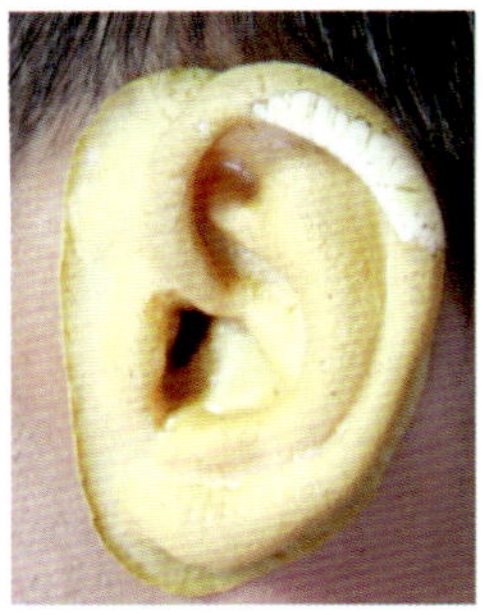

图 3-60 赝复体老化褪色

复体的使用寿命。一般情况下，颜面部赝复体戴用 3 ～ 5 年后，需要重新制作。

三、经皮种植体的维护

种植体的应用提高了颜面赝复体修复的固位与稳定性，同时还便于患者摘戴，避免使用黏结剂引起的皮肤刺激等不足之处，提高了患者的满意度和自信心。但由于支持固位颜面部赝复体的种植属于经皮（穿皮）种植，易发感染，所以在每晚清洗赝复体时，以酒精棉签擦洗经皮基台周围，及时清除皮肤毛囊分泌物，避免较多的分泌物堆积在基台周围。加之硅橡胶材料的特殊性，故应定期随访和加强对患者家庭维护指导的宣教，以保证种植体的长期成功率，为种植体支持、固位的赝复体修复提供良好的基础。

四、关注缺损区组织的健康

赝复体通常采用硅橡胶制作而成，其透气性较差，为此每晚须摘下赝复体，使皮肤暴露在空气中，避免真菌和细菌在皮肤表面滋生，也可避免因压迫、缺氧而引起其他病变。

（赵铱民　冯志宏）

参考文献

1. Maxillofacial Rehabilitation-Prosthodontic and Surgical Management of Cancer-Related, Acquired, and Congenital Defects of the Head and Neck. 3rd ed. John Beumer Ⅲ .

2. 赵铱民 . 颌面赝复学（上卷）：颌骨及腭部缺损的修复 . 西安：世界图书出版公司，2004.

3. 游素兰，吴伟恂，蒋永林，等 . 一种新眼眶赝复体与常规眼眶赝复体的比较 . 口腔颌面修复

学杂志，2011，12(5):311–314

4. Wolfaardt J，Tam V，Faulkner M，et al. Mechanical behavior of three maxillofacial prosthetic adhesive systems: A pilot project. J Prosthet Dent，1992，68(6):943–949.

5. Wang R，Collard S，Lemon J. Adhesion of silicone to polyurethane in maxillofacial prostheses. Int J Prosth，1994，7(1):43–47.

6. Turner G，Fischer T，Castleberry D，et al. Intrinsic color of isophorone polyurethane for maxillofacial prosthetics. Part Ⅱ：Color stability. J. Prosthet. Dent，1984b，51(5):673–675.

7. Turner G，Fischer T，Castleberry D，et al. Intrinsic color of isophorone polyurethane for maxillofacial prosthetics. Part I. Physical properties. J Prosthet Dent，1984a，51(4):519–522.

8. Toljanic J，Eckert S，Roumanas E，et al. Osseointegrated craniofacial implants in the rehabilitation of orbital defects: An update of a retrospective experience in the United States. J Prosthet Dent，2005，94(2):177–182.

9. Roumanas E，Freymiller E，Chang T，et al. Implant retained prostheses for facial defects: An up to 14 year followup report on the survival rates of implants at UCLA. Int J Prosth，2002，15(4):325–332.

10. Polyzois G，Frangou M，Andreopoulos A. The effect of bonding agents on the bond strength of facial silicone elastomers to a visible light-activated resin. Int J Prosthodont，1991，4(5):440–444.

11. Polyzois G，Andreopoulos A. Some physical properties of an improved facial elastomer: A comparative study. J Prosthet Dent，1993a，70(1):26–32.

12. Nishimura R，Roumanas E，Lewis S，et al. Craniofacial defects and osseointegrated implants: Orbital defects. J Prosthet Dent，1998，79(3):304–309.

13. Markt JC，Lemon JC. Extraoral maxillofacial prosthetic rehabilitation at the M. D. Anderson Cancer Center: A survey of patient attitudes and opinion. J Prosthet Dent，2001，85(6): 608–613.

14. Kiat-Amnuay S，Waters PJ，Roberts D，et al. Adhesive retention of silicone and chlorinated polyethylene for maxillofacial prostheses. J Prosthet Dent，2008，99(6):483–488.

15. Frangou M，Polyzois G，Tarantili P，et al. Bonding of silicone extra-oral elastomers to acrylic resin: The effect of primer composition. Eur J Prosthodont Restor Dent，2003，11(4):115–119.

16. Sousa AA，Mattos BS. Magnetic retention and bar-clip attachment for implant-retained auricular prostheses: a comparative analysis. Int J Prosthodont，2008，21(5):233–237.

17. Hatamleh MM，Haylock C，Watson J，et al.Maxillofacial prosthetic rehabilitation in the UK: a survey of maxillofacial prosthetists' and technologists' attitudes and opinions.Int J Oral Maxillofac Surg，2010，39(12):1186–92

18. Lee EI，Xue AS，Hollier LH Jr，et al. Ear and nose reconstruction in children. Oral Maxillofac Surg Clin North Am，2012，24(3):397–416.

第四章 chapter 4

颜面缺损赝复的种植体植入

Craniofacial implants for facial defects rehabilitation

概 述

Outline

良好的固位是颜面缺损赝复成功的基础，也是颜面缺损赝复所要解决的首要问题。在种植体用于赝复体固位之前，赝复体一般通过生物胶黏结、眼镜框架、鼻孔插销等辅助固位体以及利用组织倒凹等方式固位，但这些方法的固位效果不理想，并且可能引发赝复体下方及邻近皮肤炎症、过敏等问题。为解决这些问题，在口内种植术获得成功的基础上，1975 年 Brånemark 首先提出了颅面部种植的概念和设想，即种植体除了可穿透口腔黏膜组织种植于颌骨外，亦可穿皮种植于颅面部骨质内，并于 1977 年开始了种植体口外穿皮应用的临床研究，并尝试将种植体应用于四肢长骨，用于固定义肢。同年，Granstrom 等进行了首例颅面部种植体的植入手术，利用种植体固定助听器，取得了满意的效果。从此，颅面部种植体开始迅速发展并广泛应用，为成功解决颜面赝复体的固位问题提供了途径。

颅面部种植术的原则、手术步骤与口内种植术基本一致，但是由于植入对象人群与植入部位的特殊性，又具有其自身特点。关于义耳、义眼、义鼻等颜面缺损的种植修复过程及特点要求等在后面章节中将有详细介绍，本章重点介绍颜面缺损赝复过程中种植体植入的一些共性问题。

第一节 颅面部种植特点与基本技术

Characteristic and technique of craniofacial implants

一、颅面部种植体基本特点

最早用于颅面种植的种植体系统为经典的 Brånemark 系统（Nobel Biocare, Gothenborg, Sweden）、IMZ® 系统（FRIATEC AG, Mannheim, Germany）及 Bonefit 系统（Straumann AG, Waldenburg, Switzerland）。2000 年，Epiplating® 系统（Tuttlingen，德国）出现了一种钢板式颅面种植体，也可用于眶、耳、鼻缺损的赝复体固位修复。

目前颅面部种植体仍以钛种植体为主，Brånemark 种植系统最为经典，主要有以下特点：种植体为螺旋形，直径 4 ～ 5mm，长度为 3 ～ 5mm；穿皮基台高度为 1 ～ 3mm 等多种规格，要求表面光滑，通过基台螺丝与种植体紧密连接。

颅面部种植体外接圈处常规设计凸缘（图 4-1），以防止种植体下沉或因意外受力而穿透颅骨内板，损伤骨板下组织。凸缘上的多孔设计有

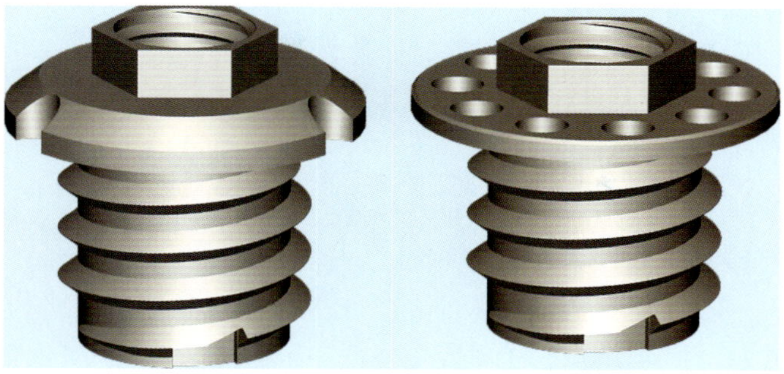

图 4–1　颅面部种植体

利于骨组织向内生长，可加大骨结合面积，增加种植体的固位。

依上部结构不同，颅面部种植体分为两段式和三段式。三段式由种植体、穿皮基台（配基台螺丝）和桥架基台（配固定螺丝）组成，适用于杆卡式、支架式固位。两段式一般由种植体和带有衔铁基台螺丝的穿皮基台组成，适用于磁固位等。

颅面部种植体颈部要与皮肤软组织接触，易出现种植体继发感染，甚至导致骨结合失败，因此种植体的颈部要进行表面处理，以提高其与周围软组织的封闭效果，降低感染概率。

由于颅面部块状骨较少，多为较薄的骨板，所以颅面部种植体长度较口内种植体短，解剖结构的限制决定了颅面部种植体不能通过增加长度来提高固位力。由于颅面部种植体的主要作用是为修复体提供固位，而无需支撑咬合力，其长度较短对于实现固位并无明显影响。尽管如此，目前研究者仍致力于通过改进种植体表面处理方式以提高其固位力。

颅面部种植体普遍用于耳缺损和眼眶缺损的种植修复，不过，在一些特殊解剖部位，也采用一些口内种植体参与颅面种植修复。如鼻缺损种植时，通常选择在梨状孔下缘的后方纵向植入种植体，由于此处骨量充足，种植时可采用口内种植体进行种植修复。在骨组织缺损面积较大且支持较差的面中部组织缺损时，有报道采用 25mm 长度的颧骨种植体，分别在左、右两侧梨状孔水平取向，跨越上颌窦达到颧骨外侧皮质骨，成功植入固位。但此方法难度较大，还存在种植体跨越上颌窦时易污染等不利因素。

关于种植体上部修复结构的应用形式与特点，在本书第三章相关内容中已有详细介绍。

二、颅面部种植位点选择

颅面骨解剖结构复杂，在选择种植位点时，一方面要考虑修复方式的需求、种植体应力分布等因素，另一方面要考虑如何避开窦腔、孔、裂、气房以及血运差的区域。种植体误种于窦腔和气房时，无疑直接造成种植失败，而在接近窦腔和气房的区域，由于血供较差，也会影响种植体的骨结合，应尽量避开。种植术前进行 CT 三维重建及位点设计，可避开危险区域，为上部修复找到理想位点，甚至可以模拟最终的修复效果。如条件允许可制作种植手术导板，使种植位点更为精准，并缩短手术疗程。

颅面部种植植入部位的解剖特点及种植位点的选择详见本章第二节。

三、颅面部种植手术方法及要点

颅面部种植手术与口腔内种植手术方法基本相同，因径直暴露，视野好，易于操作。尽管如此，颅面部种植对种植外科操作有极高的要求，在制备种植窝和旋入种植体的过程中，术者的精细准确操作非常重要。

颅面骨骼各部骨质厚薄相差悬殊，内、外板均由骨密质构成，外板厚，内板则较薄而脆弱。

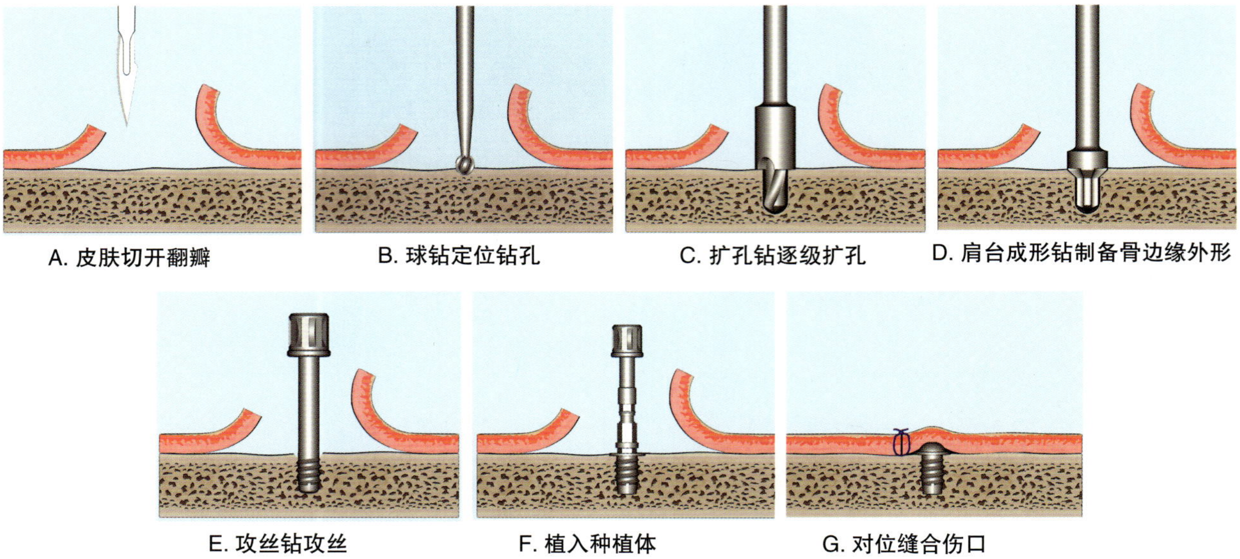

图 4-2 A ～ G. 种植一期手术过程

在此区域种植时，需要在保证初期稳定性的前提下完成种植体骨结合。种植体植入的初期稳定性，是依赖种植体螺纹和皮质骨之间相互机械作用完成的，而相对较薄弱的颅面骨质，以及种植体骨结合面积的局限性，对种植体植入的初期稳定非常不利。颅面种植体的长度仅 4mm，术者预备种植窝过程中不便随时纠正孔道的方向和角度，在钻孔的手法上，要防止轴心偏移或摇摆，致种植窝被扩大，丧失种植体的初期稳定性。

由于薄的骨壁皮质骨较多，松质骨较少，要求术者操作精准，钻孔时用提拉手法，逐级扩孔，注水降温，不能在密度高的薄骨板上持续不停钻孔，否则钻头产热容易对骨细胞造成伤害，严重者致骨细胞坏死，骨结合失败。

种植窝要以 35N•cm 顺利旋入种植体为最佳，预备的窝洞偏大，不宜获得初期稳定，种植体易脱出，预备的孔偏小或骨质太硬时，不宜旋入种植体，如若在骨密度高的薄骨板上强行挤压种植体，会导致成骨细胞坏死，如种植体受力过大，有可能意外穿透颅骨内板，造成危险。

颅面部种植手术大多分两期进行，即一期行种植体植入，潜入式愈合，使种植体在稳定的环境中度过 3 ～ 4 个月的愈合期，再行二期手术将基台穿出皮肤，1 ～ 2 周皮肤愈合后行上部修复。由于颅面部种植体植入后不承受咬合压力，暴露的种植体也便于清洁，因此也可采用一期手术穿出皮肤，非潜入式愈合方式。以下以两期手术为例简单介绍手术过程。

（一）一期手术

局部浸润麻醉后，在设计的种植体植入部位旁约 1cm 处，弧形切开皮肤、皮下组织及骨膜，剥离显露骨面。用球钻定点，并以 1 500 ～ 2 000r/min 的速度钻透骨外板至板障，再依次用扩孔钻以 800 ～ 1 200r/min 的速度钻孔成形，测量深度达 4mm 后，用肩台成形钻制备上口 0.5mm 深度的肩台部骨边缘外形，以适应种植体颈部的圆盘形状。整个钻孔过程注水降温。选与种植体型号配套的攻丝钻，以 15 ～ 20r/min 的慢速旋入种植窝进行攻丝。种植窝预备完成后慢速旋入种植体，拧入封闭螺丝，严密缝合伤口。7d 以后拆线（图 4–2）。

（二）二期手术

二期手术于一期手术后 3 个月进行。原位切口，翻起显露并旋出封闭螺丝。选择适当长度的基台并旋入。对种植体周围 5mm 范围内的皮下组织做楔状切除，种植体及基台密切接触的皮瓣部只保留真皮组织。将皮瓣复位，使其与骨膜面

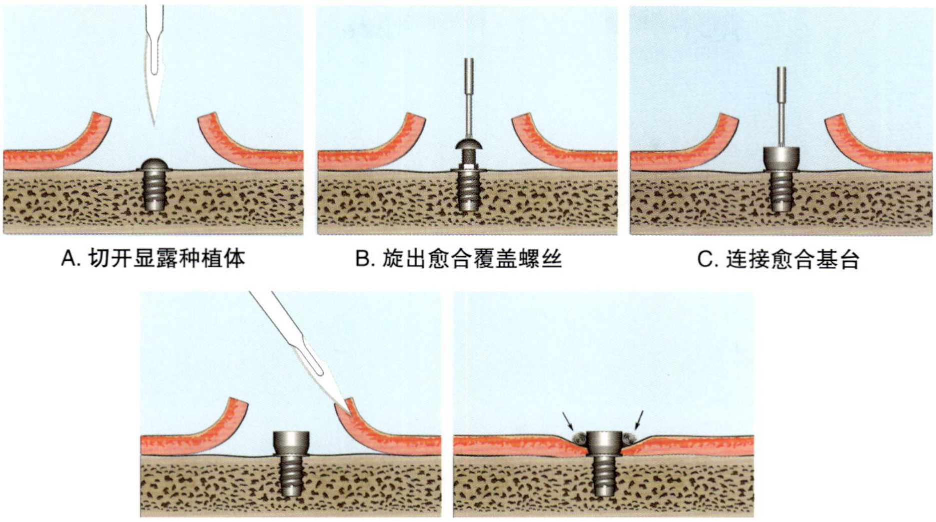

图 4–3　A ～ E. 种植二期手术过程

和种植体基台密切贴合，以减少软组织的移动性，增加皮肤与种植体的附着，建立良好的皮肤 – 种植体界面。用抗生素浸泡过的纱布绕种植体对皮肤做加压缝合，确保皮肤愈合后能紧密贴附在骨面和种植体上，不出现间隙和移动。手术后 10d 拆线，进行后续修复（图 4–3）。二期手术的关键点在于种植体周围皮下软组织的处理，上述步骤适用于皮下组织较薄、动度较小的种植区域，以下详述复杂的种植体周围皮下软组织的处理。

四、种植体周围皮下软组织处理

颅面部种植体与皮肤直接接触，并穿出皮肤。由于颜面部皮肤的皮下组织较厚且松弛，移动性大，会带来种植体经皮密封不严密的缺陷，极易引起种植体周围软组织炎症。尽管种植体一期植入后可成功完成骨结合，但修复后软组织持续炎症造成严重的种植体周围炎，最终可导致种植体进行性骨吸收，种植体松动，甚至脱落。这是颅面部种植最常见和最严重的并发症。因此颅面部种植体周围皮下软组织的处理非常重要。种植体周围炎症的发生与毛囊的感染也有较大关系，皮下软组织处理时需注意毛囊的处理。

颜面部缺损在进行种植修复治疗时，为预防种植体周围炎，所做的治疗程序视缺损程度不同而采取不同的方法。如果缺损部位基本保持了皮肤的完整性，只需解决软组织过厚和动度大的问题，临床常采用去除或削薄皮下组织和游离皮片移植的方法，使种植体周围的皮肤尽量与骨面贴合，以达到限制皮肤活动的目的。而对于颜面器官肿瘤切除后的大面积组织缺损修复，临床常先采用皮瓣移植进行修复，再进行皮瓣削薄等处理。

（一）去除或削薄皮下组织

去除或削薄皮下组织在种植体植入 3 个月后骨结合已完成的条件下进行，通常与种植体二期穿皮术同时进行。

1. 切口：沿种植体排列曲线外 20mm 处切开皮肤至骨膜上，保留骨膜，其目的是保证皮瓣在愈合过程中的血供。

2. 去除或削薄皮下组织：用眼科剪或手术刀仔细修剪皮瓣下的皮下组织，包括皮下脂肪及毛囊组织。在修剪过程中注意厚薄均匀，防止伤及上皮。修剪范围不宜太小，在种植体排列曲线外 15 ～ 20mm 为宜，以便于皮肤直接附着并贴合于骨膜上，达到皮肤制动的目的。

3. 缝合：用 5–0 缝线将削薄后的薄层皮瓣创缘严密缝合。

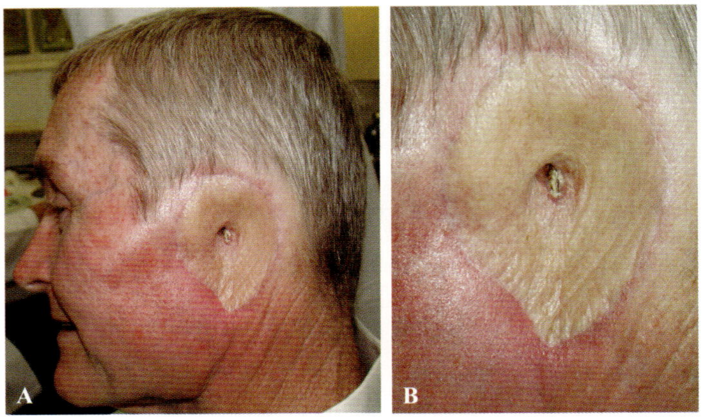

图 4-4　A、B. 耳缺损区已行皮片移植

4．种植体穿皮术：皮瓣缝合后，用环切刀在种植体上口处环切皮肤，暴露上口，用螺丝刀拧出封闭螺丝，更换愈合基台。环切皮肤时，切口要小于种植体上口的实际尺寸，使皮肤组织紧抱种植体上口，并与种植体周围骨膜组织贴实。

5．包扎：油纱布平铺在伤口处，上面用碘仿纱条逐一填塞充分，再覆盖干纱布，局部加压包扎，以确保对皮肤和骨膜之间的良好接触，并防止术后血肿和肿胀。术后口服抗生素和止痛药，嘱患者保持伤口干燥，注意局部清洁卫生。

6．拆线：术后 10d 拆线。每周换药 1 次，3 ～ 4 周后即可制取印模，制作赝复体。

（二）游离皮片移植

对于烧伤患者，必须切除斑痕组织，进行自体游离皮片移植。对削薄皮下组织不理想时，也可进行皮片移植（图 4-4）。

游离皮片移植按皮肤厚度分为刃厚皮片、中厚皮片和全厚皮片三种。由于刃厚皮片质地脆弱，极易挛缩，而全厚皮片因皮下组织较厚且含有毛囊，不宜用于种植体周围软组织移植。中厚皮片包括表皮及一部分真皮层，较柔软且耐摩擦，用于耳、眼部的种植体周围软组织移植，功能和外表最佳。

1．准备植皮区

切除种植体排列曲线外 15mm 范围内的斑痕组织，保留骨膜，清理创面，彻底止血。拧出种植体封闭螺丝，更换愈合基台。

2．断层皮片切取方法

断层皮片切取法可采用刀片取皮法、滚轴式取皮刀取皮法、鼓式切皮机取皮法以及电动式切皮机取皮法。滚轴式取皮刀是带有滑动滚轮并有调节厚薄刻度旋钮的取皮刀，旋钮上的刻度分四格，每一格代表厚度 0.25mm。本节主要介绍在临床应用最多的滚轴式取皮刀取皮及植皮方法。

（1）取皮部位：选择平坦宽阔少毛发区及伤口隐蔽的体表区域，如上臂内侧、大腿内则等部位。

（2）麻醉：采用局部浸润麻醉。

（3）取皮方法：垫高取皮区，使之平坦便于操作。术者调节滚轴两端的刻度旋钮，根据所需断层皮片厚薄，通常调节到 2 ～ 3 格，即 0.5 ～ 0.75mm。在取皮刀上均匀涂上液状石蜡，以使供皮区皮肤润滑。助手用一块木板压紧取皮区的一端，另一手捏紧手臂下端以使皮肤绷紧，术者左手持另一快木板压紧取皮区的另一端，压力以中间皮肤表面紧张平坦为好，两板之间相距 6 ～ 7cm。术者右手持取皮刀压紧于皮肤上，先使刀架与皮肤表面以约 40° 角倾斜地切入皮肤，然后以 15° 角做拉锯式动作向前斜削皮肤，边切边将木板向后滑动。在拉锯式向前斜削皮肤时，动作要快，中间不要停顿，直至完成所需长度为止。除了调节取皮刀的刻度外，刀片与皮肤表面所形成的角度以及刀片对皮肤的压力也影响所取皮片的厚度，如果角度和压力大，皮片则厚，反之亦然。皮片切取完毕后，如果植皮区还没有准备好，不能立即植入时，用冷生理盐水纱布包起备用。

（4）取皮区创面包扎：断层皮片切取后，创面要立即用温热的生理盐水纱布压迫创面，以充分止血，用凡士林或液状石蜡纱布覆盖后再加盖多层干纱布，敷料应厚些，超过创缘，最后用绷带加压包扎。绷带包扎的压力要适当，防止过紧致肢体缺血，过松造成创面出血，包扎后压迫指（趾）尖端，如回血良好说明压力适当。术后不需更换敷料，2～3周后创口即可愈合。如果伤口感染，应及时清创换药处理。

（5）植皮区皮片移植：取下的皮片应立即植入受区，将皮片修剪所需大小形状后，平铺在植皮区，在种植体位点小心戳出小孔，将愈合基台穿出皮片，将基台周围紧贴密合，方法同前述。皮片创缘用5–0缝线严密缝合，打结后保留长线头打包之用。缝合完毕，用凡士林或液状石蜡纱布覆盖创面，油纱布上填入碘仿纱条，再覆盖干纱布，用留出的长线头分组打结打包，加压固定。

（6）术后口服抗生素，伤口疼痛时适当服用止痛药，嘱患者保持伤口干燥，注意局部清洁卫生。

（7）拆线：一般在术后10d拆除敷料，伤口继续包扎1周后即可制取印模，制作赝复体。

（三）皮瓣移植

皮瓣移植分为带蒂皮瓣移植和游离皮瓣移植。

带蒂皮瓣必须有与皮肤相连的蒂，以保证皮瓣的血供，多数用于较小面积皮肤缺损的修复，根据受区缺损部位大小和供区组织的解剖特点，利用毗邻正常组织，采用整形外科移位、滑行、旋转等手法对其缺损区软组织进行整复。

游离皮瓣是断蒂皮瓣，通过血管吻合重建血液循环，提供皮瓣的血供和营养。颜面器官肿瘤切除后，由于其切除范围较大，组织缺损较多，不能利用邻近组织修复时，临床常采用游离皮瓣移植修复。

由于皮瓣修复的功能首先是解决组织缺损的问题，所以，对种植固位赝复体修复而言，同样存在皮瓣较厚和有动度的问题，也必须用去除或削薄皮下组织或皮片移植的方法，进行软组织处理，具体手术方法和时机同前所述。

（四）激光去除毛囊

为了避免种植体周围感染，去除皮肤毛囊是非常必要的，常采用的方式是削薄皮下组织的同时去除毛囊组织，以及在断层皮片移植时，不用含有毛囊的全厚皮片而采用中厚皮片。在去除皮下组织不理想或不适合做皮片移植手术的情况下，可采用物理去除毛囊的方法进行治疗，包括激光脱毛和光子脱毛等方法。

激光脱毛的原理是基于激光器发射的可穿透表皮进入真皮内的光束，选择性地被毛囊中的黑色素颗粒吸收，产生光热效应，从而将毛囊收缩，破坏毛囊的再生能力。激光的特点是能够被黑色素选择性地吸收，同时激光能有效地穿透皮肤达到毛囊所在的位置。光子脱毛的原理是利用选择性光热技术和多脉冲长脉宽设置，使光子能柔和地作用于毛囊，基于毛囊中的黑色素细胞对特定波段光的吸收特点，使毛囊产生热，从而选择性地破坏毛囊。采用强脉冲光源的选择性光热解作用，对正常表皮进行无损伤的光照射，穿透皮肤直达毛囊根部，使毛囊中的黑色素吸收大量光子并转化成热能，从而升高毛囊温度，当温度上升到足够高时，毛囊结构发生不可逆转的破坏。经过处理的毛囊一般会在10d后排出脱落。如一次不能完全毁损全部毛囊，在第一次治疗后1个月再行第二次治疗。一般2～3次治疗即可达到满意的脱毛效果。脱毛术后即可行颅面部种植体植入术。

五、颅面部种植体植入的并发症处理

决定种植修复成功与否最重要的因素是总体治疗方案的正确性与种植手术的合理性，在治疗过程中应注意以下因素以降低种植失败率：①患者良好的全身状况和正常的精神状态；②良好的种植床条件，包括充足的骨量、无感染、无囊肿等；③精细的外科操作；④严格遵守无菌原则，避免术中和术后感染；⑤防止脂类、蛋白及异种金属对种植体的污染；⑥患者依从度高，能够配合治疗，术后维护好。

较常见的并发症包括种植体周围局部软组织炎症、种植体周围骨吸收、种植体或基台损坏、穿破颅骨内板等。为避免这些问题，应注意以下方面。

首先是要进行合理的种植与修复设计，这是保证种植修复具有长期成功率的前提。合理的设计需充分考虑下列问题：①缺损部位骨的质与量；②植入部位的选择；③种植体数目的确定；④种植导板的利用；⑤种植体上部结构的设计；⑥种植体及种植系统的选择；⑦种植术的术式与种植时机。

由于赝复体边缘的密封性，且部分区域的汗液和鼻腔分泌物易滞留，导致种植体周围皮肤潮湿，污染种植体上部结构，加重了种植体微渗漏带来的细菌堆积，引起种植体周围炎。因此加强局部卫生护理十分重要，修复后日常的卫生清洁与维护是减少并发症的必要措施。患者应每天在睡前取下赝复体，使用中性清洁剂或清水对种植体周围和赝复体进行清洁。不要使用刺激性的清洁物，清洁用品主要为软毛牙刷、棉签、中性清洁皂等；清洁的重点部位为基台穿皮处。建议患者睡眠时不佩戴赝复体，以使皮肤和黏膜保持干燥。对于患者不易自行清洁的部位，家人应辅助清洁。

定期复查是保证种植修复远期效果的重要手段。复查的内容主要包括种植体骨结合状况及上部结构功能行使情况。如发现种植体周围炎等问题应及时予以清洁和抗感染处理，并选用适当的抗生素进行抗感染治疗。如种植体穿破颅骨内板或种植体周围骨吸收严重、无法补救时，应将种植体拔除，1 年后可在原位重行种植体植入。

第二节　颜面缺损区种植体植入位点

Implant sites for facial defects

颅面部骨组织解剖结构的特殊性决定了颅面部种植体植入的复杂性要高于口内种植体植入。为保证种植的安全性与成功率，应在精确测量的基础上，根据各种植区骨质厚度、宽度，设计制作直径、长度相适宜的种植体，以供临床选择应用。临床工作者亦必须熟知各缺损区周围骨性结构的解剖特点，以便术前制订最佳手术方案，术中安全规范操作，确保种植术的成功。近年来，作者在此领域进行了较为深入的研究，分别应用颅骨直接测量方法、CT 三维重建测量技术对 200 例中国成人颅骨进行了颅面部种植相关区域骨性解剖结构的研究，得出了一系列重要的数据，为颜面部缺损种植修复提供了参考与指导。本节将对鼻、眶、外耳缺损种植修复植入部位的解剖特点与植入位点的选择进行介绍。

一、鼻缺损种植

鼻缺损种植修复的植入部位主要为前鼻底区和眉间点区。这些区域的种植可能会损伤前牙根尖、切牙管、硬脑膜等邻近相关组织，因此，临床医生必须熟知相关区域的解剖特点及骨量分布规律，以避免意外损伤，保证植入术的成功。

（一）前鼻底区

前鼻底区骨面相对平坦，常选择于梨状孔下缘后方纵向植入种植体，左、右各一枚。若纵向骨量不足时，尚可考虑于梨状孔下缘下方横向种植。

1. 纵向种植

前鼻底区纵向种植是鼻缺损种植的首选（图 4–5）。种植部位在梨状孔下缘后方不应过分靠后，以利清洁；也不应过分靠前，以免上唇组织动度影响种植体稳定。纵向种植与以下骨量参数有关。

（1）前鼻底区宽度。相关研究以左、右同名牙根尖之间横向距离及梨状孔宽度表示前鼻底区宽度，颅骨直接测量结果如表 4–1 所示。

表 4–1　前鼻底区宽度测量结果（mm）

测量部位	标本例数	均数 ± 标准差 ($\bar{x} \pm s$)
左、右上中切牙	73	8.41 ± 1.42
左、右上侧切牙	73	18.37 ± 2.14
左、右上尖牙	73	32.61 ± 2.86
梨状孔宽度	73	25.53 ± 1.48

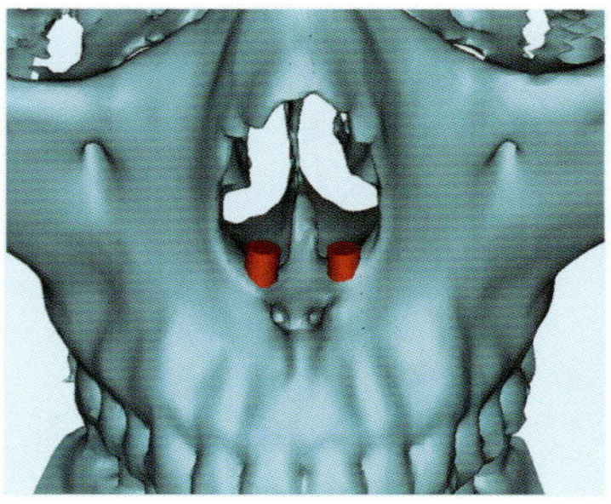

图 4-5　前鼻底区纵向种植示意图

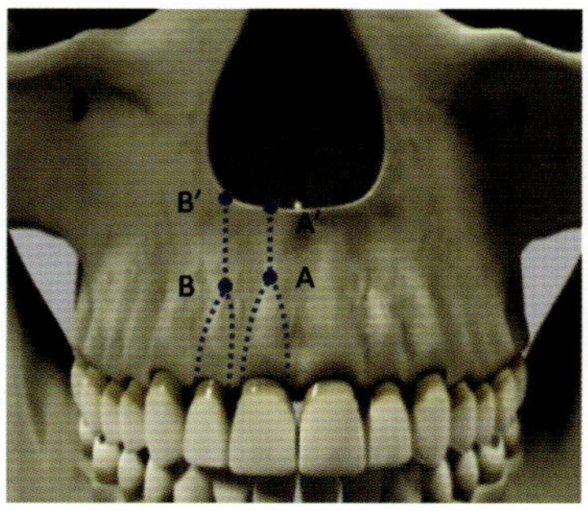

图 4-6　前鼻底正面观示意图

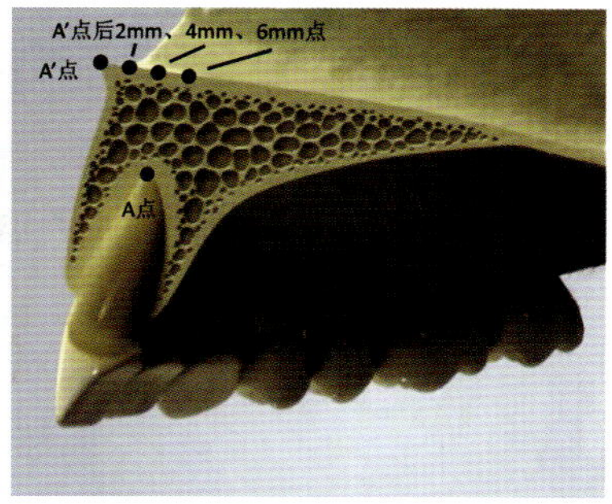

图 4-7　前鼻底侧面观（1）

以上结果提示，中切牙之间横向区域较小，不足以并排纵向植入两枚种植体；左、右上侧切牙根尖之间横向距离充足；左、右尖牙根尖距大于梨状孔宽度，尖牙根尖位于梨状孔外侧，侧切牙与尖牙之间的前鼻底骨面呈凸向下外方的弧形，若将种植体应用于此处，则需斜向植入。上述结果提示，侧切牙与中切牙之间为纵向种植适宜区。

（2）上前牙根尖至前鼻底平面距离。该结果可为种植体长度的选择提供参考，避免选择过长种植体，以免纵向植入时损伤上前牙根尖。右侧上颌中切牙和侧切牙根尖点，分别记作 A 点、B 点，通过 A、B 点平行矢状面方向做截面，与梨状孔下缘交于 A'、B' 点（图 4-6），并在截面上确定梨状孔下缘后（即 A'、B' 点后）2mm、4mm、6mm 点（图 4-7）。CT 三维重建测量结果如表 4-2 所示。

表 4-2　上前牙根尖至前鼻底平面距离（mm）

测量部位	性别	例数	$\bar{x} \pm s$
A—A'	男	50	13.03 ± 3.11
	女	50	11.06 ± 2.78
A—A' 后 2mm	男	50	14.02 ± 3.31
	女	50	11.98 ± 2.69
A—A' 后 4mm	男	50	14.76 ± 3.31
	女	50	12.71 ± 2.63
A—A' 后 6mm	男	50	15.35 ± 3.30
	女	50	13.40 ± 2.62
B—B'	男	50	15.95 ± 3.77
	女	50	13.04 ± 3.04
续表			
B—B' 后 2mm	男	50	16.22 ± 3.56
	女	50	13.30 ± 2.87
B—B' 后 4mm	男	50	16.46 ± 3.55
	女	50	13.58 ± 2.92
B—B' 后 6mm	男	50	16.75 ± 3.54
	女	50	13.88 ± 3.05

由上表可知，中切牙根尖至前鼻底（A- 前鼻底平面）最小距离为 13.03 ± 3.11 mm（男），11.06 ± 2.78 mm（女），侧切牙根尖（B- 前鼻底平面）至前鼻底最小距离为 15.95 ± 3.77 mm（男），13.04 ± 3.04 mm（女）。

（3）前鼻底区上颌骨腭突骨厚度。CT 三维重建测量 A'、B' 点缘后 2mm、4mm、6mm 点至口腔腭侧骨面的最短距离（图 4-7），结果如表 4-3 所示，前鼻底区上颌骨腭突的厚度从梨状孔前缘向后依次减小。

表 4-3　上颌骨腭突骨厚度 (mm)

测量部位	$\bar{x} \pm s$
A' 后 2mm—口腔腭侧骨面	13.02 ± 2.11
A' 后 4mm—口腔腭侧骨面	11.77 ± 2.27
A' 后 6mm—口腔腭侧骨面	10.36 ± 2.44
B' 后 2mm—口腔腭侧骨面	12.94 ± 1.76
B' 后 4mm—口腔腭侧骨面	11.46 ± 1.80
B' 后 6mm—口腔腭侧骨面	9.96 ± 1.84

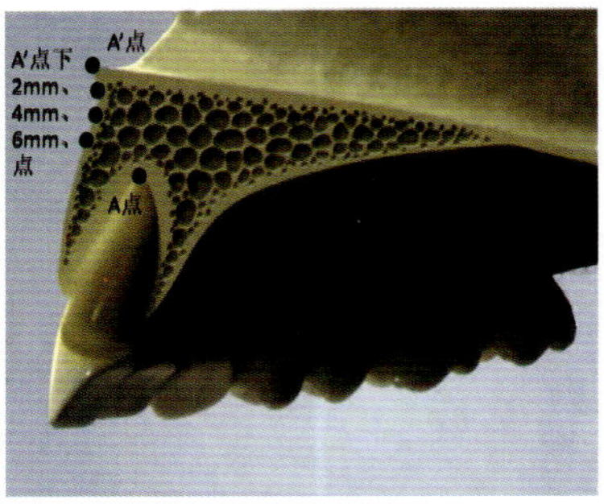

图 4-8　前鼻底侧面观（2）

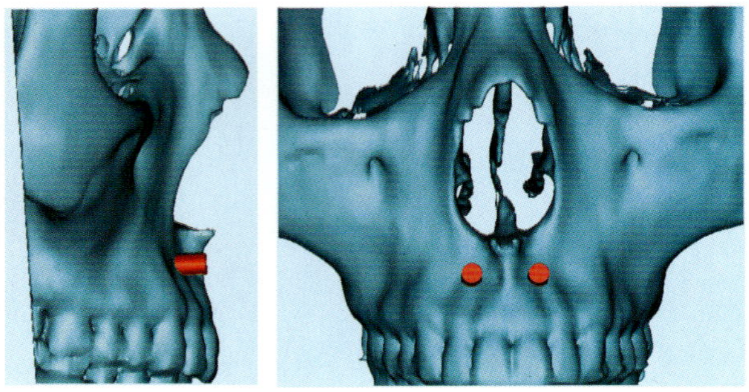

图 4-9　前鼻底区横向种植示意图

上述上前牙根尖至前鼻底平面距离、上颌骨腭突骨厚度两部分结果均提示，前鼻底区纵向骨高度充足，在梨状孔下缘后方植入 6～8 mm 长度的种植体是相对安全的，且对于植入角度无严格限制，向前距离最近的上前牙根尖，向后距上颌骨腭突的口腔面，均有充足的安全距离，因此可选择适宜的植入方向以便于上部结构及赝复体的制作。

（4）前鼻底区牙槽突骨厚度。采用 CT 三维重建测量 A′、B′点缘下 2mm 点、4mm 点、6mm 点至口腔腭侧骨面最小距离（图 4-8），结果如表 4-4 所示。

表 4-4　上颌骨牙槽突骨厚度（mm）

测量部位	$\bar{x} \pm s$
A' 下 2mm—口腔腭侧骨面	13.28 ± 1.85
A' 下 4mm—口腔腭侧骨面	12.24 ± 1.90
A' 下 6mm—口腔腭侧骨面	11.23 ± 1.80
B' 下 2mm—口腔腭侧骨面	13.52 ± 1.95
B' 下 4mm—口腔腭侧骨面	12.54 ± 1.81
B' 下 6mm—口腔腭侧骨面	11.22 ± 1.86

以上结果显示上颌骨牙槽突在梨状孔下缘下方 2～6mm 范围内与口腔腭侧骨面的最大距离为 13.52 ± 1.95mm，最小距离为 11.22 ± 1.86mm，提示梨状孔下缘下方唇腭向骨量充足，对于在梨状孔下缘后方纵向植入的种植体直径无限制。

2．横向种植

基于前鼻底区牙槽突骨厚度测量结果，在梨状孔下缘下方 2～6mm 区域内，骨量能够满足横向植入（垂直于唇面骨板）种植体的条件。这为前牙根尖距离前鼻底较近的患者提供了另一种种植体植入方案（图 4-9）。但是，如果从赝复方面考虑，不建议采用横向种植方案。梨状孔下缘下方大部分区域被上唇覆盖，种植体如从此区域穿出黏膜，不利于上部结构设计，修复美观效果易受影响，且口唇的活动会影响种植体骨结合。

3．切牙管解剖特点

切牙管位于鼻底中线区，在其正前方及侧方区域行种植术时，可能会因设计及操作不当而穿通切牙管壁，进而损伤鼻腭神经血管束，不但造成种植体周围骨壁的丧失和软组织介入，导致种植失败，还可导致局部血肿和前牙腭侧麻木。因此，临床医生应熟悉切牙管的解剖特点（图 4-10）。

颅骨直接测量结果显示，在鼻底平面，切牙管前壁与上前牙牙槽骨前壁距离（AC）为 6.15 ± 1.90mm。切牙管与鼻底平面交角（α）为 114.80° ± 11.00° 。牙槽突前壁与鼻底平面交角（β）为 107.28° ± 10.75° 。在大多数标本中 α>β，表明切牙管前壁与上前牙牙槽骨前壁呈向下会聚趋势。此外，切牙管开口直径的测量结果可见，切牙管鼻腔侧开口直径大于口腔侧开口直径，并且观察到切牙管管壁平滑规则，因而，作者推测切牙管呈由鼻腔向口腔逐渐缩窄的趋势。

以上结果显示切牙管前方区域的唇腭向骨量并不十分充分，因此作者建议鼻底种植术中，尽量避免在切牙管正前方种植。如必须在此区域种

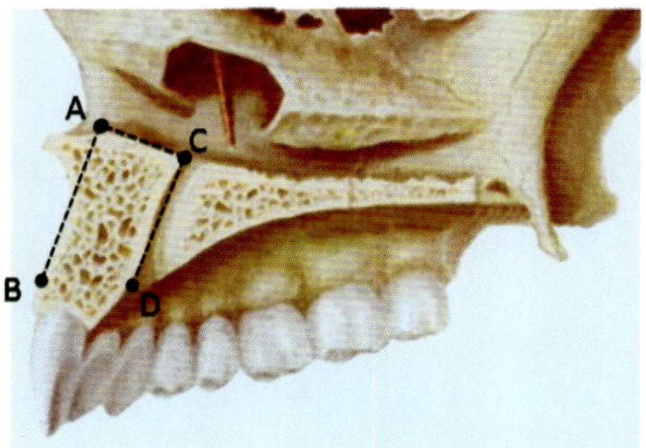

图 4-10 切牙管解剖示意图。A. 切牙管与鼻底平面交角 α（α=180° − ∠ ACD）；B. 牙槽突前壁与鼻底平面交角 β（β= ∠ BAC）

植时，需重点关注切牙管鼻腔开口外缘，使种植体边缘与其相距 2mm 以上，以保证种植体周围足够骨质包绕。建议选择直径 4mm 以下的锥形种植体，以顺应切牙管前壁与牙槽突前壁呈向下会聚的趋势。将种植体由后上向前下方向植入，尽量与切牙管方向平行，避免损伤切牙管，减少手术风险。

（二）眉间点区

文献报道眉间点可作为鼻缺损种植修复的备选植入区。CT 三维重建测量结果显示，当额窦位于眉间点区外围时，眉间点骨厚度 10.12 ± 1.51 mm；但是当额窦位于眉间点区时，该区域骨厚度仅为 3.57 ± 1.29 mm，不能满足植入颅面种植体的条件，且该类型人群占总样本的 83%。此外，有文献报道该区域骨组织血供不良。因此，作者建议选择该区域作为种植体植入区时应慎重，如必须植入应有影像检查结果辅助手术。

（三）综合临床经验与研究结果，作者给出以下建议

前鼻底区纵向种植是鼻缺损种植的首选，种植体数目一般为两枚，侧切牙与中切牙之间为适宜种植区。手术重点是保证种植体周围足够的骨量包绕，并防止损伤上前牙根尖和切牙管。

植入点不可过于靠前，避免种植体软组织动度的干扰，亦不可过于靠后，以利清洁。

前鼻底区纵向种植骨量充足，尽量选择直径与长度较大的种植体，以获得更好的负载能力，降低软组织动度的影响。

眉间点区因解剖结构复杂且血供不良，种植术前需有影像检查结果指导。

二、眶缺损种植

眶缺损种植修复是将种植体作为固位装置植入患者的眶缘，并在其上连接义眶与义眼的方法，其适应证为眼球缺失，同时眶内容物及眼睑或眶周部分缺失，且眶上、下及外侧骨壁有足够骨量。眶部常用的种植体植入部位为眶上缘外侧、眶外侧缘和眶下缘外侧。眶内侧由于额窦、上颌窦和鼻腔的存在不利于种植体植入。为保证眶缘种植术成功完成，临床医生必须熟知眶缘的解剖特点，以免术中穿通眶缘颊、额、颞面骨壁，损伤周围组织并导致种植失败。因此，作者对眶缘区的骨组织结构进行了分区测量。

（一）眶周分区方法和测量指标

选择右侧颅骨为研究对象。由于受到额窦、蝶窦和上颌窦的影响，眶内侧部分对于种植体植入无利用价值，因此只研究眶外侧的部分。以眶中心为圆心分别沿 6～12 点钟方向以垂直于冠状面方向截取截面，与眶缘分别交于 6 点、7 点、8 点、9 点、10 点、11 点、12 点，在各截面上距离眶缘点向眶内和框外 5mm 的位置分别记为 M 点

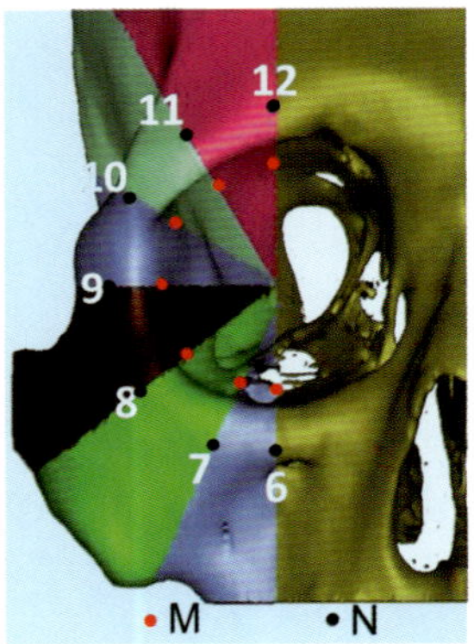

图 4-11　眶部分区及 M、N 点

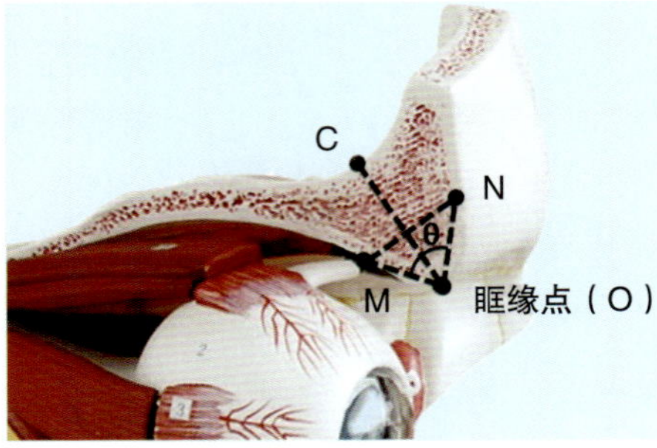

图 4-12　眶部截面示意图

和 N 点（图 4-11）。测量项目包括：①骨深度，即眶缘位置的骨深度，为连接眶缘点与对应眶外侧面的最小距离（OC）；②骨厚度，连接 MN 所得的长度；③眶面与颊面夹角，即 M、N 及眶缘点所成的角度 θ（图 4-12）。为便于眶赝复体能够将种植体上部结构完全覆盖，以保证修复后的美观效果，眶区种植体需要偏眶缘内侧植入。因此，骨深度测量结果对应种植体直径的选择，骨厚度测量对应种植体长度的选择。

（二）眶周测量结果分析

利用 CT 三维重建测量对 100 例正常成人（男性 50 例，女性 50 例）进行测量，结果发现男女之间无显著差异，合并统计的测量结果见表 4-5。

表 4-5　眶缘区骨深度、骨厚度（mm）及眶面与颊面夹角（°）

截面位置	骨深度	骨厚度	眶面与颊面夹角
6 点	6.01 ± 2.37	6.50 ± 0.96	115.75 ± 2.64
7 点	9.39 ± 1.53	8.64 ± 1.21	100.62 ± 2.73
8 点	9.72 ± 2.16	8.29 ± 1.24	101.32 ± 3.80
9 点	9.12 ± 1.41	8.34 ± 0.65	114.36 ± 3.71
10 点	12.82 ± 1.60	6.44 ± 0.53	75.57 ± 4.11
11 点	17.39 ± 1.61	5.60 ± 0.92	71.05 ± 4.46
12 点	13.45 ± 2.14	6.69 ± 1.26	81.18 ± 8.89

6～9 点位置为眶下缘外侧区及眶外侧缘下区，由颧骨体构成。测量结果显示，此区骨深度及骨厚度差异不大，除了 6 点钟方向外，7～9 点钟之间部位的骨深度及骨厚度均较充足。上述结果提示该区域可植入直径 5mm 以内、长 6～7mm 的种植体。该区域眶面与颊、颞面夹角为钝角，所以无论是将种植体垂直眶面植入，还是颈部略向眶内侧倾斜，穿通颊面骨壁可能性均较小。因此，该区域对于种植体植入方向无严格限制，一般只需垂直骨面植入即可保证种植体周围足够的骨量。此区域种植需要注意的是，观测结果显示部分样本上颌窦并非局限于上颌骨内，而是向颧骨内扩展，甚至占据整个颧骨体，因此建议此部位种植前需进行影像学检查，以排除上颌窦扩展至颧骨体的情况。

9～12 点位置为眶上缘外侧区及眶外侧缘上区，由额骨构成。对于该区域的种植，从眶缘植入的种植体既可能从颊面穿出也可能从颞面穿出。测量结果显示此区域骨深度足够，而骨厚度相对不足。当种植体在眶缘位置沿垂直于眶缘方向植入的时候，骨深度在整个 10～12 点钟方向都是足够的（>12.82mm），限制种植体植入的是骨厚度，此区域骨厚度最小值为 5.60mm。因此，此区域可选择长度较短而直径较大的种植体垂直眶缘植入。此外，10 点到 12 点区域眶面与颊面的夹角呈现顺时针方向增大的趋势，但均为小于 90° 的锐角，眶缘较锐。因此，种植体方向不宜垂直于眶面，而应与眶面成锐角向斜后方植入，基于充足的骨深度与欠佳的骨厚度，可防止种植

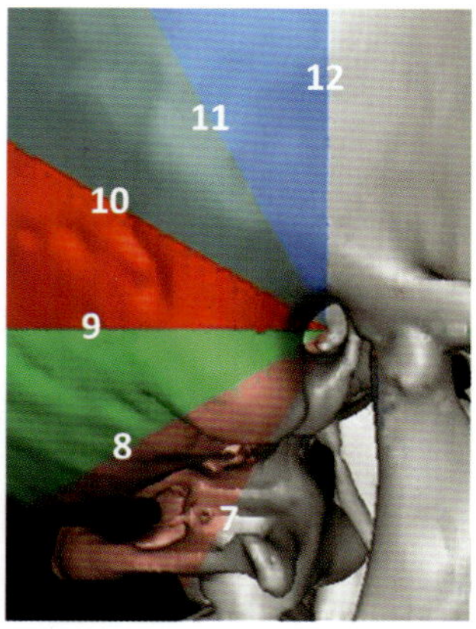

图 4-13 右侧颞骨种植区域

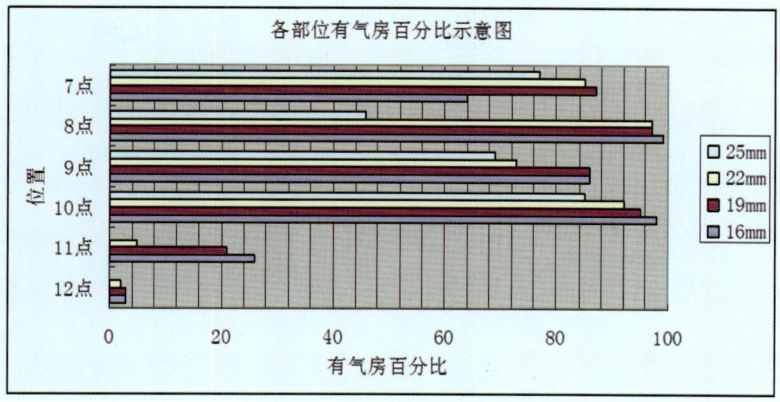

图 4-14 各区域乳突气房存在率

体从颧额面穿出。

（三）基于上述测量研究结果并综合临床经验，作者给出以下建议

眶缘 7～12 点间区域骨组织是种植体植入需充分利用的区域。7～9 点之间的部位骨深度及骨厚度均较充足；9～12 点骨深度充足，而骨厚度相对不足，可植入直径较大而长度较小的种植体。

眶赝复体要求完全覆盖种植体上部结构，以保证修复的美观效果。在临床应用中应结合上部结构的需要，选择合理的种植体植入方向。必要时可对眶缘骨面进行修整，以增大种植体选择的余地。

受眶周骨板弧度的影响，种植体长轴常指向眶中心方向，呈向心性聚合的趋势，难以取得共同就位道，可选择磁性附着体调整赝复体固位的方向。

由于眶缘骨膜薄弱、血运欠佳、易于感染等因素综合作用，眶区种植体的失败率仍较高，因此建议在保证间距的情况下，尽量多植入种植体，以提高种植修复成功率。

三、外耳缺损种植

传统义耳修复一般是通过眼镜架、生物胶等方式进行固位，往往无法得到满意的固位，效果欠佳。为给义耳固位提供基础，临床上常于颞骨区植入 2～3 枚种植体，以解决义耳赝复体固位问题。然而，在颞骨区行种植手术时，如对局部解剖结构不了解，有可能损伤硬脑膜和乙状窦等组织，不但可导致种植失败，还会造成颅内血肿、积液等严重后果，因此临床医生必须熟知颞骨的解剖特点，以确定最佳植入部位及选择适当种植体。

（一）颞骨种植区域

在确定颞骨区植入点时，除应注意防止穿通硬脑膜、乙状窦、气房外，还应使植入点与发际保持一定距离，以避免术后感染。植入的 2～3 枚种植体间应保持 15 mm 以上距离，以利于保持种植体及其周围组织的清洁卫生，并使种植体及支架与整个义耳相协调，以提供良好固位和支持，使应力分布合理。此外，考虑到美观因素，应使种植体及支架隐藏于义耳耳廓内部。基于以上原因，以外耳道中心为圆心，8～12 点、距离圆心 16～25mm 区域可基本满足需要，因此建议将此区域作为颞骨种植的备选区域。

（二）分区测量结果

以右侧颅骨为对象，以右侧外耳道口为圆心，分别沿 7 点、8 点、9 点、10 点、11 点、12 点钟方向以垂直于正中矢状面方向截取截面，在各截面测量距外耳道口 16mm、19mm、22mm、25mm 位置骨皮质厚度（图 4-13）。结果见表 4-6。对各区域乳突气房存在率进行调查，结果见图 4-14。

表 4-6　颞骨各种植区域骨厚度（mm）

位置	距外耳道中心不同区域骨厚度（n=100）			
	16mm	19 mm	22 mm	25 mm
12 点	5.49 ± 2.17	4.56 ± 1.67	4.01 ± 1.08	3.79 ± 1.06
11 点	6.63 ± 3.01	6.65 ± 2.24	7.52 ± 2.43	6.12 ± 1.66
10 点	4.36 ± 2.32	6.13 ± 3.06	7.39 ± 2.37	8.72 ± 3.19
9 点	5.24 ± 3.09	5.54 ± 3.50	6.26 ± 3.27	5.54 ± 2.39
8 点	3.81 ± 0.87	3.85 ± 1.56	4.41 ± 2.73	11.06 ± 2.09
7 点	9.40 ± 3.32	5.81 ± 3.61	6.40 ± 2.64	7.47 ± 3.63

在 11～12 点之间距外耳道中心 16～25mm 区域，骨组织为颞骨鳞部及岩部尾端。由以上结果可知 12 点区域骨量相对不足，但几乎不存在气房结构。11 点区域骨量充分，适宜植入 4～5mm 的种植体，但需注意 11 点截面距外耳道中心 19mm 以内区域存在较多气房组织（21%～26%）。

对于 10 点截面附近、距外耳道中心 16～25 mm 区域，所对应颅内组织结构为颞骨岩部尾端及乙状沟上曲上部。此区域骨厚度均值为 4.36～8.72 mm，并且骨厚度向远离外耳道口方向呈现递增趋势。特别需要强调的是，此区域气房组织丰富，气房存在率高达 85%～98%。尽管如此，10 点所对应大部分区域仍符合种植体植入的骨厚度要求，可于 19～25mm 范围植入 5～7mm 的种植体。

9～7 点之间距外耳道中心 16～25mm 区域位于颞骨乳突部，相对应的颅内组织结构为乙状沟、乙状窦，行种植手术时，最严重的后果是损伤乙状窦。因此该区的定量测量显得尤为重要。对于 9 点截面距外耳道中心 19～25 mm 范围内气房普遍存在（69%～86%），骨厚度均值为 5.24～6.26 mm，允许植入 4～5mm 种植体。对于 8 点截面，尽管距外耳道中心 19～22 mm 范围内气房组织的存在极为普遍（97%～99%），但是距外耳道中心 25 mm 区域气房组织存在明显减少（46%），提示当种植位置位于 8 点区域时，若将种植位置适当向远离外耳道中心位置移动，将大大有利于种植手术的成功。对于 7 点截面区域，骨厚度充足，但是在此区域骨面弧度明显，平整性欠佳，而且乳突尖区气房的大小、位置均变异较大，不利于种植体植入术。不过在乳突部越靠下，表面与颅底距离越远，损伤乙状窦的可能性越小，因此在 7 点截面以下区域，术中损伤乙状窦的可能性很小，种植的安全性较高，因此，其他部位骨量不足时，此区可作为备选种植区。

颞区气房位置和大小具有不可预测性，对于种植手术有很大的影响。传统方法测量该区域的骨组织厚度只能测得颞区表面至颅内骨面的距离，而无法体现气房的影响。上述结果利用 CT 重建三维图像进行测量，测量的是表面至颅内骨面（无气房区）或表面至气房腔（有气房区）的最小距离，并对于不同位置气房的百分率进行了统计，测量结果可以用来指导种植手术方案的设计。

（三）综合临床经验与测量学研究结果，作者给出以下建议

为义耳提供固位一般采用颞骨区植入 2～3 枚种植体的方式，种植体间应保持 15 mm 以上距离。基于美观考虑，应使种植体及支架隐藏于义耳耳廓内部。

颞骨 11 点截面骨量相对充足，气房较少，适宜植入 4～5mm 种植体；颞骨 10 点截面区域尽管气房组织丰富（85%～98%），但距外耳道中心 19～25mm 范围内骨厚度充足，可植入 5～7mm 的骨种植体；颞骨 9 点截面同样普遍存在气房组织，但骨厚度充足，可植入 4～5mm 种植体；颞骨 8 点截面距外耳道中心 25mm 附近区域骨量充足且气房相对较少，是较好的植入区；颞骨 7 点截面可作为备选植入区。

由于颞骨区域变异较多，建议外耳缺损的患者如需行种植修复，在术前进行 CT 扫描，根据患者植入区骨量和气房分布的具体情况，以及义耳的最佳位置来确定种植体植入位置。

第三节　颜面部放疗区的种植体植入

Implant for facial defects in irradiated tissues

目前大部分颜面部缺损来源于颅面部肿瘤切

除术后，多数患者需要接受放射治疗，临床观察和相关研究表明放疗后种植体骨结合率会明显下降，种植失败率增高，影响了种植体在颜面缺损修复中的应用，成为颜面缺损修复中的一个重要问题。本节将针对放疗区种植体植入的相关问题进行探讨。

一、放射线对颅面部骨组织的生物学效应

放疗不仅可以杀死肿瘤细胞，对正常的组织细胞也会造成损伤，特别是对放疗区周围骨组织和血管等的超微结构均有很大影响。

治疗剂量的 X 线主要通过康普顿效应对组织造成损伤。当高能射线粒子击中肿瘤或正常组织后，一方面通过直接电离作用破坏细胞内部的 RNA（核糖核酸）、DNA（脱氧核糖核酸）和酶，另一方面射线对细胞内水分子发生电离作用产生氧自由基，分解和破坏氨基酸或核酸序列，从而导致细胞死亡或诱导细胞凋亡。

放疗的术后反应包括早期的急性反应期和晚期的慢性反应期两个阶段。早期的急性反应期改变包括黏膜炎、皮炎以及口腔干燥症，主要是影响软组织的结构和功能。在晚期的慢性反应期，放疗的影响主要包括细胞凋亡、感染易感性增加、受损组织愈合时间延迟等，从而出现创面不愈、植骨块坏死、骨组织纤维化、骨组织吸收等并发症，导致后续治疗失败，严重的甚至可以发生放射性骨髓炎。由于颌骨的修复和改建能力差，曾行颌骨放疗的患者义齿修复后并发症的发生率也比正常患者高 1.7 倍。

在细胞水平上，放射线导致染色体断裂、交联和分解，使细胞损伤或死亡。骨组织的不同成分对放射线的敏感性有所不同。骨的矿化成分对放射线不敏感，而骨的非矿化成分如软骨、骨髓细胞和成骨细胞等对放射线敏感，放射线照射后可发生死亡或凋亡，且分化增殖能力也会受到明显抑制。其中首先受累的是成骨细胞，随后是骨细胞，最后是破骨细胞，这些骨相关细胞在时空上的比例失衡会使放疗后的骨组织出现一系列相应的骨代谢变化。成骨细胞先于破骨细胞死亡，因此成骨细胞产生新的骨组织以及细胞和胶原的正常代谢活动受到严重干扰，而破骨细胞则继续活动而形成颌骨组织的多孔状损害。

在组织水平上，放疗后组织表现为血栓形成、内皮坏死和玻璃样变性，并由此导致局部血供和营养障碍，组织处于低氧、少血管状态，修复和愈合能力丧失，创伤慢性不愈，出现骨膜纤维化和骨髓腔纤维化。在放疗过程中，放射线一方面对软骨、骨髓细胞和成骨细胞等产生直接损伤，另一方面造成血管损伤而继发组织缺血，血管外的细胞表现出数量减少及功能受损。

现有大部分研究认为，放疗早期由于内皮细胞损伤而引起充血等循环不畅的问题，使血管外的骨组织细胞营养供应不足而使修复和更新变慢，在后期由于受破坏的组织需要进行重建，局部组织的代谢增加，而血管被放射线损伤，血液供应减少，这种供需的失衡进一步破坏了骨组织，并使其无法较好地重建与再生。最新的研究表明，放疗对于成骨细胞的作用要早于对血管的破坏，并随之降低了骨重建能力。关于放疗是先损伤骨相关细胞还是血管内皮细胞目前尚存在争议，但是放疗对于组织损伤的效果已获得共识。

二、放疗对种植体成功率的影响

由于放疗对于骨组织造成的不良影响，放疗曾被认为是种植的绝对禁忌证，随着放疗策略的改进与种植技术的进步，放疗区种植已被临床所接受。但是目前大部分研究结果显示，颌面部放疗区种植体失败率是非放疗区的 2～3 倍。

维也纳医科大学的 Yerit 等曾对 71 名患者植入的 316 颗种植体进行回顾性调查，发现放疗区和正常骨组织内种植体 8 年存留率分别是 72.0% 和 95.0%，两者具有显著性差异。美国加州大学洛杉矶分校的 Roumanas 等对颜面种植体成功率进行了 14 年的临床观察研究，结果如表 4-7 所示。

尽管由于放疗剂量和样本量的差别，不同部位种植成功率差别较大，但总体来讲，非放疗区种植成功率远高于放疗区。

表 4–7　颜面不同部位放疗区与非放疗区种植成功率比较

种植部位	病例数	植入种植体	暴露种植体	埋入种植体	失败种植体	存留率（%）
非放疗区颌面部种植体						
耳	35	111	97	8	5	94
鼻梨状嵴	16	27	25	0	5	80
眉间部	9	6	6	0	4	33
眶		28	25	2	7	70
总计	60	172	153	10	21	85
放疗区颌面部种植体						
耳	2	6	6	0	0	100
鼻梨状嵴	4	8	6	0	1	83
眉间部	6	2	2	0	2	0
眶		19	15	0	11	27
总计	12	35	29	0	14	52

三、放射剂量对种植体的影响

放疗造成的组织损伤表现出剂量依赖性的特点，并且受到放疗方法的影响。放射生物学理论认为，骨组织的耐受剂量是 60Gy 左右，超过 60Gy 时，骨修复损伤的能力受到较大损害，照射剂量小于 60Gy 时，处于耐受剂量范围，骨组织具有一定修复能力。目前颅面部肿瘤术后，临床上常规放疗总剂量是以 50Gy 为分界点，低于 50Gy 时，损伤较小，愈合较快，并发症相对较少；高于 50Gy 时，破坏较大，愈合周期长，放疗并发症明显增多。

加州大学洛杉矶分校的 Nishimura 等发现，放疗剂量在 50Gy 以下不会对骨活性带来大的影响而影响种植体的成功率，而当剂量超过 50Gy 以上，随着放疗剂量的增加骨的活性下降就越明显。另有研究发现，当累积放射剂量大于 30Gy 时，种植体失败率明显增高。目前关于放射剂量对颅面部种植体影响的相关研究较少，且研究样本量较小，仍需循证医学研究结果证实放射剂量与种植成功率之间的关系。在目前条件下，作者认为 50Gy 的总放射剂量是放疗后患者能否进行颅面部缺损种植修复的界定标准。

放疗给予的方式对于种植成功率也有影响。若放疗是分次进行照射的，那么在连续放疗的间隙，对全部剂量进行分次减量会使部分细胞进行自我修复，减少组织损伤。若在较短的时间内进行全部剂量的治疗，则会明显增加并发症的发生率。

四、种植体植入时机

放疗和种植体植入时机的综合选择目前受到越来越多研究人员的关注。放疗之后的血管再生通常要 9～12 个月，因此大部分学者认为放疗与种植的间隔不应少于 1 年。有学者认为放疗 1 年后骨组织的愈合能力才逐渐恢复，并且类似研究证实了这一观点，提示放疗后在进行功能重建时，需要有一个较长的组织愈合期。动物实验结果证明增加放疗和种植体植入时间间隔可以提高种植体的骨结合率。研究发现在兔的胫骨和腓骨放疗后 12 周和 1 年分别植入种植体，拔出力比较发现放疗后 1 年组明显高于放疗后 12 周组，且二者均高于放疗后直接植入的种植体。另一项实验对兔的下颌骨进行研究，发现在放疗后 6～12 个月内植入种植体，60 天内种植体表面有新形成的骨组织覆盖；在放疗后 3 个月内植入种植体，则至少要 90 天才能形成新的骨组织。Bodard 等的临床研究报道了 33 例患者于放疗后 54 个月植入种植体，经过平均 31.9 个月的随访，发现无一例出现松动。

尽管目前临床上放疗区种植大多是在放疗 1 年后进行，但是，组织学相关研究结果却与以上观点矛盾。关于放疗区种植体植入时机问题，以及延期种植能否解决放疗后种植体骨结合的问题目前尚存在争议。有学者对人体组织进行研究，结果表明放疗后 6 个月放疗区组织开始出现纤维化，大量微血管丧失，组织的损伤程度加剧，提示种植治疗应在放疗后6个月内、组织灌注量没有减少时进行。动物实验表明，虽然放疗后4周骨组织再生抑制率为70.9%，放疗后1年骨组织再生抑制率为28.9%，但是在放疗同期、延迟12周、延迟52周进行种植体植入，种植体周围组织学并无显著差异，并且在放疗后延期植入的种植体周围观察到大量的破骨细胞聚集体。基于此，有学者认为间隔时间可缩短，在放疗的初期可进行种植体的植入。Tolman等报道了两例患者分别在放疗后4个月植入5枚种植体，24～30个月后无一失败。

从临床需求来讲，如在放疗较长一段时间后才进行种植修复，术后缺损会给患者的生活带来各个方面的影响，延期修复不利于患者生存质量的提高。此外，由于术后长期缺损导致的软组织改变，也不利于后期的赝复体修复。近年来，随着计算机辅助设计与制作技术、组织工程技术及外科微创技术的发展，为肿瘤患者术后的早期功能重建提供了条件。因此，种植体作为缺损修复的重要基础，早期植入并进行功能负载是改善患者生存质量的迫切需求。

法兰克福大学Landes等研究发现非埋入式种植技术和早期负载对于小剂量放疗和非放疗患者均是可以使用的，这极大提高了患者早期功能重建的可行性。该研究结果提示，对于术后预期较好、放射剂量较小的患者，在放疗前手术时同期进行种植体植入术，可以缩短缺损修复的周期，早日恢复患者容貌，降低缺损对患者造成的生理和心理影响。

为验证此设想，作者对放疗之前和放疗之后植入种植体的骨结合差异进行了对比研究。以犬双侧下颌骨为实验对象，放疗按照进行等效剂量和（或）分段放疗设计，分割剂量13Gy，每周2个分段，共2周，总剂量52Gy。对于同一实验动物，放疗前3个月与放疗后3个月在左、右对称位点分别植入同种种植体。放疗后6个月进行对比研究：大体观察发现放疗后植入的种植体与周围骨组织间隙较放疗前植入的种植体大。Micro CT观察种植体周围骨组织生成并测量种植体骨结合率（BIC），结果显示放疗前植入的种植体骨结合率为45.8%±2.8%，放疗后植入的种植体骨结合率为23.5%±3.6%，放疗前种植显著高于放疗后种植。拔出实验测量种植体拔出力，结果显示放疗前植入的种植体拔出力为378±26N，放疗后植入的种植体拔出力为139±21N，二者具有显著差异。OSSTELL测量种植体稳定性，发现放疗前、后植入种植体的稳定性变化趋势不同，在放疗6个月后，放疗前植入的种植体稳定性高于放疗后植入的种植体稳定性。硬组织切片Masson三色染色观察结果发现放疗前植入的种植体较放疗后植入的种植体骨结合好。

以上研究结果显示，在50Gy放射剂量下，放疗前3个月植入种植体较放疗后3个月植入种植体更利于种植体骨结合。尽管目前由于实验样本量较少，尚不能由此确立放疗前种植体植入的方案，但是该研究为临床探索放疗患者的早期修复的相关研究奠定了基础。

五、不同材质种植体在放疗区的应用

研究证实，由于反向散射作用，放疗时金属种植体周围存在局部“高放射剂量”，在骨种植体界面可增加约15 %的放射剂量。如实施放疗前种植体植入，种植体引起的二次放射损伤不容忽视。能否采用非金属材料种植体以减低反向散射作用是解决这一问题的一个研究方向。

作者对锆瓷种植体和钛种植体在放疗区的应用进行了对比研究。以比格犬双侧下颌骨为实验对象，放疗按照等效剂量和（或）分段放疗设计，分割剂量13 Gy，每周2个分段，共2周，总剂量52 Gy。对于同一实验动物，放疗前3个月与放疗后3个月在双侧对称位点同时植入锆瓷种植体和钛种植体。通过测量种植体骨结合率（BIC）和种植体拔出力，结果发现，在放疗前植入，钛种植体促进骨结合的作用明显强于锆瓷种植体，但是其受到放疗的影响较大，在放疗后周围骨组织损伤大，骨修复的速度和程度均不及锆瓷种植体；放疗后植入，钛种植体的骨结合率略高于锆瓷种植体，但二者无显著差异。

钛种植体目前已经被广泛应用数十年并取得了满意的治疗效果，但由于担心存在金属离子释放等问题，目前已有研究者着手研发锆瓷种植体，并可能成为今后种植体新材料的发展方向。本研究证实在促进种植体周围骨组织生长方面，由于表面存在钙磷离子，钛种植体较锆瓷种植体促进骨组织生长的作用更明显。但是，由于锆瓷种植体吸收射线形成二次放疗的概率低于钛种植体，锆瓷种植体对于放疗前种植更加适合。

基于上述结果作者认为，在正常种植区域，钛种植体仍是首选；对于放疗前种植，锆瓷种植体效果更好。这一结论仅限于短期观察结果，其长期效果与具体机制仍需要进一步的研究。

由于目前锆瓷种植体的应用尚未推广，仍常规使用钛种植体。有临床研究发现在放疗过程中未去除钛种植体基台时，种植体周围软组织并发症明显，因此，如采用放疗前种植，作者建议采用潜入式愈合方式，封闭种植体上方的皮肤和黏膜，待伤口愈合后再行放疗。

六、高压氧治疗对于放疗区种植的影响

高压氧治疗可提高氧渗透性，增加机体组织有效含氧量，刺激成纤维细胞增生和新胶原合成，促进局部血管增生，加速侧支循环形成，从而改善放射损伤组织“低氧、低细胞、低血管”的“三低”状态，创造有利于组织愈合的环境。此外，氧浓度的提高，可抑制厌氧菌的生长繁殖，对消除局部炎症也起到一定的作用。研究表明，高压氧治疗过程中，细胞内氧水平提高，进而使活性氧族和活性氮族水平上升，促进细胞内信号传导，最终促进受损组织中血管内皮生长因子、成纤维细胞生长因子和肝细胞生长因子等细胞因子的分泌，促进原位内皮细胞增殖并参与血管的修复和新生，同时还可促进外周血中的干细胞或祖细胞归巢于缺血组织，参与血管的修复和再生。1973 年，威斯特敏斯特医院的 Greenwood 等首次报道了高压氧在治疗放射性骨坏死中取得较好的疗效。

有研究者发现放疗后在种植体植入前使用高压氧治疗可显著提高放疗后种植成功率。哥德堡大学的 Granstrom 等发现放疗后的下颌骨，15 颗未经高压氧治疗直接植入的种植体成功率为 63%，而 30 颗经高压氧治疗后植入的种植体成功率为 100%。该研究认为高压氧通过增加局部骨组织的血氧含量，可提高成骨细胞的活性，从而提高种植体的骨结合率，以及提高种植体的成功率。另有研究证实，高压氧治疗后，骨组织的矿化力以及钛种植体的旋出力均有增加，动物实验也发现软组织的炎症反应降低。

但是，也有研究者不赞同上述观点。哈佛大学的 Donoff 认为高压氧促进骨愈合的理论并不成立，由于放疗后局部的高氧分压难以将已经纤维化的骨组织活化，其成骨细胞的活性降低不可能仅仅通过自身局部血氧浓度的改善而改变，所以高压氧对于放疗后种植体骨结合的改善效果并不明显，该方法并不是在真正意义上促进种植体骨结合，更多的是起到稳定局部治疗的效果的作用。

此外，活性氧族具有细胞毒性，可对细胞造成生化水平的刺激，其毒性水平主要与活性氧族的浓度及其在细胞内的位置有关。目前认为，由于高压氧治疗过程是短暂的，细胞内的抗氧化系统可有效防御活性氧族的作用，因此这些生化刺激损伤是可逆的，但其确切影响还有待进一步研究。从临床研究结果来看，高压氧治疗很少发生严重并发症，但它对中枢神经系统、支气管、肝、眼等有毒性作用，过量的氧可引起中枢神经系统的毒性反应，并可诱发癫痫的发作。因而，视神经炎、病毒感染、恶性疾病以及支气管炎的患者不能接受高压氧治疗。

综合目前的研究结果，在一定条件下，高压氧提高放疗后种植体的骨结合率有一定作用。作

者建议，对于接受放射剂量较低（<50Gy）、骨组织活性破坏不严重的患者可采用高压氧治疗以促进骨结合效果。此外，在确保肿瘤组织充分杀灭的条件下，高压氧治疗应在放疗后尽早进行，且种植体应在高压氧治疗后早期植入，以充分发挥高压氧的治疗效果。

七、改善放疗区种植体骨结合效果的新方法

基于放疗对于局部组织造成的不良作用，为提高放疗区种植的成功率，现有研究基本从两个方面展开，一方面是提高放疗区成骨细胞活性，另一方面是改善放疗区局部血供。作者在这一领域也进行了探索。

（一）构建组织工程种植体促进放疗区种植体骨结合

在提高放疗区成骨细胞活性方面，回顾现有研究，一般是采用种植体表面处理改性的方法。但是，无论是传统的酸蚀喷砂、微弧氧化等化学方法，或等离子喷涂、激光熔覆等物理方法，还是目前较为热门的种植体表面生物化学改性，尚难以完全解决放疗区成骨细胞数量减少和活性降低的问题。

组织工程技术为解决这个问题提供新的思路。基于干细胞会依据自身和周围条件的需要，生成并分泌多种细胞因子来促进组织再生与修复的能力，作者提出了构建组织工程化种植体的设想。拟利用细胞膜片技术将某种干细胞附着于种植体表面，使其不仅具有成骨诱导能力，而且自身也能提供种子细胞，以修复植入区周围组织并促进骨结合。该方法是一种全新的种植体表面生物活化途径。如果能够在体外构建类似于种植体体内骨结合，那么植入体内的将是自体组织化的种植体，体内植入时可以大大减小自体的炎性反应，而且具有多向分化潜能的干细胞，具有较强的增殖及修复的能力，可以促进组织愈合，提高种植体骨结合速度和成功率。此外，细胞膜片中富含的干细胞由于处于丰富的自体细胞外基质环境中，其促进组合愈合的能力将得到进一步发挥。

基于以上设想，作者在国际上首次尝试利用组织工程技术体外构建组织工程化种植体，并将其应用于放疗区进行实验研究，以探讨构建组织工程化种植体的可行性，评价其生物活性及其促进放疗区骨结合的效果，以期为临床解决放疗后种植体失败率高的问题提供新方案。

该研究首先采用原代骨髓基质干细胞加工具有体外操作性的细胞膜片，将其与种植体复合，结果显示：体外构建骨髓基质干细胞细胞膜片，与种植体复合后通过体外培养可以与种植体紧密结合，并能够继续分泌细胞外基质，而且与种植体表面的黏附类似于骨结合的状态，能够形成较为紧密的结合，表明该研究成功构建了组织工程化种植体。分子生物学检测结果发现该组织工程化种植体，成骨和成血管相关基因和蛋白高表达，具有良好的成骨和成血管的能力。裸鼠体内移植结果证实，该组织工程化种植体周围有血管化的骨组织生成。

为了评估体外构建的组织工程化种植体应用于放疗区的效果，后续进行了比格犬体内植入研究。经 OSSTELL 测量种植体稳定性，Micro CT 测定种植体骨结合率，以及组织学观察等研究，结果发现组织工程化种植体的骨结合率要高于常规种植体，种植体周围骨组织愈合也优于常规种植体。

综上所述，该研究提出并证明了组织工程化种植体的概念和构建策略，验证了所构建组织工程化种植体在体内的成骨成血管能力，以及其应用于放疗区后加速局部骨组织的愈合、促进种植体周围骨组织改建、提高种植体的骨结合率的效果。

从种植体表面生物活化入手，利用干细胞构建组织工程化种植体，使种植体不仅具有成骨诱导能力，而且自身也能提供种子细胞，以弥补放疗区组织修复重建能力的不足，为今后解决放疗区种植体骨结合失败率高的问题提供新的思路。

当然，现有研究尚处于初步探索阶段，研究内容不够完善也不够深入，要利用这一设想解决放疗区种植成功率低的问题，还有很长的路要走。

（二）内皮祖细胞移植促进放疗后组织微血管修复

内皮祖细胞（endothelial progenitor cells，EPCs）是内皮细胞的前体细胞，是一群具有游走特征的、能够自我更新和增殖分化的定向干细胞，出生后定居于骨髓，当组织缺血、损伤或在外源性细胞因子及药物的刺激下，可从骨髓动员进入外周循环，特异性归巢于受损区域，参与血管的修复和再生。基于 EPCs 的发现，学者们提出了一个新的概念，即治疗性血管发生（therapeutic vasculogenesis）。治疗性血管发生是指利用 EPCs 能特异性归巢于缺血组织并能在缺血区原位分化形成血管的机制，通过诱导促进 EPCs 动员或移植 EPCs 使治疗局部的 EPCs 数量增多，从而促进缺血组织的血管修复和血管再生。

EPCs 分布广泛，取材简便，且可在体外扩增培养，因此作者拟利用 EPCs 的特异性血管修复能力，通过在体外观察放疗后微血管内皮细胞（microvascular endothelial cells，MVECs）的改变及其对 EPCs 的活化、趋化及黏附作用，以及在体内观察 EPCs 移植对放疗后组织微血管修复的效果，探讨将 EPCs 移植用于治疗放疗后组织缺血的可行性，为改善放疗区组织修复和重建能力、提高放疗区种植的成功率提供新的途径。

该研究首先进行了 EPCs 和 MVECs 的培养和鉴定。MVECs 是覆盖于组织微血管腔内表面的一类细胞，它们直接通过细胞间的连接构成组织和血液之间的屏障，因此直接影响组织供血供氧，并在组织缺血缺氧等生理病理变化过程中发挥着重要作用。有研究表明，MVECs 是放射性血管损伤的关键细胞。由于微血管仅由少量内皮细胞构成，个别内皮细胞的损伤即可使局部微血管堵塞闭锁，严重影响所支配组织的血液供应，所以该研究选用 MVECs 作为细胞模型，研究放射线对内皮细胞的影响。该部分研究成功通过联合使用梯度密度离心法、差速贴壁法和挑克隆法分离培养大鼠骨髓 EPCs，从细胞表型、超微结构、内吞功能、体外成血管功能和增殖能力等方面对细胞进行检测，证实了所获得的细胞符合 EPCs 特点，且纯度高，增殖能力强。采用组织块法和免疫磁珠分选法分离纯化大鼠腓肠肌 MVECs，从细胞表型、内吞功能及体外成血管功能等方面对细胞进行检测，结果表明研究获得了高纯度的 MVECs，为后续研究奠定了基础。

内皮细胞的增殖能力、迁移愈合能力、对迁移刺激物的反应能力及成血管能力对组织的创伤后修复十分重要。因此，该研究探讨了放疗后 MVECs 的改变及其对 EPCs 的活化、趋化及黏附作用。实验结果显示，放疗后 MVECs 的增殖能力、迁移愈合能力、对迁移刺激物的反应能力及体外成血管能力均受到严重的影响，但其趋化因子 SDF-1、黏附分子 ICAM-1、VCAM-1 及 E-selectin 的表达量均有上调。将放疗后的 MVECs 与 EPCs 非接触性共培养，结果发现放疗后的 MVECs 可有效地活化和趋化 EPCs，在这个过程中，SDF-1 和 CXCR4 轴起着重要作用。同样，放疗后的 MVECs 也可促进 EPCs 的黏附，在这个过程中，SDF-1 和 CXCR4 轴和黏附分子 ICAM-1、VCAM-1 和 E-selectin 发挥了重要作用。

上述研究证明了放疗后的 MVECs 可对 EPCs 产生活化、趋化及黏附作用，但这些趋化因子和黏附分子的表达是有时空特点的，可对 EPCs 的归巢效果造成影响，因此筛选 EPCs 体内移植时机也十分重要。该研究通过建立大鼠小腿放疗模型，综合照射区域软硬组织的病理变化、趋化因子及黏附分子的表达情况，发现放疗后 3 周，组织的炎症反应基本消退，但血管尚未见明显的堵塞现象，且该时期照射区域组织中 SDF-1 的表达量仍保持在相对较高的水平，内皮细胞也可见有 ICAM-1、VCAM-1 和 E-selectin 的高表达。因此得出结论，放疗后 3 周可作为 EPCs 体内移植相对合适的时机。基于该移植时机，动物实验研究发现移植的 EPCs 可成功归巢于放疗区组织中，参与微血管的修复，在一定程度上改善放疗后组织的血液供应。

综合以上研究结果，作者认为 EPCs 移植能有效促进放疗后组织微血管的修复，为解决临床放疗后组织缺血的问题提供一种新的思路。当然，目前对于 EPCs 的研究尚处于初级阶段，仍有较多的问题亟待解决，例如：机体内 EPCs 数量少，需要在体外进行扩增，如何在较短期内获得大量纯化的 EPCs，并有效抑制其分化；移植 EPCs 是否有发展为肿瘤的风险等。尽管如此，EPCs 的生物学特性和功能决定了其将在缺血性疾病的治疗及组织工程研究领域发挥不可估量的作用，值得进一步深入研究。

第四节　经皮种植体存在问题及解决方案

Difficulties and solutions of percutaneous implants

颜面部种植体与皮肤直接接触，并穿出皮肤，打破皮肤表面的连续性。与皮肤形成的经皮密封以及皮肤特殊结构所造成的种植失败或种植体周围炎是经皮种植需要关注的重要问题。

一、经皮种植体存在的问题

（一）经皮植入皮肤界面产生的机械应力

颜面部种植体的作用是固定颜面部赝复体，赝复体会将各种力量产生的机械刺激传导至种植体，这些机械刺激是导致种植体经皮密封失败的一个重要原因。机械刺激造成皮肤软组织与种植体结合界面的破坏，这是细菌进入种植体周围的最主要的途径。重复的机械应力造成的皮肤与种植体之间的相对移动，会引起慢性炎性反应，从而导致二者结合界面的破坏，最终引起种植体的失败。

此外，钛种植体与骨之间的力学性能不匹配，会使骨不断地发生生理应力，包括压缩、拉伸、扭转和弯曲。这种不平衡的应力活动会使得经皮部位皮肤的连续性受到微小破坏，导致皮肤慢性损伤，并破坏皮肤与种植体之间的密封。

（二）表皮下行

表皮覆盖在真皮上面，其与种植体的结合是建立在真皮与种植体形成稳定结合的基础上。然而，一旦在结合部位真皮与种植体的结合发生破坏时，表皮细胞会发生迁移，而不会在种植体表面黏附。因此，植入过程中所造成的真皮层的破坏，会导致表皮细胞沿种植体向下迁移，该迁移持续发生，并随着表皮细胞的增殖和成熟，最终会形成表皮下行。表皮下行会破坏皮肤层的连续性，阻止皮肤和种植体之间紧密的生物学封闭的形成。

（三）细菌侵袭

表皮下行不仅阻碍了皮肤封闭的形成，并且给细菌提供了侵袭路线。细菌感染导致的炎症会进一步破坏皮肤与种植体的结合界面，甚至导致种植体的失败。细菌入侵后，会定植于种植体表面或相邻的受损组织，导致细菌继续传播，造成骨吸收，最终导致种植体失败。

总之，经皮种植体失败的主要原因包括机械（应力）和生物（表皮下行和细菌侵袭）两个大的方面因素的影响，并且各种因素互相作用，互相影响。究其本质，经皮种植体失败的本质原因还是皮肤与种植体之间没有形成紧密的生物学封闭或者这种封闭遭受到破坏。

二、提高经皮种植体成功率的方法

针对以上三方面原因，目前国内外学者为解决经皮种植体与软组织的结合以及种植体周围炎的问题，主要集中于三个方面进行研究：改变种植体穿皮部位表面微结构，或在其表面构建生物涂层，促进表皮细胞和成纤维细胞的黏附和增殖，从而提高种植体与皮肤、皮下组织之间稳定性；优化设计种植体外形以及螺纹、螺距等，以减少应力集中和微移动；种植体表面抗菌改性。作者围绕促进种植体经皮封闭和种植体表面抗菌进行了一些探索。

（一）卤素在钛经皮植入种植体表面处理中的应用

卤素化合物属于防腐剂，具有高效、广谱的杀菌效果，其抗菌机制主要通过与酶蛋白反应，导致酶活性丧失，阻碍细菌的代谢功能，从而起到杀菌作用。目前，越来越多的卤素化合物用于种植体的抗菌和抑菌中，通过不同的表面处理方法，将卤素离子处理到种植体材料表面，经过与体液的接触和反应，发生水解或羟基化，使金属发生卤化反应，从而具有一定的抗菌特性。

在种植体表面处理方面，微弧氧化表面改性技术是一个主要方向，它所形成的氧化陶瓷膜为纳米级结构，既具有良好的生物活性和生物相容性，又具有陶瓷特性，有高的抗腐蚀性和耐磨性。

基于上述原因，作者利用微弧氧化处理技术，在电解液中加入卤素化合物，将卤素离子吸附到种植体表面，通过与金属离子的结合，发挥其长效的抗菌功能，以解决种植体周围细菌感染，同时实现种植体与皮肤界面的良好封闭。

研究发现，在电解液中加入卤素离子后，利用微弧氧化表面处理方法将其吸附到氧化层中，通过体外对皮肤常见菌群的抗菌试验以及细菌黏附试验证实该钛表面氧化层具有抗菌功能。对该表面氧化层进行生物相容性的评价、细胞毒性试验以及黏膜刺激试验，结果显示对成纤维细胞的黏附和增殖有促进作用，对口腔黏膜无明显刺激。对上述种植体表面进行表皮细胞培养发现，细胞伪足爬行入微弧氧化表面的微孔中，与材料表面的微观结构形成紧密的结合，提高了细胞抗剪切力的能力，使细胞更牢固地贴附于材料表面。对该种植体表面进行体外生物活性的观察，结果发现，材料表面氧化层对钙磷离子有很强的吸附能力，以及形成类骨磷灰石的能力，表现出了很好的生物活性，有利于纤维组织的长入，并加强材料与机体软硬组织的结合。此外，通过体外抗腐蚀能力检查，发现利用该方法处理过的种植体表面由于硅氧化物类玻璃态物质的存在，耐汗液腐蚀的能力更强。

体内种植体植入实验发现，经表面处理过的钛种植体与软组织有良好的组织相容性，其合适的孔径和表面结构，有利于组织的长入，能有效提高材料与软组织间的结合力；同时，种植体对于骨组织也表现出良好的生物活性和生物相容性，能够以骨结合的形式形成紧密的结合。综上所述，通过在电解液里加入卤素化合物，对纯钛进行微弧氧化处理，制备出的种植体表面具有抗菌性，且耐腐蚀性与生物相容性良好，在体内具有良好的与软硬组织结合的能力，且能与皮肤组织形成良好的生物密封。因此，该方法在解决经皮植入生物密封及种植体周围炎等问题方面，具有良好的研究与应用前景。

（二）TiO_2 纳米管 CNN2 复合涂层的构建及在经皮种植体表面处理中的应用

研究表明，对于皮肤的生物学封闭来说，真皮结缔组织的封闭比表皮封闭重要，而真皮中最主要的细胞是成纤维细胞，其分泌的蛋白多糖、胶原等是细胞外基质和结缔组织的重要组成部分，对种植体经皮封闭的形成起着重要的作用。因此，成纤维细胞早期黏附和快速生长，对经皮部位形成生物密封尤为重要。

目前，钛表面纳米化处理，特别是阳极氧化制作 TiO_2 纳米管技术受到越来越多的关注。研究证实，TiO_2 纳米管不仅具有良好的生物活性和生物相容性，还可以作为药物载体，在种植体表面构建药物缓释涂层。在种植体经皮部位制作 TiO_2 纳米管与表皮生长因子的复合涂层，理论上能够促进种植体周围表皮组织生长，以促进形成稳定的生物密封，为阻挡细菌感染提供屏障。

结缔组织生长因子（CNN2）已被证明对成纤维细胞的多种生物学行为具有促进作用，包括细胞增殖和细胞黏附等。CNN2 对细胞外基质的表达也发挥着积极作用，而由细胞外基质组成的黏着斑决定着细胞与材料之间的结合强度。此外，CNN2 发挥生理作用所需的剂量非常低。

因此，作者构建了 TiO_2 纳米管 CNN2 复合涂层，以期使其持续发挥促进成纤维细胞生物学行为的功能，从而促进种植体与皮肤界面的生物学密封的形成，抵御细菌的入侵，提高经皮种植体的成功率。

该研究首先利用阳极氧化方法在钛种植体表面构建 TiO_2 纳米管。结果发现，不同电压下可在纯钛试样表面成功制备出不同管径且管径均匀的 TiO_2 纳米管。场发射扫描电镜观察、原子力显微镜观察、能谱分析发现 TiO_2 纳米管试样表面氧元素增加，纳米级别粗糙度增加，亲水性和表面自由能增加。随后利用简易冻干法加载 CNN2 蛋白到 TiO_2 纳米管，成功构建了 TiO_2 纳米管 CNN2 复合涂层，加载效率高于 75%，缓释时间大于 100min。

后续研究测试了该 TiO_2 纳米管 CNN2 复合涂层处理对成纤维细胞生理行为的影响。细胞增殖结果显示该处理优于 TiO_2 纳米管处理组和光滑处理组；细胞的早期黏附的结果显示其表面黏附的细胞数目要大于 TiO_2 纳米管组和光滑处理组表面；细胞骨架肌动蛋白免疫荧光染色显示在其表面成纤维细胞培养 7d 内即可见密集的纤维粘连蛋白和大量的应力纤维，说明其能够有效地促进成纤维细胞的增殖和黏附。

动物体内实验研究发现，种植体经皮部位进行 TiO_2 纳米管 CNN2 复合涂层处理后，其周围软组织反应评分都集中在 2 分以下，即红肿、轻微红肿或无反应；而对照组种植体周围多集中在 2 分或 2 分以上，即红肿、肉芽组织增生及感染。进行组织形态学观察可见，其周围软组织内纤维组织呈交错排列，与种植体表面呈一定角度排列，纤维胶原厚，血管形成明显。

综上所述，TiO_2 纳米管 CNN2 复合涂层对成纤维细胞在钛表面形成生物学封闭具有促进作用。应用 TiO_2 纳米管 CNN2 复合涂层方法对种植体经皮部位进行处理，能够促进种植体与皮肤界面的生物学密封的形成，降低种植体周围软组织反应。利用 TiO_2 纳米管 CNN2 复合涂层处理有望成为促进经皮部位软组织的生物密封、提高经皮种植体成功率的一种有效方法。

（赵铱民　董　岩）

参考文献

1. Albrektsson T, Branemark PI, Jacobsson M. Present clinical applications of osseointegrated percutaneous implants. Plastic and reconstructive surgery, 1987, 79(5): 721-731.

2. Branemark PI, Tolman DE. Osseointegration in craniofacial reconstruction. Quintessence, 1998.

3. Ciocca L, Fantini M, De Crescenzio F, et al. Computer-aided design and manufacturing construction of a surgical template for craniofacial implant positioning to support a definitive nasal prostheses. Clinical Oral Implants Research, 2011, 22(8): 850-856.

4. Donoff RB. Treatment of the irradiated patient with dental implants: the case against hyperbaric oxygen treatment. Journal of oral and maxillofacial surgery, 2006, 64(5): 819-822.

5. Drawbacks ATAG. Placement of dental implants in irradiated bone: the case for using hyperbaric oxygen. J Oral Maxillofac Surg, 2006, 64: 812-818.

6. Esposito M, Hirsch JM, Lekholm U, et al. Biological factors contributing to failures of osseointegrated oral implants (II). Etiopathogenesis. European journal of oral sciences, 1998, 106(3): 721-764.

7. Goiato MC, Takamiya AS, Alves LMN, et al. Postsurgical care for rehabilitation with implant-retained extraoral prostheses. Journal of Craniofacial Surgery, 2010, 21(2): 565.

8. Granstrom G. Osseointegration in irradiated cancer patients: an analysis with respect to implant failures. Journal of oral and maxillofacial surgery, 2005, 63(5): 579-585.

9. Greenwood TW, Gilchrist AG. Hyperbaric oxygen and wound healing in post-irradiation head and neck surgery. British Journal of Surgery, 1973, 60(5): 394-397.

10. Hooper SM, Westcott T, Evans PLL, et

al. Implant-supported Facial Prostheses Provided by a Maxillofacial Unit in a UK Regional Hospital: Longevity and Patient Opinions. Journal of Prosthodontics, 2005, 14(1): 32-38.

11. Karakoca S, Aydin C, Yilmaz H, et al. Survival rates and periimplant soft tissue evaluation of extraoral implants over a mean follow-up period of three years. The Journal of prosthetic dentistry, 2008, 100(6): 458-464.

12. Karayazgan B, Gunay Y, Atay A, et al. Facial defects restored with extraoral implant-supported prostheses. Journal of Craniofacial Surgery, 2007, 18(5): 1086-1090.

13. Li JX, Wu GF, Zhao YM, et al. Effects of MAO on bonding strength of titanium-porcelain. Surface & Coatings Technology, 2010, (204) :1252-1258.

14. Li JX, Zhao YM. Biocompatibility and antibacterial performance of titanium by surface treatment. Journal of Coatings Technology and Research, 2012, 9 (2): 223-228.

15. Li JX, Zhao YM, Han Y, et al. Surface Characteristics and Bioactivity of Oxide Films with Haloid Ions Formed by Micro-Arc Oxidation on Titanium in Vitro. Materials and Manufacturing Processes, 2011, 26 (2): 188-192.

16. Nishimura RD, Roumanas E, Moy PK, et al. Nasal defects and osseointegrated implants: UCLA experience. J Prosthet Dent, 1996, 76(6): 597-602.

17. Nishimura RD, Roumanas E, Moy PK, et al. Osseointegrated implants and orbital defects: U.C.L.A. experience. J Prosthet Dent, 1998, 79(3): 304-309.

18. Pekkan G, Tuna SH, Oghan F. Extraoral prostheses using extraoral implants. International journal of oral and maxillofacial surgery, 2011, 40(4): 378-383.

19. Roumanas ED, Freymiller EG, Chang TL, et al. Implant-retained prostheses for facial defects: an up to 14-year follow-up report on the survival rates of implants at UCLA. The International journal of prosthodontics, 2002, 15(4): 325-332.

20. Santos RN, Perrella A, Carvalho JC, et al. Quantitative CT analysis of the glabellar and anterior nasal spine regions for the placement of implants for nasal prostheses retention. Int J Oral Maxillofac Implants, 2008, 23(3): 445-448.

21. Scolozzi P, Jaques B. Treatment of midfacial defects using prostheses supported by ITI dental implants. Plastic and reconstructive surgery, 2004, 114(6): 1395-1404.

22. Toljanic JA, Eckert SE, Roumanas E, et al. Osseointegrated craniofacial implants in the rehabilitation of orbital defects: an update of a retrospective experience in the United States. J Prosthet Dent, 2005, 94(2): 177-182.

23. Wang XJ, Chen FM, Wang GW, et al. In Vitro Evaluation on the Percutaneous Sites of MAO-Treated Implants. J Biomed Mater Res Part B: Appl Biomater, 2008, 87(2):508-515.

24. Wang ZS, Wu GF, Bai SZ, et al. MAPs/bFGF-PLGA microsphere composite-coated titanium surfaces promote increased adhesion and proliferation of fibroblasts. Biomed Mater, 2014, 9(3):035006.

25. Wei HB, Wu S, Feng Z, et al. Increased fibroblast functionality on CNN2-loaded titania nanotubes. International Journal of Nanomedicine, 2012, 7: 1091-1100.

26. Wei HB, Zhao L, Chen B, et al. Improved fibroblast functionalities by microporous pattern fabricated by microelectromechanical systems. Int J Mol Sci, 2014, 15:12998-13009.

27. Zhou W, Han C, Song Y, et al. The performance of bone marrow mesenchymal stem cell-implant complexes prepared by cell sheet engineering techniques. Biomaterials, 2010, 31(12): 3212-3221.

28. 高倩，赵铱民，白石柱，等．正常人外鼻缺损种植区域三维测量 . 实用口腔医学杂志，2010，26(2): 198-201.

29. 李健学，张玉梅，赵铱民 . 钛微弧氧化处理后的抗菌性能研究 . 稀有金属材料与工程，2010, 39(5):796-799.

30. 牛学刚，赵铱民 . 切牙管应用解剖研究 . 实用口腔医学杂志 , 2002, 18(3): 250-252.

31. 牛学刚，赵铱民 , 王艳清，等 . 与种植体植入相关的颧骨区骨性结构测量研究 . 口腔颌面修复学杂志 , 2003, 4(4): 209-212.

32. 牛学刚，赵铱民，邹昌旭 . 与种植体植入相关的前鼻底区骨性结构的解剖 . 口腔颌面外科杂志，2003，13(4): 295-298.

33. 牛学刚，赵铱民，邹昌旭 . 与种植体植入相关的颞骨区骨性结构的应用解剖研究 . 华西口腔医学杂志，2004，22(4): 302-304.

34. 魏洪波，吴淑仪，董岩 , 等 . 简易冻干法制备二氧化钛纳米管载药涂层的研究 . 实用口腔医学杂志，2012，28(2)：136-140.

第五章 chapter 5

眼球和眶缺损的赝复

The rehabilitation for ocular and orbital defects

第一节　眼缺损的赝复

The rehabilitation for ocular defects

眼缺损（ocular defects）主要来自先天或后天因素引起的眼球萎缩和眼部外伤或眼病所致的眼球手术。这里所述的眼球手术主要包括眼球摘除（eyeball excision）、眶内容物剜除两种情况。眼球摘除或眼内容物剜除时，如不及时放置眶内植入物（在本书中指人工义眼台），即可发生眼窝塌陷，即使后期行义眼修复，也不能恢复正常的眼睑突度，而与健侧失去对称性，影响外观（图 5-1）。

除眶内恶性肿瘤、急性眶内软组织炎症等不允许进行一期眼窝充填手术的情况外，应尽可能做一期眼窝充填手术。因一期手术局部解剖结构清楚，有利于手术的顺利进行；眼外肌可以很好地保留在原位，有利于术后植入物的运动；可以利用自身巩膜加固人工义眼台的前面，使之不易脱出；局部没有或仅有很少瘢痕，血循环良好。所以，眼球摘除或眼内容物剜除时，及时放置眶内植入物，既可以有效维持眼部与健侧的对称性，也有助于实现后期义眼的运动。

义眼制作前，应对患者进行综合全面地会诊和检查评估，确定是否可以进行义眼修复。对患者的评估包括生理和心理两个部分，包括患者对于义眼的渴望度和期待度。患者应被告知预期结果，特别应该强调在治疗过程和制作完成后患者的角色。患者对于这些方面的理解程度对于义眼修复的成功与否有很大的影响。

同时，应对缺损区进行彻底客观地检查：

1. 确定组织是否已完全愈合或现有的义眼对组织有没有激惹。如果愈合不完全或者植入物上有裂开等症状，则应及时咨询眼科医生。如现有义眼对组织有刺激则应对其进行调磨抛光，待炎症消退后，再行义眼制作。

2. 眼窝的深浅度。眼窝的深浅与义眼的固位效果有很大关系。如果眼窝底部的软组织平坦，不浮凸，则眼窝较深，固位较好；反之眼窝浅，则固位差。遇到后一种情况时可选用大小合适的义眼（暂时用），在义眼的组织面加蜡，置于眼窝内加压数日，待肿胀逐渐消失，使眼窝加深，以利于固位。

3. 下穹隆的深浅度。下穹隆的深浅对义眼的固位有很大关系。下穹隆深，则义眼固位好，下穹隆浅时，义眼易掉出。遇后一种情况可选大小合适的成品义眼（暂时用），在下缘处磨薄，置入眼窝内加压数日，使下穹隆边缘的内侧压缩凹陷，以利固位。如果下穹隆过浅兼有睑外翻现象时，则需行外科手术，进行游离黏膜或皮肤移植，以加深或再造眼窝，才能使义眼得到较好的固位。

4. 眼窝肌的活动度。眼球摘除时，内、外、上、下直肌未破坏，义眼戴入后可随肌肉活动而有真

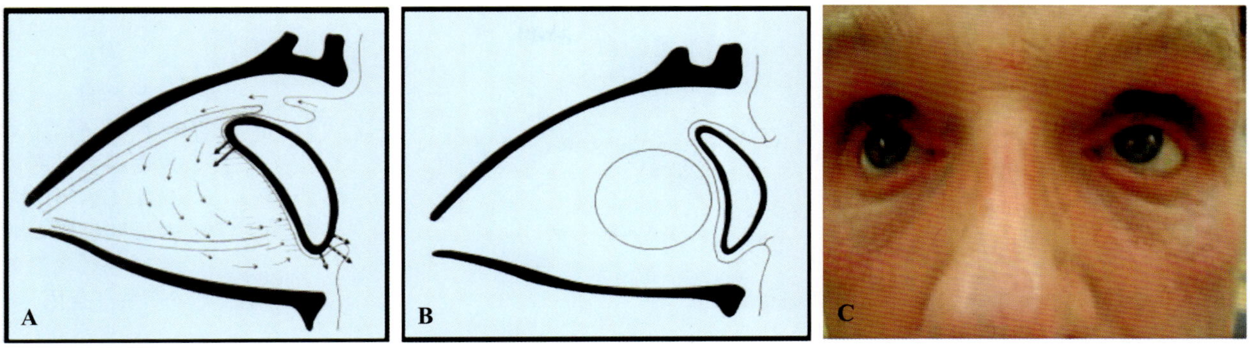

图 5-1　A. 眼球摘除后，未行眼窝充填术（放置义眼台），则义眼易于倾斜移位；B. 义眼台植入后，再行义眼修复，义眼可保持在稳定的位置；C. 为未行义眼台植入，义眼修复后，眶部凹陷，不能达到很好的修复效果 (Smit, 1991)

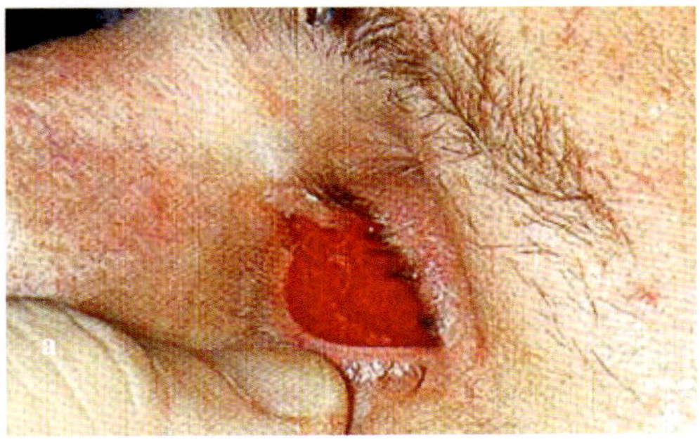

图 5-2　印模制取前，翻开眼睑，滴入 0.5% 的丁卡因。切记揉搓眼窝，以免眼窝内组织充血，影响印模的精度

实感。如肌肉破坏，义眼戴后不活动则显得呆板。

5. 泪囊是否破坏。泪囊未被破坏，则有泪液分泌，义眼戴入后光润真实。如泪腺破坏，则无泪液分泌，义眼干燥，且分泌物黏于义眼的角膜上，影响美观。

6. 眼球萎缩未被摘除者。因疾病而致眼球萎缩，可不予摘除即装配义眼。这种义眼最有真实感，因丰满度和活动度都与健侧基本一致。

对眼球摘除的患者，应采用实胎义眼进行修复；对眼球萎缩未被摘除者，则应采用薄壳状义眼进行修复；对眼窝深浅度适中，上下穹窿有足够深度，固位形好，眼球颜色及眼球大小无特殊的患者可采用成品义眼修复；相反，则应采用单独制作的个体化义眼进行修复。所以，义眼的制作有个别义眼法和成品义眼法。

一、个别义眼法

个别义眼法是指制取患者眼窝印模，并制作适合于其眼窝的眼球树脂模型，并根据健侧眼球进行巩膜及虹膜染色后，经装盒包埋、制作出适于患者的个体化义眼。

（一）眼窝印模制取和蜡型制作

为减轻印模制取过程中患者的不适，常用眼科局麻药 0.5% 的丁卡因麻醉缺损区，具体方法是在眼窝内滴一两滴药液，等待约 15min，以使麻药充分起效（图 5-2）。

眼缺损印模方式取决于印模术式和缺损区情况。最常用的印模技术包括成品眼部托盘(product ocular tray）技术及外部托盘技术。成品眼部托盘印模技术可以很好地取出眼缺损区的形态，但可能取出伸展过度的印模。外部托盘技术适用于对外形要求不高的患者，或外伤、感染、愈合过程中出现并发症者。这种技术不需将托盘置于缺损区内，很难取出没有气泡的印模。

1. 眼窝成品托盘印膜技术

这种技术使用一次性注射器（一般采用 20mL 的）、成品眼窝托盘（图 5-3）和无刺激性的印模材料料。例如，眼科用不可逆水胶体材料或牙科用硅橡胶印模材料料。

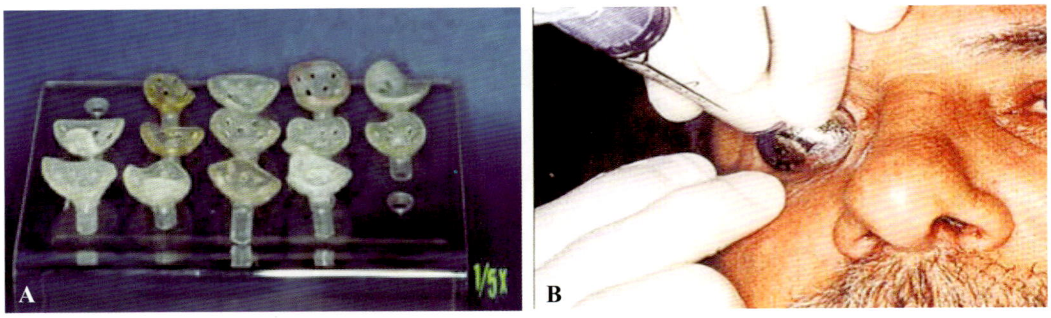

图 5-3 A. 眼窝成品托盘，托盘柄为一空管；B. 托盘柄能与注射器进行组合，利用注射器将印模材料通过托盘柄注射于眼缺损区内

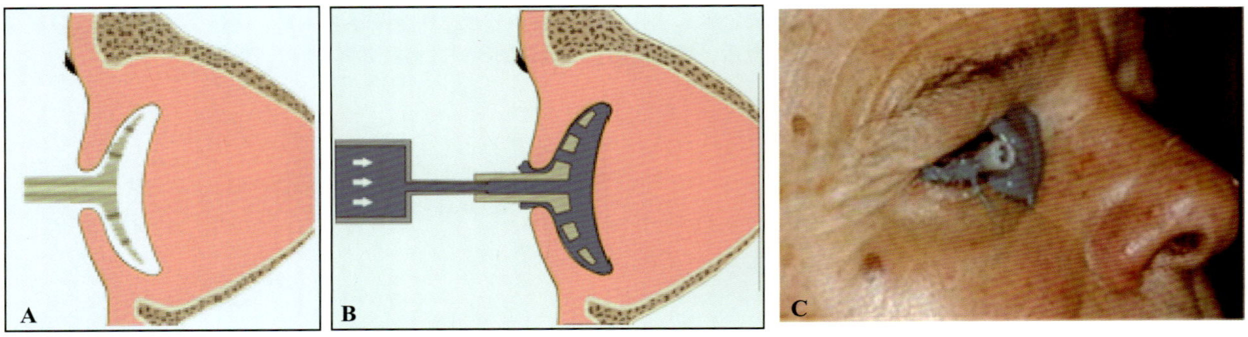

图 5-4 A. 选择适宜的眼窝托盘；B. 注射硅橡胶轻体印模材料料于眼窝内；C. 制取眼窝印模

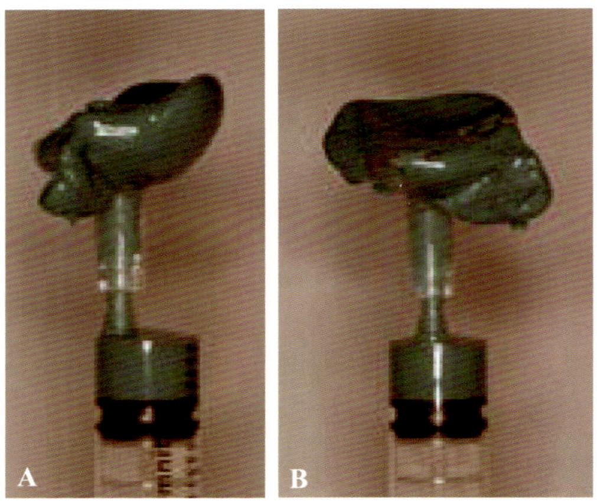

图 5-5 A、B. 检查眼窝印模

印模制取时，患者将头靠在头枕上使上身处于直立位。这一位置使得眼睑和周围组织在重力作用下处于自然位置。印模制取前先试成品托盘以确定合适的位置和大小，防止印模伸展过度。托盘-注射器组合应被定位到托盘柄平行于瞳孔平面的垂线位置。托盘的位置应支撑眼睑以使眼睑与健侧眼睑的突度相似。托盘准确的定位和眼睑支撑将有助于眼球蜡型的塑形和虹膜的定位。将托盘-注射器组合由缺损区移出。将牙科轻体硅橡胶印模材料置入注射器中，并在托盘中注入足量硅橡胶印模材料。将托盘放入缺损区，调整位置。注入足量材料直至眼睑外形与健侧相似，并有印模材料从托盘边缘及托盘上的孔溢出（图 5-4）。

印模材料结固后，取下托盘-注射器组合，检查有无缺损和气泡（图 5-5）。将托盘从注射器上取下，用流水冲洗。放回缺损区检查是否能够获得理想的眼睑外形以及印模的固位力。嘱患者保持头不动，眼睛向上下左右看。在眼部肌肉保留完整的情况下，如果印模定位及伸展度恰当，托盘柄应基本与健侧瞳孔的运动同步。

采用两瓣法灌注工作模型。在一直径、深浅适宜的塑料杯内，调拌适量的人造石，一部分置入杯

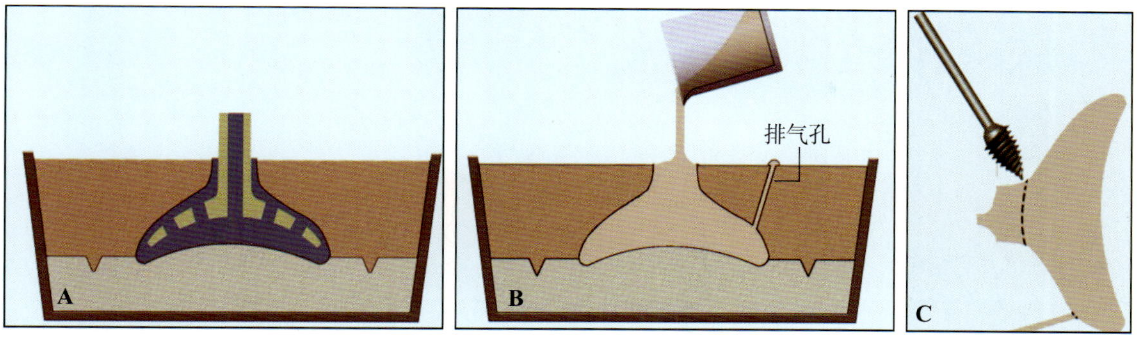

图 5-6　A. 眼缺损工作模型灌注示意图；B. 打开后，去除托盘及印模，从托盘柄遗留的孔内灌注融化的蜡或树脂；C. 分开两瓣石膏模型，去除托盘柄孔及排气孔处的蜡棒或树脂棒，即可获得眼球蜡型或眼球树脂模型的雏形

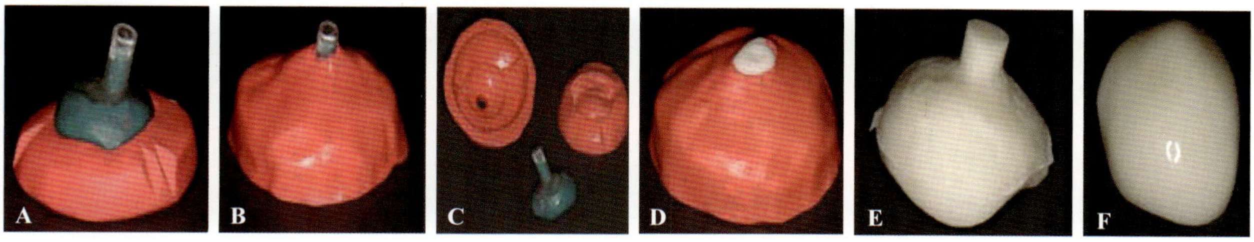

图 5-7　A. 包埋印模的第一瓣硅橡胶；B. 包埋印模的第二瓣硅橡胶；C. 两瓣工作模型分开，印模取出；D. 灌注树脂；E. 树脂结固后取出；F. 打磨抛光

内，同时将一部分石膏涂抹于眼缺损印模的背面，再将印模倒置于杯内的石膏上。石膏上表面恰好位于印模的最突边缘处，并在上表面制作 2～3 个“V”形槽。此为工作模型的第一瓣。待第一瓣石膏结固，在石膏表面涂一层分离剂，并灌注石膏以完全包埋印模及部分托盘柄。此为工作模型的第二瓣。石膏结固，将两瓣石膏分开，取下印模及托盘。托盘柄位置为一孔洞，并在第二瓣石膏靠近印模边缘处钻另一排气孔。托盘柄所形成的孔洞用以将融化的蜡或树脂灌注于工作模型的型腔内（图 5-6）。

也可利用硅橡胶翻制眼缺损工作模型。首先以硅橡胶包埋印模背面及部分侧面，此为工作模型第一瓣。并于印模内眦、外眦相应的部位在第一瓣模型上分别制作切迹。第一瓣结固后，取硅橡胶将剩余部分印模包埋，此为模型的第二瓣。结固后，分开两瓣模型，取出印模。此模型常用于眼球树脂模型的制作（图 5-7）。

2. 外部托盘印模技术

调拌藻酸盐印模材料料，一次性倒入 60mL 注射器中。患者直视至少约 2m 远处的一个固定点，将印模材料注入缺损区。这有助于印模制取时缺损区周围肌肉处于中性位（图 5-8）。然后用带孔的丙烯酸树脂托盘装上藻酸盐材料，覆盖患侧外眼区，印模材料结固过程中患者应保持初始的注视位。

材料结固后嘱患者活动面部来破坏边缘封闭，由下睑部眼窝浅平处开始取出印模，逐步转向上睑区，直至完整取出印模。

（1）模型灌制

取红蜡片做灌模围圈，或选择适宜的硬纸杯，大小需能完全将印模托盘放入。调适量印模材料置于蜡圈底部，将所取印模组织面向上置于印模材料上，轻施压力，使印模材料均匀分布，以支撑印模，保持稳定。调白石膏灌注外眼部分模型。白石膏平齐眼窝印模边缘不覆盖印模材料，以免形成飞边。待白石膏基本结固后，在石膏上做 2～3 个“V”形定位槽。于白石膏表面涂布一层石膏分离剂，再灌注人造石作为模型底面。待石膏完全结固后，沿两次灌注线撬开模型，清除印模材料，即可获得两瓣工作模型（图 5-9）。

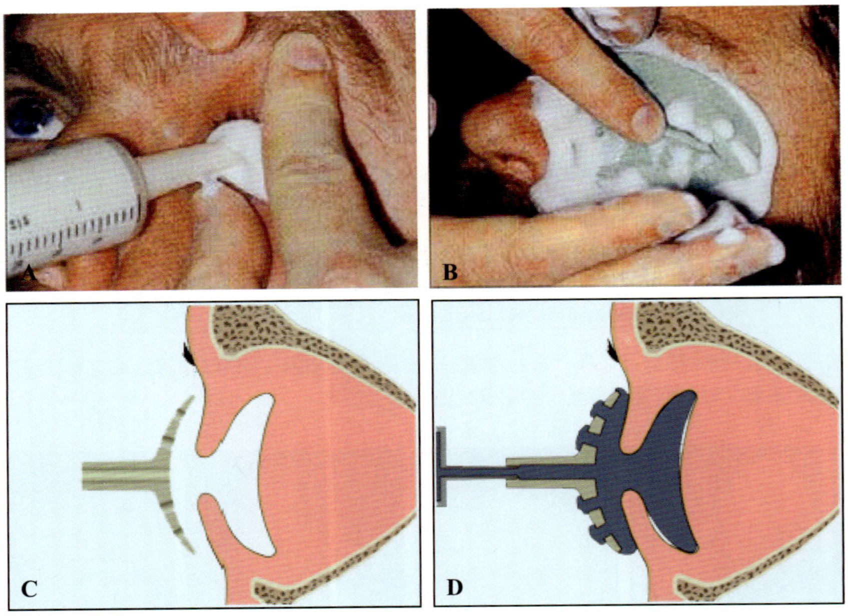

图 5-8　A、B. 外部托盘技术制取眼缺损印模；C. 选择适宜的外部托盘；D. 外部托盘印模技术示意图

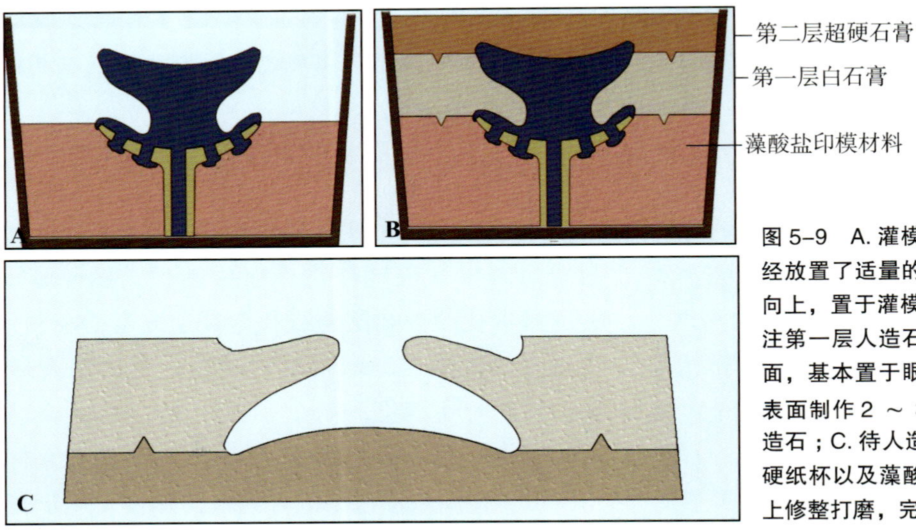

图 5-9　A. 灌模用红蜡片围圈或硬纸杯，底部已经放置了适量的藻酸盐印模材料，将印模组织面向上，置于灌模围圈内藻酸盐印模材料中；B. 灌注第一层人造石，人造石不覆盖眼球印模的组织面，基本置于眼球印模最突出，初步结固后，在表面制作 2 ～ 3 个“V”形槽，再灌注第二层人造石；C. 待人造石完全结固后，去除蜡片围圈或硬纸杯以及藻酸盐印模材料料，将印模外观面向上修整打磨，完成眼缺损工作模型

（2）眼球蜡型（树脂模型）灌制

模型腔组织表面涂布液状石蜡或分离剂，灌入融蜡或树脂。凝固后，分开上、下两瓣模型，取出蜡型或树脂模型。如有困难可以在上半部模型的内外眦外侧 3 ～ 5mm 范围内锯开。然后分开模型，即可获得蜡型。使用锐利手术刀去除蜡型铸道和尖锐边缘，前表面使用喷灯抛光（图 5-10）。如为树脂模型，则直接打磨抛光。

（3）试戴眼球蜡型

试戴前，眼球蜡型应高度抛光并无灰尘、碎屑和刺激性化学物品污染。试戴蜡型时，应轻柔抬起眼睑，观察蜡型在穹窿区的伸展情况。伸展不足的区域应用添加基板蜡或硬质印模蜡。眼球蜡型戴入后对眼睑的支撑和外形应与健侧睁眼状态相比较。闭眼时双手触诊进行比较。对眼球蜡型进行加蜡或去蜡修整，直至在睁闭眼时都得到满意的眼睑部外形（图 5-11）。

（二）个体化义眼制作

蜡型试戴、修整合适后，装盒、冲蜡、充填牙科树脂并固化，获得一眼球树脂模型（图 5-12）。

1. 试戴树脂眼球模型

将树脂眼球模型戴入患者眼窝中，再次观察

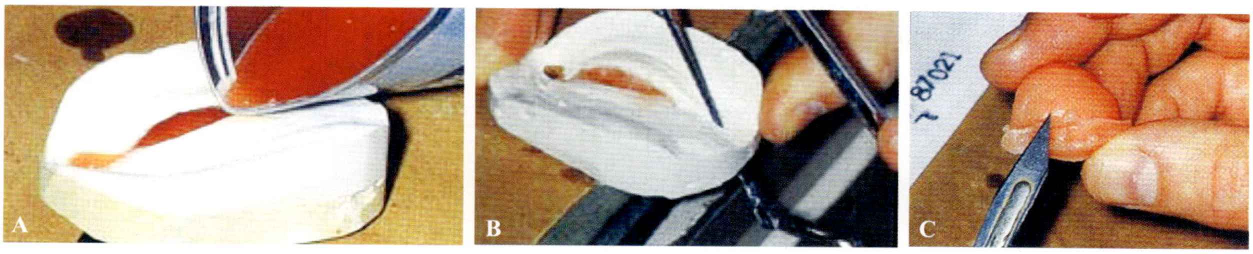

图 5-10　A. 灌注融化的蜡于眼缺损工作模型内；B. 蜡结固后，将上半部分模型锯开，并分开模型；C. 取出眼球蜡型后，修整并喷光

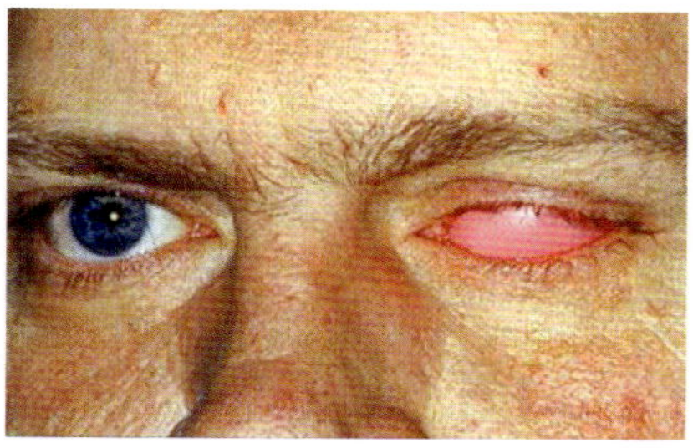

图 5-11　试戴眼球蜡型。蜡型对上眼睑支撑不足，导致缺损侧眼睑下垂，应加蜡进行调整

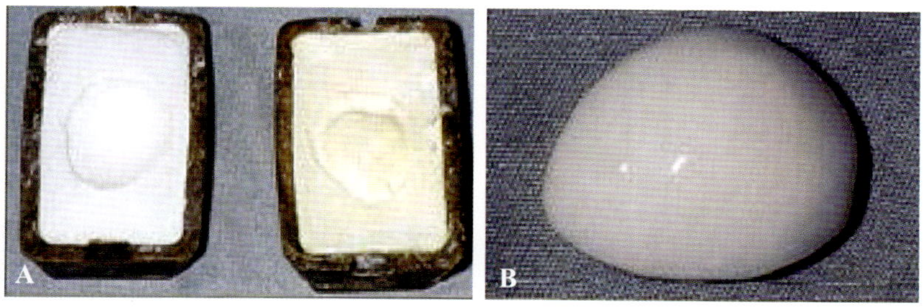

图 5-12　A. 义眼蜡型包埋、冲蜡后；B. 充填牙科树脂，固化后打磨抛光，获得义眼树脂模型

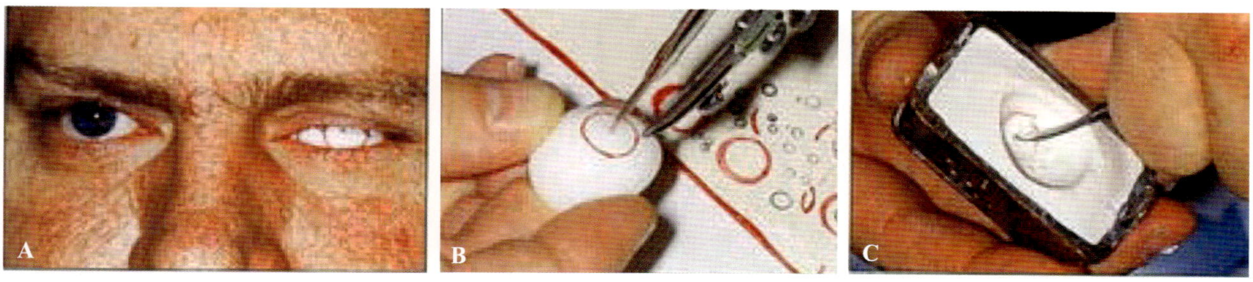

图 5-13　A. 试戴树脂模型，并标记瞳孔的位置，并测量虹膜的直径；B. 以瞳孔为圆心，在树脂模型上画出虹膜的范围；C. 将树脂模型包埋，所画的虹膜范围标记线被转移到包埋石膏上，以蜡刀雕刻出角膜突度相当的间隙

其外形。嘱患者端坐平视前方，用红墨水将瞳孔、虹膜的大小及位置记录在眼球树脂模型上。红墨水将来会转移到包埋的石膏上，以帮助确定凸出的角膜的合适位置。分上、下瓣型盒包埋眼球树脂模型，其阴模用于最终义眼的制作。包埋时，所画的虹膜边缘应尽量保持水平，以防止在最终制作义眼时，绘画完成的虹膜圆纸片移动。在转移到包埋石膏上的虹膜范围内，用蜡刀刻去约 2mm 厚度的石膏，刻出的间隙相当于角膜厚度（图 5-13）。边缘逐渐变浅，与周围移行过渡。此部分将来作为角膜的凸起部分。

通常选择比测量的健侧虹膜小 1mm 的圆纸片。由于角膜凸起会对圆纸片起到轻微的放大作用，最终可使虹膜看起来大小适宜。

目前，常使用丙烯酸颜料或油画颜料模拟健侧虹膜的颜色，在圆纸片上绘画。丙烯酸颜料与水混合后使用，很快即能干燥。油画颜料常与热固化单体混合使用，为了加快其在纸片上固化，常在油画颜料与热固化单体的混合物中加入少许聚乙烯单体。如欲延长操作时间，可在油画颜料中多加入一些热固化单体。

首先使用黑色画背景色及虹膜环的外缘部分，然后绘画睫状区及瞳孔的周围。基质、睫状区和背景之间通常是最浅的颜色。圆片中心点上黑点来代表瞳孔。黑点的大小应模拟室内灯光下的自然瞳孔大小。这会使其大小在多数情况下看

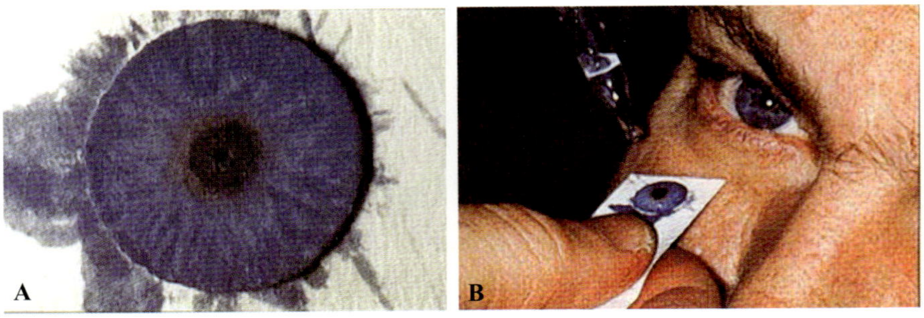

图 5-14　A. 初步绘画完成虹膜圆纸片；B. 滴一滴水，模拟角膜突起对虹膜大小及颜色的改变，并与患者健侧虹膜进行对比

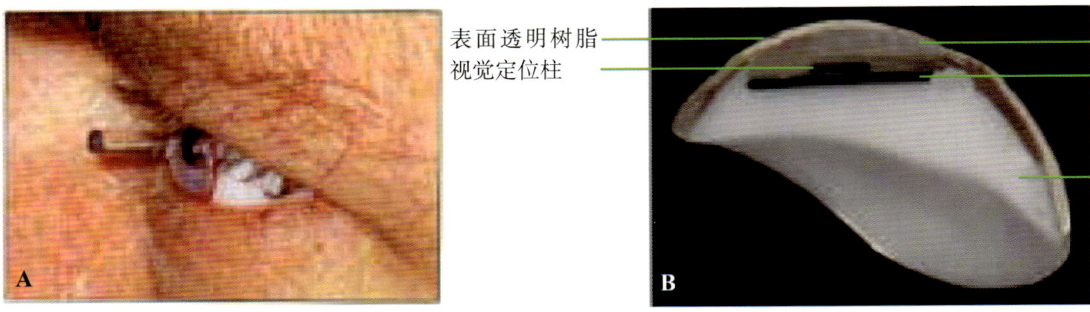

图 5-15　A. 试戴黏有视觉定位柱的眼球树脂模型，当患者正视医生时，定位柱直指医生；B. 义眼剖面观

起来与对侧相近。最后要加画一些从中心向周围延伸的浅色条纹使之呈现三维效果。初步绘画完成的虹膜圆纸片以普通吹风机吹干。滴上一滴水模拟角膜凸起的放大效果，与患者健侧虹膜进行对比（图 5-14）。必要时，进行颜色的调整，直至患者和医生满意为止。

使用平头涡轮机车针在巩膜树脂模型上画出的虹膜范围预备一平面，用以绘画虹膜颜色。用蜡将视觉定位柱（Factor Ⅱ）密封于预备的平面上，为患者试戴。调整平面位置，直到当患者注视医生眼睛的时候定位柱直指医生（图 5-15）。这有助于当患者与人交谈时，患者直视下，对方觉得患眼与健侧目光是同样的。用砂石将巩膜树脂模型的整个前表面磨除至少 1mm。虹膜平面区域低于其余前表面约 2mm，形成一个肩台，用于放置虹膜圆纸片。砂石磨出的粗糙面有利于预备出的相当于巩膜部分的平面的绘画。

对固定于眼球树脂模型的虹膜进行最后修整，其目的是补偿在后期操作中可能出现的虹膜圆纸片撕裂所导致的颜色失真。然后，对虹膜和巩膜之间的区域绘画。最后对巩膜绘画并与健侧巩膜比对。取少许红色毛线纤维，放于巩膜部分，来模仿健侧巩膜中的血管。由于颜色因人而异，最好能备有几种颜色的毛絮。巩膜的整个表面涂布单体用以保持血管纤维的位置（图 5-16）。

单体结固后，将巩膜树脂模型重新就位于型盒中，虹膜圆纸片准确就位于预备并绘画完成的平面部分。调拌专用透明丙烯酸树脂，充填于装盒中，将型盒初步对位加压。打开型盒，观察虹膜圆纸片有没有发生移位，如无移位，则关闭型盒，水煮法固化树脂。固化完成后，对义眼进行修整抛光，完成义眼制作，并为患者戴入（图 5-17）。

2. 打磨抛光后，为患者戴入。

再次检查义眼的位置，询问患者的舒适感。必要时，做适当修整，眼球修复即告完成。

二、成品义眼法

（一）眼球摘除的修复

1. 选择成品义眼：选择时应区别左、右，注

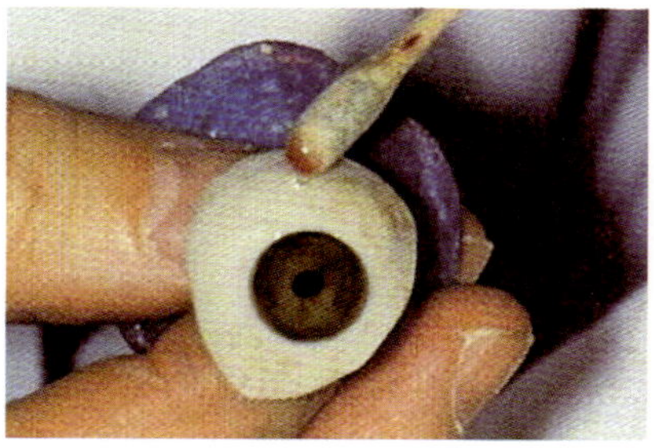
图 5-16　巩膜表面放置血管模拟纤维后，涂布树脂单体，以维持血管模拟纤维的位置

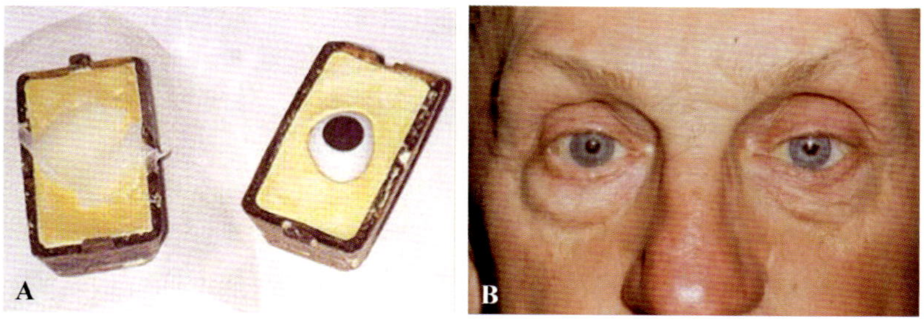
图 5-17　A. 充填树脂后，对位型盒后打开，观察虹膜圆纸片是否出现位置改变；B. 患者戴入

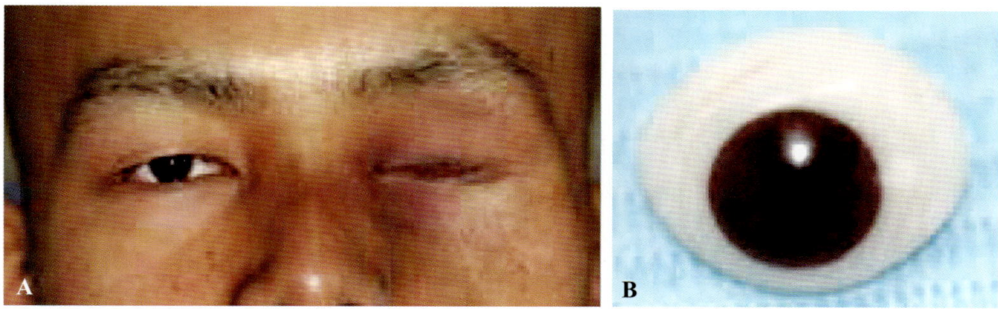
图 5-18　A. 左侧眼球摘除患者；B. 为患者选择一适宜的义眼球

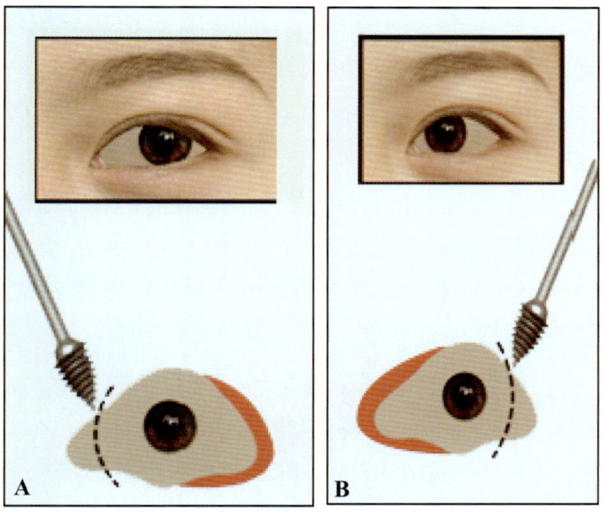
图 5-19　A. 虹膜偏外眦，应调磨义眼的内眦部，在外眦部加蜡，直至将虹膜调整至所需位置；B. 虹膜偏内眦，应调磨义眼外眦部，在内眦部加蜡，将虹膜调整至所需位置

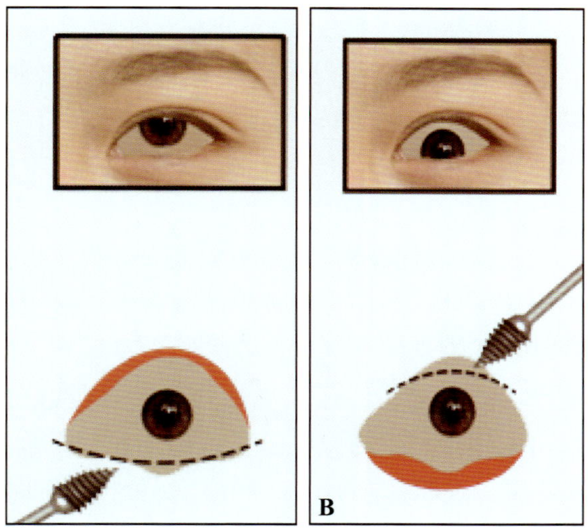
图 5-20　A. 虹膜偏上穹窿，应调磨义眼下缘，在上缘加蜡；B. 虹膜偏下穹窿，应调磨义眼上缘，在下缘加蜡

意义眼虹膜的颜色和大小、巩膜的颜色及角膜的突度，均应尽量与患者的健侧眼相似（图 5-18）。

2. 试戴与修改成品义眼：将义眼戴入眼眶内，嘱患者向前平视，检查瞳孔、虹膜与巩膜在眼裂中的位置，并按照“对角线”原则进行调整，即瞳孔、虹膜如偏向内眦，则应磨改义眼的外眦部或加蜡于义眼的内眦部。虹膜如偏向外眦，则应磨改义眼的内眦部或加蜡于外眦部（图 5-19）。如果虹膜偏向上穹隆，则应磨改义眼下缘或加蜡于上缘。反之亦然。最终务必使瞳孔、虹膜位于所需位置，并与健侧相似，这是使义眼协调的关键（图 5-20）。

在上穹隆区宽而深的情况下，义眼组织面需加蜡，增加它的厚度，使义眼能向前挺出，以免下陷。如果眼睑不丰满时，可在巩膜上增添一层

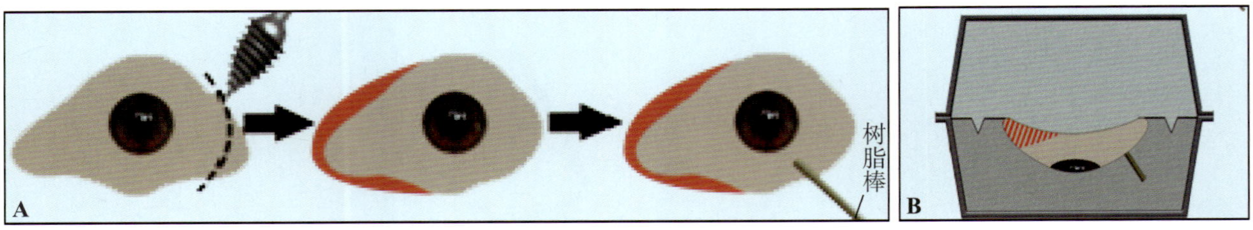

图 5-21　A. 成品义眼调整合适后在虹膜以外设置树脂固位棒；B. 烫盒后，眼球被固位钉固位于型盒内原始位置

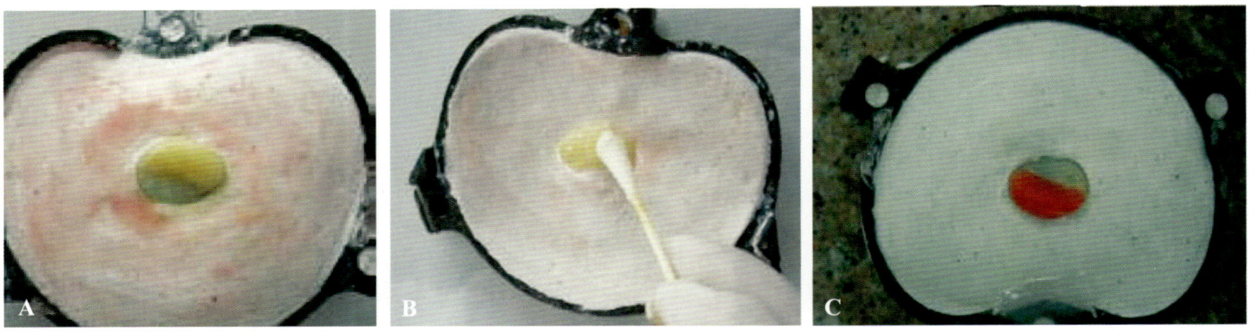

图 5-22　A. 下半型盒装盒；B. 冲蜡后，预期充填树脂处以单体溶胀，调拌并充填自凝树脂；C. 固化后开盒，树脂黏结在义眼上

蜡，将眼睑抬高，使之丰满适宜。

在下穹窿较浅时，义眼的下缘内侧应该磨薄，使易嵌入边缘，增加固位。最后试戴义眼时，再请患者做睁闭眼动作，再次检查义眼大小及丰满度是否合适，并了解患者舒适感。

总之，试戴义眼时，除必须重现虹膜、瞳孔的中心位置外，还需重现外眼的丰满度。除正面观察外，还需从侧方观察，使外眼睑不塌陷，又不前凸，丰满适中。还需考虑眼球的视角方向，可采用树脂棒定位的方法，在瞳孔位置垂直黏一树脂小桩，观察其在平视对面医生时的视角方向，既不上仰，也不下俯，不偏左也不偏右。

义眼每次磨改后，都必须抛光后再放入眼窝，以免损伤黏膜。当义眼过大过重时，可用中空法减轻重量，以利固位。

3. 装盒、充填树脂：成品义眼经磨改、加蜡及试戴合适后，进行装盒。如义眼四周都加蜡，则需在眼球巩膜边缘处以自凝树脂制作一固位棒，固位棒尽量置于不明显的位置（因出盒后磨去）。使义眼在冲蜡和充填树脂时不致移位（图 5-21）。但如将固位棒置于组织面，则冲蜡后，义眼球被固位棒固位于上半盒，欲添加树脂的间隙则位于义眼与上半盒石膏间，不便于充填树脂。所以，固位棒可以设置在边缘，将义眼固位在下半盒。

装盒时应将义眼的组织面向上，固位棒包埋在下半盒石膏内，所添加的蜡完全暴露，包埋在上半盒石膏内。常规冲蜡，充填自凝树脂或眼科用透明树脂，固化后出盒（图 5-22）。

4. 义眼戴入：成品义眼虹膜、巩膜部分光洁度很好而未经破坏者，应避免打磨粗糙，该部分不再抛光。磨除固位树脂棒，并仔细打磨抛光义眼，为患者戴入（图 5-23）。

此法既节省时间，同时虹膜也不易变色。如用热处理法，当空胎义眼边缘已磨裂开时，须以自凝塑料将其边缘封闭，然后装盒、填胶、热处理，以防虹膜变色（实胎义眼则无此必要）。

如有的义眼眼球巩膜上的黄斑（睑裂斑）和微血管与健侧相差太远时，在充填时可于局部加些颜料（铁锈色）和红毛线等，使之与健侧相似。

（二）眼球萎缩的修复

眼球萎缩的患者在进行义眼修复时需要注意两点：①患眼的萎缩程度及角膜的凸度。眼球萎缩的患者佩戴义眼，有一项条件必须满足，就是眼球必须萎缩充分。通常情况下眼球萎缩程度需

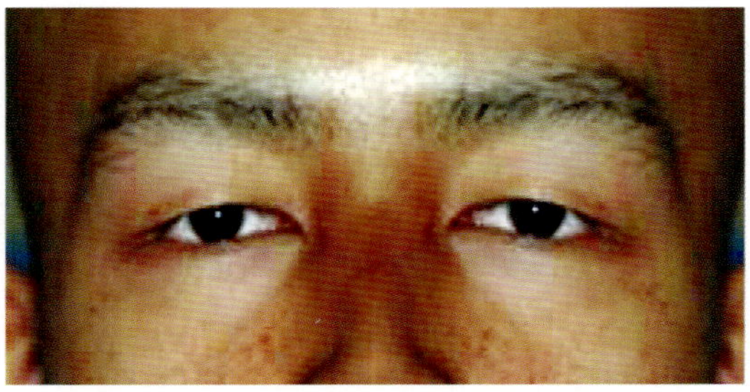

图 5-23　义眼戴入，巩膜、虹膜及瞳孔基本与健侧相似，患者面容得以恢复

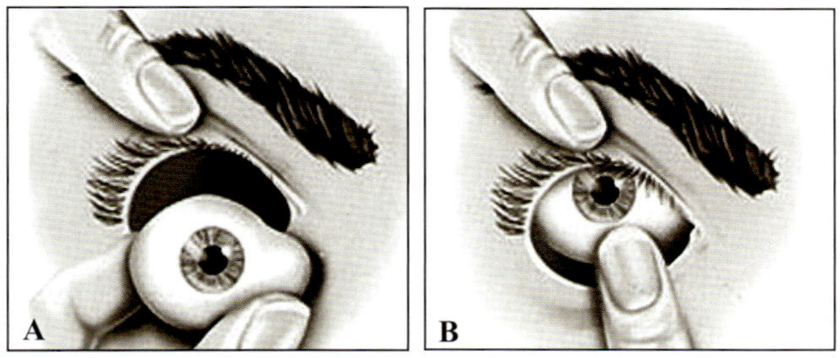

图 5-24　A、B. 义眼戴入示意图

要达到健眼的 60% ～ 70%。因为义眼是依附在患眼上，只要患眼眼球可以转动就可以带动义眼片的同步转动。②患眼角膜的敏感度。通常情况下，除非眼球存在重度萎缩，佩戴义眼时角膜都会和其存在接触。如果患者患眼的角膜特别敏感，强行佩戴义眼就会出现流泪不止、疼痛、无法睁眼等症状。对于这种情况，在修复之前，需要给患者佩戴试戴片，了解患眼角膜的敏感度。戴用半小时左右如果能够自然地睁开眼睛，则可以确定患眼能够接受义眼带来的自然刺激，即可为其进行义眼修复。反之，则需采用局部表面麻醉法，逐步脱敏。

眼球萎缩的义眼修复程序如下：

1. 选空胎成品义眼：虹膜大小、巩膜颜色应与健侧相似。

2. 试戴与修改：将空胎四周以砂石磨开，利用其表面一层，但须注意边缘与软组织面要高度光滑。如果基底部虹膜处的塑料不平，需加一层薄蜡，以增加其光滑度，便于试戴。初次试戴时，患者会有异物感，以致患眼流泪、充血，应滴 0.25% 氯霉素眼药水，控制炎症，防止交叉感染。试戴时不应引起患者疼痛，如发生疼痛，则需立即修改义眼，此点甚为重要。试戴 1~3d 或间歇性试戴后，患者无异物感，可对照健侧修整外形。

3. 装盒、填胶：方法同前。切忌将单体直接涂于虹膜组织面的树脂上，以免破坏虹膜颜色；也不能用热凝树脂，因热处理会破坏虹膜。

三、义眼戴入与取出

充填感是义眼戴入后的正常感觉。戴入后的前几天内禁止大量调磨，除非发现有明显的刺激。指导患者学会戴入和取下义眼，直到患者感觉戴着义眼舒适。

戴义眼时，可在义眼表面涂具有润滑作用和抗菌作用的滴眼液，以使戴入义眼舒适。在戴入义眼与取下义眼之前，需要洗净双手，以免双手在接触义眼的过程中造成眼腔内部的细菌感染。在一般情况下，安装义眼片的同时，一只手将患眼上眼睑提高，另外一只手捏住义眼中下部将义眼从下至上送入眼腔内，并使眼睑包裹住义眼（图 5-24）。安装完毕，可尝试眨一下眼睛使义眼适应眼腔环境。

取出义眼与戴入义眼类似。安装义眼时是将上眼睑提高自下而上滑入义眼。取出义眼则步骤相反，首先用食指将下眼睑轻轻按下，食指运动至义眼背面，然后轻轻抬起义眼，将义眼自上而下的取出眼腔（图 5-25）。

四、义眼的使用与维护

患者应在戴入后 1d、3d、7d 复诊。义眼一般白天戴用，夜晚取下洗净后放入生理盐水中。理想情况下，每周取下 1 次进行清洗即可。初期戴用义眼时可能会有不适应的感觉，应每日取下清洗。佩带一段时间后不适感消失，分泌物减少，此时需要根据眼腔内部的适应情况，

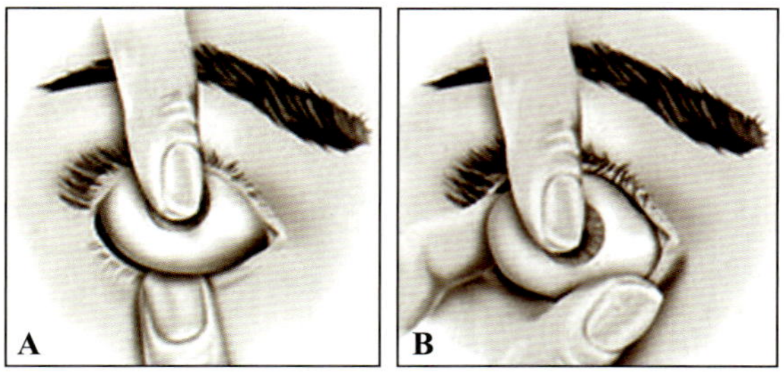

图5-25 A、B. 义眼取出示意图

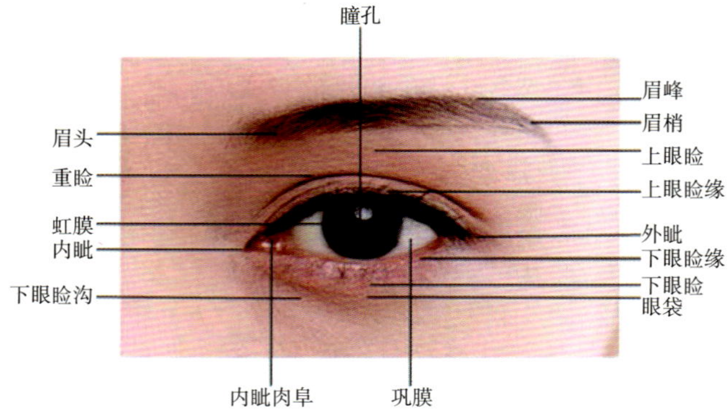

图 5-26 眶部相关解剖

延长义眼戴用周期。对泪液分泌减少的患者，建议使用具有润滑作用的人工泪液，并每天取下义眼进行清洗。

只有经常对义眼进行必要的修复护理保养才能延长义眼的寿命，增加舒适度，外观更具光泽，达到更好的戴用效果。在安装与取出义眼之前，一定要洗净双手，以免细菌进入眼腔内部造成感染外。取出义眼后用流动水洗净表面附着物，再用抗生素眼液滴在义眼表面消毒，随后将义眼片放入生理盐水中，严禁将其浸泡于酒精或其他有机溶剂中。眼睛内也滴入抗生素眼药水冲洗。另外，最好使用塑料容器盛装义眼，以免将义眼磨粗糙；也不能直接将其干放于空气中，否则义眼表面的透明树脂会变模糊，甚至出现裂纹。

义眼在使用 1 年后，都应该复诊进行保养维护。进行义眼表面超声波清洗以及表面增亮。

一般来说，戴用义眼的患者，或多或少都会有一些分泌物。通常情况下的分泌物不会非常多，是由于义眼与眼组织产生接触、压迫、摩擦所产生的自然分泌物。而在义眼戴用过程中产生较多分泌物一般都是由炎症引起的。通过每天使用抗生素滴眼液就会好转。但也不排除其他情况的前期病症，如义眼台暴露等，导致分泌物多时，应及时复诊。

第二节 眶缺损的赝复

The rehabilitation for orbital defects

眶缺损指眼球及眼眶内容物以及眼睑部均被切除，通常由眼部肿瘤切除或严重眼部创伤引起。眶缺损后缺损区常呈一底小口大的锥状空腔，有时还伴有眶底或眶内侧壁的孔道与鼻腔交通，眶缺损修复的目的在于恢复颜面部容貌的完整性。眶缺损目前尚不能通过手术进行满意地重建修复，故均以义眶进行修复。所以颌面赝复医师需要掌握与义眶修复相关的眶部形态解剖，以为后期义眶形态确定奠定基础（图 5-26）。

一、义眶修复前外科

行眶内容物摘除术或眶部外伤清创时，手术医师应注意为后期的义眶修复创造条件，以提高义眶修复效果。避免人为原因导致义眶修复前需行二次手术，处理某些不利于或无法进行义眶修复的情况，给患者造成痛苦，延误修复时间。

1. 皮瓣衬垫眶腔（图 5-27）：如眼睑尚未被肿瘤组织侵及，能够保存，则眶内容物摘除同时，修去上下睑睫毛，将上下眼睑衬以眶周骨壁，并以纱布加压，使眼睑与眶周骨壁结合在一起。如眼睑同期切除，则考虑行刃厚或全厚皮瓣移植衬垫眶腔。有时，眶内容物摘除后，眶周骨壁先被新生肉芽组织覆盖，慢慢自行上皮化，不需行皮

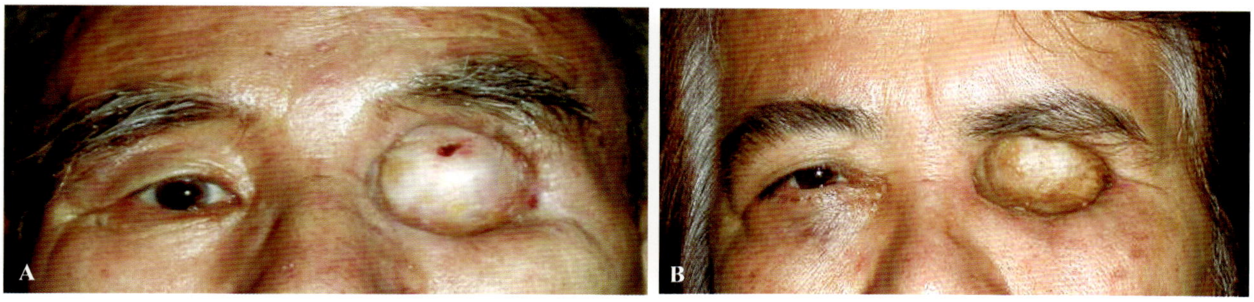

图 5-27 A、B. 眶内容物摘除后，眶腔自行上皮化。这是非常理想的眶缺损

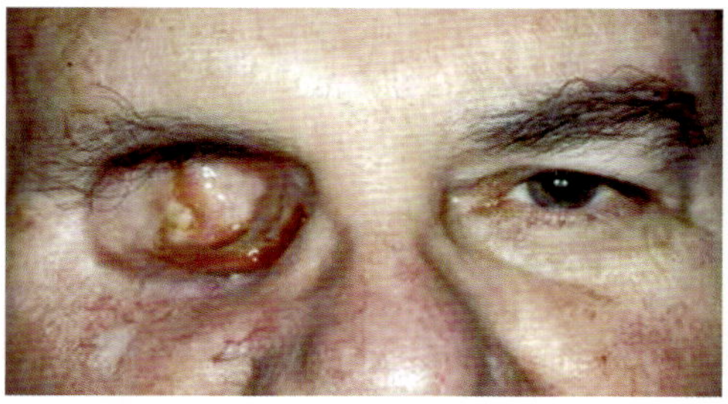
图 5-28 眉毛下移至眶腔上壁，对粘贴式和种植式义眶均有影响，无法实现理想的修复。且左右两侧眉毛不在同一高度，即使进行义眶修复，眉毛的不对称也会影响修复效果

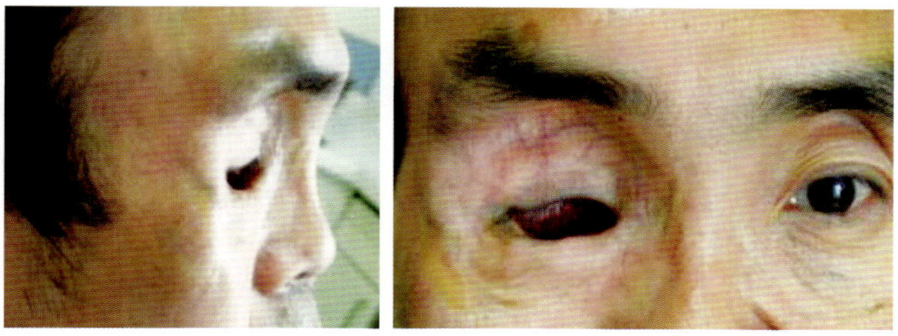
图 5-29 眶内容物摘除，保留眼睑。眼睑凹陷，缺损侧睑裂明显低于健侧。侧面观缺损侧眶部明显凹陷

瓣移植。

2. 避免眉毛移位、变形（图 5-28）。在眶缺损患者，眉毛的移位变形多为向眶腔移位，部分甚至全部眉毛移位至眶腔上壁的外侧部分。此时，如采用粘贴式义眶修复，则因眉毛恰好处在眶上缘的粘贴范围内，眶赝复体无法与此处皮肤达到很好的密合，常导致固位不良。如预计采用种植式义眶修复，则眶上缘外侧部分恰好是眶部种植体最佳的植入位点，而种植体是不宜经含有毛囊的皮肤穿出的。因此，眉毛向下移位、变形会对义眶修复带来很大的影响。为避免眉毛移位，在将眼睑或移植皮瓣衬垫眶腔时，应避免对眉毛造成牵拉，甚至在眉毛下缘做松弛切口，弥补皮瓣的愈合时收缩，减小对眉毛的牵拉。

3. 移位眉毛的处理：如图 5-28 所示，针对眉毛已经变形移位患者，可考虑以下两种处理方法：①含眉毛的皮瓣转移。将包含眉毛的皮瓣自骨膜上翻开，转移至与健侧对称的位置。暴露的创面采用皮瓣移植或待其自行上皮化。②眉毛电解。将已经变形移位的眉毛电解，保证能够在该区植入与皮肤紧密贴合的种植体及眶赝复体。在与健侧眉毛对称位置的皮肤上文眉，或者将眶赝复体覆盖与健侧眉毛对称区域，通过染色，在赝复体上染出眉毛的颜色及形状。

4. 不保留眼睑（图 5-29）。如眶内容物已全部摘除，即使眼睑未被肿瘤侵及，则不建议保留眼睑。因眼睑缺乏支撑结构，会塌陷、收缩，最终导致眼睑畸形。双侧睑裂也不再对称。即使采用义眼修复，也不能取得良好地修复效果。针对这类患者，应重行手术，将眼睑加压衬垫于眶腔骨壁后，再行义眶修复。

5. 不以肌皮瓣充填眶缺损腔（图 5-30）。目前，尚无法通过手术重建具有正常功能的眼睑，所以，通过肌皮瓣充填眶缺损腔，待肌皮瓣移植成功后再重建眼睑的做法尚不可取，且导致没有足够的空间进行义眶修复。这类患者，必须再行手术去除局部肌皮瓣，只保留表层皮肤，并将其衬垫于眶腔内壁。为进行义眶修复开辟足够空间。

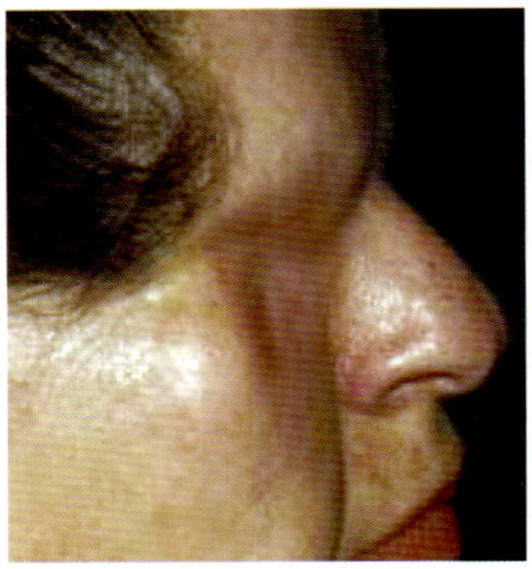

图 5-30 肌皮瓣充填眶缺损腔后，没有足够的空间行义眶修复，也难以实现眼睑重建，特别是不能实现眼睑功能，此种情况通常只能切除肌皮瓣，重建眶腔后行义眶修复

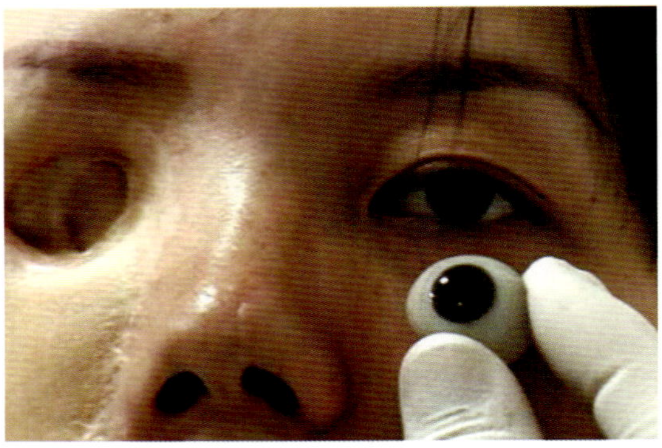

图 5-31 选择与健侧眼球对称的人工眼球

二、义眶修复原则

眼眶的修复目标是恢复患者面容，在义眶修复时，应把握两个原则。

1. 单侧眶缺损，义眶应与健侧对称。虽然人本身不是完全对称的，但针对单侧眶缺损患者，其特别注意义眶与健侧是否对称，如不对称，患者就会感觉眶赝复体没有做好，不满意修复效果。所以，单侧眶缺损患者应尽可能与健侧对称。

2. 双侧眶缺损时，义眶应与患者面型相协调，并特别注重参考原有照片及患者与家属的意见，尽可能恢复其原外形。

三、粘贴式义眶

眶缺损的范围、形态决定了义眶的修复效果。缺损仅限于眼眶内，眶周骨保留完整，且无变形，眉毛亦无移位变形。义眶边缘能够被眼镜完全遮挡，则义眶修复能够获得良好的修复效果。

（一）眶缺损印模制取及工作模型灌注

相关内容见本书第三章。

（二）义眶蜡型雕塑及试戴

根据健侧虹膜及瞳孔的大小、颜色，巩膜的颜色，选择一适宜的人工眼球（图 5-31）。比对人工眼球与眶腔的大小，对人工眼球进行必要的调磨。

眶腔操作区内，涂抹一层分离剂，保证义眶蜡型能够从工作模型上取下。以齿科红蜡片衬垫眶腔，按照工作模型上所做的标记线，将人工眼球定位于红蜡片上，就位于患者的眶缺损腔内，从不同角度观察人工眼球的位置及突度，并做出必要的调整，确保与健侧眼球的对称性，以及与面部组织的协调性。眼球定位后，用双层红蜡片烤软后，参照健侧眼外形，从眼球的上、下方覆盖部分眼球，形成上、下眼睑及睑裂，逐步雕塑出义眶蜡型（图 5-32）。特别注意观察以下特征：①睑裂大小与健侧的对称性；②上、下眼睑弧度与健侧的对称性；③上、下眼睑睑缘与虹膜的关系；④重睑与健侧的对称性；⑤眼睑、眼袋突度及其上皮纹与邻近皮肤的衔接过渡；⑥外眦皮纹与邻近皮肤的衔接过渡。完成的义眶蜡型为患者试戴，按上述特征逐一检查，并争取患者及家属的意见，并在椅旁进行调整。患者可佩戴自己的眼镜，观察义眶边缘与眼镜框缘的相对关系，在满足外形修复的前提下，尽可能将义眶边缘设计在眼镜框内，以更好地隐藏义眶边缘，达到更好的修复效果。

试戴完成，蜡型复位于模型上，沿其边缘在模型上画线，此线以内 5～8mm 范围作为最小的粘贴面积，该粘贴范围也可以在眶腔内壁区。此时，义眶将利用倒凹和粘贴两种固位方式。将该

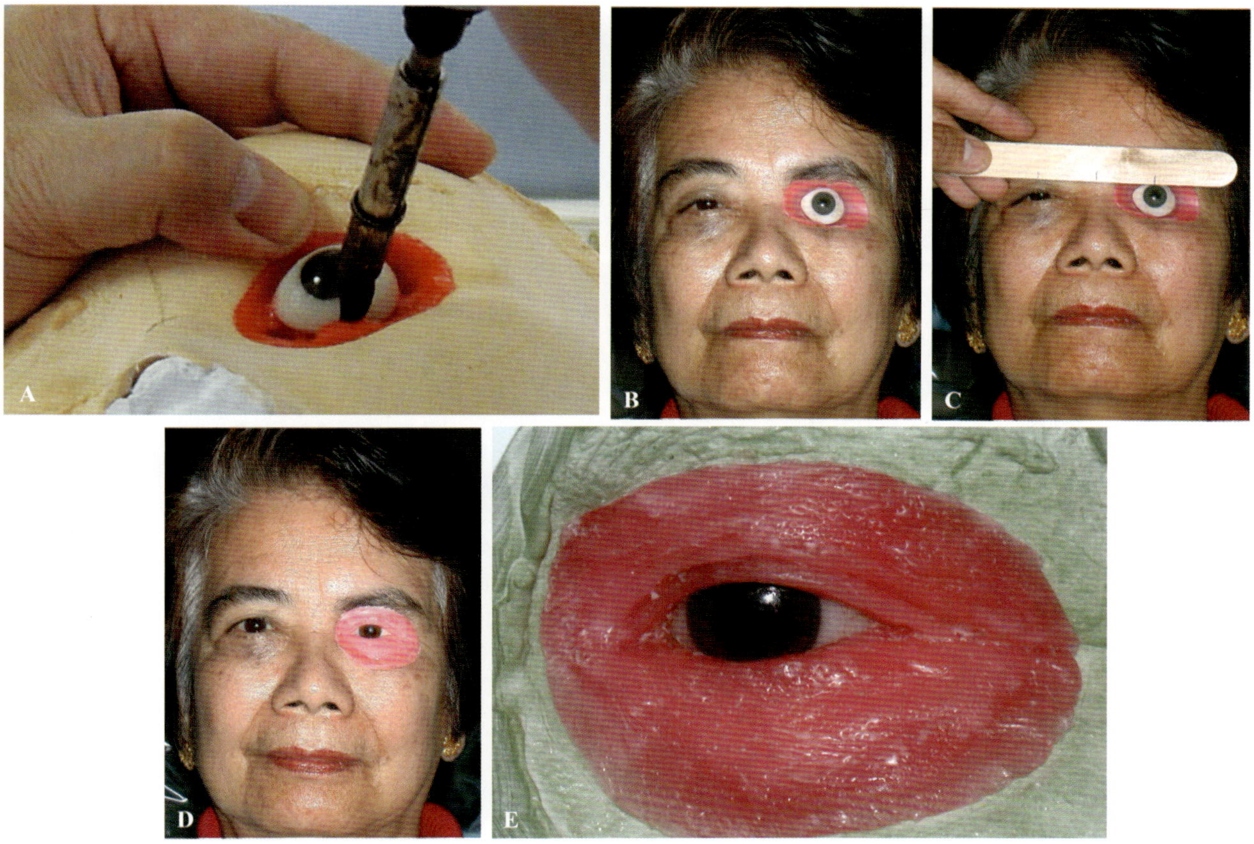

图 5-32 A. 人工眼球初步固定在红蜡片上；B ～ D. 将其就位在患者眶缺损腔内，进行位置、角度、突度等的检查和调整；E. 逐步完成义眶蜡型并为患者试戴及椅旁修整

范围内的石膏模型刮除 0.1～0.2mm，与边缘线以外的石膏形成移行，以保证义眶与皮肤紧密贴合。磨开眶缺损模型的后壁，以确定蜡型的眶内边界，并制作蜡型的眶内部分。在粘贴范围内，将义眶蜡型烫实在工作模型上，重新修整蜡型，制作表面毛孔、皮纹等。通过打开的眶缺损腔模型的后壁，制作眶修复体的背面：蜡型厚度为 2～3mm。蜡型包裹眼球的边缘 2～3mm；以方便眼球的装入和取出，同时确保眼球不随意脱落。修复体蜡型的深度，即由蜡型表面伸入眶腔中的蜡型边缘间的厚度为 10～15mm，不必将边缘做得过深。在一些眶腔有倒凹的情况下，蜡型厚度可做适当调整，使蜡型腔内无倒凹，以便于装盒和充填。模型制作完毕，用喷灯喷光（图 5-33）。

制作 1～2 根长 5～8mm 的自凝树脂棒，黏结在暴露的眼球背面。如采用一根自凝树脂棒时，宜做成椭圆形，以防转动。树脂棒不宜超出石膏工作模型的厚度。树脂棒用来固定眼球的位置。在后期装盒后，自凝树脂棒及工作模型将被包埋固定在型盒内的石膏中。烫型盒冲蜡后，包绕眼球的蜡将全部去除，如没有该自凝树脂棒将眼球固定在型盒内的石膏中，人工眼球将处在游离状态（图 5-34）。至此，蜡型完成。

（三）蜡型装盒，烫盒及冲蜡

义眶蜡型装盒采用两瓣装盒法。

调磨工作模型，并观察黏结在人工眼球背面自凝树脂棒的长度，使其能完全置于型盒内。由于义眶蜡型厚度有限，所以，就位上半型盒后，基本均能保证蜡型最高点距上半型盒上缘的距离在 1cm 以上（图 5-35）。

真空调拌适量超硬石膏，在振荡器振荡下首先从背面将石膏灌注于磨开的孔洞内，保证灌注

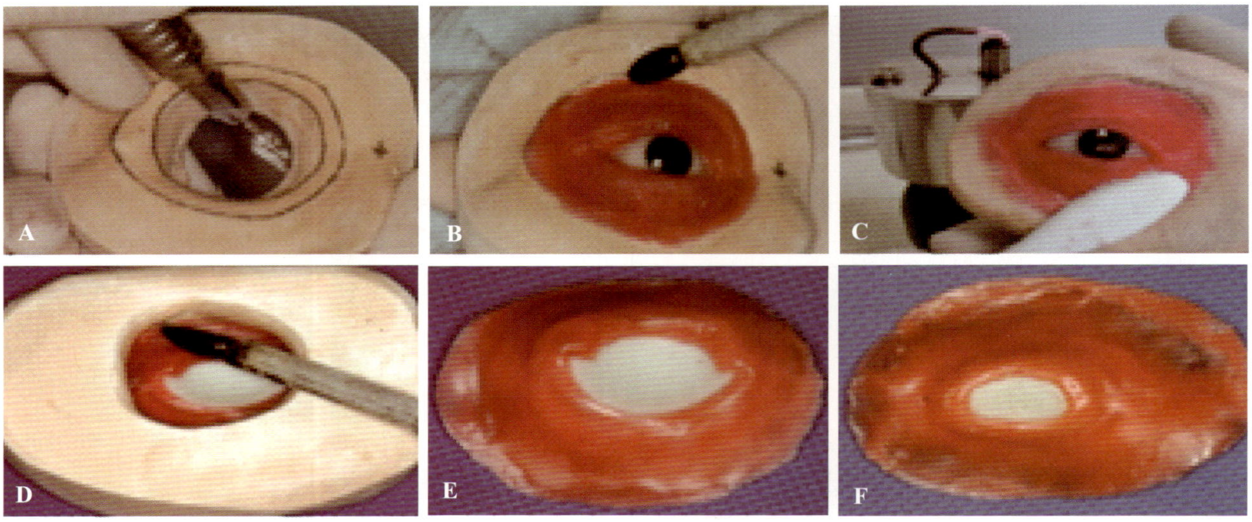

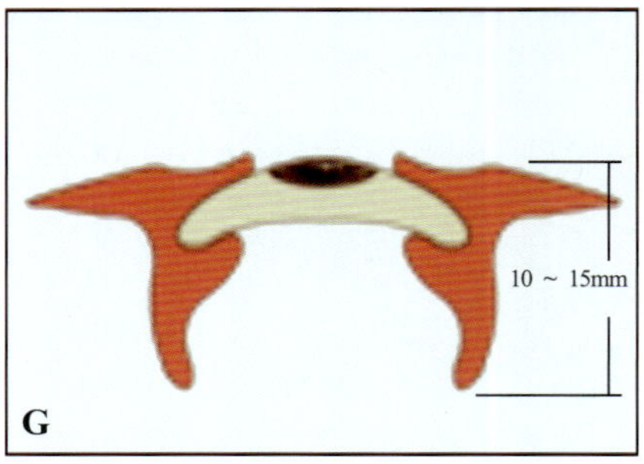

图 5-33 A. 义眶的粘贴范围，外侧线为沿试戴后义眶蜡型边缘画出的线，内侧线距外侧线 5 ~ 8mm。如欲增大义眶与皮肤的接触面积，则将内侧线内移。至少在该范围内，义眶与皮肤紧密贴合。在内侧线以内，将工作模型磨透，该孔尽量接近内侧线。B、C. 从蜡型外表面将其烫实封闭在工作模型上，并重新修整烫实破坏的蜡型。D. 从背面将义眶蜡型封闭烫实在工作模型上。E、F. 人工眼球边缘 2 ~ 3mm 被蜡包裹，形成包绕人工眼球的一个囊腔。从组织面将蜡型仔细喷光。G. 完成后蜡型的剖面图

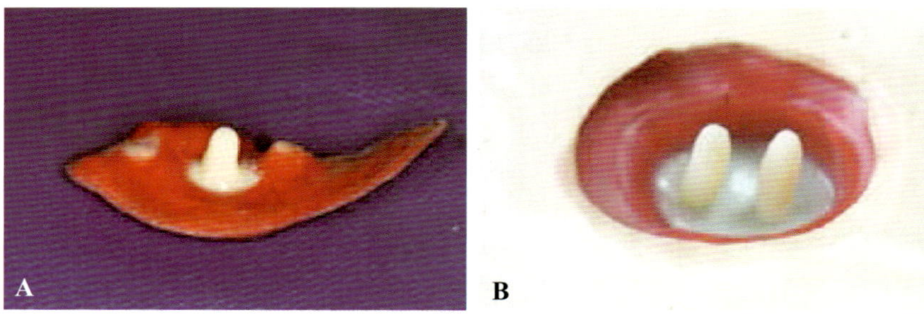

图 5-34 A. 黏结在人工眼球背面的自凝树脂棒；B. 如只黏结一根树脂棒，则需制作成椭圆形，以防止自凝树脂棒在型盒内受力后出现转动

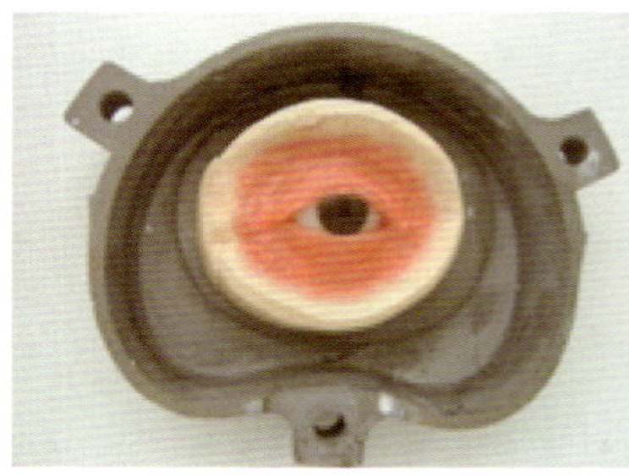

图 5-35 蜡型及工作模型完全置于型盒内

的石膏与义眶蜡型组织面间不存在空隙。如存在空隙，将最终成为硅橡胶，从而改变了义眶组织面形态，甚至会妨碍最终硅橡胶义眶的准确就位。所开孔洞完全灌满后，置于已盛有石膏的下半型盒内，就位上半型盒，观察蜡型最高点距上半型盒上缘的距离，并及时调整蜡型在型盒内的深度。石膏初步结固后，以金属调拌刀和（或）流水冲洗，用毛刷及时清理掉覆盖在义眶蜡型上的石膏，特别是潜藏在重睑及眼睑与人工眼球间狭窄间隙内的石膏。这是义眶蜡型装盒的第一瓣。待型盒内的石膏初步结固时，用刀在石膏上刻出 3～5 条“V”形定位沟槽，用于后期上、下两瓣型盒准确对位。此时义眶蜡型应充分暴露（图 5-36）。

第一瓣石膏完全结固，仅在石膏上涂一层分离剂，禁止涂于义眶蜡型表面。真空调拌适量超硬石膏，以毛刷、棉签或手指蘸取石膏，施加一定的压力涂抹于义眶蜡型表面，确保将石膏压入蜡型表面的皮纹、毛孔内，特别是重睑、眼睑与人工眼球间的间隙内，就位上半型盒，在振荡器振荡下注满石膏，盖严型盒盖，石膏初步结固后，

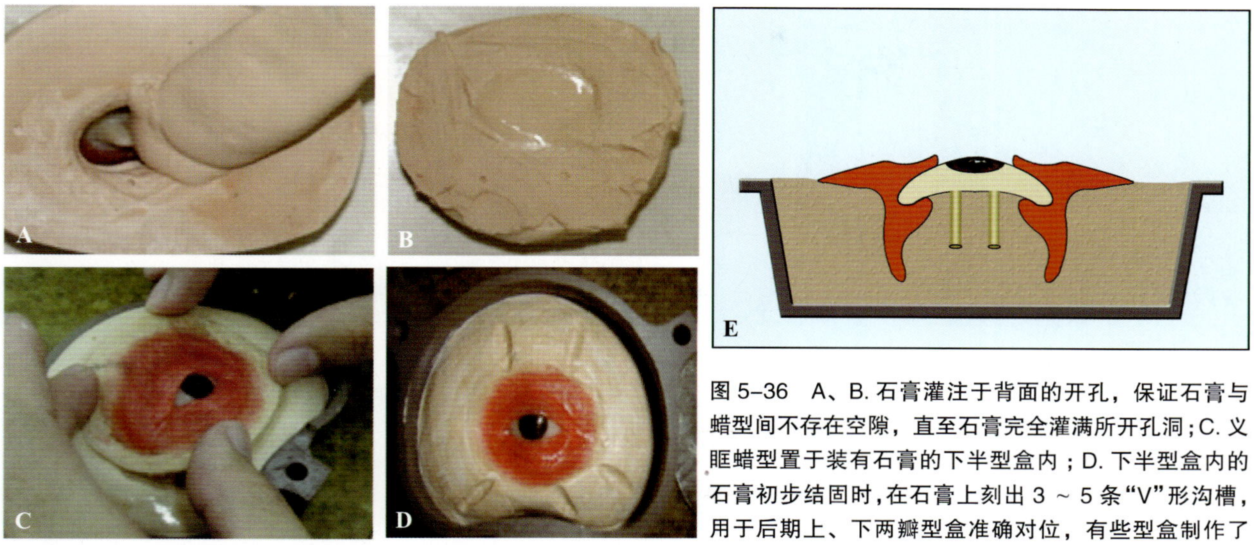

图 5-36　A、B. 石膏灌注于背面的开孔，保证石膏与蜡型间不存在空隙，直至石膏完全灌满所开孔洞；C. 义眶蜡型置于装有石膏的下半型盒内；D. 下半型盒内的石膏初步结固时，在石膏上刻出 3 ~ 5 条"V"形沟槽，用于后期上、下两瓣型盒准确对位，有些型盒制作了限制上、下两瓣型盒准确对位的结构，此时，可不制作该"V"形沟槽，义眶完全暴露，表面皮纹、毛孔内不能残留石膏；E. 完成下半型盒装盒的剖面示意图

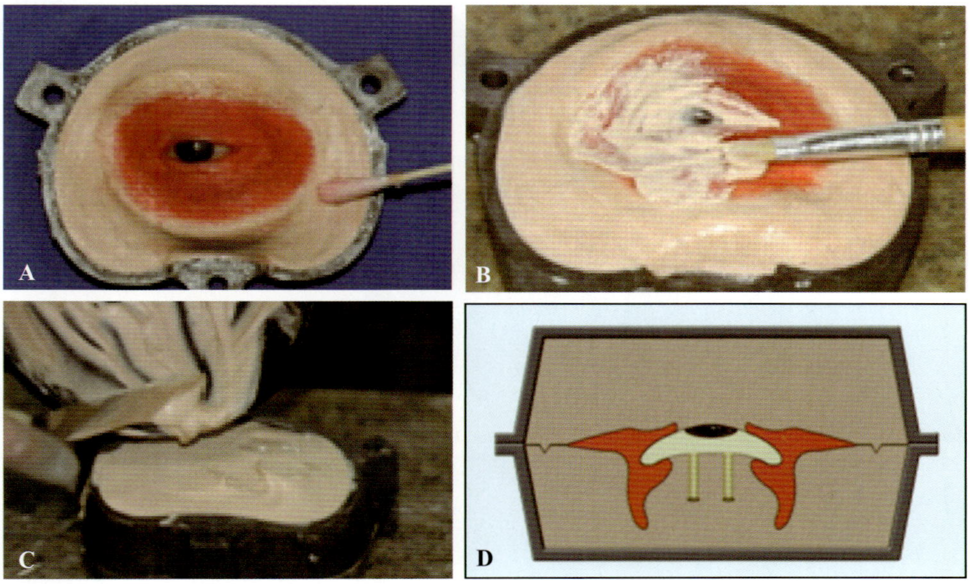

图 5-37　A. 仅在第一瓣石膏表面涂抹一层分离剂，以使上、下两瓣型盒易于分开；B. 在装上半型盒前，先以石膏充填义眶蜡型表面的毛孔皮纹；C. 就位上半型盒，并灌满石膏，完成义眶蜡型装盒；D. 义眶蜡型装盒完成后的剖面示意图

用流水清洗型盒表面的石膏，此为义眶蜡型装盒的第二瓣。义眶蜡型装盒结束（图 5-37）。

装盒石膏完全结固后，置于流水烫蜡箱（或在开水锅内）5～8min，义眶蜡型软化后即可取出，打开型盒，去掉蜡型。打开的型盒再次置于烫蜡箱内，用热流水充分冲洗余留的蜡，并以高压气枪将石膏表面的蜡及分离剂充分清理干净。注意不能烫蜡过久或温度太高，以防止蜡渗透入石膏后，影响硅橡胶的固化。以无水酒精对石膏型腔组织面充分脱脂，并待无水酒精充分挥发、石膏冷却后进行下一步充胶操作。此时，人工眼球通过自凝树脂棒被完全固定在型盒内的石膏中，确保人工眼球在义眶中的位置不会发生变化。（图 5-38）

（四）硅橡胶配色、充胶及固化

硅橡胶配色、充胶及固化（图 5-39）的具体操作同第三章相关内容。需要注意的是，由于硅橡胶的流动性有限，其不易充满人工眼球下方与石膏间狭窄的间隙。所以，需要以细长探针将硅

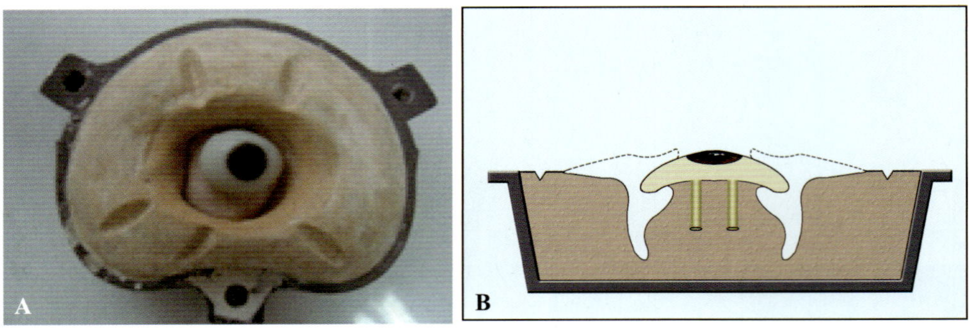

图 5-38 A. 烫蜡、冲蜡完成的型盒，人工眼球通过自凝树脂棒仍保持在原位；B. 剖面示意图，显示人工眼球被自凝树脂棒固定在原位

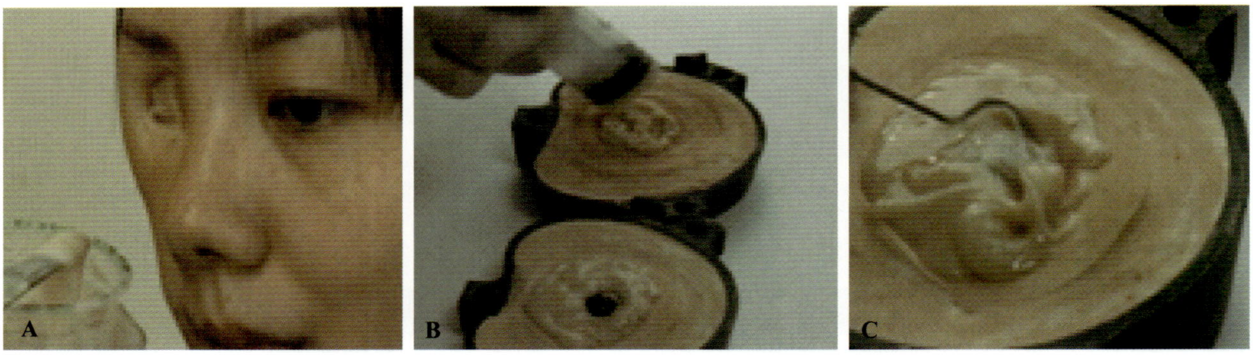

图 5-39 A、B. 硅橡胶配色及义眶充胶；C. 以细长探针沿人工眼球与石膏间的间隙将硅橡胶充填进该间隙

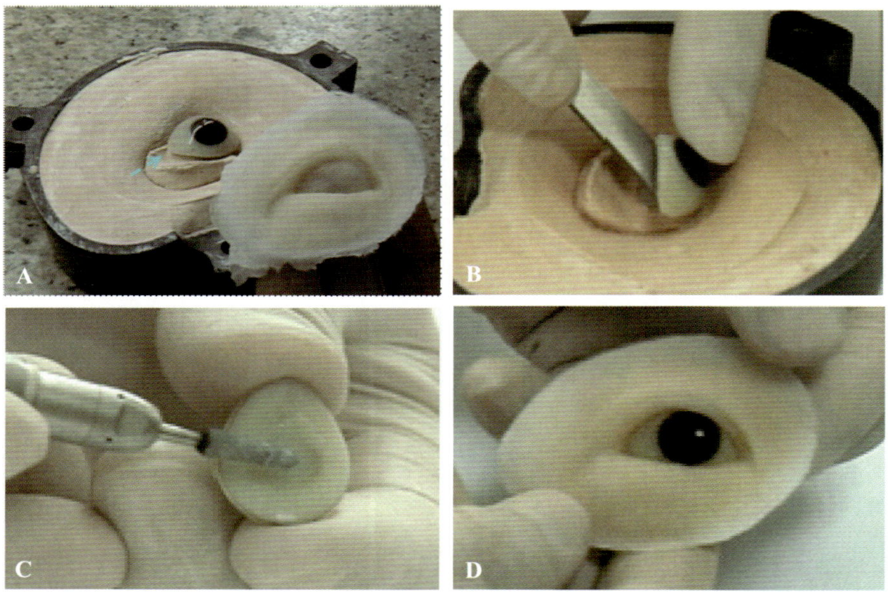

图 5-40 A. 硅橡胶义眶出盒时，特别注意不要将位于人工眼球下方较薄的硅橡胶撕裂；B、C. 将人工眼球从型盒石膏内取出，并打磨抛光黏接自凝树脂棒区域；D. 人工眼球就位于硅橡胶眶腔内

橡胶充填进该间隙内。

（五）义眶出盒、边缘及表面修整

硅橡胶固化后，打开型盒的方法及注意事项同前。特别注意避免将位于人工眼球下方较薄的硅橡胶撕裂及将人工眼球从石膏中取出，否则，将无法进行下一个义眶的制作。可继续充填硅橡胶，依次可获得数个硅橡胶义眶。待已经制作足够的硅橡胶义眶后，从型盒内的石膏中取出人工眼球，磨去自凝树脂棒，并打磨抛光遗留的粗糙面。借助硅橡胶的弹性将人工眼球就位于硅橡胶义眶内，此时，即获得了未行外着色的硅橡胶义眶（图 5-40）。

（六）常规义眶外着色及睫毛栽入

针对健侧文眼线的女性患者，在义眶上、下睑缘处染以黑色。根据健侧睫毛的长短，选取适

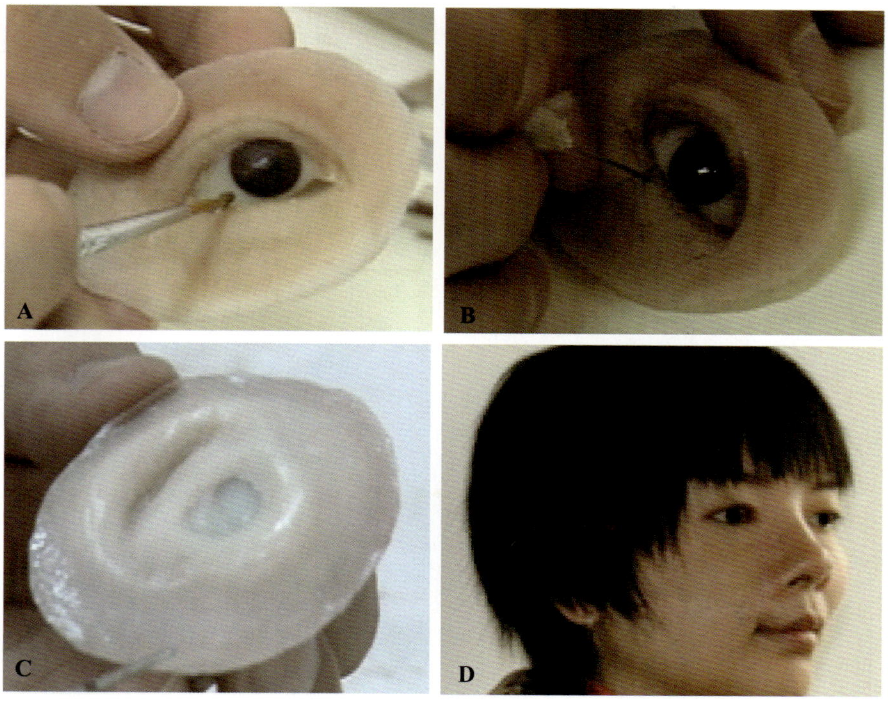

图 5-41　A. 义眶外着色，睑缘处染以黑色，以模拟健侧文过的眼线；B. 上、下睑缘处载入人工睫毛；C. 边缘均匀涂抹一层专用粘贴胶；D. 修复后，患者容貌得以恢复

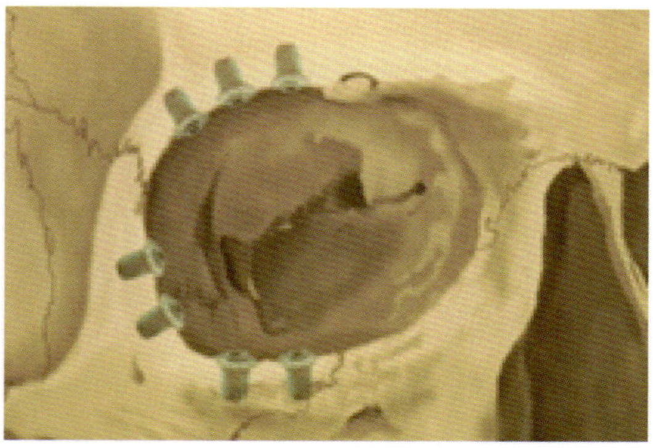

图 5-42　眶周骨植入种植体的示意图

宜长度的人工睫毛，并将其按健侧睫毛的方向栽于上、下睑缘内。女性患者也可选择粘贴人工睫毛。在粘贴范围内，均匀涂抹一薄层硅橡胶赝复体专用黏结剂，准确粘贴于缺损区，完成粘贴式义眶修复（图 5-41）。

第三节　种植式义眶

The orbital prostheses retained with implants

种植式义眶是指应用种植体固位的眶赝复体。

一般于眶上缘、眶外缘下 1/2 及眶下缘外侧部分植入 2～3 枚颅面部种植体（图 5-42)。如眶周骨，特别是眶上缘骨壁骨量充足时，也可植入牙种植体。受眶周骨板的影响，种植体长轴向心性聚合，难以取得常规的共同就位道。因此，常在种植体的顶端设置磁性附着体衔铁，在眶修复体的相应部位设置闭路磁体，或在种植体顶端设置铸造杆式支架，再于杆式支架上设置磁性附着体的衔铁，通过支架改变赝复体的固位方向。通过磁体与衔铁的吸引力使眶赝复体固位。这种设计固位可靠，摘戴方便，便于清洁等优点，适用于放疗术后 1 年以上，肿瘤无复发迹象，眶周骨

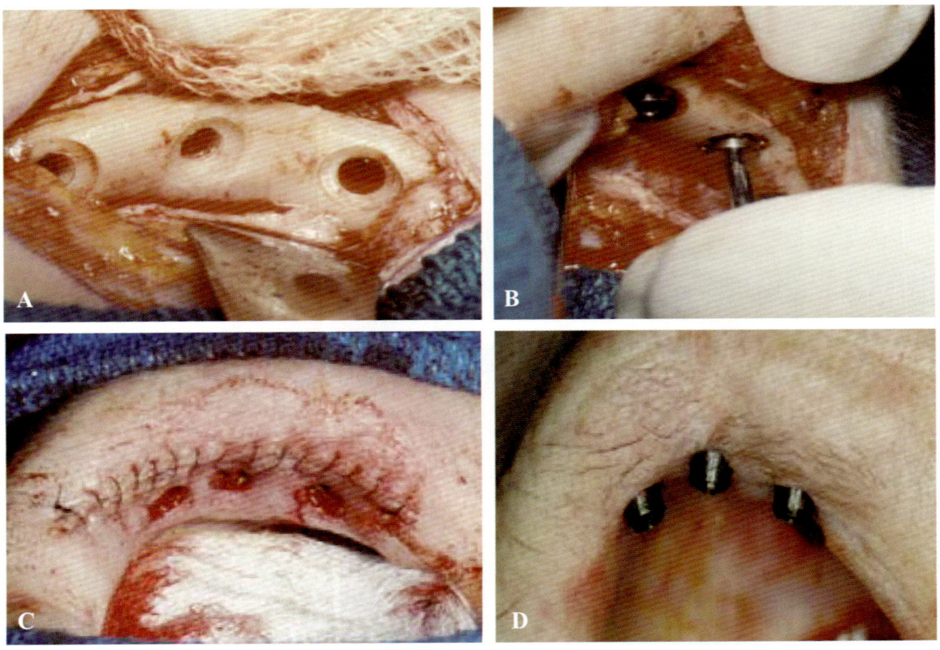

图 5-43　A～C. 一期手术植入 3 枚种植体；D. 愈合基台周围软组织愈合良好

组织健康，有适宜骨质、骨量的患者。

（一）种植体的定位及植入

按照上述粘贴式义眶的制作方法及原则完成义眶蜡型，根据对眶周骨的影像学检查结果、义眶的外形和义眼的位置，确定种植体类型、数量、植入位点及固位支架的位置，并以透明树脂制作定位导板。种植体的长轴方向均应朝向眶中心，切忌种植体及未来的支架超出眶缘。由于眶赝复体保持在眶腔中，很少受到侧向力的作用，且眶赝复体必须便于摘戴，因而更适宜使用磁性附着体。如果缺损区超出眼眶的范围，则可加用杆卡式固位体以对抗侧向力。一般情况下，无论是采用杆卡固位体还是采用磁性附着体，均应在种植体上设置杆式支架，再在杆式支架上设置磁性附着体的衔铁。

常规采用二期手术法植入种植体，一期术后 4～6 个月，行二期手术。选择适当长度的愈合基台，使基台穿出皮肤 1mm，并以中心螺丝固定。修剪皮下组织，减少皮肤组织厚度以减少软组织的移动性，增加皮肤与种植体基台的附着，建立良好的皮肤 - 种植体基台界面（图 5-43）。

（二）眶缺损区种植体印模制取与工作模型灌注

二期手术后 2～3 周即可进行印模制取，具体要视种植区组织愈合情况。选择适宜的取模柱接于种植体顶端。由于种植体均朝向眶中心，所以，制取印模前，应检查取模柱间有无相互阻挡，及取模柱固定螺丝能否松开，以保证能够顺利取下印模。以湿棉球或混合医用凡士林的纱布块填塞过深的、不需要的倒凹。纱布应离开种植体一定距离，以确保制取清晰的种植体印模。以硅橡胶印模材料料或藻酸盐印模材料料常规制取缺损区印模。将种植体替代体复位于印模中，灌注超硬石模工作型（图 5-44）。

（三）义眶蜡型制作及试戴

由于种植手术对眶腔、眶周组织造成不同程度的形态改变。因此，需要对用作定位种植体的义眶蜡型进行必要的修整，以使蜡型满足形态改变后的眶缺损区，并为患者试戴，根据医师的观察、患者及家属的意见进行必要的椅旁修整。

（四）杆式支架制作

将桥架接圈固定于种植体顶端，以蜡条连接包裹各种植体接圈。按照种植术前的设计，制作杆式支架，并将磁性固位体衔铁固定于支架适宜的位置上。支架应宽 3mm，厚 2mm，并距皮肤 1.5～2mm，有足够的强度和清洁间隙。支架上通常设置 2～3 个衔铁，位置尽可能分散，避免呈线

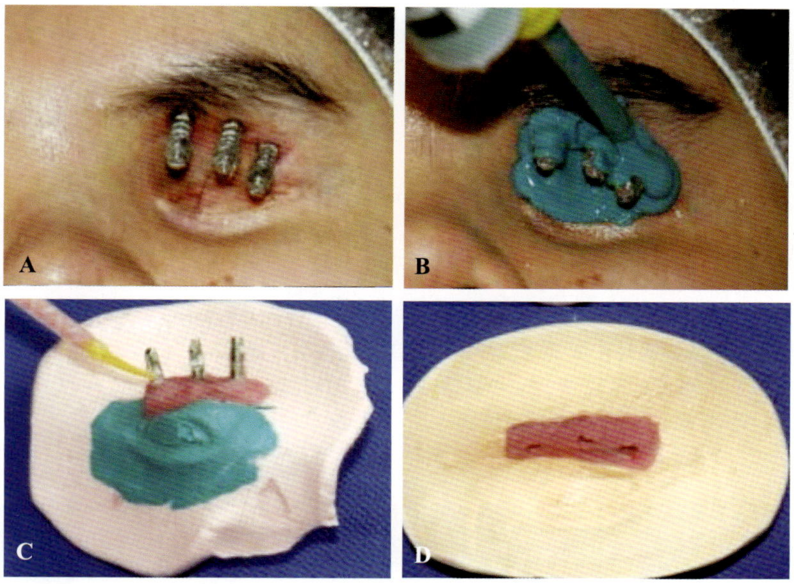

图 5-44　种植式义眶缺损区种植体印模制取。A. 就位印模柱，并拧紧固位螺丝；B. 印模柱周围注射轻体硅橡胶；C. 松开固位螺丝，取下印模，并在种植体的替代体周围注射牙龈硅橡胶；D. 灌注完成的工作模型

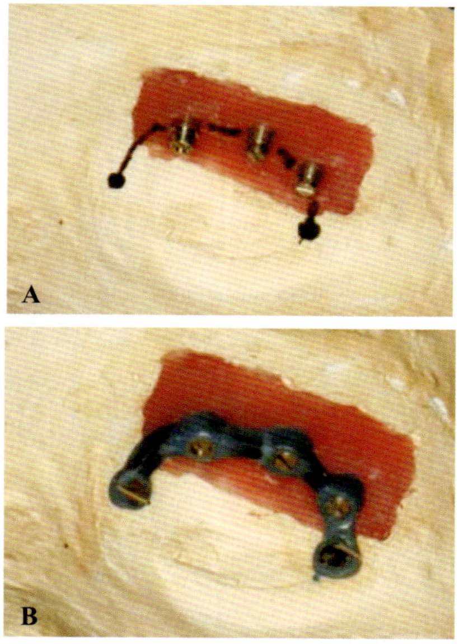

图 5-45　A. 将桥架接圈就位并以中心螺丝固定；B. 制作杆式支架蜡型，桥架接圈包裹在蜡型中

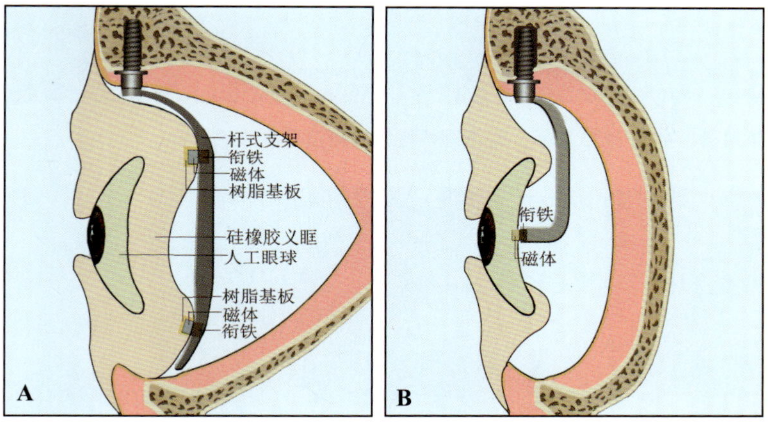

图 5-46　A. 眶缺损空间较大，义眶蜡型能容纳树脂基板，此时，将磁体固定在树脂基板内，最终树脂基板包埋于义眶硅橡胶中；B. 如眶缺损较浅，义眶硅橡胶厚度不足以包裹含有磁体的树脂基板，则将磁体固定在义眼球背面

形分布，最好是三角形分布（图 5-45）。

将完成的义眶蜡型就位于工作模型上，观察义眶蜡型与支架蜡型间是否存在阻挡。特别需要考虑是否有足够的空间容纳用以固位磁体的树脂基板。如预期将树脂基板包裹在义眶中，则需观察义眶蜡型的厚度能否容纳下树脂基板，并保证树脂基板外面有足够的硅橡胶厚度。如义眶蜡型厚度不足以容纳树脂基板，则应考虑改变杆式支架的设计，将衔铁与磁体设计在与义眼球相对应的位置，最终将磁体固定在义眼球背面（图 5-46）。常规包埋铸造，打磨抛光后，为患者试戴。如不能被动就位，则行切开后激光焊接。

（五）树脂基板制作

将支架用螺丝固定于工作模型缺损区的种植体顶端，以蜡将磁体替代体固定在支架的衔铁上。在预期的树脂基板范围内，衬垫 1.5～2mm 厚的基板蜡。就位义眶蜡型，观察其与基板蜡之间是否存在阻挡，并检查义眶蜡型是否有足够的厚度再容纳基板蜡以上 2～3mm 厚的树脂基板。如义眶蜡型具有足够的厚度，则在基板蜡上铺以自凝树脂，树脂需包裹磁体替代体，并保证 2～3mm 的厚度（图 5-47）。如欲制作多个义眶，此时需

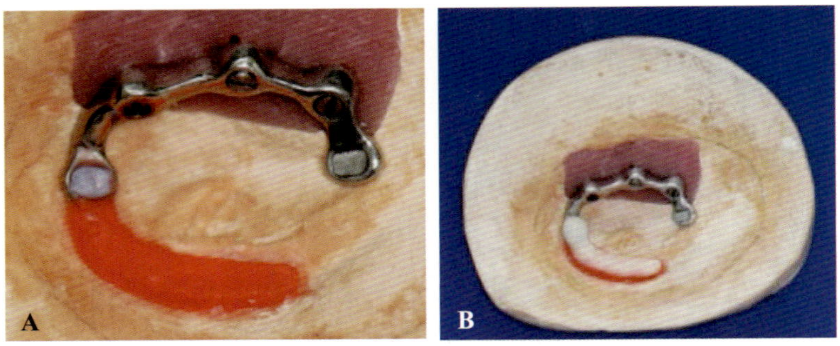

图 5-47　A. 磁体替代体（蓝色石膏替代体）就位并以蜡固定在衔铁上，预期的树脂基板范围铺以 1.5～2mm 厚的基板蜡；B. 包裹磁体替代体的树脂基板，厚度约 2mm。树脂基板与制作在工作模型上的"v"槽接触。待后期烫盒冲蜡后，能借助磁体替代体与"v"形槽准确就位树脂基板

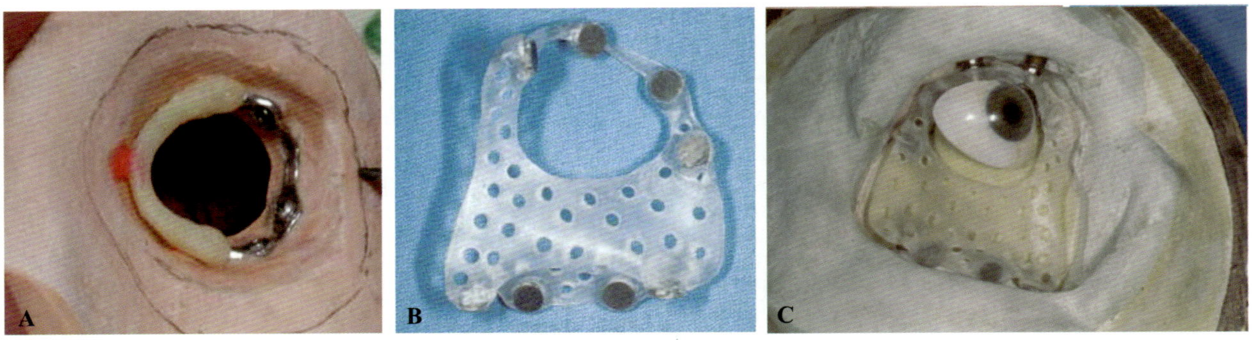

图 5-48　A～C 不同的树脂基板设计。如 B 和 C 所示，根据固位需求，可设置多个磁体

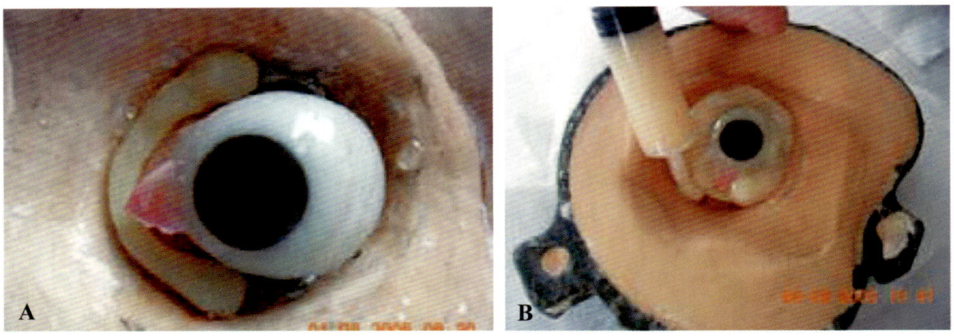

图 5-49　A. 烫盒冲蜡后，人工眼球通过自凝树脂桩固定在原位，树脂基板通过衔铁与磁体替代体的对位及"V"形槽准确复位；B. 充填硅橡胶，固化后，树脂基板已经黏结包裹在硅橡胶中

制作相应数量的树脂基板。树脂完全结固后取下，磨去较锐的边缘部分，为增大其与硅橡胶的接触面积，可在树脂基板上钻孔。

根据种植体的不同位置、方向，树脂基板可有不同的设计（图 5-48）。

（六）义眶制作

义眶蜡型就位于工作模型，画出其边缘线，修去义眶边缘覆盖区域的石膏 0.1～0.2mm，以便增加义眶与皮肤组织的密合性，并磨透石膏工作模型。按粘贴式义眶制作方法，将带有树脂基板的义眶蜡型烫实封闭于模型上，修整边缘及表面毛孔皮纹，并在义眼球背面黏结用于树脂义眼球位置的自凝树脂柱。按前述方法装盒、冲蜡、硅橡胶配色、树脂基板喷砂处理，并涂抹树脂硅橡胶黏结剂和偶联剂，充胶固化。出盒后进行外着色处理（图 5-49）。如欲制作多个义眶，则暂不

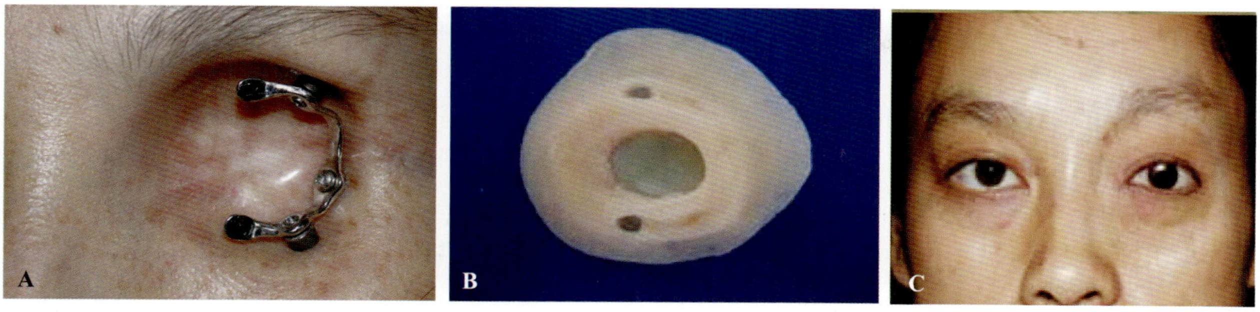

图 5–50 A. 连接杆支架固定于种植体上；B. 义眶内树脂基板中的磁体替代体更换为磁体；C. 义眶借助磁体与衔铁的吸引力，准确就位，患者面容得以良好修复

取出金属支架，将复制的树脂基板喷砂、偶联剂黏结剂处理后，就位在型盒石膏内的金属支架上，重行充胶固化。

（七）装戴义眶

从模型上卸下支架，将其用螺丝固定在患者种植体顶端。磨除树脂基板内的磁体替代体，稍扩大磁体窝。将磁体吸附在衔铁上，填去相应区域金属支架下方的倒凹。在赝复体内树脂基板上的磁体窝中加入少许调拌好的自凝树脂，就位义眶。待自凝树脂结固，闭路磁体便被固定在树脂基板内。取下义眶，修整多余的自凝树脂，并抛光。从型盒内取出义眼球，打磨抛光黏结自凝树脂桩区域后，装入义眶，常规外着色、植入睫毛。借助磁体与衔铁的吸引力，义眶能够准确而方便的就位（图 5-50）。

种植式义眶修复患者，应特别注意种植体的维护。由于单侧眼球缺失，导致患者的深度感觉较差，往往不能精确定位，不能很好地清洁杆式支架下方及种植体周围的角质蛋白等分泌物。这种情况特别容易出现在修复早期。所以，必要时可培训患者家属对种植体进行日常清洁，并进行及时随访，观察种植体的卫生状况。针对年龄较大、行动不便患者，更应加强随访，防止种植体周围炎的发生。

（赵铱民　冯志宏）

参考文献

1. 李春武，奚寿增．眼科显微手术学．上海：科学技术文献出版社，1999.

2. 李冬梅．眼部整形美容手术图谱．北京：人民卫生出版社，2008.

3. Allen L, Webster HE. Modified impression method of artificial eye fitting. Am J Ophthalmol , 1969, 67(5):189-194.

4. Krastinova D, Kelly MB, Mihaylova M. Surgical management of the anophthalmic orbit. Part1: congenital. Plast Reconstr Surg, 2001, 108(7): 817-822.

5. Custer PL, Kennedy RH, Woog JJ, et al. Orbital implants in enucleation surgery: A report by the American Academy of Ophthalmology. Ophthalmology, 2003, 110(4):2054-2057.

6. Clauser I, Sarti E, Dallera V, et al. Integrated reconstructive strategies for treating the anophthalmic orbit. J Cranio-maxillofacial Surg, 2004, 32(5):279-283.

7. Shaikh SR, Patil PG, Puri S.A modified technique for retention of orbital prostheses.Indian J Dent Res, 2011, 22(4):863-865.

8. Guttal SS, Alva B, Nadiger RK.Use of a stud attachment to retain a silicone orbital prostheses: a clinical report. J Prosthodont, 2012, 21(4):317-321.

9. Goiato MC, Demathé A, Suzuki T,et al. Management of orbital reconstruction. J Craniofac

Surg, 2010, 21(6):1834-1836.

10. Morris CL, Singer M, Fleming JC.Enhanced enlargement of silicone ocular prostheses achieved by silicone gel (MED-361).Ophthal Plast Reconstr Surg, 2010, 26(5):379-381.

11. Goiato MC, Haddad MF, dos Santos DM, et al.Orbital implants insertion to improve ocular prostheses motility. J Craniofac Surg, 2010, 21(3):870-875.

12. Osborn KL, Hettler D.A survey of recommendations on the care of ocular prostheses. Optometry, 2010, 81(3):142-145.

13. Prithviraj DR, Gupta V, Muley N, et al. Custom ocular prostheses: Comparison of two different techniques. J Prosthodont Res, 2012: [Epub ahead of print].

14. Veerareddy C, Nair KC, Reddy GR.Simplified technique for orbital prostheses fabrication: a clinical report.J Prosthodont, 2012, 21(7):561-568.

15. Karakoca S, Aydin C, Yilmaz H, et al. An impression technique for implant-retained orbital prostheses. J Prosthet Dent, 2008, 100(1):52-55.

16. Cervelli V, Bottini DJ, Arpino A, et al. Orbital reconstruction: bone-anchored implants. J Craniofac Surg, 2006, 17(5):848-853.

17. Mavrikakis I, Malhotra R, Shelley MJ, et al. Surgical management of the severely contracted socket following reconstruction. Orbit, 2006, 25(3), 215-219.

18. Tang S, Qiu G, Wang P, et al. Management of post-traumatic aniridia with retinal detachment. Yan Ke Xue Bao, 2001, 17(1):35-38.

19. Karakoca-Nemli S, Aydin C, Yilmaz H, et al. A method for fabricating an implant-retained orbital prostheses using the existing prostheses. J Prosthodont, 2011, 20(7):583-586.

20. Hatamleh MM, Haylock C, Hollows P, et al. Prosthetic eye rehabilitation and management of completely blind patients. Int J Prosthodont, 2012, 25(6):631-635.

21. Verigo EN, Tuchin VA, Priakhina IA. Historical aspects of eye prosthetics. Vestn Oftalmol, 2012, 128(5):44-47.

22. Ozcelik TB, Yilmaz B.Two-piece impression procedure for implant-retained orbital prostheses. Int J Oral Maxillofac Implants, 2012, 27(5):e93-95.

23. Shaikh SR, Patil PG, Puri S. A modified technique for retention of orbital prostheses. Indian J Dent Res, 2011, 22(6):863-865.

24. Bi X, Zhou H, Lin M, et al. One-stage replacement surgery of orbital implants with noninfectious complications. J Craniofac Surg, 2012, 23(2):e146-149.

25. Padmanabhan TV, Mohamed K, Parameswari D, et al. Prosthetic rehabilitation of an orbital and facial defect: a clinical report. J Prosthodont, 2012, 21(3):200-204.

26. Guignier B, Desjardins L, Bourahla K. Fibrovascular tissue of hydroxyapatite ocular implant visualized in SPECT-CT with Tc-99m biphosphonates.J Fr Ophtalmol, 2011, 34(1):70-72.

27. Sadiq SA, Mengher LS, Lowry J,et al. Integrated orbital implants-a comparison of hydroxyapatite and porous polyethylene implants. Orbit, 2008, 27(1):37-40.

28. Liang T, Zhao GQ, Meng XX, et al. Clinical analysis of hydroxyapatite orbital implantation after ocular trauma in 211 cases.Chin J Traumatol, 2006, 9(5):282-287.

24. Yeatts RP, Grim W, Stanton C, et al. Injectable hydroxyapatite paste as an option for ocular implantation after evisceration. Ophthalmology, 2002, 109(11):2123-2128.

第六章 chapter 6

耳缺损的赝复

The rehabilitation for auricular defects

概　述

Outline

本书讲到的耳缺损均是指外耳及周围软硬组织的缺损，不包括中耳及内耳部分。耳缺损后，既可采用耳赝复体，即义耳修复，也可通过整形外科的方法进行耳修复。这就要非常明确耳缺损后修复方式的选择，即明确耳缺损义耳修复的适应证和整形外科方法修复的适应证。熟悉外耳的解剖结构和形态对于义耳修复或耳整形修复都是十分重要的（图 6-1）。修复医生应非常清楚耳部的主要解剖结构特征。

一、耳缺损后整形外科重建适应证

1. 典型的先天小耳畸形，且不伴有周围软硬组织缺损

这类患者因自幼发育导致耳廓发育不足，呈小耳畸形（图 6-2）。因先天所致，耳廓周围皮肤不存在斑痕、坏死组织等，可以采用皮囊扩张的方式为耳廓整形重建扩张出足够的皮肤，特别是年轻小耳畸形患者，更宜采用整形外科方式重建耳廓。

2. 耳廓下 1/3 外形正常，而上部缺损或畸形（图 6-3）

因耳廓上部除耳垂以外的部分均有耳软骨支撑外形，因此上部缺失后，较易采用人工支架材料、肋软骨等塑形成耳软骨形态，再以皮瓣包裹重塑耳廓，因有软骨的支撑，所以外形恢复较佳。

3. 对戴用义耳依从性较差患者

粘贴式义耳，需要每天晚睡前取下，清洗干净后，第二天再采用专用生物胶粘贴。而种植式义耳修复时，患者也需及时清洁种植体周围。如果患者依从性较差，则一方面不利于局部皮肤卫生及健康，同时，残留在义耳组织面的生物胶内滋生细菌，反复戴用义耳也会影响局部皮肤健康。而种植式义耳患者依从性较差时，种植体周围皮肤分泌物得不到及时清理，易导致种植体周围炎的发生。这些患者宜采用整形外科方式重建耳廓。

4. 患者意愿强烈

这类患者强烈要求通过整形外科重建耳廓缺失。

二、耳缺损后义耳修复适应证

1. 整形外科重建失败患者

整形外科重建失败后，局部往往遗留斑痕以及多余的软组织，不宜于再次进行整形手术重建耳廓（图 6-4）。此时，应将局部残留软组织行外科切除后，行义耳修复。

2. 耳廓下 1/2 缺损患者（图 6-5）

耳廓下部，特别是耳垂部分，仅有软组织支撑，而没有软骨支撑，因此，如采用整形外科重建，

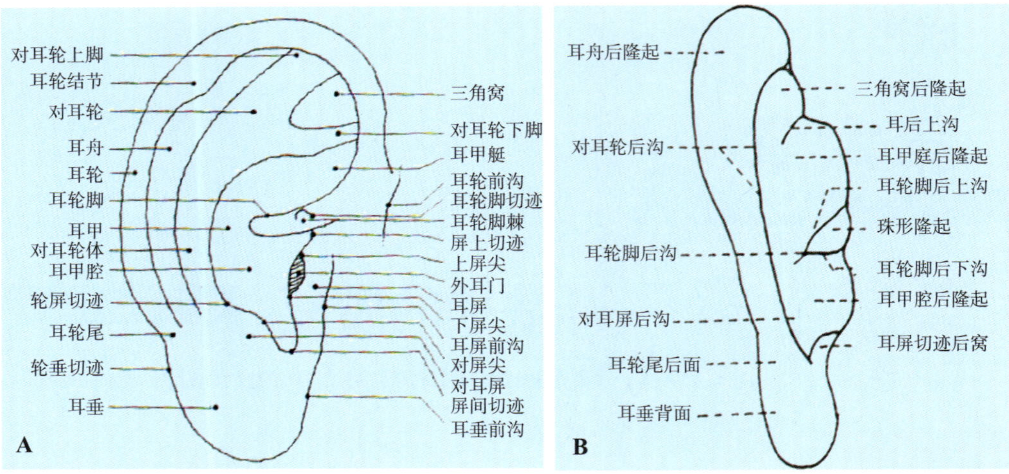

图 6-1　A. 外耳正面解剖；B. 外耳背面解剖

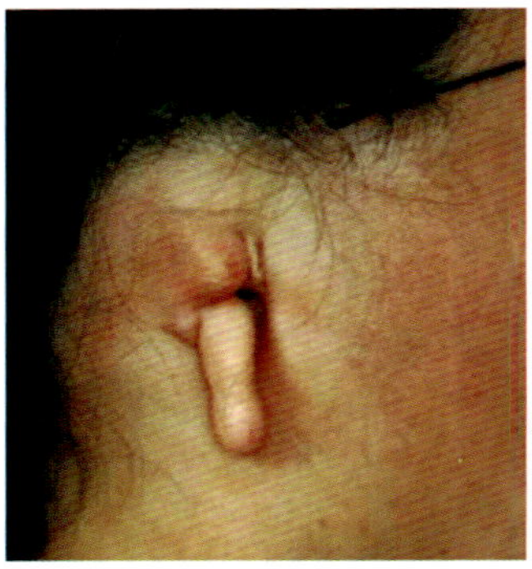

图 6-2　先天小耳畸形

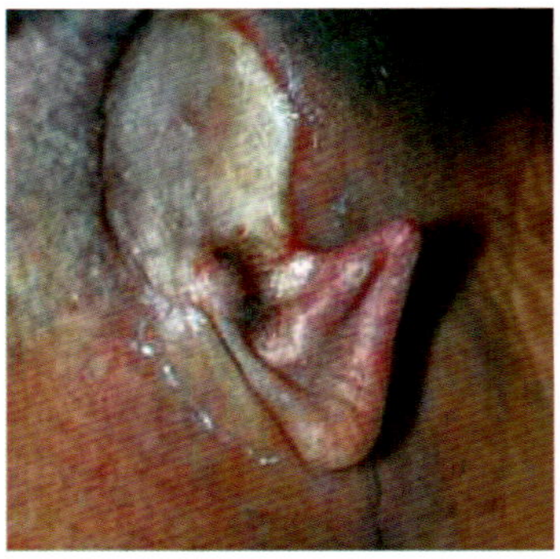

图 6-3　耳廓上部缺失，下部分外形正常

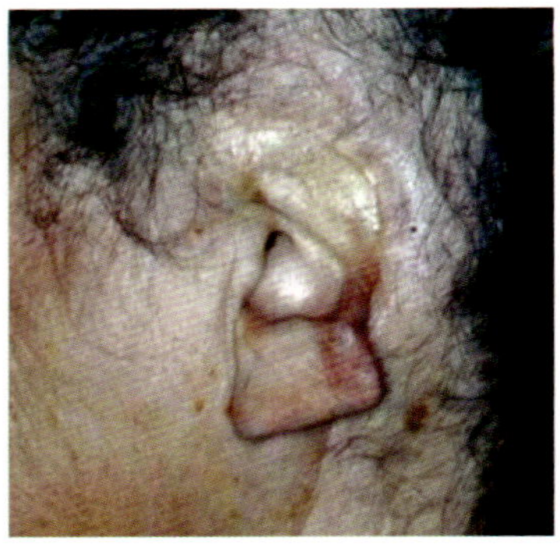

图 6-4　整形外科重建耳廓失败后局部斑痕及残留软组织

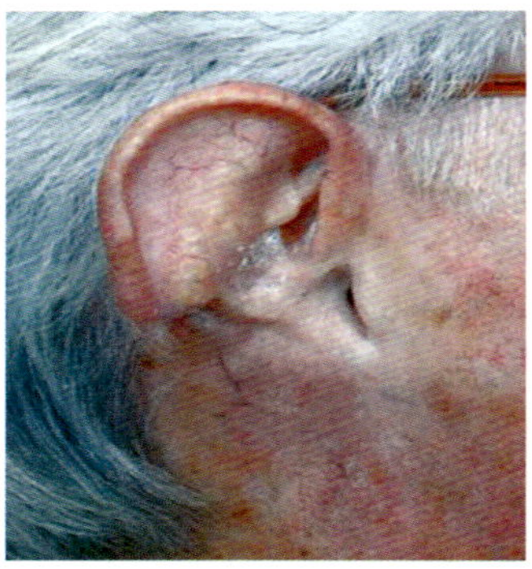

图 6-5　耳廓下 1/2 缺损，而上半部分外形正常

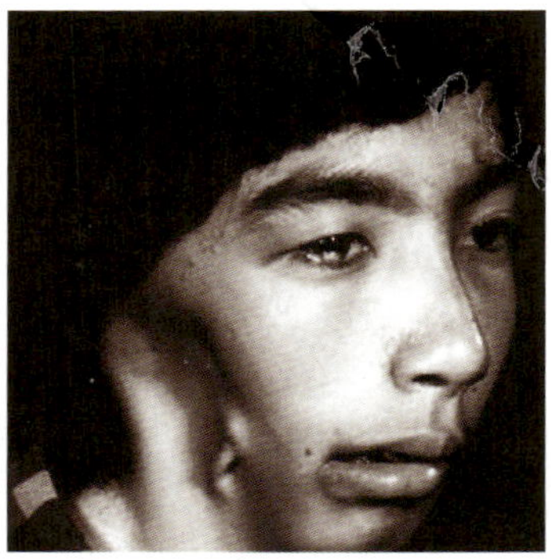

图 6-6　耳廓缺失，同时伴有局部周围软硬组织缺损凹陷

则不能很好恢复其外形，往往是一块没有任何外形的皮瓣，外形恢复较差，所以，适宜采用局部义耳较好地修复其外形。同时，预留耳廓上部的窝沟易于辅助隐藏下部义耳的上部边缘。

3. 耳缺损，同时伴有局部周围软、硬组织缺损凹陷，或先天发育不足导致的耳廓周围畸形患者（图 6-6）

这类患者如采用整形外科重建，则往往需要先行骨及软组织移植恢复基本面型后，再行耳廓重建，手术难度较大，患者承受痛苦及创伤较大。

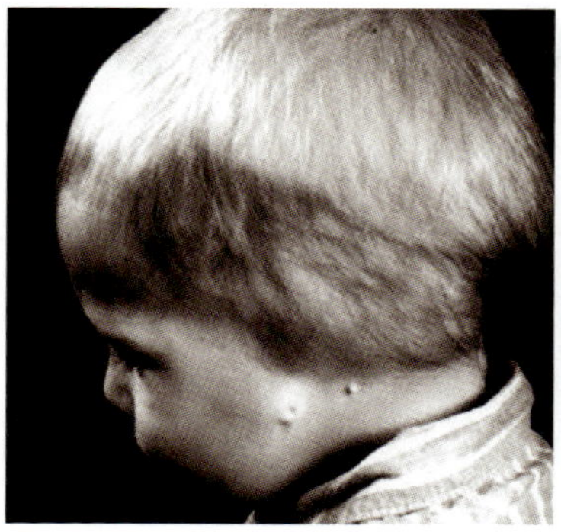

图 6–7 发线较低患者

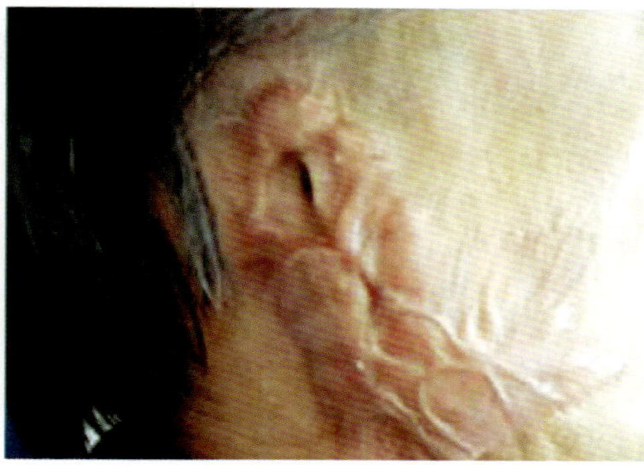

图 6–8 耳缺损后因斑痕体质导致局部重度斑痕

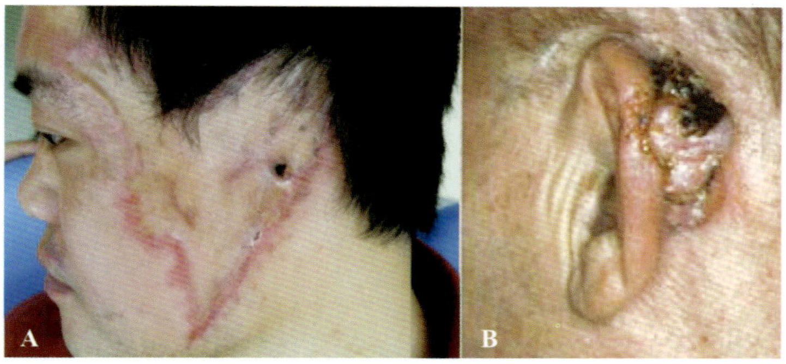

图 6–9 A. 外伤后植皮，耳缺损区存在较多斑痕；B. 耳廓肿瘤

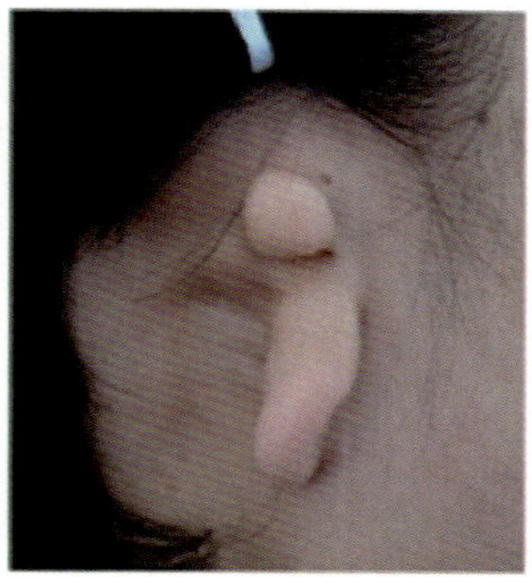

图 6–10 残留耳

因此，可采用带有义耳的硅橡胶赝复体修复，在修复缺失耳的同时，也可恢复患者面容。

4. 发线较低患者（图 6–7）

发线较低时，耳廓区也是被带有毛囊结构的皮肤覆盖。此时，如行整形外科重建，则需先将带有毛囊的皮肤切除植皮后进行，而植皮后的斑痕则会限制整形手术的进行。因此，这类患者较适宜采用义耳修复。只需及时刮掉耳廓区的毛发即可。

5. 斑痕体质耳缺损患者（图 6–8）

这类患者再行手术时，会形成较重的斑痕，不宜于重建耳廓外形的保持，往往因斑痕牵拉导致重建耳廓畸形。因此，这类患者在耳缺损后，适宜采用义耳进行修复。

6. 外伤或肿瘤切除致耳廓缺损患者（图 6–9）

因外伤（烧烫伤、机械切割等）导致耳缺损后，局部往往会形成斑痕，不宜行整形外科重建。而因肿瘤切除导致耳缺损后，如行整形重建，不利于对肿瘤复发的观察，同时，如肿瘤复发，则整形手术亦相当于失败。而有些肿瘤在手术后还需进行放疗，而放疗导致的组织损伤使局部不宜再行手术治疗。因此，这类患者宜于采用义耳修复。

7. 耳廓及周围组织接受放疗，特别是大剂量放疗患者

如耳廓肿瘤、上颌骨、下颌骨肿瘤等切除后，放疗时射线照射到耳缺损区域，则行手术的失败率较高。因此，这类患者宜于采用义耳修复。

三、义耳修复前外科

义耳修复前，针对患者的具体情况，有时需首先进行局部的手术处理，以为后期的义耳修复创造最佳的局部条件，既利于进行义耳修复，又能改善义耳修复效果。

1. 切除影响义耳修复效果的残留耳或软组织（图 6–10）

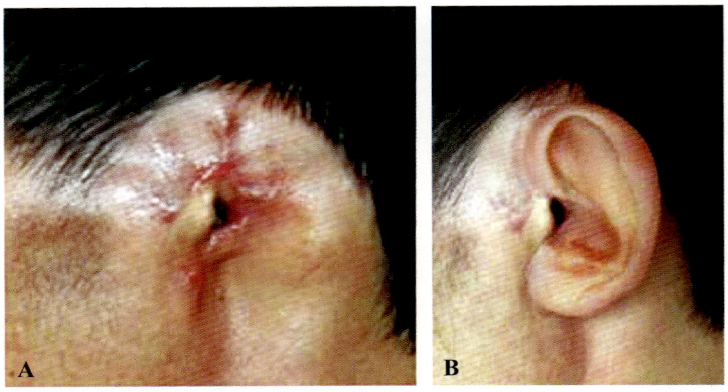

图 6-11　A、B. 保留耳屏及修复后义耳

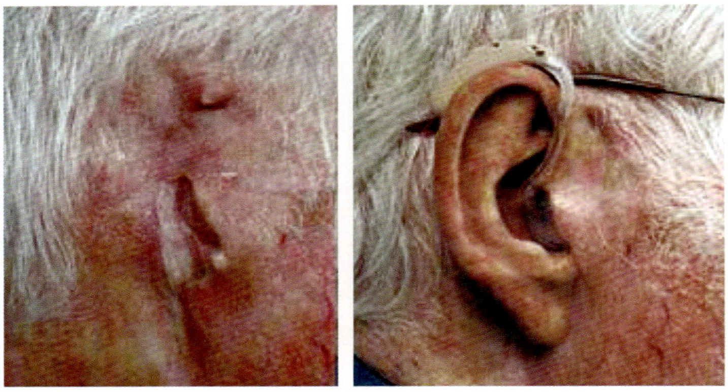

图 6-12　保留耳廓最上部软骨，制作 2～3mm 的突起

某些先天小耳畸形不愿接受整形手术重建者，整形外科重建失败后残留多余组织者，这些残留耳或软组织会对义耳外形的恢复造成影响，如义耳包裹残留耳时，势必会导致局部增厚，与健侧形成明显误差。残留组织较厚时，义耳就会显著突出于面颊表面，与健侧耳对称性较差。因此，会对义耳修复造成不良影响的残留耳及组织应在义耳修复前彻底进行手术处理，为义耳修复创造最佳的局部条件。在不影响修复效果的前提下，一般是残耳大于 1/2 时，通常保留残耳，做部分义耳修复。当残耳小于 1/2 时，通常是切除残耳，做全义耳修复。

2. 因外伤或肿瘤切除耳廓时，尽量保留耳屏（图 6-11）

条件允许时尽量保留耳轮脚前缘，保留地耳屏或耳轮脚前缘可以使义耳前缘缩短，并很好地隐藏义耳的前缘。这样，义耳修复后，从正面观时，义耳的边缘就不那么明显，从而大大改善修复效果。

3. 保留耳廓最上部软骨，制作 2～3mm 的突起（图 6-12）

保留的该具有软骨支撑的突起，在雕塑义耳蜡型时，可作为义耳定位的参考；在患者带义耳时，亦可作为义耳准确就位的标志，同时，还可起到辅助固位的作用。但是，该突起不能过大，否则会影响义耳外形的修复。

4. 耳廓切除术中，可重建耳屏（图 6-13）

耳廓手术时，如耳屏内软骨不需要切除，则可在切除皮肤等软组织后，用局部皮瓣移植重建耳屏，为下一步修复创造条件。

5. 无毛囊皮瓣移植

无毛囊皮瓣移植特别适用于发线较低、种植体植入区存在含毛囊皮肤、耳廓切除术后创面覆盖及局部严重斑痕四种情况。对于发线较低患者，无毛囊皮肤移植后，可提高粘贴式义

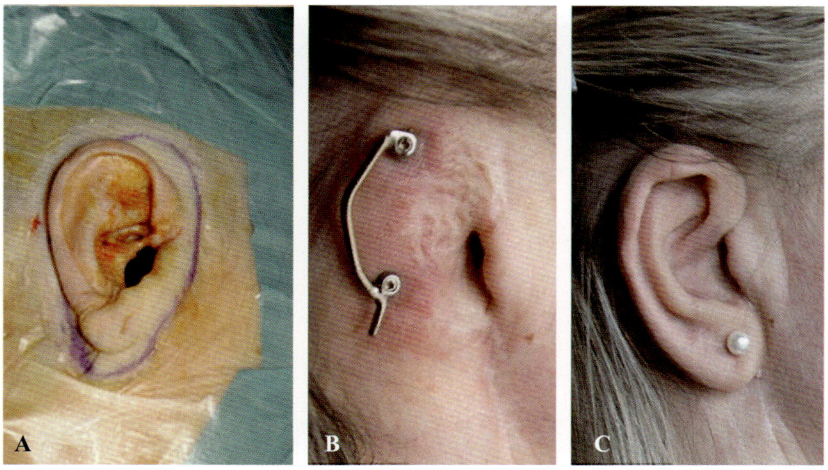

图 6-13 耳廓切除术中重建耳屏。A. 预行右侧全耳切除；B. 在切除耳廓的同时重建了耳屏，并行种植体植入；C. 修复后，义耳前缘部分隐藏于耳屏之后，修复效果良好

耳粘贴效果。如行种植体固位义耳修复，可大大降低种植体周围炎的发生。采用皮瓣移植覆盖局部创面后，可减轻局部形成斑痕对周围组织牵拉造成的变形。局部斑痕较重者，不能行种植体植入，即使粘贴式义耳修复，也会影响修复效果，所以可考虑修复前切除较重的斑痕后植皮。

四、义耳修复原则

1. 单侧耳缺损，义耳应与健侧耳对称

单侧耳缺损患者，义耳应特别注意在三个方面与健侧耳对称：①外形轮廓对称；②外展角度对称，特别注意避免出现“招风耳”；③上下位置对称。这是从正面观时，义耳是否与健侧耳对称最宜于被观察到的三个方面。

2. 双侧耳缺损，义耳应与患者面型相协调，参考原有照片，尽可能恢复其原外形，特别注重患者对外形的要求

如双侧耳缺损，则失去外形修复参考。此时，应注意参考患者原有照片，并特别注重患者对外形的调整意见，在不失修复原则前提下，做出患者满意的外形。同时，注重整体观念，义耳应与患者面型相协调。

第一节　全耳缺损的赝复

The rehabilitation for the whole auricular defects

关于健侧耳廓印模、患侧耳缺损区印模制取技术详见第三章。

一、义耳蜡型雕塑及试戴

义耳蜡型的雕塑应遵循第三章赝复体蜡型设计及雕塑原则。耳廓缺失后，义耳蜡型雕塑完全参考对侧耳模型雕塑。当外耳道存在且没有发生局部组织变形时，其可作为义耳蜡型定位与上、下边界的参考。测量出健侧外耳道上缘致耳轮脚上缘、耳轮上缘的距离、健侧外耳道下缘致耳垂与皮肤连接处、耳垂下缘的距离，并将所得距离转移至患侧耳区模型上，作为义耳蜡型上、下的边界。

蜡片烤软后，比照健侧外耳模型，剪取大小相当的蜡片。蜡片较软时，初步捏出外耳的大致形态，将其固定在缺损侧工作模型上（图 6–14）。因后期还要添加蜡条制作耳轮、耳垂等解剖结构，故剪取的该蜡片可稍小于健侧外耳模型。

切取长度适宜的蜡片，烤软后，卷成直径约 5mm 的蜡条，置于外耳轮的位置，并初步雕塑成外耳轮的形状，注意与健侧外耳耳轮比较，模拟其曲度。以此法，逐渐添加对耳轮、耳轮脚、耳屏、

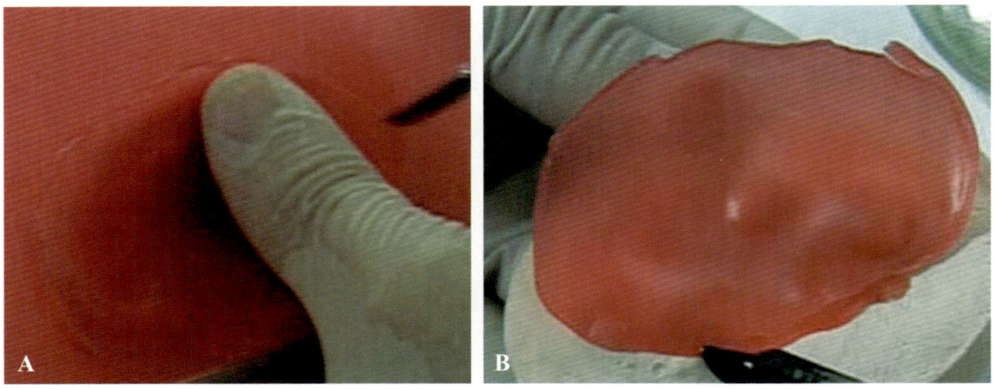

图 6–14　A. 比照健侧外耳模型切取大小相当的蜡片；B. 初步塑形的蜡片，按照健侧外耳与石膏底座的角度，将其固定在缺损侧工作模型上

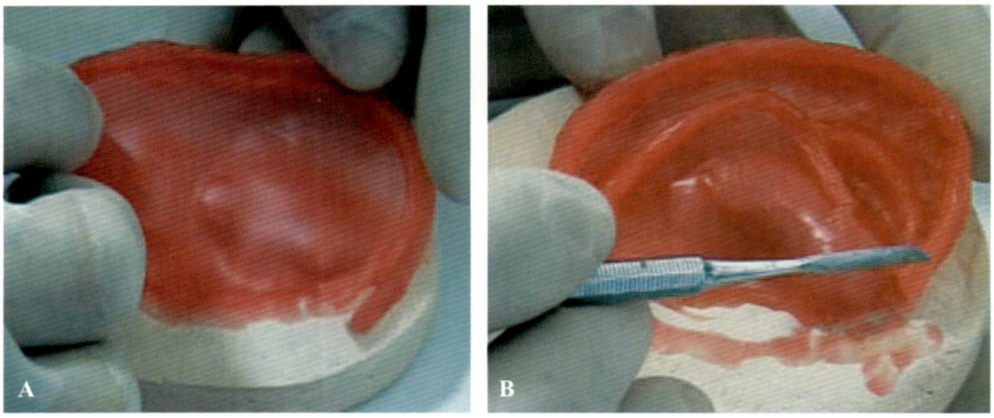

图 6–15　A、B. 卷蜡时，避免出现分层。将卷实的蜡条逐渐添加于耳轮、对耳轮、耳轮脚等解剖结构处，并逐步塑形、修整

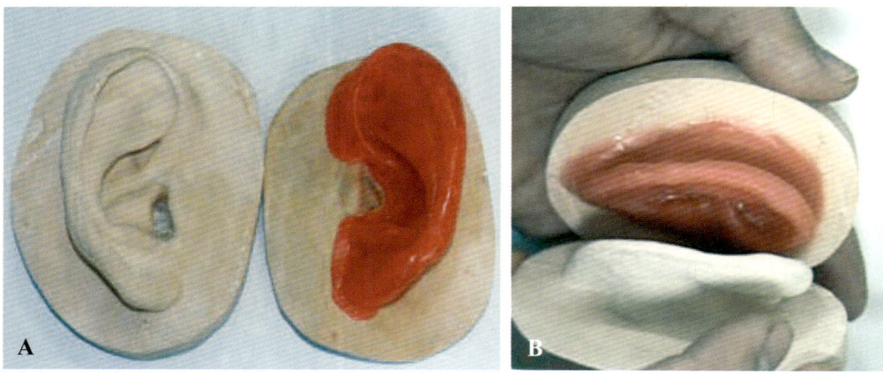

图 6–16　A、B. 从各个不同角度对比义耳蜡型与健侧外耳模型，并对有差别之处进行精细修整

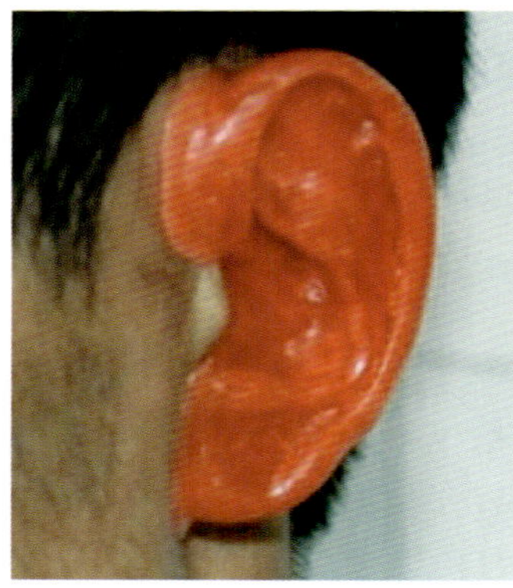

图 6–17　试戴义耳蜡型

耳垂等解剖结构，并参照健侧外耳模型，进行精细修整（图 6–15）。

在塑形过程中，反复、仔细与健侧耳模型对比。对比各解剖结构的形态、义耳蜡型与皮肤间的外展度等与健侧外耳模型的差别，并进行修整（图 6–16），直至义耳蜡型与健侧外耳模型基本一致。

如无外耳道，制取印模前以记号笔参照健侧耳廓上下边界、前缘，将其画于患侧皮肤上。制取印模并灌注石膏模型，重新将参考线标记清晰，为准确定位义耳蜡型提供参考。

完成蜡型外形后，为患者试戴（图 6–17）：①检查义耳与皮肤是否贴合，在模型上标记出不贴合区域，修整模型与蜡型，直至蜡型与皮肤紧密贴合。②分别从不同角度观察蜡型的外展度，

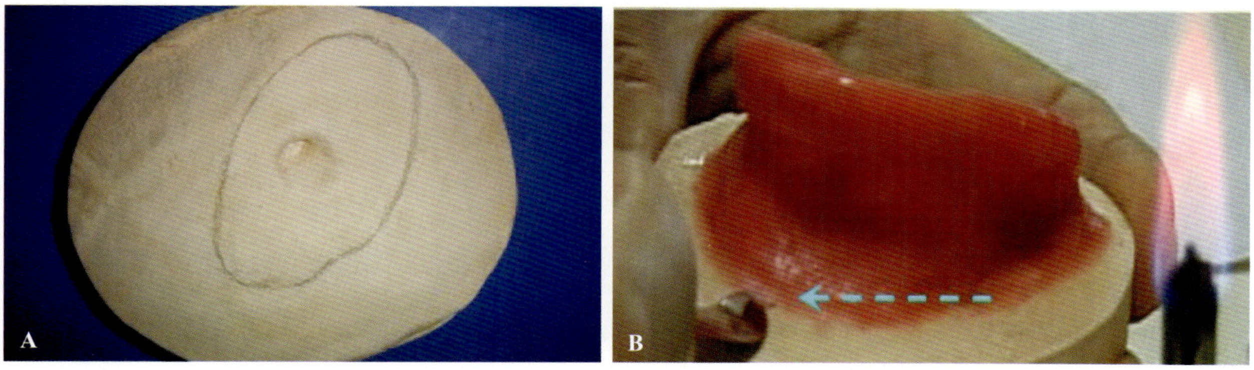

图 6–18　A. 蜡型边缘线；B. 酒精喷灯软化蜡型边缘后，压出菲薄的边缘

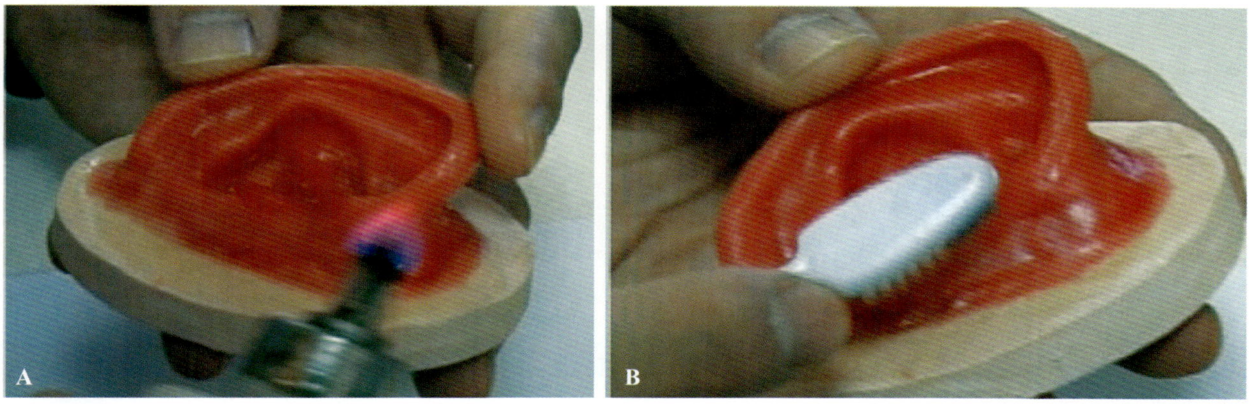

图 6–19　A、B. 制作模拟毛孔

特别是正面、患者坐位时从头顶向下观察、后面几个角度，避免出现外展度过大或过小现象。如出现外展度偏差，用小火焰烤软蜡型组织面，复位于患者耳缺损区或模型上加压调整。③蜡型边缘伸展范围是否适宜。在保证外形、足够的粘贴面积前提下，边缘伸展越小越好，以使最终的赝复体边缘不醒目，且便于隐藏。当然，如耳廓周围同时伴有需要修复的软硬组织凹陷，蜡型则需适当扩展。④局部外形细节的检查与调整，年长患者应特别注意特征皮纹的走行。

试戴完成，将蜡型复位于模型上，沿其边缘在模型上画线，此线以内 5～8mm 范围作为粘贴面积。将该范围内的石膏模型均匀刮除 0.1～ 0.2mm，以保证义耳与皮肤紧密贴合。此时，将蜡型烫牢于模型上，沿外缘线修整出菲薄的蜡型边缘（图 6–18）。

酒精喷灯软化蜡型表面，以硬质牙刷快速反复点击蜡型，模拟制作毛孔，详见第三章（图 6–19）。

二、蜡型装盒、烫盒及冲蜡

虽然最终的硅橡胶义耳具有较好的柔韧性，但由于耳廓具有较多的窝沟结构，如耳甲庭、三角窝及耳舟等，所以，为避免从型盒取出硅橡胶义耳时造成撕裂，目前临床上采用“三瓣法”进行义耳蜡型装盒。

调磨义耳蜡型石膏底座，使其能完全置于型盒内。复位上半型盒，特别注意保证耳轮最高点距上半型盒上缘的距离在 1cm 以上，以保证装盒后义耳耳轮上缘有足够的石膏厚度，在充胶完成压盒时不易碎裂（图 6–20）。

真空调拌适量超硬石膏，在振荡器振荡下置于下半型盒，将义耳蜡型轻轻压入型盒内的石膏中，就位上半型盒，观察耳轮最高点距上半型盒上缘的距离，并及时调整蜡型在型盒内的深

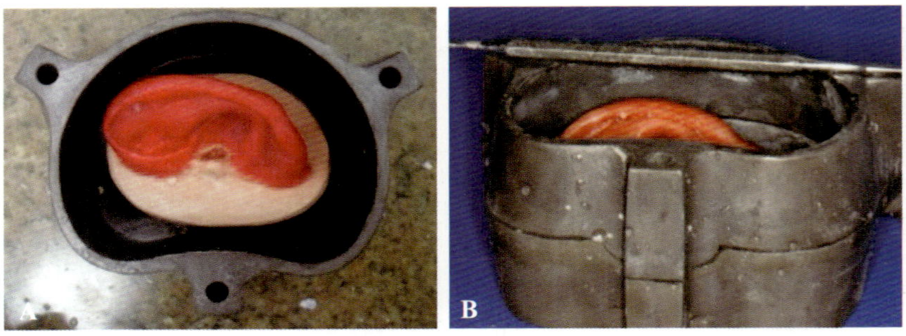

图 6-20　A. 义耳蜡型能完全置于型盒内；B. 义耳蜡型最上缘距上半型盒边缘 1cm 以上

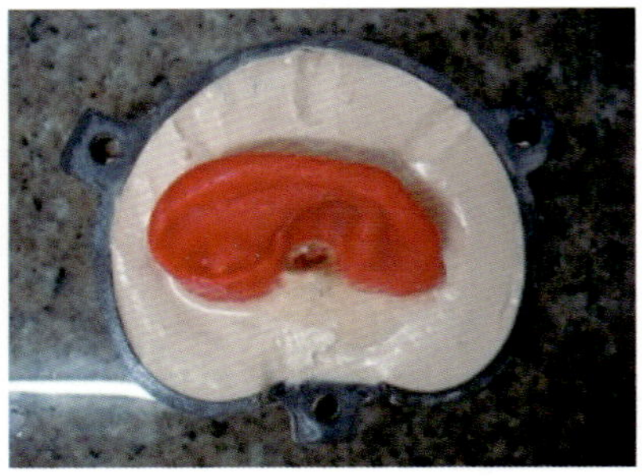

图 6-21　义耳蜡型装盒的第一瓣

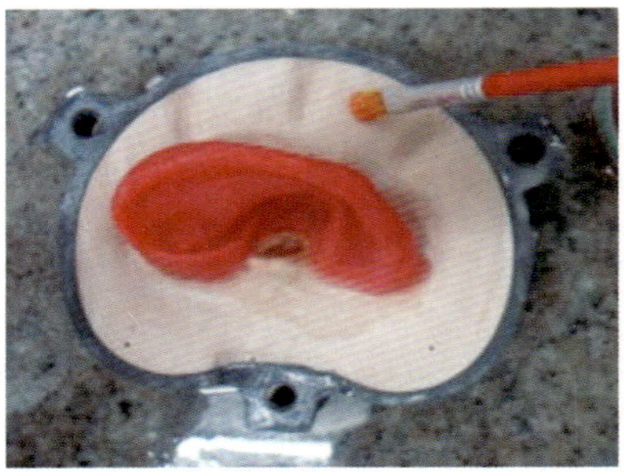

图 6-22　第一瓣石膏表面涂抹分离剂

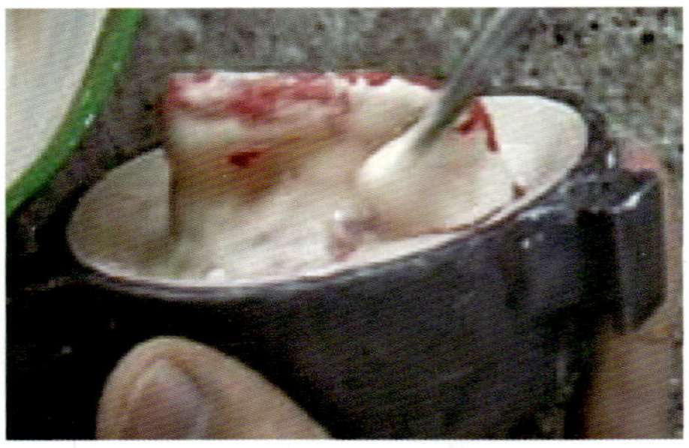

图 6-23　义耳蜡型背面加压涂抹石膏

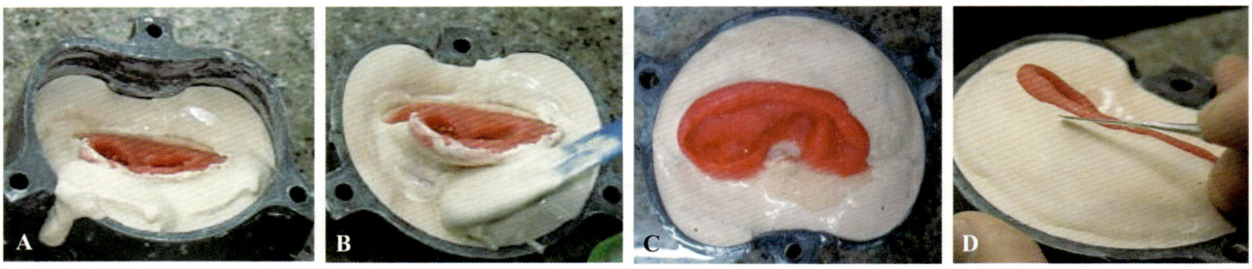

图 6-24　A～D. 义耳蜡型装盒的第二瓣

度。石膏初步结固后，以金属调拌刀和（或）流水冲洗下用毛刷及时清理掉覆盖在义耳蜡型上的石膏。于耳廓背面的石膏上制作 3 条“V”形沟，确保“V”形沟内不存在倒凹。用细砂纸将石膏打磨光滑，这是义耳蜡型装盒的第一瓣，此时义耳蜡型应完全暴露（图 6–21）。

第一瓣石膏完全结固，仅在石膏上涂一层分离剂（图 6–22），禁止涂于义耳蜡型表面。

真空调拌适量超硬石膏，以毛刷或手指蘸取石膏，施加一定的压力涂抹于义耳蜡型背面（仅是背面），确保将石膏压入蜡型表面的皮纹、毛孔内（图 6–23）。

迅速以石膏灌注义耳蜡型背面与第一瓣石膏间的空隙内，此时可就位上半型盒，辅助新灌入石膏塑形。此为义耳蜡型装盒的第二瓣，第二瓣石膏最高边缘止于耳轮背面，上缘不超过耳轮脚最上缘，下缘不超过耳垂最下缘。这是因为在翻制出硅橡胶义耳时，所有石膏接缝处会出现多余的菲薄硅橡胶，即使去除，也会留下一条细细的没有皮纹结构的痕迹，为避免该痕迹影响外观，所以应注意第二瓣石膏的最高边缘、上缘及下缘的位置（图 6–24）。

第二瓣石膏结固后，石膏表面涂抹分离剂。真空调拌适量超硬石膏，以毛刷或手指蘸取石膏，施

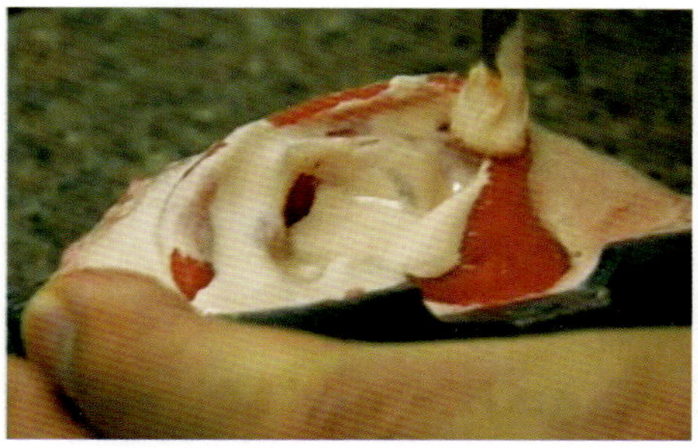

图 6–25 在义耳蜡型前表面加压涂抹石膏，特别注意较深的窝沟内

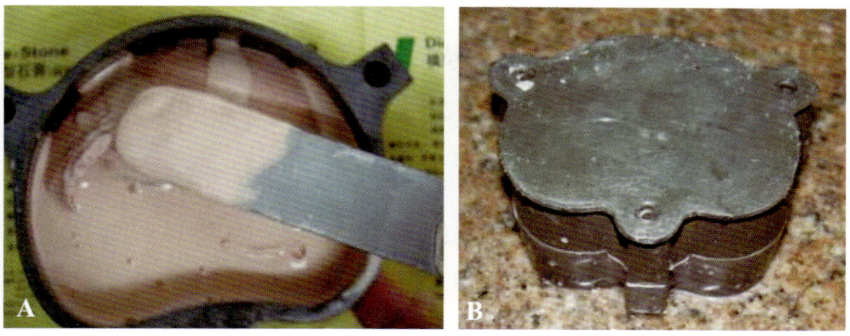

图 6–26 A、B. 义耳蜡型装盒的第三瓣

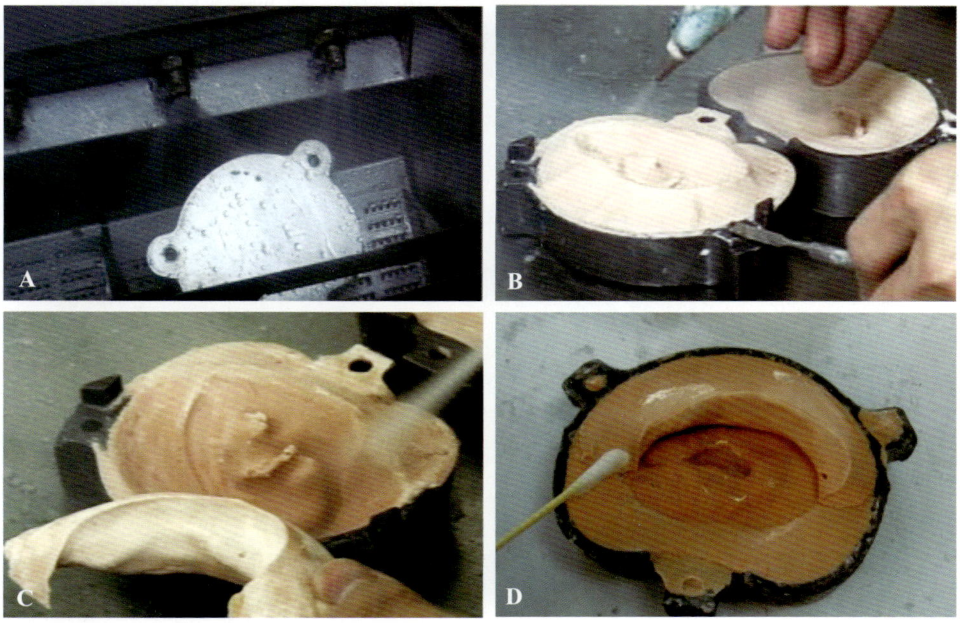

图 6–27 A. 型盒置于流水烫蜡箱内，软化蜡型；B、C. 高压气枪清理石膏表面的蜡及分离剂；D. 无水酒精对石膏型腔组织面充分脱脂

加一定的压力涂抹于义耳蜡型前面，确保将石膏压入蜡型表面的皮纹、毛孔内。应特别注意在耳舟、三角窝、耳甲庭及耳甲腔等窝沟部位（图 6–25），蜡型表面应与石膏充分接触，不能存在气泡，因所有的气泡最终将成为硅橡胶瘤，而影响外观。

就位上半型盒，在振荡器振荡下注满石膏，盖严型盒盖，石膏初步结固后，用流水清洗型盒表面的石膏（图 6–26），此为义耳蜡型装盒的第三瓣。

装盒石膏完全结固后，置于流水烫蜡箱（或在开水锅内）5～ 8min，义耳蜡型软化后即可取出，打开型盒，去掉蜡型。打开的型盒再次置于烫蜡箱内，用热流水充分冲洗余留的蜡，或以高压气枪将石膏表面的蜡充分清理干净。以无水酒精对石膏型腔组织面充分脱脂，并待无水酒精充分挥发、石膏冷却后进行下一步充胶操作（图 6–27）。

三、硅橡胶配色、充胶及固化

以完全干燥、清洁的白色或透明硬质塑料杯称取适量的硅橡胶。一个全耳缺损义耳需赝复硅橡胶 20～25g，基胶与固化剂按重量比 1∶1 称取。如同时伴有周围软硬组织凹陷，或为部分义耳时，应适当增减。参照硅橡胶比色板或患者本人进行硅橡胶配色（图 6–28）。

取下装盒的第二瓣石膏，将调色完成、抽真空后的硅橡胶以注射器注入上半型盒的型腔。就位第二瓣石膏，继续将硅橡胶注入型腔。余留硅

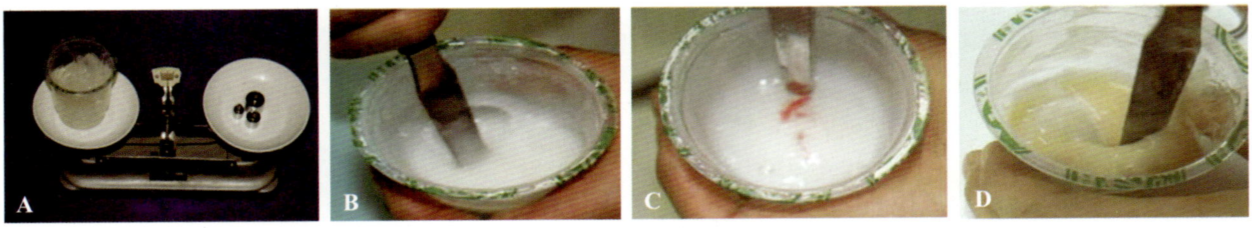

图 6–28　A. 称取适量的硅橡胶；B. 先加入适量钛白；C. 再加入适量模拟血丝的毛线；D. 根据患者肤色，逐渐添加其他颜料，直至与患者肤色相似

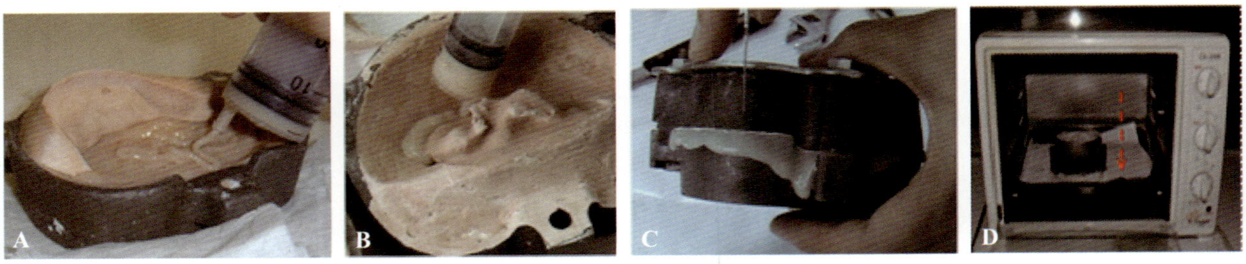

图 6–29　A～D. 义耳充胶、固化

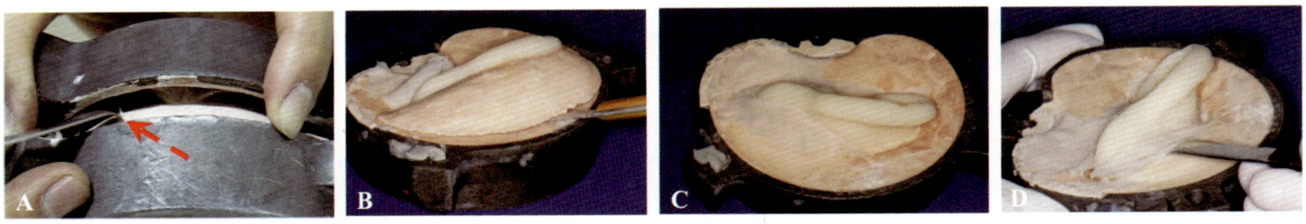

图 6–30　A～D. 打开型盒，取下硅橡胶义耳

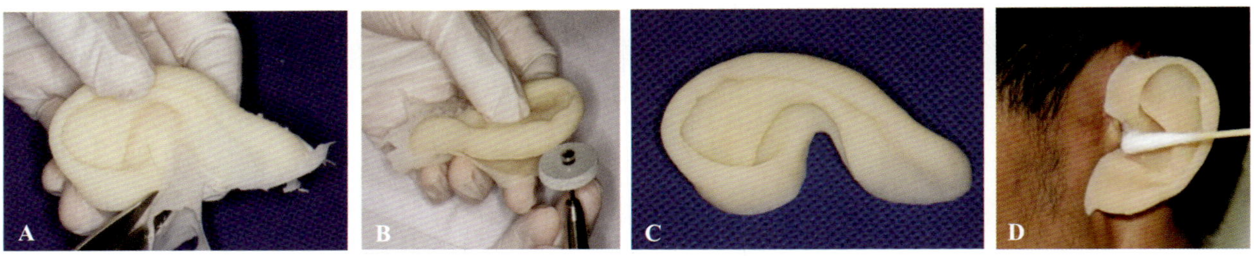

图 6–31　A～D. 修整义耳并为患者试戴

橡胶注于下半型盒蜡型覆盖的石膏表面。充胶后的型盒置于真空泵内，抽真空 3～5min。复位上、下型盒，以专用螺杆或压榨器固定并充分加压。型盒倒置，义耳组织面向上，水浴或烤箱固化硅橡胶（图 6–29）。

四、义耳出盒，边缘及表面修整

硅橡胶充分固化，拆除加压螺丝后，切忌暴力直接打开型盒，以免撕裂义耳。先将型盒分开一小缝隙，以钝头蜡刀小心揭起硅橡胶边缘，并逐步向里揭起具有一定厚度的硅橡胶后，再彻底分开上、下型盒。此时，先将第二瓣石膏取下，暴露义耳。再以钝头蜡刀小心揭起硅橡胶边缘，取下义耳（图 6–30）。修剪多余硅橡胶，并打磨表面硅橡胶瘤，获得未行外着色的硅橡胶义耳，为患者试戴（图 6–31）。

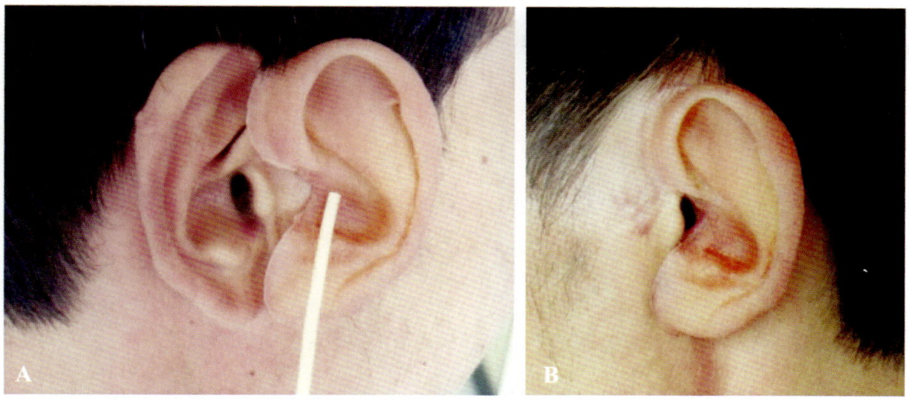

图 6-32　A. 外着色完成的义耳与健侧耳对比，颜色相似；B. 义耳就位于缺损区，修复效果良好

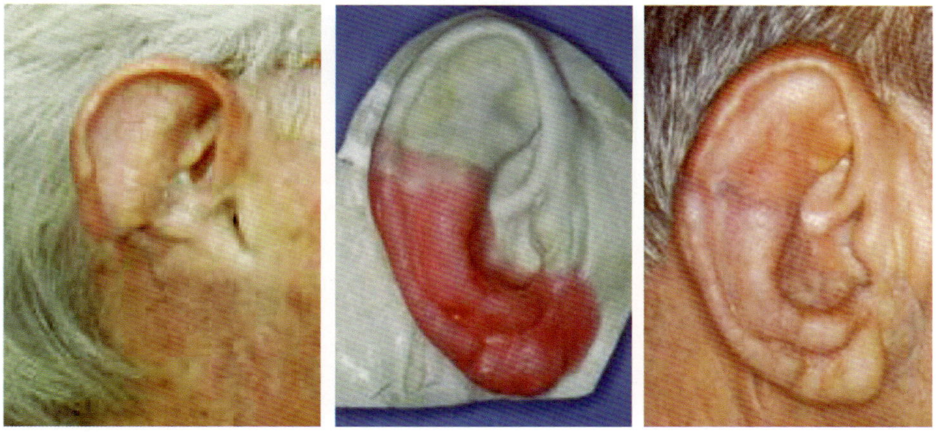

图 6-33　下半部分耳缺损，部分义耳修复时，借助耳甲腔、耳舟等隐藏其边缘

五、义耳外着色

义耳外着色时，需仔细观察外耳轮、内耳轮及耳垂等部位的颜色。一般情况下，外耳轮与耳垂颜色较深，偏红，甚至褐色。内耳轮颜色较浅。着色后完成粘贴式全耳缺损修复（图 6-32）。

着色前，需多准备些小块海绵及镊子。因为外耳形态复杂，窝沟结构较多，如耳甲腔、三角窝等。需用镊子夹持小块海绵才能进入这些窝沟中擦除多余的混有颜料的硅橡胶。

第二节　部分耳缺损的赝复

The rehabilitation for the parital auricular defects

部分耳缺损后，根据缺损部位的不同，余留耳廓的结构结构、解剖形态也不尽相同。所以，在修复范围、蜡型装盒等方面存在与全耳缺损修复不同之处。如余留耳廓的解剖形态良好，且对义耳修复无妨碍，可充分利用余留耳廓，起到隐藏义耳边缘、辅助机械固位等作用。如余留耳廓变形严重，已经丧失了基本的解剖形态，则需先行切除余留耳廓，必要时，在术中重建外耳道、耳屏或植入种植体等，以提高义耳修复效果。

一、下半部耳廓缺损义耳修复

因上半部耳廓窝沟结构较多，宜采用对接式局部义耳修复，义耳边缘可借助耳廓的窝沟（如耳甲庭、耳甲腔、三角窝及耳舟）得以很好地隐藏。义耳的薄边可以适当包裹部分余留耳廓，以最大限度隐藏义耳边缘为原则。同时，耳廓上半部分具有软骨支撑，义耳的包裹亦能起到机械固位作用图（图 6-33）。

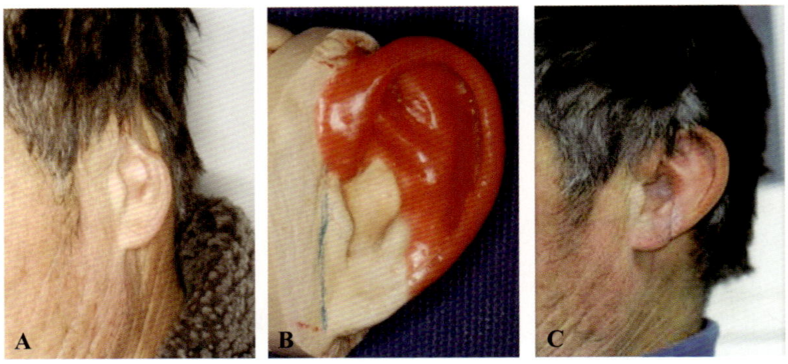

图 6–34　A. 余留耳廓上缘位于耳甲腔下缘、对耳屏以上，余留耳廓未发生明显变形；B. 义耳边缘设计于耳甲腔内，正面观时，义耳可见边缘位于对耳轮与耳轮之间；C. 部分义耳修复后，正面观时，可见的边缘较少

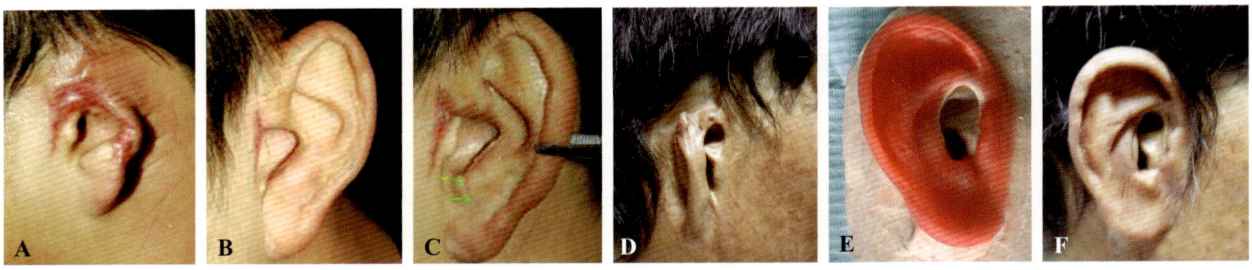

图 6–35　A. 余留下部耳廓较少；B. 义耳边缘与面颊皮肤衔接、义耳包裹残留部分耳垂时，其边缘较为不明显；C. 义耳边缘与耳垂衔接时，较为明显；D. 余留耳廓较少，尚未切除；E. 义耳包裹全部余留耳廓；F. 修复后，义耳边缘不明显

二、上半部耳廓缺损义耳修复

上半部耳廓缺损时，应视余留耳廓上缘位置，决定义耳与余留耳廓上缘对接修复，还是覆盖包裹余留部分耳廓（患者不愿切除残留耳廓时）。如余留耳廓上缘位于耳甲腔下缘、对耳屏以上，则宜采用对接式义耳修复，义耳薄边可包裹部分耳廓，以能最大限度地隐藏义耳边缘为原则。因可将义耳边缘藏于耳甲腔及其以上的窝沟凹陷内，如耳甲庭、三角窝及耳舟内，可见的边缘仅位于耳轮与对耳轮之间。同时，因余留耳廓有软骨支撑，义耳边缘的包裹仍可提供机械固位（图 6–34）。

如余留耳廓上缘位于耳甲腔下缘、对耳屏以下，则可建议患者切除余留耳。如未行切除，则以义耳覆盖包裹全部余留耳廓。此时，义耳边缘位于与面颊皮肤衔接处，而不是与耳垂衔接。因从正面观时，与耳垂衔接边缘较明显，而与面颊皮肤衔接的边缘较为不明显（图 6–35），可以取得最佳的赝复效果。

三、部分外耳轮缺损修复

如余留耳廓未发生变形，较好地保留了原解剖形态，则这是一类较为理想的缺损。因可利用的窝沟解剖较多，可以很好地隐藏义耳边缘，尤其是从正面观时义耳前缘的隐藏。同时，余留的软骨组织可提供良好的机械固位（图 6–36）。

四、部分义耳蜡型装盒

部分义耳蜡型，在第一瓣装盒时，不一定要完全暴露义耳蜡型，需考虑蜡型内包裹的残留耳模型是否有倒凹。如存在倒凹，则第一瓣石膏应将倒凹完全包埋。如在第一瓣时未包埋该倒凹，倒凹被第三瓣石膏包埋，则在烫蜡开盒、或充胶固化后开盒时，一种情况是余留耳模型被折断（图 6–37），二是第三瓣石膏折断，而影响第二次充胶制作第二个耳赝复体。

部分义耳的充胶、固化及着色均同前。

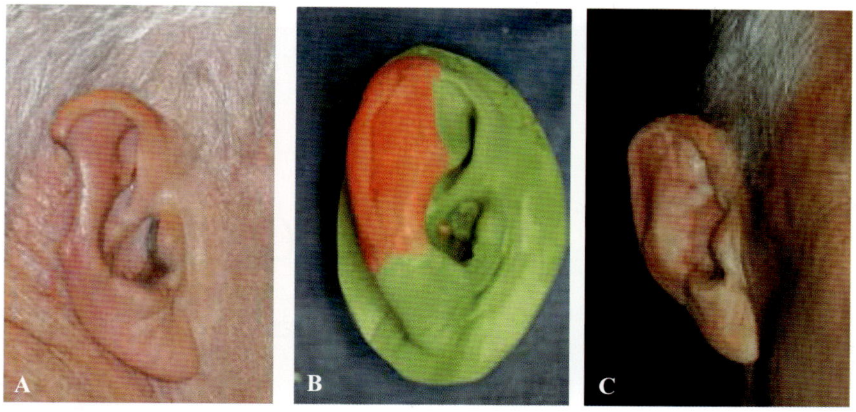

图 6-36　A. 部分外耳轮缺损，余留耳廓的解剖形态正常；B. 义耳设计时，前缘位于耳舟与耳甲腔内，下缘设计在对耳屏切迹内，以尽量隐藏义耳边缘；C. 修复后，正面观时，义耳部分边缘被隐藏，效果良好

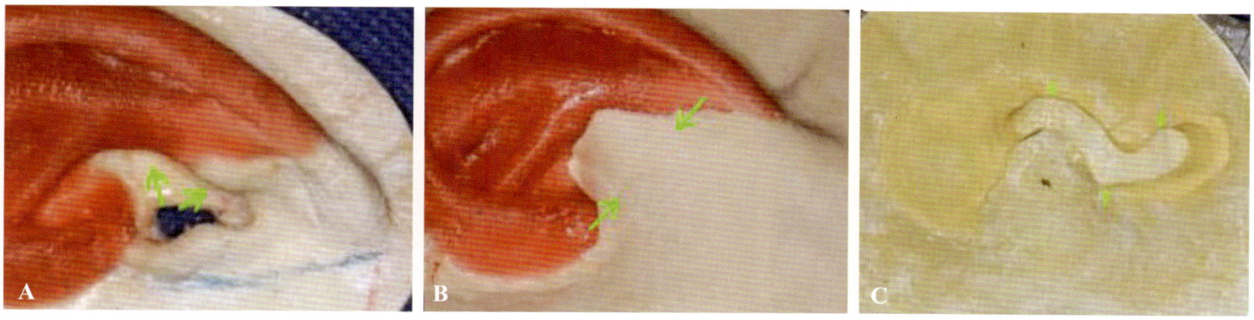

图 6-37　A. 余留耳工作模型的耳甲腔、耳屏下存在较大倒凹；B. 第一瓣石膏将倒凹完全充填；C. 如第一瓣装盒石膏未充填倒凹，倒凹被上半型盒石膏充填，则充胶固化后开盒时，余留耳模型折断，则不能再次进行充胶制作义耳

第三节　种植式义耳

The auricular prostheses retained with implants

种植式义耳是指应用种植体固位的耳赝复体。

本节有关种植式义耳的内容主要包括种植体植入、树脂上部结构（树脂基板）制作及义耳蜡型制作要点等。磁性附着体与杆卡附着体是两种最主要的种植式义耳修复。磁性附着体固位义耳特别适用于一些固位力要求不高、手臂活动受限的老年人，可借助磁体的吸引较易就位，而最为广泛应用的是杆卡式附着体固位义耳修复。

临床及生物力学研究证实，针对单独的耳廓缺损患者，一般两枚种植体足以满足义耳修复的固位需求。如同时复合颜面较大范围的缺损，可适当增加种植体数量。每两枚种植体应保持15～20mm 的间距。杆式支架的中心应与种植体的中心保持一致，保证在摘戴义耳时，所施加外力沿种植体轴向传递，减小种植体侧向受力。杆式支架尽量不要呈一直线，否则，面部表情改变、下颌运动等产生的力会导致义耳沿直线型杆式支架转动。固位卡应尽量接近种植体放置，以减小摘戴义耳时对种植体造成的杠杆力（图 6-38）。

随着现代医学影像技术、CAD/CAM 技术的快速发展，种植体植入前可以实现精确的植入位点、植入方向、软组织厚度等的设计及检测，达到种植体与义耳的良好衔接。在本书中，为使广大读者更好地了解种植式义耳修复的过程，本章节仅介绍传统种植式义耳修复，计算机辅助下的种植式义耳修复将在第九章详细讲述。

一、乳突区种植体植入

除利用 X 线图像分析植入位点外，常规于术前制作好义耳蜡型。根据蜡型覆盖范围，结合 X 线影像对骨量的检测，确定植入位点，确保种植体位于义耳覆盖范围内。根据植入位点，制作种植导板。导板范围超出种植手术区 2～3cm，在其边缘处制

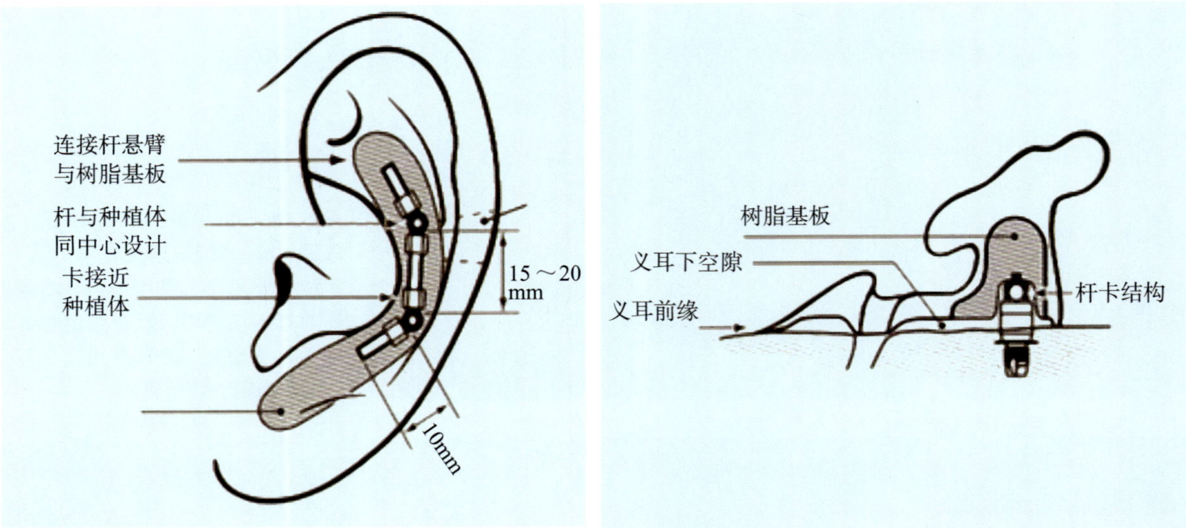

图 6-38　种植杆卡附着体固位义耳修复示意图

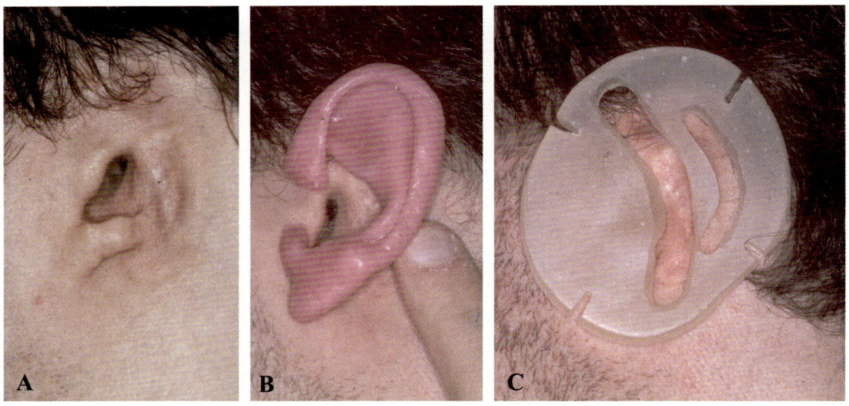

图 6-39　A. 耳缺损患者；B. 试戴义耳蜡型，并确定种植体的数量、位点；C. 根据上述确定的种植体位点制作透明手术导板

作 3～4 条切迹。术前，就位种植导板，将植入位点、边缘切迹以甲紫复制在皮肤上（图 6-39）。

常规手术消毒后，局麻下，于外耳道后约 30mm 处做弧形切口，翻开黏骨膜，暴露骨面。按照术前标记的种植导板边缘切迹就位导板，以小球钻定位植入位点，常规逐级扩大植体窝，植入种植体。因颅骨种植体较短，在种植体即将完全就位时，宜使用扳手手动就位种植体，就位覆盖螺丝，分层缝合切口（图 6-40）。对皮下组织较厚的患者，缝合前应充分修剪过厚的皮下组织，保留完整的骨膜及皮肤即可。如皮下软组织过厚，一方面，术后种植体周围分泌物较多，容易导致种植体周围炎的发生。另一方面，皮下软组织过多，皮肤不能紧紧结合于骨膜，种植体周围组织的动度较大，不利于形成袖口封闭。分别于骨膜、皮下及皮肤严密缝合切口，加压包扎 48h，压力以将皮肤压实在骨面为宜。压力过大会导致缺乏皮下软组织血供的皮肤血液循环不良，甚至坏死。压力过小，皮肤不能紧紧贴在骨膜上，影响伤口愈合，并容易导致局部血肿。术后 7～8d 拆除缝线，给予 3～4 个月的种植体愈合期。二期手术时，常规选择并就位愈合基台后 4～6 周，待软组织完全愈合。

二、耳缺损区种植体印模制取与工作模型灌注

软组织完全愈合后，卸下愈合基台，用牙周刻度探针测量有孔翼板至皮肤表面的深度，选择高于皮肤表面 1～2mm 的标准基台，以光面钳夹持标准基台就位，并以中心螺丝将其固定在种植

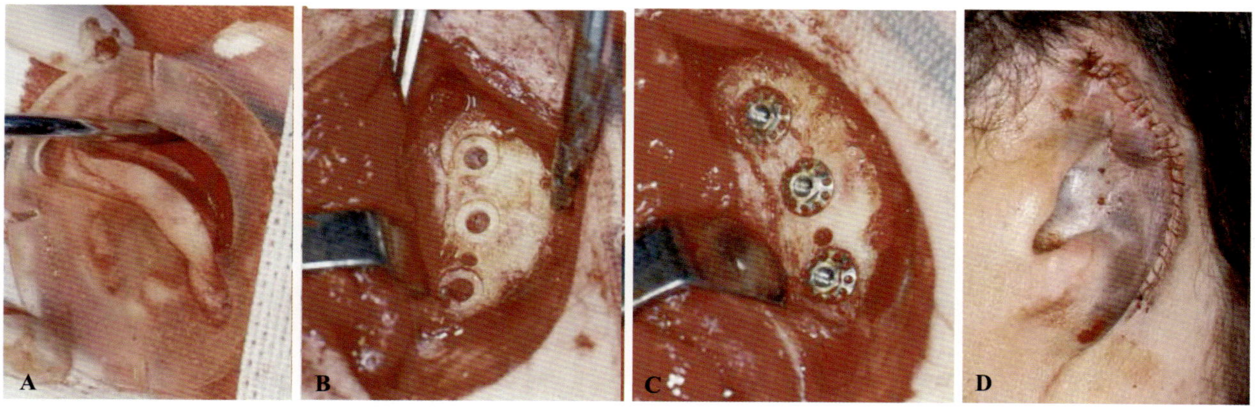

图 6-40　A. 根据种植导板做“C”形切口，暴露术区；B. 在植入位点逐级预备种植窝；C. 植入种植体；D. 初步修剪皮下组织后，严密缝合

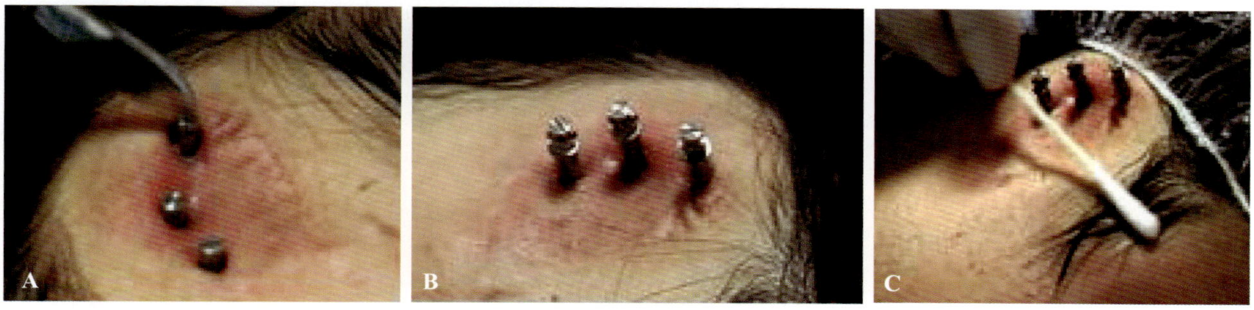

图 6-41　A. 取下愈合基台；B. 就位印模柱，拧紧固位螺丝；C. 印模区准备，如包裹头发，局部涂凡士林

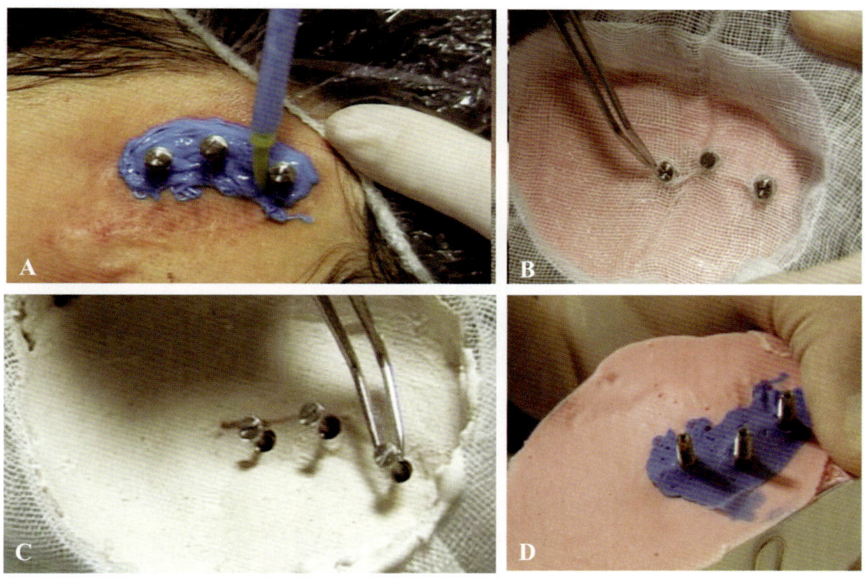

图 6-42　耳缺损区种植体印模的制取。A. 印模柱周围注射轻体硅橡胶；B. 流注藻酸盐印模材料料，覆盖纱布，印模柱从纱布穿出；C. 逐层添加白石膏，确保固位螺丝穿出白石膏；D. 松开印模柱固位螺丝，取下印模

体上。就位取模柱，准备制取印模，印模区的准备同前（图 6-41）。

将流动性较好的轻体硅橡胶注射于种植体周围，按照上述耳缺损区印模的制取过程，先后以藻酸盐印模材料覆盖全部印模区，覆盖纱布，分层加载支撑石膏。特别注意在每步操作中，须暴露印模柱固定螺丝。支撑石膏结固后，松开印模柱固定螺丝，取下印模，就位种植替代体（图 6-42）。

围模灌注工作模型。围模蜡片高出种植体替

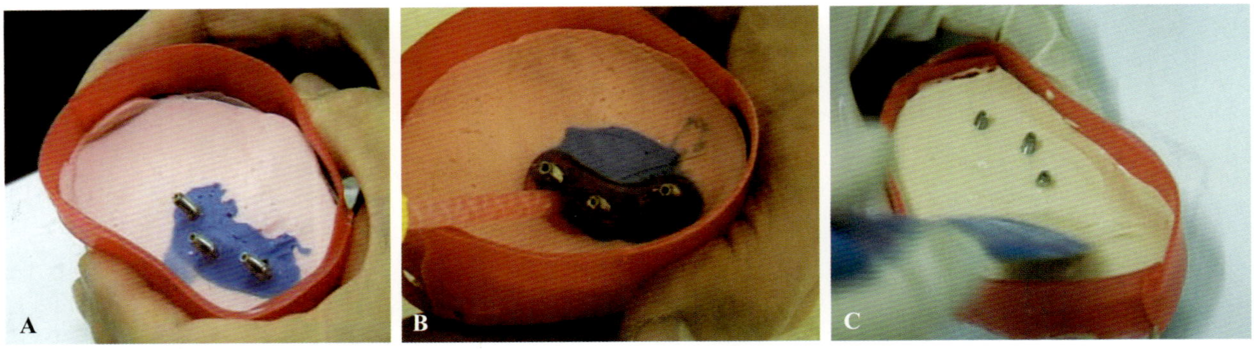

图 6-43 A. 蜡片围模，蜡片须高于种植体的替代体；B. 替代体周围注射牙龈硅橡胶；C. 逐层灌注超硬石膏

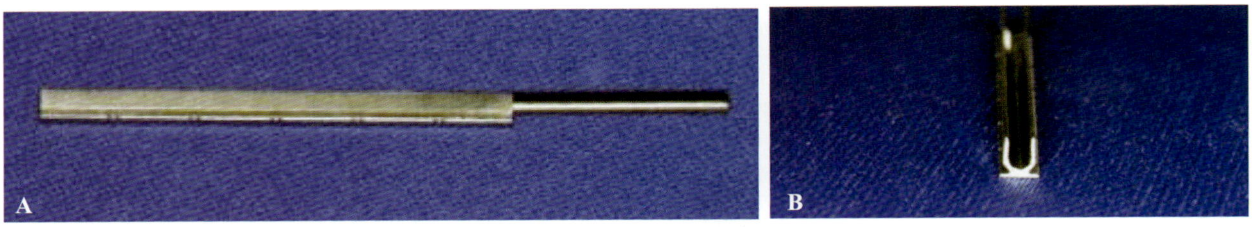

图 6-44 A. 成品纯钛金属杆与固位卡；B. 金属卡截面观

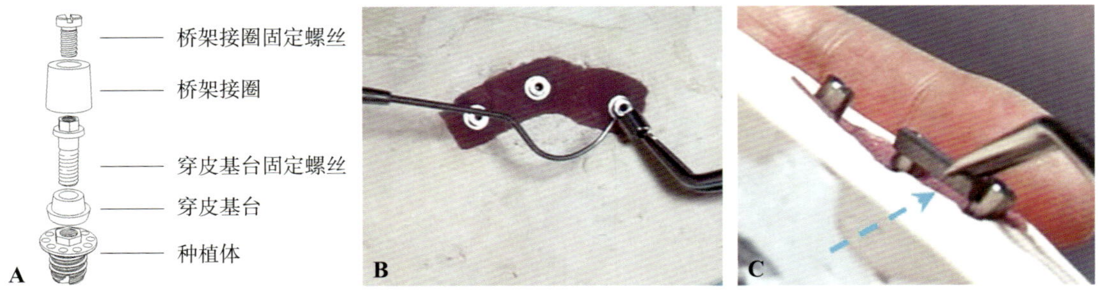

图 6-45 A. 种植体上部的穿皮基台与桥架接圈；B. 先将穿皮基台固定于种植体；C. 就位桥架接圈，并以螺丝固定，接圈高度能保证杆式支架与皮肤间约 2mm 的间隙

代体末端，以保证种植替代体完全包埋在石膏中。注射牙龈硅橡胶，结固后，常规分层灌注真空调拌的超硬石膏，获得工作模型，用于上部杆式支架、树脂基板及义耳的制作（图 6–43）。

三、杆式支架的制作

种植体杆式支架可采用两种方式制作：成品纯钛金属杆式支架焊接与失蜡法铸造杆式支架。

（一）成品纯钛金属杆式支架焊接

成品纯钛金属杆式支架与纯钛金属卡联合使用。金属杆式支架截面为“倒梨形”。在金属卡顶端向两侧伸出的翼板用于将其固定在树脂基板内（图 6–44）。

选择合适高度的穿皮基台与桥架接圈，以中心螺丝固定。所选择的桥架接圈应保证杆式支架与皮肤间约 2mm 的间隙，以利于后期清洁种植体（图 6–45）。

以蜡棒标记两枚种植体间的距离，将蜡棒长度标记在金属连接杆上。截取金属杆，就位在相应的种植体之间，以自凝树脂或石膏固定，用激光焊接（图 6–46）。借助蜡棒，可以较为精确地截取金属连接杆，使杆的两端与杆式支架接圈紧密接触，这样焊接强度较高。如杆的两端与接圈间存在较大的缝隙，则不宜实现牢固焊接。

松开桥架接圈的固定螺丝，取下杆式支架，

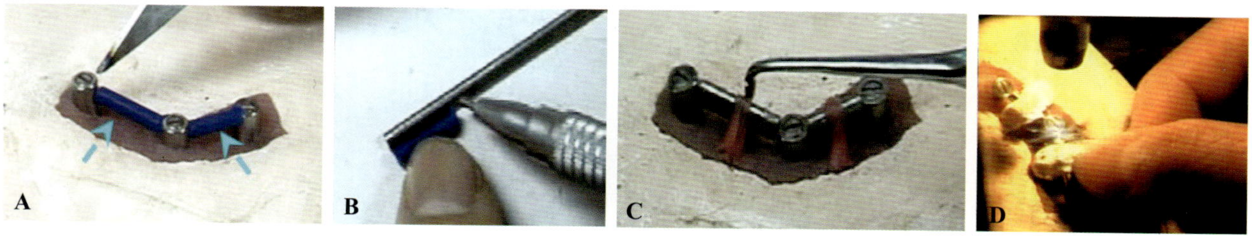

图 6–46 A. 先以铸道蜡模拟杆式支架的放置，确定杆式支架的长度；B. 比对确定长度的铸道蜡，在金属杆式支架上进行标记；C. 截取的金属杆就位于桥架接圈间，以自凝树脂或快速结固石膏将杆的位置固定；D. 激光焊接桥架接圈和金属杆

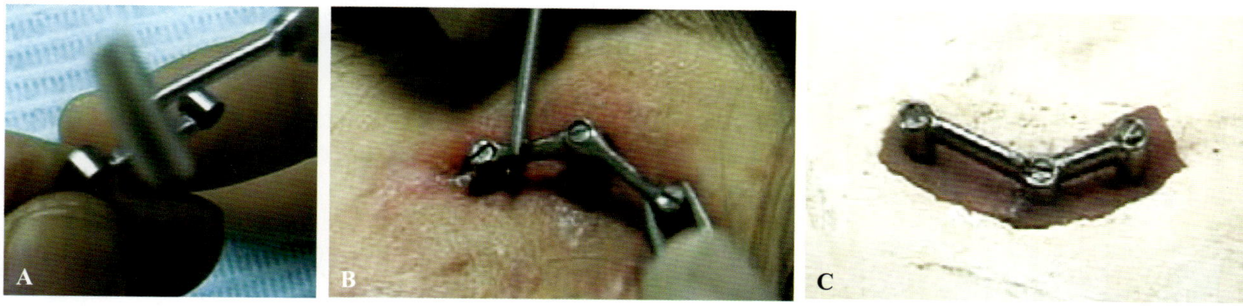

图 6–47 A. 金属杆式支架打磨抛光；B. 金属杆式支架准确就位于耳缺损区种植体上；C. 为患者试戴后，金属杆式支架重新复位于工作模型上

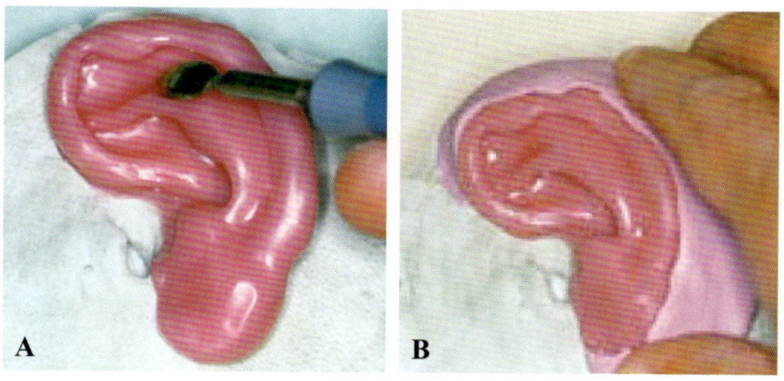

图 6–48 A. 将义耳蜡型复位到工作模型上；B. 以重体硅橡胶紧贴义耳蜡型背面及工作模型制作导板

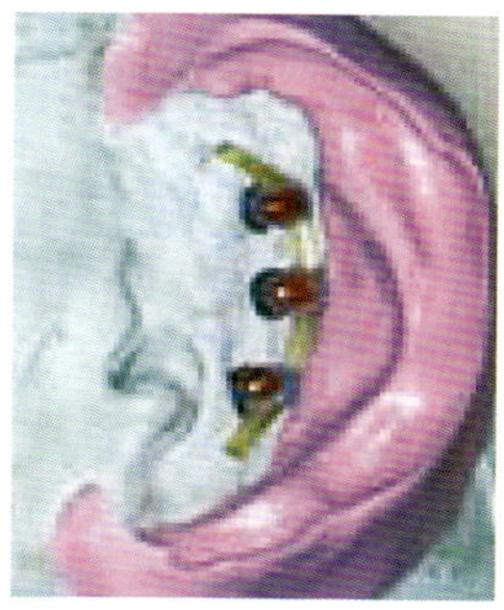

图 6–49 就位硅橡胶导板，参考导板与种植体间隙，制作杆式支架蜡型

仔细打磨抛光。为患者进行试戴，杆式支架需被动就位。否则，内部应力会对种植体骨结合产生不良影响。如不能顺利被动就位，则将杆式支架切开，分段就位于患者耳缺损种植体上，重行固定，取下后焊接。试戴完成，将杆式支架重新复位到工作模型上（图 6–47）。

（二）失蜡法铸造杆式支架

将义耳蜡型复位于工作模型上，以重体硅橡胶在义耳蜡型背面制作一导板。该导板一面与义耳蜡型背面紧贴，一面与工作模型紧贴，且有一定的面积，以便于在取下义耳蜡型后，硅橡胶导板仍能准确复位到工作模型上（图 6–48）。

选择高度适宜的穿皮基台，确保完成的杆式支架离开皮肤约 2mm，为种植体的清洁留出足够的空间。

参考基台间距，截取适宜长度的成品尼龙杆。就位硅橡胶导板，根据导板与种植体间的空间，以铸造蜡将尼龙杆固定在基台上。尼龙杆截面为“倒梨形”，确保较窄的一面朝向皮肤（图 6–49）。杆式支架的设计根据具体需求而定，但应满足固位的需求，且能隐藏于义耳之内。杆式支架蜡型完成后，常规包埋铸造，打磨抛光，并为患者试戴，确保其能被动就位。

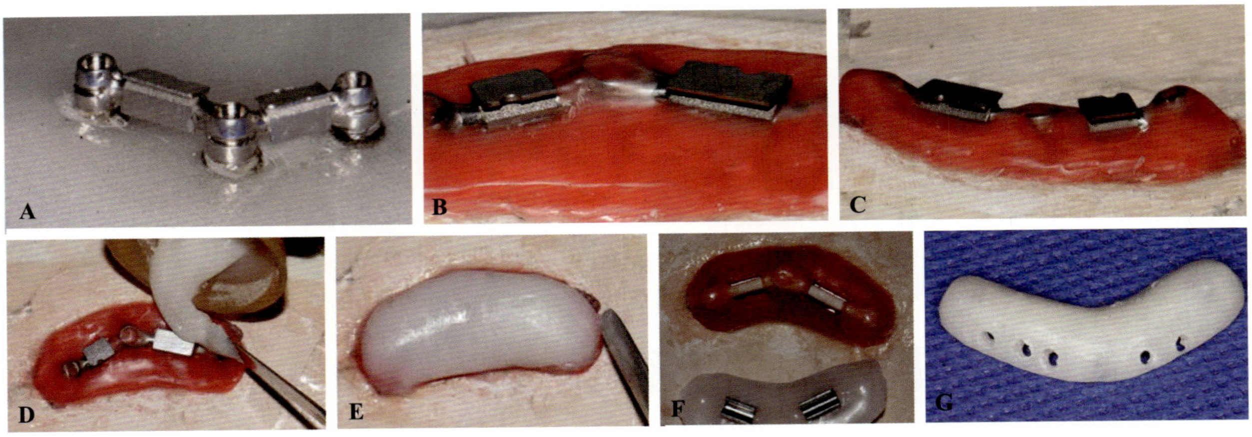

图 6-50　A. 金属卡就位于杆式支架；B、C. 以齿科蜡将卡翼、支架、基台及中心螺丝顶端包绕起来，但卡顶端与树脂基板嵌合部分需暴露出来；D、E. 以自凝树脂将金属卡及支架完全覆盖；F. 树脂结固后，金属卡与树脂基板嵌合在一起；G. 为增加树脂基板与硅橡胶义耳的结合力，在树脂基板上开孔，实现树脂基板与义耳的机械嵌合

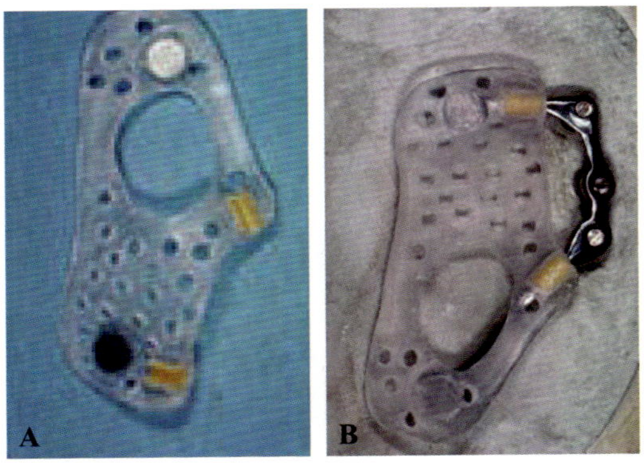

图 6-51　A、B. 采用尼龙卡的树脂基板

四、树脂基板的制作

树脂基板一般采用透明树脂制作，也可采用自凝树脂制作。树脂基板应满足以下几点要求：①具有一定强度，为此树脂基板厚度为 1.5～2mm；②树脂基板应具备一定的面积，以增加与硅橡胶义耳黏结力；③树脂基板可制作多个固位孔，通过与硅橡胶的机械嵌合增加其与赝复体的结合；④树脂基板应隐藏与义耳内。

制作时，以中心螺丝将杆式支架固定到工作模型上。将成品尼龙卡或金属卡就位在设计好的位置。以黏蜡将支架下方的倒凹、基台、中心螺丝顶端，金属卡或尼龙卡的卡翼包绕起来，但卡顶端与树脂基板嵌合的部分不能包绕。如此时不以蜡将卡翼包绕起来，树脂基板会直接与卡翼接触，相当于将卡翼固定，卡翼将会失去弹性卡抱作用。如将卡顶端的嵌合结构包绕了，卡与树脂基板不能形成牢固结合。以透明或自凝树脂覆盖杆式支架及卡，厚度为 1.5～2mm。待树脂结固后取下，此时可见金属卡或尼龙卡嵌合在树脂基板内。去除基板上残留的蜡，打磨树脂基板，去除锐边锐尖等，使其与皮肤间空开约 2mm 间隙，并在树脂基板上钻孔，以增加树脂基板与桂香加义耳的机械嵌合力（图 6-50）。根据预期制作义耳数量，制作相应数量的树脂基板，且树脂基板形式可根据需要制作成不同的样式（图 6-51）。

五、义耳制作

蜡型试戴、包埋、烫盒冲蜡等同前。需注意将树脂支架从工作模型上取下，以高压气枪将附着在树脂基板内外面的蜡彻底去除，防止残留的蜡影响

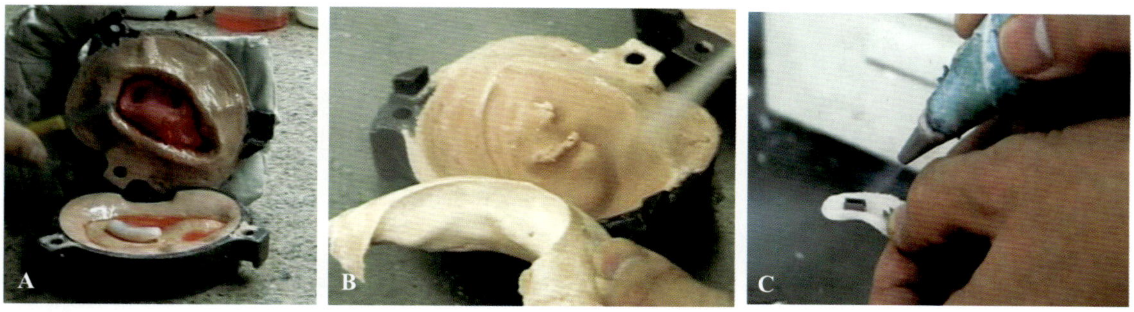

图 6-52　A. 烫盒后，义耳蜡型部分融化，将型盒打开；B. 高压气枪将义耳型腔内的蜡清理干净；C. 气枪清理树脂基板内的蜡

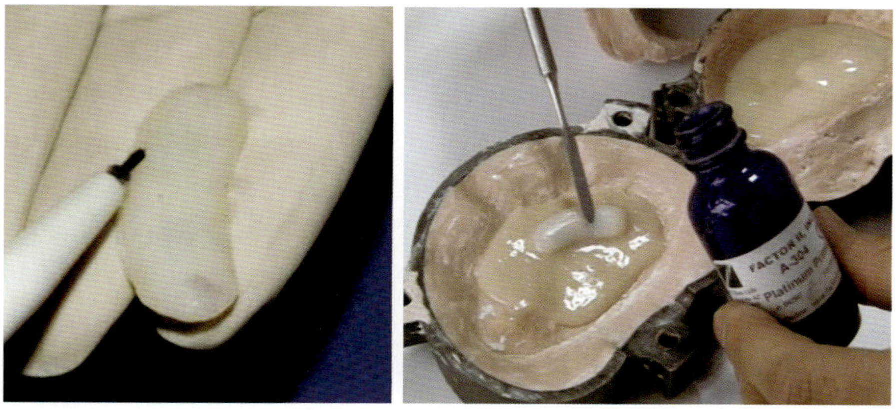

图 6-53　充填硅橡胶前，分别在树脂基板表面涂抹偶联剂及专用的树脂硅橡胶黏结剂

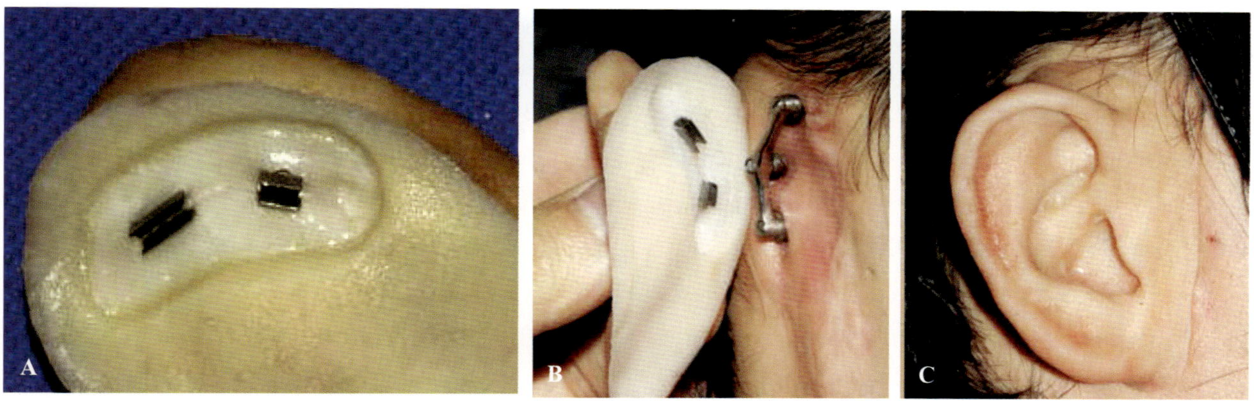

图 6-54　A. 充填硅橡胶固化后，树脂基本借助黏结力及树脂基板与硅橡胶间的机械嵌合力，与义耳牢固结合在一起；B. C. 采用杆卡附着体固位义耳

硅橡胶的固化，再将其复位到工作模型上（图 6-52）。

喷砂、单体处理树脂基板表面。调拌硅橡胶备用。在树脂支架表面涂抹偶联剂及黏结剂，充分晾干。之后，迅速将树脂基板通过尼龙卡或金属卡就位于杆式支架上。在树脂基板上涂抹 2 遍专用的单体，1～2min 后，再涂抹专用的树脂基板 – 硅橡胶黏结剂 2 遍，间隔 1min（图 6–53）。

1～2min 后，黏结剂干燥，常规充填硅橡胶、固化，出盒，修剪义耳，试戴，外着色。借助杆卡式附着体杆与卡的卡抱力、磁性附着体磁体与衔铁间吸引力、太极扣阴阳部件的扣锁力或者不同附着体的联合应用实现义耳的牢固固位（图 6–54）。

（赵铱民　冯志宏）

参考文献

1. 冷旭，张大鹏，王书明，等. 基于赝复体指导的义耳种植术前设计与修复. 口腔颌面修复学杂志，2014, 15(6):343-6.

2. Mevio E, Facca L, Mullace M, et al. Osseointegratedimplants in patients with auricular defects: a case series study.ActaOtorhinolaryngol Ital, 2015,35(3):186-90.

3. Raju M, Shetty M, Prasad D K.Prosthetic Rehabilitation of a Patient with Congenitally Deformed Ears. J Indian Prosthodont Soc, 2014,14(Suppl 1):264-7.

4. Subaşı MG, Alnıaçık G, Kalaycı A, et al.Prosthetic Rehabilitation of Partial Ear Defect: 2 Case Reports.J Indian Prosthodont Soc, 2014 Dec,14(Suppl 1):196-201.

5. Shrestha B, FatmasariF, Thaworanunta S, et al.Prosthodontic rehabilitation of congenital auricular defect: a clinical report.Cleft Palate Craniofac J, 2015, 52(2):229-33.

6. Tzortzis S, Tzifa K, Tikka T, et al. A ten-year review of soft tissue reactions around percutaneous titanium implants for auricular prostheses. Laryngoscope, 2015, 125(8):1934-9.

7. Wang S, Leng X,Zheng Y, et al.Prostheses-guided implant restoration of an auricular defect using computed tomography and 3-dimensional photographic imaging technologies: a clinical report. J Prosthet Dent, 2015, 113(2):152-6.

8. Goveas R, Shrestha B, Srithavaj ML, et al. Fabrication of a new silicone auricular prostheses without removing the existing metallic framework.J Prosthet Dent, 2014, 112(6):1605-8.

9. Lovely M, Dathan PC, Gopal D, et al. Implant retained auricular prostheses with a modified hader bar: a case report.J Indian Prosthodont Soc, 2014, 14(2):187-90.

10. Ravuri R, Bheemalingeshwarrao, Tella S, et al. Auricular prostheses-a case report.J ClinDiagn Res, 2014, 8(1):294-6.

11. Mohamed K, Mani UM, Seenivasan MK, et al. Comparison of two impression techniques for auricular prostheses: pilot study.J Rehabil Res Dev, 2013, 50(8):1079-88

12. Watson J, Hatamleh MM.Complete integration of technology for improved reproduction of auricular prostheses.J Prosthet Dent, 2014, 111(5):430-6.

13. Piper JM, Sutton AJ, Hansen NA.The use of a laser-level paralleling device for the fabrication of a unilateral auricular prostheses.J Prosthet Dent, 2014, 111(5):437-9.

14. Singh SK, Goel K, Mishra N, et al. A simplified approach for the rehabilitation of an auricular defect: a case report.ProsthetOrthotInt, 2014 Dec, 38(6):510-4.

15. Kievit H, Verhage-Damen GW, Ingels KJ, et al.Long-term quality of life assessment in patients with auricularprostheses.J Craniofac Surg, 2013, 24(2):392-7.

16. Atay A, Peker K, Günay Y, et al. Assessment of health-related quality of life in Turkish patients with facial prostheses.Health Qual Life Outcomes, 2013, 26;11:11

17. Sharma A, Rahul GR, T Poduval S, et al. Implant-Supported Auricular Prostheses - An Overview.J Oral Implantol, 2012, 22: [Epub ahead of print]

18. Patil PG, Tagore M, Jaiswal N, et al. Self retentive partial silicone auricular prostheses: a case report. Eur J ProsthodontRestor Dent, 2012, 20(2):77-80.

19. Kumar PS, Satheesh Kumar KS, Savadi RC.Bilateral implant-retained auricular prostheses for a patient with congenitally missing ears.A clinical report.J Prosthodont, 2012 Jun, 21(4):322-7.

20. Charkawi HG, Sharkawy AG.A simplified technique for orientation of a bone anchored auricular prostheses: a clinical report.J Oral Maxillofac Res,

2012, 3(3):e6.

21. Dilber E, Koc O, Ozturk AN, et al. Craniofacial implant-retained auricular prostheses: a case report.J Oral Implantol, 2013, 39(4):479-82.

22. Prabhu N, Kumar S, Gupta S. Fabrication of an auricular prostheses: a case report.Dent Update, 2011, 38(6):414-6, 418.

23. Nelogi SY, Chandrashekhar NH, Porwal A, et al. Modified technique for retaining silicone auricular prostheses: a case report.EurJ ProsthodontRestor Dent, 2011, 19(2):62-6.

24. Nanda A, Jain V, Kumar R, et al. Implant-supported auricular prostheses.Indian J Dent Res, 2011 Jan-Feb, 22(1):152-6.

25. Demir N,Malkoc MA, Ozturk AN, et al. Implant-retained auricular prostheses.J Craniofac Surg, 2010, 21(6):1795-7.

第七章 chapter 7 鼻缺损的赝复

The rehabilitation for nasal defects

概述

Outline

鼻缺损多由外伤和肿瘤切除引起，多见于基底细胞癌术后。由于我国基底细胞癌患者较少，故鼻缺损患者较少。鼻缺损分为全鼻缺损和部分鼻缺损两类。鼻缺损的特点是缺损区较大，周围组织的移动性大，缺损区的上方、侧方均无足量的骨组织。此外，鼻赝复体的外形凸点高，所受侧向力大，固位难度较大。鼻缺损修复的目的不仅是恢复面部容貌，而且要改善鼻的通气条件，防止鼻及呼吸道黏膜直接暴露在外部空气中，保护呼吸道黏膜。

鼻缺损后，既可以采用鼻赝复体，即义鼻修复，也可通过整形外科手术的方法进行鼻重建。因此，术者需要明确鼻缺损后修复重建方式的选择，即采用义鼻修复或采用整形外科方法重建的适应证，从而为患者提供最佳的修复重建方式。但不论采用何种方式修复，都需要术者对鼻的结构，以及解剖结构与外形的联系具有详细的了解（图 7–1）。对于颌面赝复医师，特别需要掌握外鼻形态解剖，以为后期义鼻形态的确定奠定基础。

一、鼻缺损的整形外科重建适应证

鼻缺损或畸形的外科整形重建技术相对于耳更加成熟，所以，大部分鼻缺损可采用整形外科方法进行重建。但由于缺损原因、缺损范围及患者意愿等因素，尚需对是否采用整形重建鼻缺损慎重考虑。

1. 部分鼻缺损患者。特别是外伤及良性肿瘤切除导致的部分鼻缺损，缺损区小、无放疗对局部组织床的损伤，且需要移植的组织瓣范围较小，对患者的创伤小。且如果采用鼻赝复体修复时，其边缘往往无法借助眼镜架、鼻唇沟等进行有效隐藏，影响最终修复效果，因此这类患者适于采用整形外科重建鼻缺损（图 7–2）。

2. 全鼻缺损患者。这主要是针对周围面颊部组织变形较小，且无较多斑痕者，以及恶性肿瘤切除后无复发倾向者。如鼻缺损同时伴有上唇挛缩、邻近面颊部凹陷等，则不宜行整形重建。因此时凹陷的面颊部缺乏骨组织支撑，即使经皮瓣移植后，无法良好地恢复其形态。

3. 患者意愿。在鼻缺损允许行整形重建前提下，应最大限度地遵循患者的意愿。前提是医患已经进行了良好沟通，患者已经对鼻整形重建知情同意。

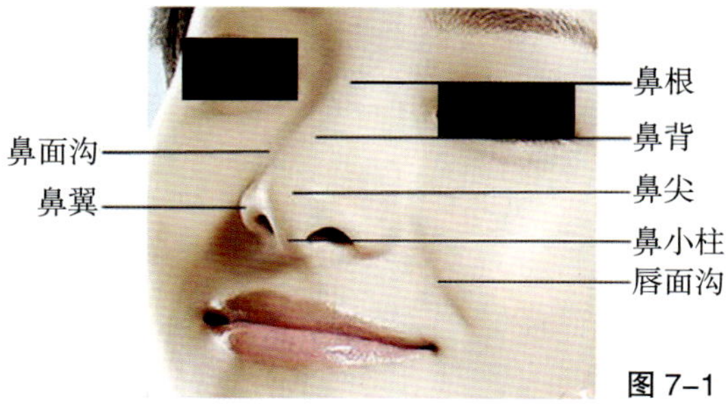

图 7-1 鼻及颌面部部分解剖标志

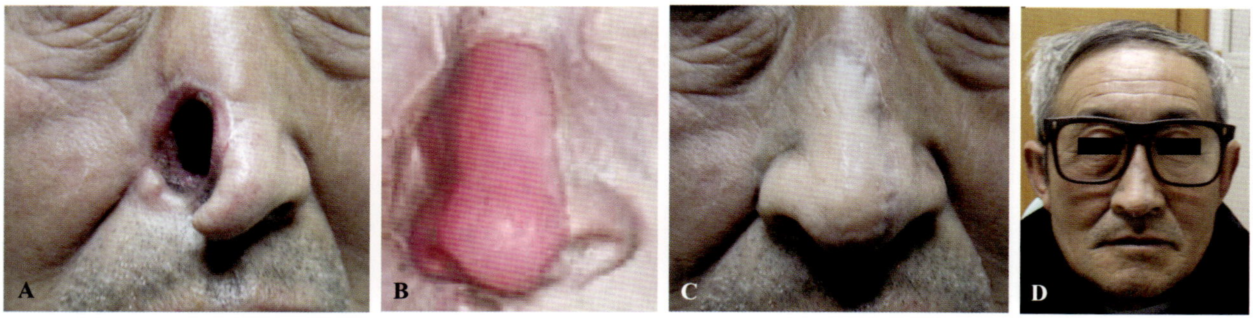

图 7-2 A. 部分鼻缺损;B. 通过蜡型可以看出，即使赝复体上部边缘可以隐藏在眼睛眶下，右侧边缘虽已经设计在鼻的右侧斜面，未设计在较为明显的鼻背正中，但仍无法将其很好地隐藏；C、D. 修复后，义鼻右侧边缘属于所有边缘中最易被发现的部分

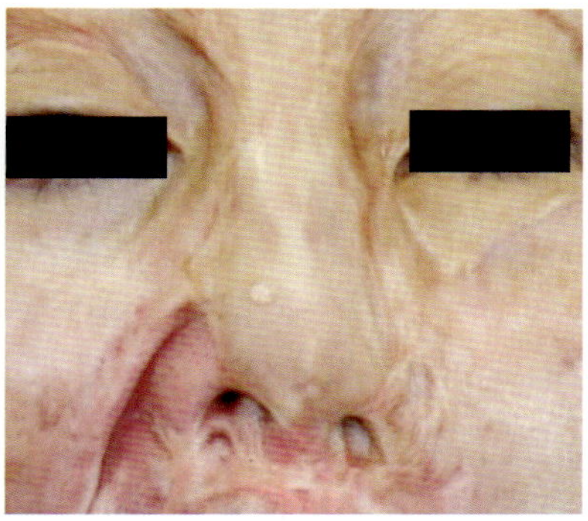

图 7-3 烧伤患者导致鼻局部缺损后，行鼻整形修复。手术失败，导致局部斑痕形成及余留鼻变形。该类患者宜采用义鼻恢复其容貌

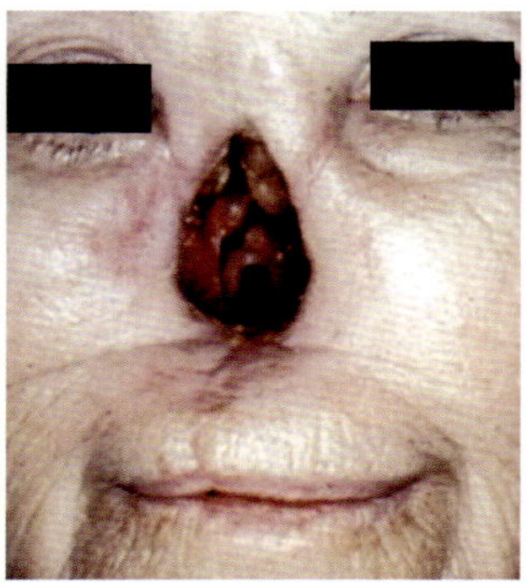

图 7-4 除鼻缺损外，上唇向上、后挛缩，双侧面颊部凹陷。如行整形重建，仅软组织移植难以较好地恢复其容貌，往往需同时行骨移植。这类患者宜采用义鼻修复

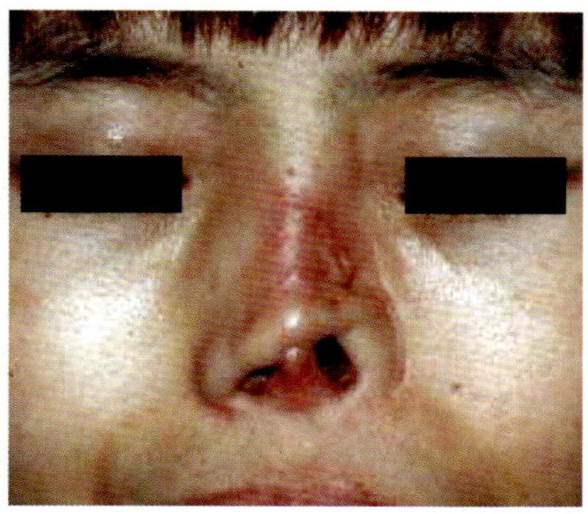

图 7-5 患者曾因右侧鼻翼缺损行鼻整形手术，因斑痕牵拉，导致右侧鼻翼、鼻小柱向上挛缩变形。此类患者宜采用义鼻修复

二、鼻缺损的义鼻修复适应证

1. 整形外科重建失败患者（图 7-3）。整形外科重建失败后，局部往往遗留斑痕以及多余的软组织，且残留的部分鼻结构往往也会产生一定的变形。这时不宜于再次进行鼻重建的整形手术，而适于将局部残留软组织行外科切除，局部创面愈合后，行义鼻修复。

2. 鼻缺损，同时伴有局部周围软硬组织缺损凹陷（图 7-4）。这类患者如采用整形外科重建，则往往需要先行局部骨性结构的重建，然后行软组织移植修复鼻及周围组织缺损。手术难度较大，患者承受痛苦及创伤较大。因此，可采用义鼻修复，在修复鼻缺损的同时，也将局部面型基本恢复。

3. 斑痕体质鼻缺损患者（图 7-5）。这类患者

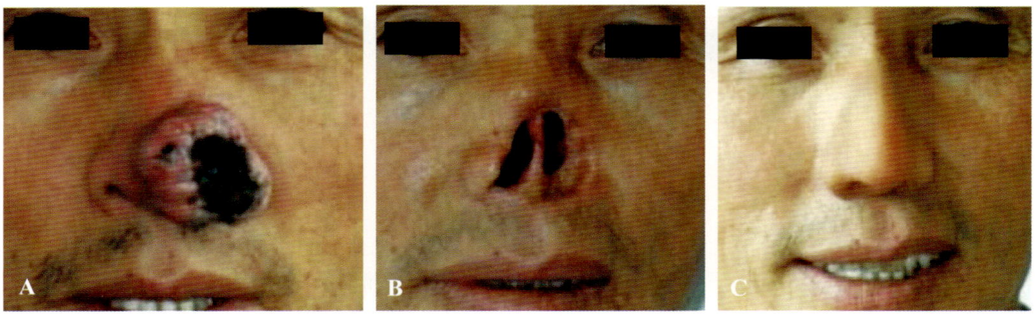

图 7-6　鼻基底细胞癌切除致鼻缺损。A. 鼻基底细胞癌切除术前；B. 术后，接受大剂量放疗；C. 采用义鼻修复后，容貌良好恢复

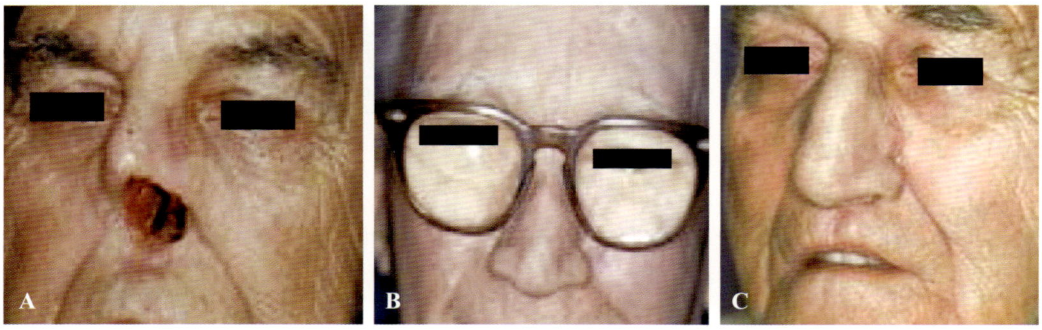

图 7-7　A. 术中保留了鼻骨；B. 义鼻上半部分完全覆盖鼻骨，利用眼镜架可以很好地遮挡义鼻上缘及部分侧缘；C. 虽然利用眼镜架很好地遮挡了部分边缘，但由于义鼻上半部分覆盖鼻骨，导致鼻梁、鼻背过突，影响修复效果

在手术后，会形成较重的斑痕，不宜于重建鼻外形的保持，往往因斑痕牵拉导致重建鼻部畸形。即使没有因斑痕牵拉导致重建外鼻的畸形，经常会在手术切口处形成条索状、颜色较深的斑痕，而影响美观。因此，这类鼻缺损患者，适于采用义鼻进行修复。

4．恶性肿瘤切除致鼻缺损患者。这类患者在短期内，不宜行鼻整形重建。否则，移植组织的覆盖不利于对肿瘤复发趋势的观察。这类患者宜先行粘贴式义鼻修复，待确定肿瘤无复发倾向后，可根据具体情况确定采用鼻整形重建或义鼻修复。

5．鼻及周围组织接受放疗，特别是大剂量放疗患者（图 7-6）。如鼻基底细胞癌、鼻部鳞癌切除患者，往往需术后大剂量局部放疗。放疗对周围组织床的损伤，往往导致整形手术失败率的提高。因此，这类患者较宜于采用义鼻修复。

三、义鼻修复前外科

这种治疗针对已经形成鼻缺损的患者，如外伤或已在其他医院行鼻切除术者。义鼻修复前，针对缺损区的具体情况，有时需先进行局部的外科手术处理，为后期义鼻修复创造最佳的局部条件，提高义鼻修复效果。针对预行鼻切除患者，术前须至少有外科医师与赝复医师会诊，与患者及家属共同协商，确定后期采用何种修复方式。如确定采用义鼻修复，则赝复医师根据修复需要，提出适宜的手术建议，为后期义鼻修复奠定基础，避免修复时因某些不利因素而再次手术处理缺损区，给患者带来二次创伤，并延长修复时间。

1. 切除鼻骨。如确诊患者需要行全鼻切除术，且术后采用义鼻修复，即使鼻骨未被肿瘤侵及，则应将鼻骨全部切除。如保留了鼻骨，在行义鼻修复时，可能会出现以下三种可能的影响义鼻修复效果的情况（图 7-7）：①义鼻上缘恰好覆盖残留鼻骨的下缘时，不利于利用眼镜架隐藏义鼻上缘。②义鼻完全覆盖残留鼻骨，止于鼻根时，虽然可利用眼镜架很好地隐藏义鼻边缘，但是，由于在正常鼻骨外，覆盖了一层硅橡胶，则该区域会显得比较突出。为避免出现这种突出的现象，此区域义鼻需制作的非常薄，此时，易导致该区

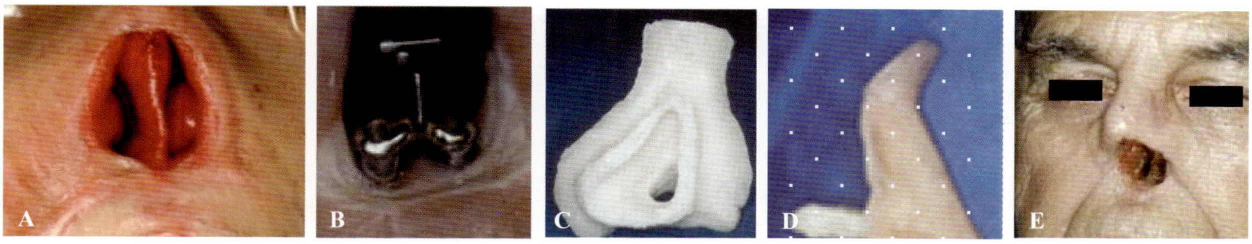

图 7–8　保留鼻中隔给义鼻修复带来的影响。A. 鼻缺损患者未摘除鼻中隔；B. 如欲采用种植式义鼻修复，则图 A 中的鼻中隔影响了图 B 中上部支架的设置，使其没有足够的空间；C. 图 A 中保留的鼻中隔影响了图 C 中义鼻组织面伸入倒凹部分的就位；D. 图 A 中保留的鼻中隔阻挡了图 D 中伸入鼻底的义鼻部分；E. 鼻中隔的前 1/3 已经摘除，特别是靠近鼻底部的鼻中隔摘除较多，虽然该患者未采用种植式义鼻修复，但均可利用图 C 和 D 中所示的倒凹固位

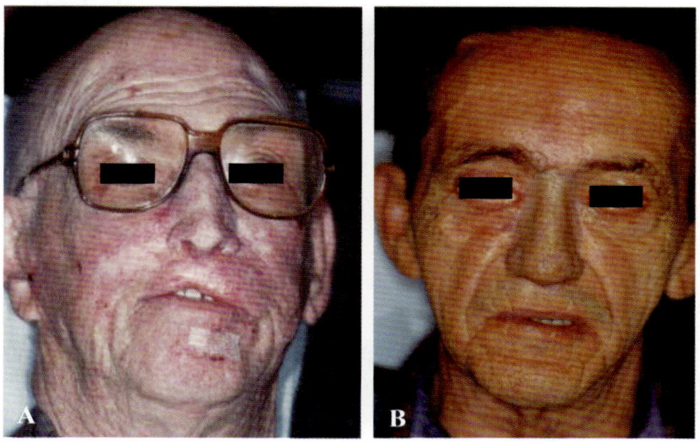

图 7–9　A. 鼻切除术后，右侧上唇向上挛缩，义鼻修复时，右侧鼻翼也相应向上收缩，以与上唇的挛缩相协调；B. 右侧鼻唇沟位置高于左侧，义鼻右侧鼻翼也随之向上移位

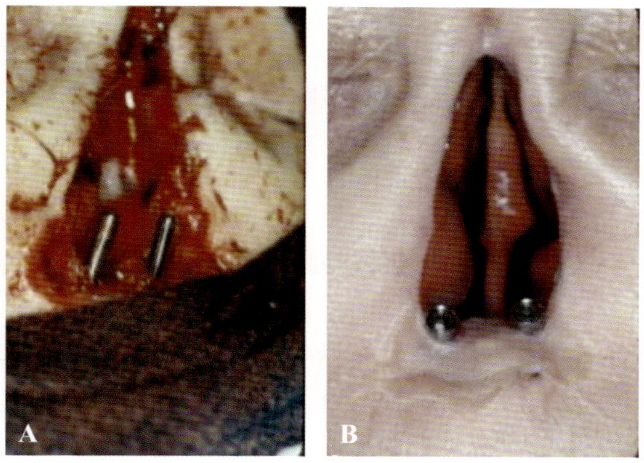

图 7–10　A. 鼻切除后，即刻在鼻底前部植入两枚种植体；B. 已修剪皮下组织的皮瓣紧紧附于骨膜上。经皮基台周围无任何炎症反应

域义鼻撕裂。③由于覆盖鼻骨导致的义鼻突出，则鼻尖也需制作得较为突出，才能与义鼻上半部相协调。或者，鼻尖相对于义鼻上半部向后收缩，以恢复正常的鼻尖突度。但此时，鼻尖与义鼻上半部将出现不协调的现象。

2. 摘除鼻中隔的前 1/3，特别是接近鼻底部的鼻中隔部分（图 7–8）。对采用种植附着体固位义鼻，鼻中隔的存在会影响种植体植入，导致没有足够的空间设置上部支架结构。对采用粘贴固位的义鼻，为增加固位效果，可将义鼻组织面边缘伸入梨状孔鼻腔面的倒凹内和（或）鼻底前部，鼻中隔的存在会影响义鼻进入上述区域。

3. 尽量避免造成缺损邻近组织的变形，如上唇向上、向后挛缩，鼻唇沟变形移位甚至消失，面颊部组织向缺损腔内卷移位变形等。上唇挛缩后，为使义鼻与上唇的长度协调，就需要将义鼻缩短，最终使面中部在整个面型比例中显得较紧凑。如仍按照原长度行义鼻修复，则会使上唇显得较短。而防止上述现象出现的主要手段就是在鼻切除术同期，行刃厚或全厚皮瓣移植，覆盖创面。覆盖范围根据后期制作义鼻的需求而定。鼻唇沟变形或消失后，将会影响义鼻的定位。同时，将无法将鼻翼与鼻唇沟相连，从而使义鼻显得不自然。有时也随着鼻唇沟位置的改变而对义鼻鼻翼外形做出调整（图 7–9）。

4. 同期植入种植体。对鼻切除术后确定采用种植式义鼻修复患者，可在义鼻切除术中同期植入种植体，并以皮瓣覆盖创面（图 7–10）。注意种植体一定是在皮肤区，而不是在黏膜区。二期手术时，选择适宜高度的经皮愈合基台，并修剪种植体周围动度较大的皮下组织，使皮瓣紧紧附于骨膜上。如种植体周围存在活动度较大的皮下

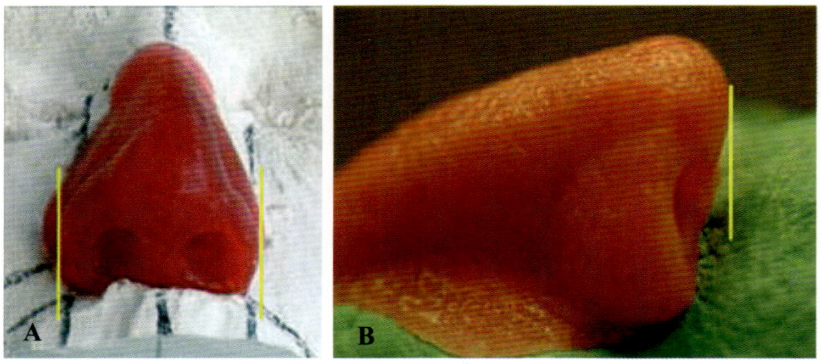

图 7-11　A. 鼻翼与皮肤衔接线位于双侧鼻翼最宽处之内，正面观时看不到鼻翼与皮肤衔接线；B. 鼻小柱及鼻孔下缘与皮肤衔接线位于鼻小柱以上，正面观时，看不到该衔接线

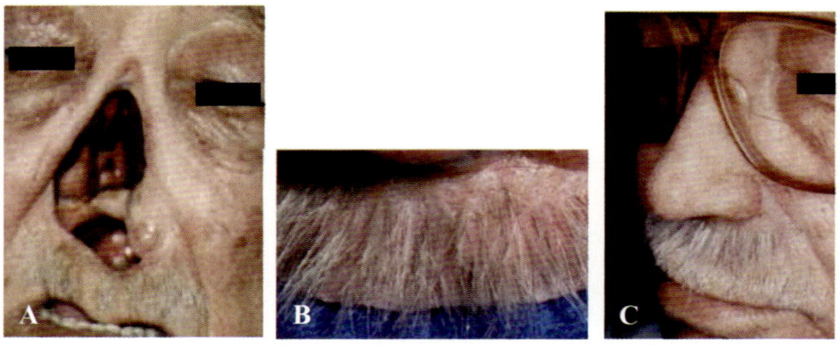

图 7-12　A. 鼻缺损及部分上唇缺损；B. 完成的赝复体在上唇部分栽入胡子；C. 赝复体下缘完全隐藏在胡子中

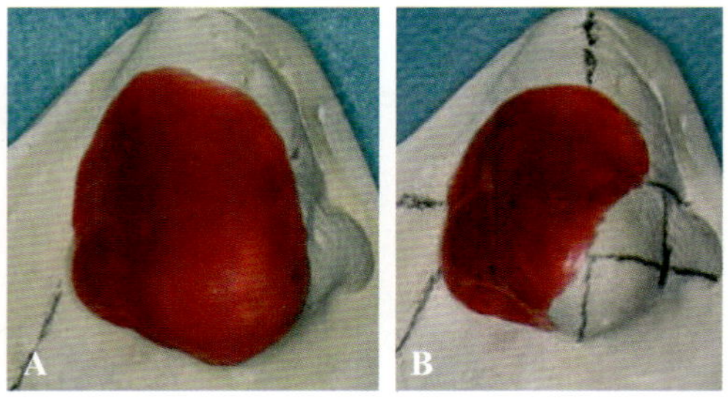

图 7-13　A. 部分鼻缺损时，义鼻边缘设计在鼻背侧面，正面观时，该侧面边缘较为不明显；B. 部分鼻缺损时，义鼻边缘设计在鼻背正中。正面观时，该侧面边缘较为明显

组织，由于上唇运动会牵拉鼻底部频繁活动，会大大提高种植体周围软组织炎症的发生率。同期植入种植体可以避免二次手术，缩短修复时间。

四、义鼻修复原则

1. 与患者面型协调。鼻作为面部的单一器官，缺损后，缺乏参照标准。因此，在修复时，应特别注意使义鼻大小、形态与患者面型协调。东方人的审美标准中，三庭五眼是一常用的美学标准。与外鼻有关的包括：眉梢线到鼻尖的距离等于发际线到两个眉梢线的距离及鼻尖到颏下点的距离，双侧鼻翼最宽处的距离约等于双侧内眦间距。当然，除参考这一基本的美学标准外，最重要的还要参考不同角度显示外鼻的患者的原始照片及患者本人和家属的意见。

2. 与缺损后局部面型、解剖结构相协调。主要是针对鼻缺损周围组织器官已经产生一定程度的变形患者。义鼻设计时，就不能再完全按照三庭五眼及患者原始外鼻形态恢复。否则将会与现有的面型不协调。如图 7–9 所示的上唇挛缩、鼻唇沟变形时，义鼻的非常规设计。

3. 边缘隐藏。全鼻缺损修复时，义鼻上缘及侧缘上半部分尽可能隐藏于眼镜架下。眼镜架以下、鼻翼以上的侧缘应尽可能薄，以与邻近皮肤自然衔接过渡。鼻翼与皮肤衔接线借助鼻翼隐藏，从正面观时，只能看到鼻翼的最宽处，而鼻翼与皮肤的衔接线隐藏于鼻翼形成的阴影内。鼻小柱与皮肤衔接线也隐藏于鼻小柱形成的阴影内，正面观时，几乎看不到鼻小柱与皮肤的衔接线（图 7–11）。男性患者，有时还可以利用胡子隐藏义鼻下缘。这种方法特别适用于缺损已累及部分上唇患者（图 7–12）。部分鼻缺损时，可能义鼻边缘不能借助眼镜架隐藏，此时，应将义鼻边缘设计在残留鼻的侧面，避免将边缘设计在鼻背正中，否则，正面观时边缘将会非常明显（图 7–13）。同时，可将边缘设计在鼻翼沟、鼻唇沟及皱纹等较为凹陷的位

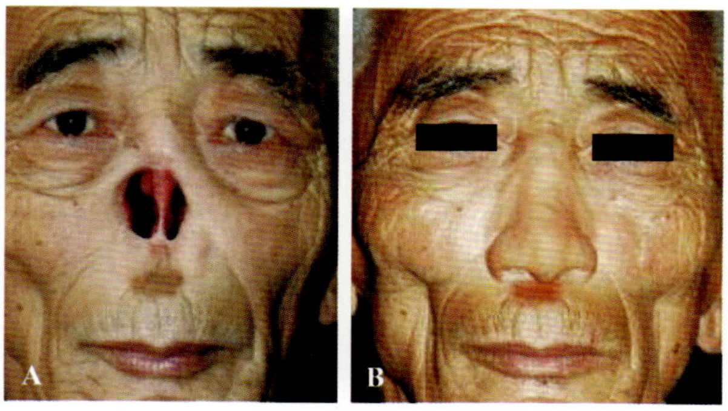

图 7-14 A、B. 全鼻缺损后，邻近组织无变形，义鼻修复效果良好

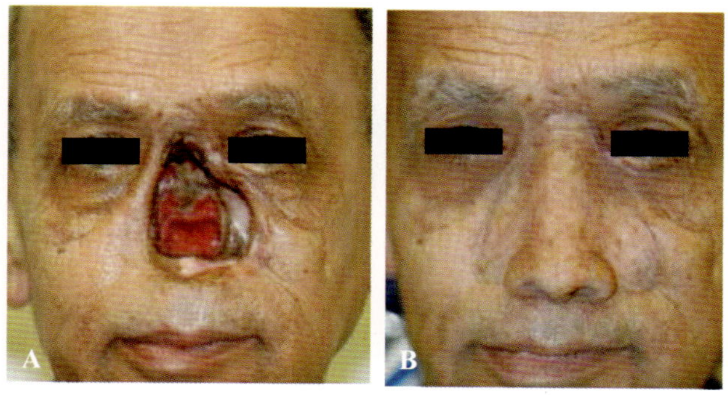

图 7-15 A. 缺损左侧超出了外鼻范围，缺损右侧具有一定程度的凹陷；B. 义鼻双侧边缘无法利用眼镜架遮挡，比较明显，修复效果不理想

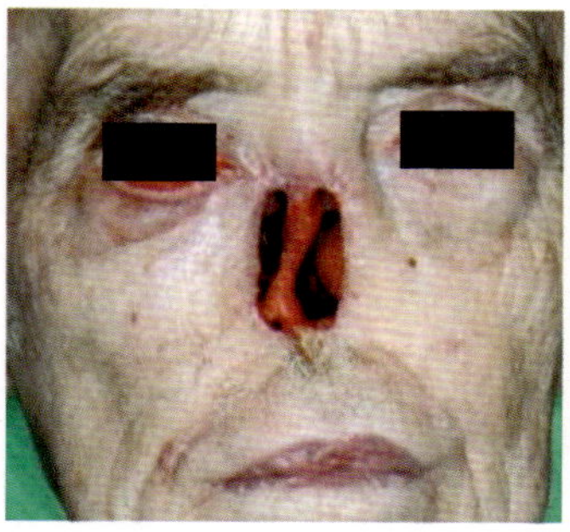

图 7-16 仅限于外鼻范围内的鼻缺损

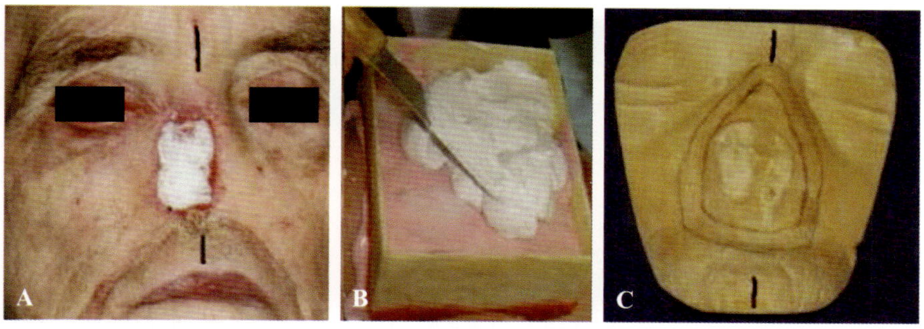

图 7-17 A. 以混合医用凡士林的纱布块堵塞气道及不需要的倒凹，以免印模材料流入气道，给患者带来损伤；B、C. 制取印模，翻制工作模型

置，使其不易于被观察到。

第一节 全鼻缺损的赝复

The rehabilitation for the whole nasal defects

鼻缺损区的性质和范围决定了义鼻的修复效果。保留了上唇、面颊部的自然外形，鼻唇沟无变形的鼻缺损属于比较理想的缺损，能够取得良好的义鼻修复效果（图 7-14）。而如果缺损超出了外鼻范围，特别是侧面缺损超出外鼻范围时，由于其边缘无法很好地隐藏，会在一定程度上影响修复效果（图 7-15）。

一、制取鼻缺损区印模及模型

如缺损仅限于外鼻范围，未涉及上唇及邻近解剖结构（图 7-14A，7-16），可在为义鼻蜡型雕塑提供足够参考标志的前提下，制取较小范围的印模。

以湿棉球或混合医用凡士林的小纱布块堵塞气道及不需要的倒凹区。如采用调拌的流动性较好的藻酸盐印模材料制取印模，则患者取水平仰卧位，就位硬纸圈或框架，避免印模材料过多地流于印模区外。患者自然闭眼，将医用凡士林涂抹于眉毛、睫毛及胡须等区域。制取印模过程中，嘱患者保持表情自然，避免因面部表情的变化导致印模失真。特别嘱患者不要大张嘴，以免造成上唇的变形移位。按照第三章讲述的印模技术，逐步加载印模材料料、棉絮或纱布、以抗膨胀液调拌的快速结固石膏。完成印模制取，并分层灌注获取超硬石膏工作模型（图 7-17）。

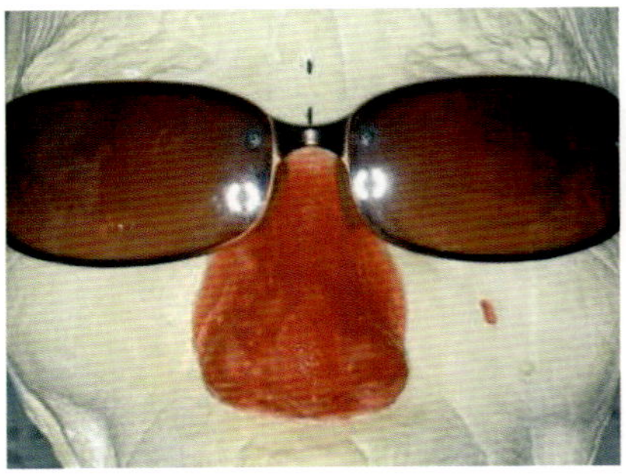

图 7–18 雕塑义鼻蜡型过程中，以患者自选的眼镜做参考。建议患者选择较大的、树脂的眼镜框，尽可能利用眼镜架遮挡义鼻边缘

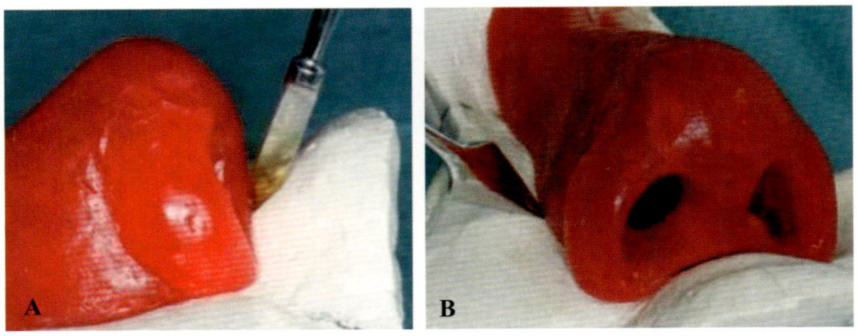

图 7–19 A、B. 雕塑义鼻蜡型时，鼻翼、鼻孔下缘及鼻小柱的与皮肤衔接处，均雕塑成直角或锐角，正面观时，可以更好地隐藏边缘

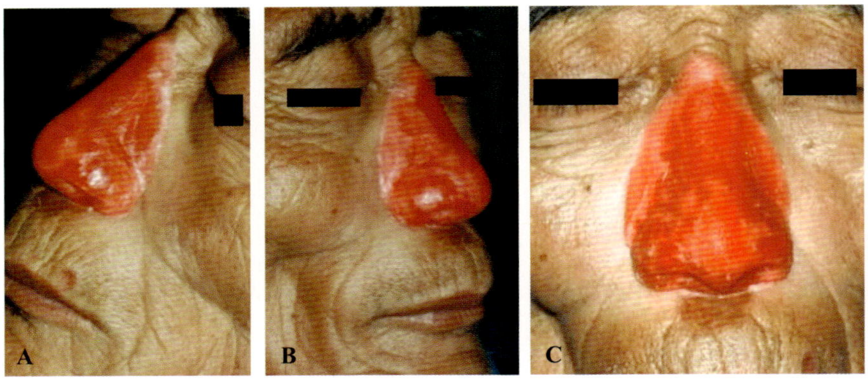

图 7–20 A、B. 蜡型双侧鼻翼与鼻唇沟自然衔接过渡，完全连续在一起；C. 义鼻蜡型在鼻根部与邻近皮肤的横行皮纹衔接过渡，在内眦及眶下方与邻近皮纹的斜行皮纹衔接过渡

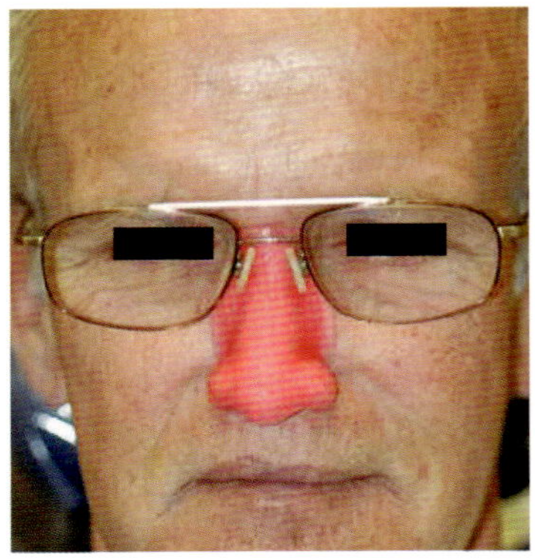

图 7–21 患者戴眼镜进行蜡型试戴，观察义鼻上缘及上半部分侧缘被眼镜的遮挡情况。必要时，可让患者根据义鼻的范围更换适宜的眼镜，以最大限度地遮挡义鼻边缘

二、义鼻蜡型雕塑及试戴

义鼻蜡型雕塑应遵循第三章赝复体蜡型设计及雕塑原则。恢复原有外鼻形态并与邻近皮肤纹理良好衔接过渡是义鼻修复成功的关键。由于缺乏对称性器官的参考，雕塑义鼻蜡型前，应仔细观察患者不同角度的、能够显示外鼻的照片及患者的现有面型，就能对义鼻形态、范围有大概的构思。

雕塑时，可用患者的眼镜作为参考，在满足修复范围的前提下，尽量将义鼻上缘及部分侧缘隐藏在眼镜架下（图 7–18）。鼻翼与皮肤衔接线隐藏在鼻翼最宽处形成阴影下，鼻小柱与皮肤衔接线隐藏在鼻小柱最突处形成的阴影下。在鼻翼、鼻下缘及鼻小柱与皮肤衔接处，蜡型雕塑成直角甚至锐角（图 7–19）。

蜡型与邻近解剖标志的自然衔接过渡，特别注意的是鼻翼与鼻唇沟的衔接。鼻根部位的横行皮纹、内眦及眶下方的斜行皮纹等均需仔细观察，并将其与蜡型上的皮纹衔接过渡（图 7–20）。针对某些面部皮纹比较明显的老年人，根据其纹理的走行特征，在义鼻蜡型上适当地雕刻模拟皮纹。

蜡型完成后，为患者试戴（图 7–21）：①检查义鼻蜡型与皮肤是否贴合。如存在不贴合区域，修整模型相应区域或重新制取印模，直至蜡型与皮肤紧密贴合。②分别从不同角度观察蜡型，特

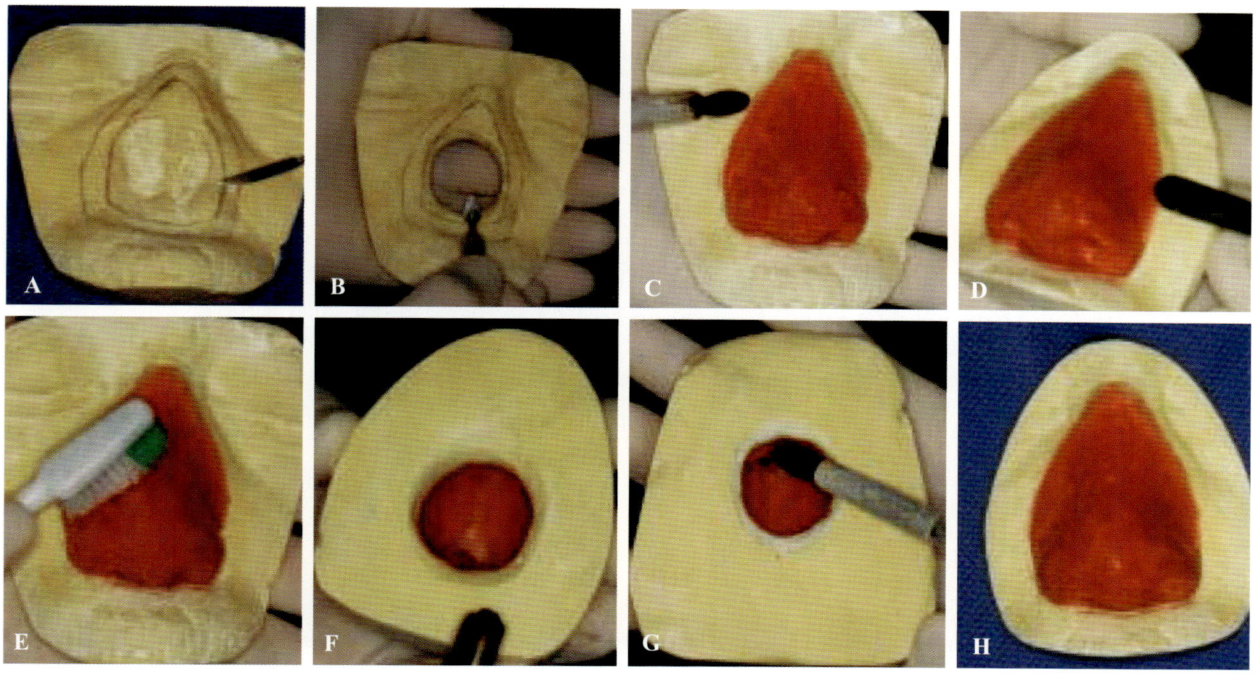

图 7-22 A. 义鼻的粘贴范围，外侧线为沿义鼻蜡型边缘画出的线，内侧线距外侧线 5 ～ 8mm, 至少在该范围内，义鼻与皮肤是紧密贴合的；B. 在内侧线以内，将工作模型磨透，该孔尽量接近内侧线；C. 从蜡型外表面将其烫实封闭在工作模型上，否则在后期装盒时，装盒石膏进入蜡型与工作模型之间，最终的义鼻就不能与皮肤贴合；D、E. 重新修整蜡型边缘，毛孔及薄边；F、G. 从组织面将蜡型烫实封闭在工作模型上，并仔细喷光；H. 完成的蜡型

别是正面、侧面两个角度。观察鼻梁、鼻背至鼻尖与面中线的一致性，有没有出现左右偏斜。侧面观察义鼻突度，有没有出现过突或过度凹陷的现象。除与患者面型协调外，观察鼻尖、下唇唇峰与颏下点是否在一条直线上，作为一基本参考。另外，需慎重考虑患者本人及家属的意见。③蜡型边缘伸展范围是否适宜。在保证外形、足够的粘贴面积的前提下，边缘伸展越小越好，以使最终的赝复体边缘不醒目，且便于隐藏。此时，可让患者带上眼镜，观察义鼻上缘、上半部分侧缘的隐藏情况。④局部外形细节的检查与调整，年长患者应特别注意特征皮纹的走行。

试戴完成，蜡型复位于模型上，沿其边缘在模型上画线，此线以内 5～8mm 范围作为最小的粘贴面积。将该范围内的石膏模型均匀刮除约 0.1～0.2mm，以保证义鼻与皮肤紧密贴合。在内边缘线以内，将工作模型磨透。在粘贴范围内，义鼻蜡型烫实在工作模型上，重新修整被破坏的部分蜡型，如毛孔、皮纹等。然后从组织面将蜡型烫实封闭在工作模型上，酒精喷灯喷光。至此，完成义鼻蜡型的制作，准备装盒（图 7–22）。

三、蜡型装盒、烫盒及冲蜡

义鼻蜡型装盒采用两瓣装盒法，类似常规义齿装盒。

调磨工作模型，使其能完全置于型盒内。就位上半型盒，鼻尖最高点距上半型盒上缘的距离应在 1cm 以上，以保证装盒后义鼻鼻尖以上有足够的石膏厚度，在充胶完成压盒时不易碎裂（图 7–23）。

真空调拌适量超硬石膏，在振荡器振荡下首先从背面将石膏灌注于磨开的孔洞内，保证灌注的石膏与义鼻蜡型组织面间不存在空隙。如存在空隙，将最终成为硅橡胶，从而改变了义鼻组织面形态。开孔完全灌注后，置于已盛有石膏的下半型盒内，就位上半型盒，观察鼻尖最高点距上半型盒上缘的距离，并及时调整蜡型在型盒内的深度。石膏初步结固后，以金属调拌刀和（或）流水冲洗下以毛刷

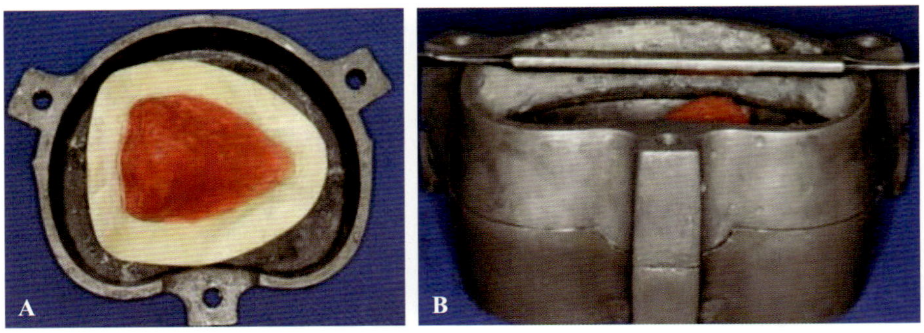

图 7-23　A. 义鼻蜡型及工作模型完全置于型盒内；B. 鼻尖最高点距上半型盒上缘至少 1cm 的距离，表明装盒后，鼻尖以上仍有 1cm 厚的石膏

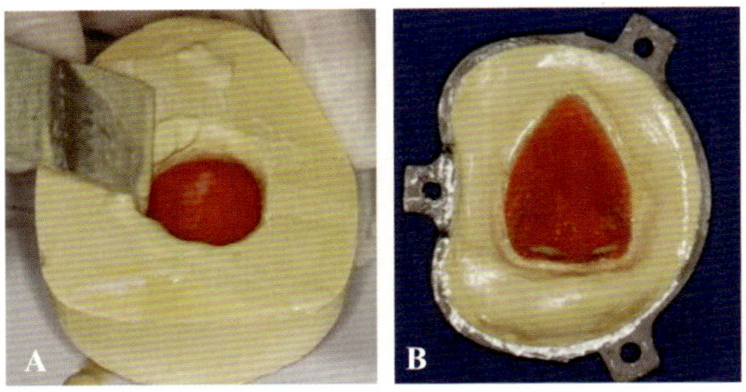

图 7-24　A. 石膏灌注义鼻背面的开孔，保证石膏与义鼻蜡型间不存在空隙；B. 义鼻蜡型在下半型盒内完全暴露，表面皮纹、毛孔内不能残留石膏，此为义鼻蜡型装盒的第一瓣

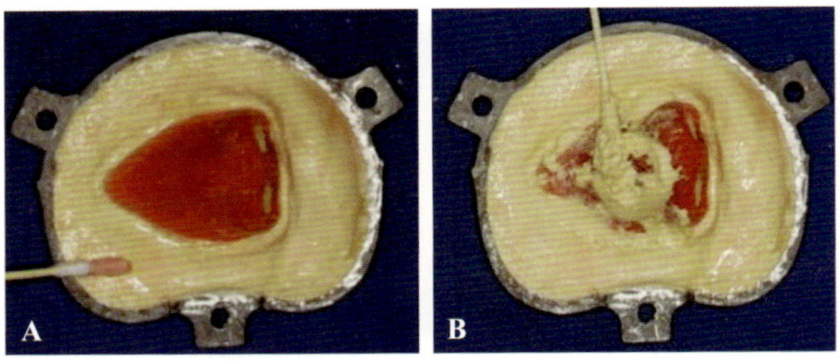

图 7-25　A. 仅在第一瓣石膏表面涂抹一层分离剂，以使上、下两瓣型盒易于分开；B. 在装上半型盒前，先以石膏充填义鼻蜡型表面的毛孔皮纹

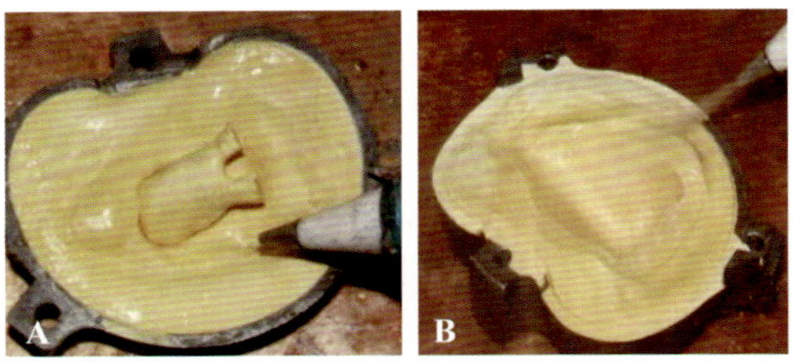

图 7-26　A、B. 以热流水冲掉大部分蜡后，以高压气枪将分离剂及残留的蜡清理干净

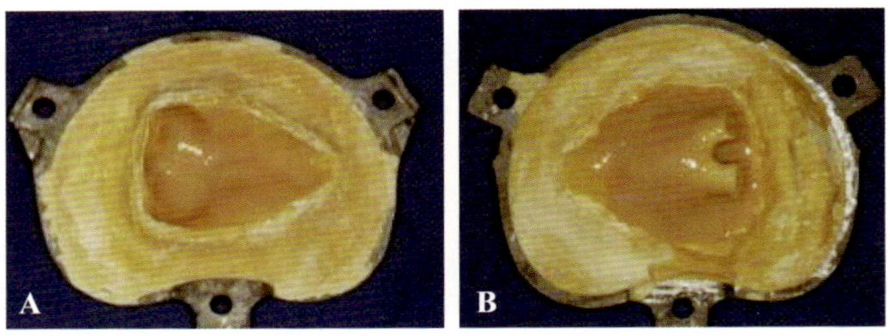

图 7-27　A、B. 义鼻充胶

及时清理覆盖在义鼻蜡型上的石膏。这是义鼻蜡型装盒的第一瓣，此时义鼻蜡型应完全暴露（图 7-24）。

第一瓣石膏完全结固，仅在石膏上涂一层分离剂，禁止涂于义鼻蜡型表面。真空调拌适量超硬石膏，以毛刷、棉签或手指蘸取石膏，施加一定的压力涂抹于义鼻蜡型表面，确保将石膏压入蜡型表面的皮纹、毛孔内（图 7-25）。

就位上半型盒，在振荡器振荡下注满石膏，盖严型盒盖，石膏初步结固后，流水清洗干净型盒表面的石膏，此为义鼻蜡型装盒的第二瓣。义鼻蜡型装盒结束。

装盒石膏完全结固后，置于流水烫蜡箱（或在开水锅内）5～8min，义鼻蜡型软化后即可取出，打开型盒，去掉蜡型。打开的型盒再次置于烫蜡箱内，热流水充分冲洗余留的蜡，并以高压气枪将石膏表面的蜡充分清理干净（图 7-26）。以无水酒精对石膏型腔组织面充分脱脂，并待无水酒精充分挥发、石膏冷却后进行下一步充胶操作。

四、硅橡胶配色、充胶及固化

硅橡胶配色、充胶及固化的具体操作同第六章相关内容（图 7-27）。

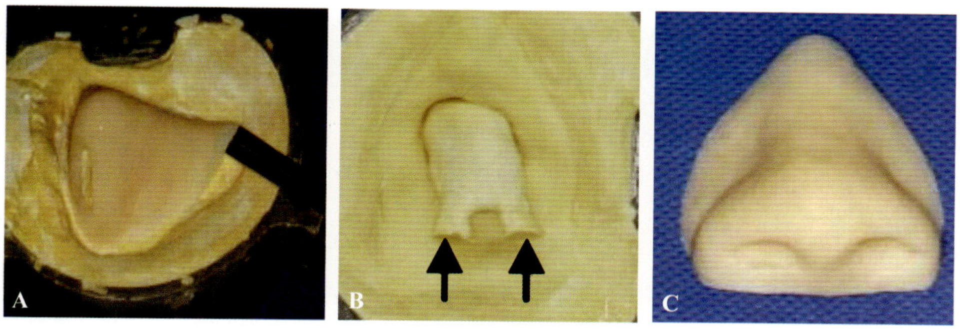

图 7–28　A. 以钝头蜡刀谨慎揭起义鼻边缘，待已经揭开至较厚硅橡胶处，再取下义鼻；B. 取下硅橡胶义鼻时，注意保护箭头所示的石膏柱，如该石膏柱缺失，则再次充胶固化出的硅橡胶义鼻将缺乏鼻孔结构；C. 未行外着色的硅橡胶义鼻

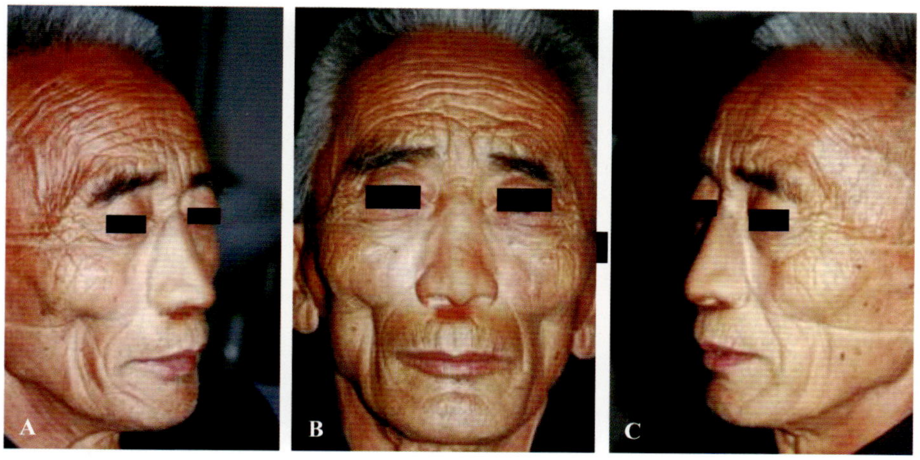

图 7–29　A ～ C. 义鼻修复完成，患者容貌得以满意恢复

五、义鼻出盒，边缘及表面修整

硅橡胶固化后，打开型盒的方法及注意事项同前。在取下硅橡胶义鼻时，需要注意保护用以充填鼻孔的两根石膏柱。修剪打磨硅橡胶义鼻，获得未行外着色的硅橡胶义鼻（图 7–28）。

六、义鼻外着色及粘贴

义鼻外着色同第三章所述。在粘贴范围内，均匀涂抹一薄层硅橡胶赝复体专用黏结剂，准确粘贴于缺损区，完成义鼻修复（图 7–29）。

第二节　部分鼻缺损的赝复

The rehabilitation for the partial nasal defects

部分鼻缺损患者，除某些特殊原因外，如恶性肿瘤切除导致的鼻缺损，尚在观察期内，局部斑痕特别严重患者，均可考虑采用整形外科手术进行重建。根据患者的病情、意愿等需要采用赝复体修复部分鼻缺损。术前赝复医师制取局部面部模型，为后期义鼻蜡型制作提供参考。

部分义鼻修复时，最大的问题是如何最大限度地隐藏赝复体边缘。一侧外鼻部分缺损，余留部分外鼻无明显变形，属于比较理想的部分鼻缺损。此时，可尽可能利用鼻翼沟、鼻唇沟等凹陷结构及邻近的皮纹等隐藏边缘（图 7–30）。

图 7–31 所示部分外鼻缺损则属于不理想的缺损。由于鼻缺损的同时，伴有邻近组织缺损和变形，且义鼻边缘不可避免地横跨鼻背正中。所以，义鼻边缘无法很好地隐藏（图 7–31）。

某些部分外鼻缺损，余留部分外鼻存在一定程度的形态改变，此时可采用全义鼻修复（图 7–32）。

某些部分外鼻缺损患者，无法直接采用赝复体修复。此时，与患者及家属共同商讨其修复方式。如确定采用义鼻修复，则先行局部手术切除余留外鼻，皮瓣衬垫创面或预加以利用的鼻腔倒凹及鼻底前部（图 7–33），为全义鼻修复创造适宜的局部条件。

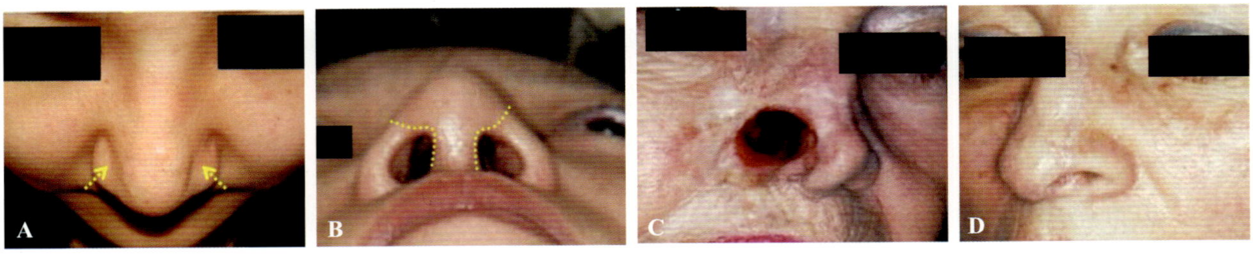

图 7-30　A. 箭头所示为鼻翼沟，部分义鼻侧面边缘可设置在鼻翼沟内；B. 仰面观时，部分义鼻边缘从鼻翼沟转至鼻小柱侧缘，隐藏在鼻孔侧面，避免将边缘设置在鼻小柱正中；C. 右侧鼻翼缺损，余留鼻背、左侧鼻翼未发生明显变形；D. 部分义鼻侧缘设计在鼻背侧面，沿鼻翼沟转至鼻小柱左侧边缘，隐藏在鼻孔侧面，修复效果较为满意

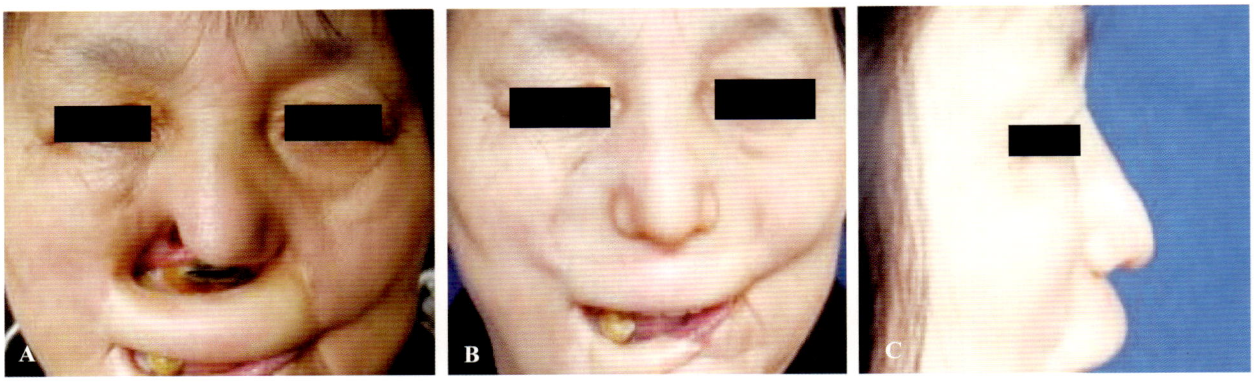

图 7-31　A. 外鼻下半部分缺损，同时伴有部分上唇、右侧面部缺损；B、C. 义鼻修复后，可见边缘无法很好隐藏，正面观时，边缘较为明显，影响修复效果

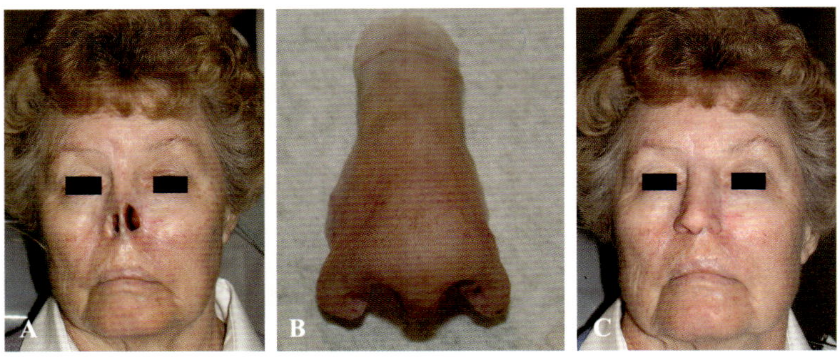

图 7-32　A. 患者因整形手术失败，导致鼻翼缺损，鼻背塌陷。针对这类患者，宜采用全义鼻修复；B. 义鼻；C. 义鼻修复后

种植式义鼻修复患者，手术同期植入种植体。

由此可见，部分鼻缺损修复，要比全鼻缺损修复考虑更多的因素，才能取得较为满意的修复效果。

第三节　种植式义鼻

The nasal prostheses retained with implants

应用种植体是实现义鼻固位较理想的方法。鼻底前部，即上颌骨的前牙区上方是最佳的植入位点。一般两枚种植体即可为义鼻提供足够的固位与稳定。针对无上前牙患者，可使用常规的牙种植。如该区已接受放疗，有些学者建议植入稍长的种植体。如有上前牙，则可植入颅面部种植体，避免损伤上前牙牙根。也有些学者建议可在梨状孔侧缘植入种植体。额骨鼻突区有时也作为一植入位点，但该区种植成功率较低，且该区设计上部支架后，常常会影响鼻赝复体的外形。如预在额骨鼻突区植入种植体，需先摘除鼻骨（图 7-34）。

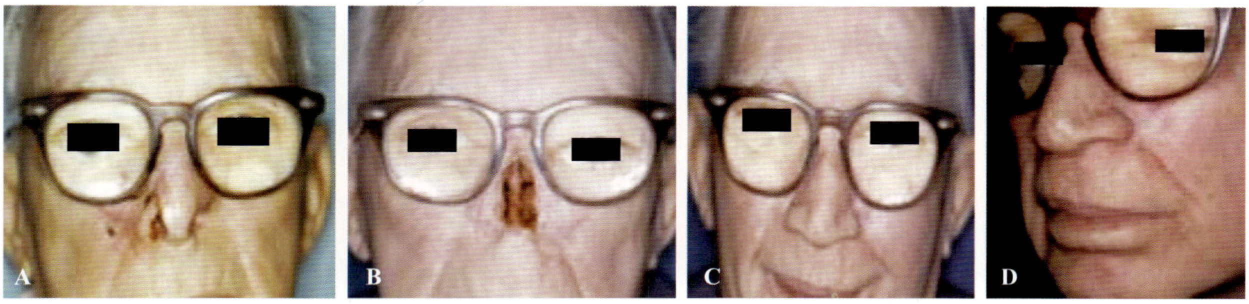

图 7-33 A. 右侧部分鼻翼缺损，左侧鼻翼全部缺失，余留鼻尖、鼻小柱、鼻背及鼻梁基本保持正常形态，如直接采用义鼻修复，势必导致义鼻较宽大；B. 余留部分外鼻切除，皮瓣衬垫创面，为全义鼻修复创造条件；C、D. 义鼻修复，获得满意的修复效果

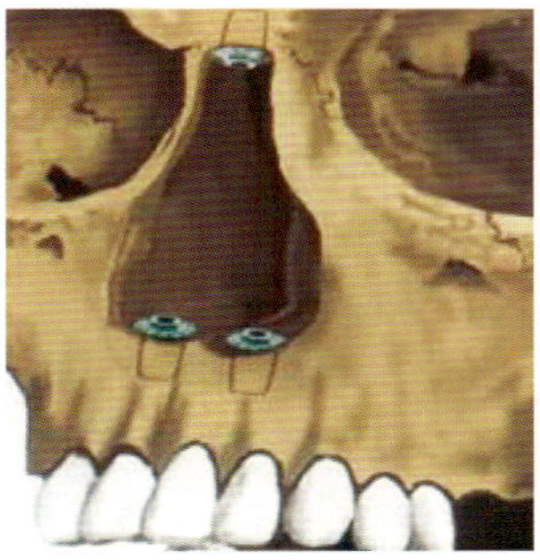

图 7-34 鼻缺损区常用的植入位点

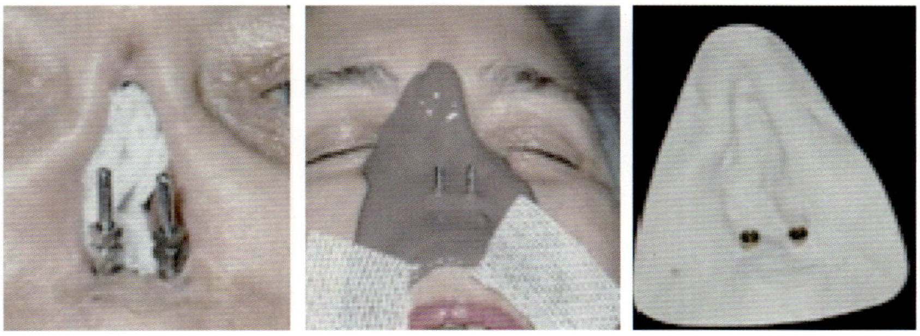

图 7-35 A ~ C. 鼻缺损区及种植体印模的制取及工作模型

一、种植体定位及植入

首先为患者制取一个清晰的面模，特别要注意缺损区及周围组织应清楚、无压迫。在此模型上按上述原则制作一义鼻蜡型，根据义鼻的外形及位置来确定种植体（尤其是上部支架）的位置及设计，以保证上部支架不会影响义鼻的外形。

两枚种植体间应保持 8～10mm 的距离，一方面便于上部支架结构的设计，另一方面便于种植体清洁。种植体应植在皮肤区，避免植在被覆黏膜区。采用一次穿皮种植手术时，在缝合切口前，应充分修剪种植体周围 8～10mm 范围内移动度较大的皮下组织。采用二期穿皮种植手术时，在二期手术时，选择适宜高度的经皮愈合基台，并修剪种植体周围 8～10mm 范围内动度较大的皮下组织，使皮瓣紧紧附于骨膜上。如种植体周围存在活动度较大的皮下组织，由于上唇运动会牵拉鼻底部频繁活动，会大大提高种植体周围软组织炎症的发生率。植入位点不能太靠前或靠后。太靠前，可能会影响义鼻制作。太靠后，则不利于种植体的清洁，甚至会影响上部支架的制作。种植体两侧都应留有一定的空间以保证支架和赝复体有足够的位置。在种植体上设置杆式支架，杆经种植体的远中侧弯向鼻上方，根据需要可选用杆卡式固位体或磁性固位体，也可两者结合使用。因此，需精确定位种植体的植入位点。CAD/CAM 技术的发展，可在术前将种植体、上部支架及义鼻完全模拟制作，并制作手术导板，实现种植体的精确植入（相关内容将在第九章详细讲述）。本节介绍传统的种植式义鼻修复设计与过程。

二、鼻缺损区种植体印模制取与工作模型灌注

二期手术后两周即可进行印模制取。将取模柱接于种植体顶端。以棉球或混合医用凡士林的纱布块堵塞气道和较深的鼻部倒凹。纱布应离开种植体一定距离，以确保制取清晰的种植体印模。以硅橡胶印模材料料或弹性胶体印模材料料常规制取缺损区印模。将种植体替代体复位于印模中，灌注超硬石模工作型（图 7–35）。

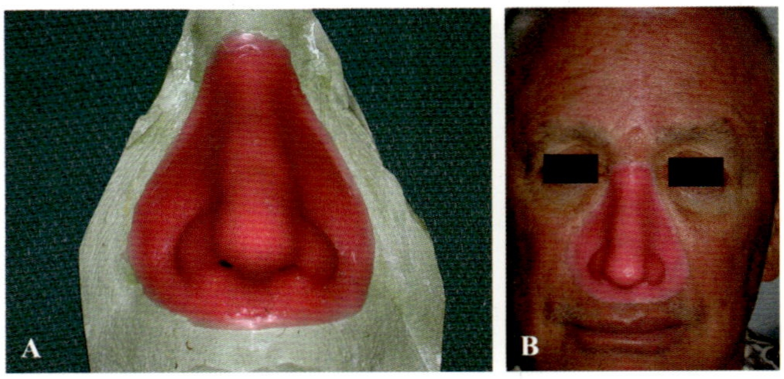

图 7–36　A、B. 义鼻蜡型制作及试戴

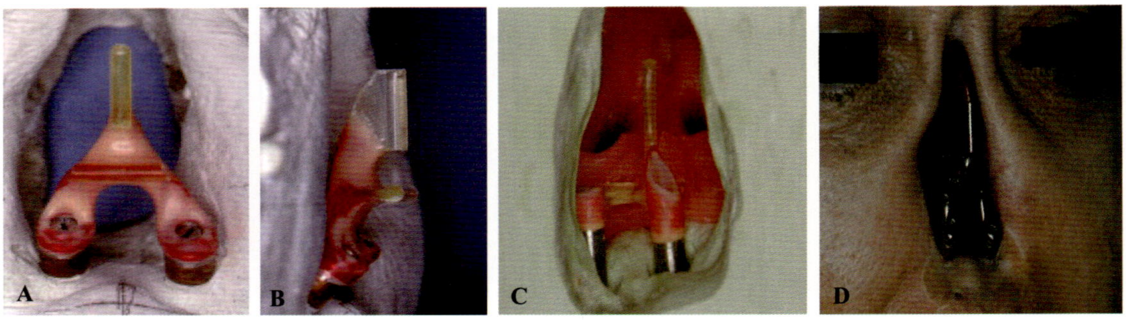

图 7–37　A、B. 两段成品塑料杆呈垂直向固定在支架蜡型上，注意两段塑料杆上不能黏结蜡；C. 义鼻蜡型就位，观察义鼻蜡型与固位支架蜡型间有无相互阻挡，必要时进行修整；D. 完成的金属固位支架，支架须被动就位

三、义鼻蜡型制作及试戴

由于种植手术会导致鼻底区组织形态的改变，所以，既可以用指导种植体定位的义鼻蜡型经过修整，作为最终的义鼻蜡型，也可重新在工作模型上重新制作义鼻蜡型，并为患者试戴修整后，获得最终的义鼻蜡型（图 7–36）。

四、义鼻杆式支架制作

将种植体的桥架接圈固定于种植体的顶端，于其上设计制作义鼻固位支架。如采用杆卡式附着体，则根据义鼻蜡型与鼻腔空间确定支架的设计。将成品塑料杆按需要截成两段，按照两段固位杆呈垂直放置的原则，一段水平、另一段垂直向以蜡连接固定于桥架接圈上。如采用磁性附着体，则以蜡制作杆式支架，将磁性附着体的衔铁固定于杆式支架上，通常 2～3 个磁性附着体即可获满意的固位效果。

支架蜡型制作完毕，再将义鼻蜡型就位在模型上，必要时进行适当修整，检查支架是否影响义鼻外形，但应考虑保证最终义鼻的厚度及制作用于固定弹性卡的上部树脂基板的空间（图 7–37）。取下支架蜡型，常规包埋铸造、打磨，获得完成的金属固位支架。金属支架须被动就位。如不能被动就位，在适当位置截开，就位在种植体上，以自凝树脂固定截开的两断段，取下后激光焊接，重新检查其就位情况。

五、树脂基板制作

将铸好的支架复位于模型上，以螺丝固定，将杆卡式固位体的尼龙卡卡在设计部位，以修复体就位道为标准填去所有支架及种植体外形凸点以下的倒凹，并填除预留的鼻腔部分。在义鼻蜡型范围内，以自凝树脂在模型上制作义鼻的树脂基板。自凝树脂固化前，就位义鼻蜡型，观察树

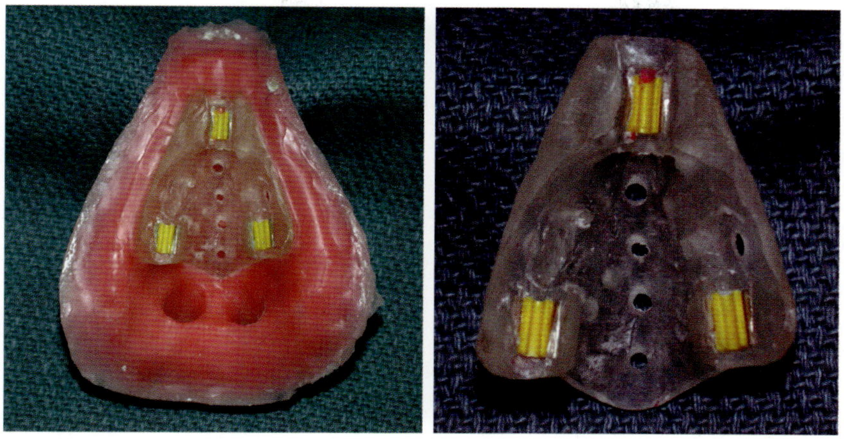

图 7–38 含有尼龙固位卡的树脂基板

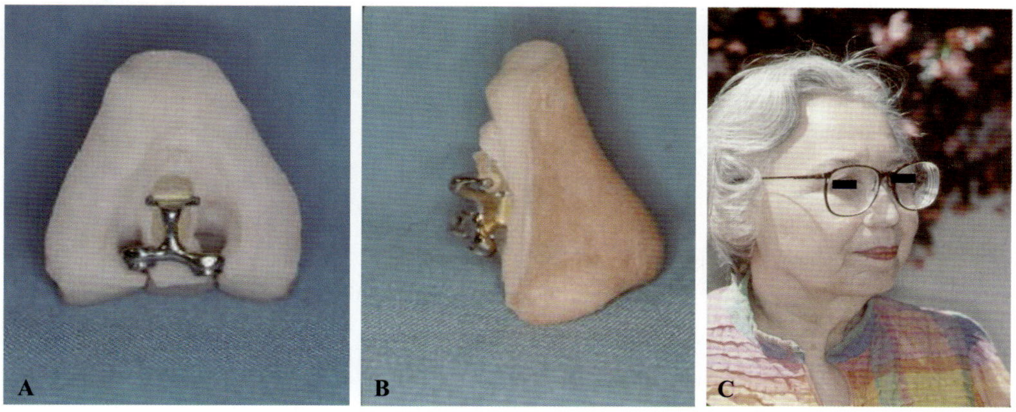

图 7–39 A、B. 制作完成的义鼻，固位支架已从型盒石膏内取出，树脂基板内的尼龙卡与金属支架的金属杆卡抱在一起，形成牢固固位；C. 金属支架固定在种植体上，义鼻借助尼龙卡与金属杆的卡抱力固位在缺损区

脂基板与义鼻蜡型是否存在阻挡。同样，在保证最终义鼻厚度的前提下，对阻挡处进行调整。最终达到同时保证足够的义鼻及树脂基板厚度、树脂基板的大小的目的。自凝树脂固化后，将几个固位卡连接成一个整体。在基板的延伸部分上做孔，以便增加树脂基板与硅橡胶的连接（图 7–38）。如采用磁性附着体，则将闭路磁体吸附在连接杆上的衔铁上，同法以自凝塑料制作树脂基板。此时，可将树脂基板与义鼻蜡型固定在一起，并将金属固位支架复位缺损区的种植体上，再次为患者试戴义鼻蜡型。观察树脂基板的制作有无影响义鼻与缺损区的匹配程度，有无影响义鼻的位置及角度等。如预为患者制作两个或多个义鼻，则需多复制几个树脂基板。

六、义鼻制作

修去义鼻边缘覆盖区域的石膏 0.1～0.2mm，以便增加义鼻与皮肤组织的密合性，并磨透石膏工作模型。将带有固位基板的义鼻蜡型复位于模型上，按全义鼻制作方法，烫实封闭蜡型，修整边缘及表面毛孔皮纹。装盒，硅橡胶配色，树脂基板喷砂处理，并涂抹树脂硅橡胶黏结剂和偶联剂，常规充胶固化。出盒后进行外着色处理，完成种植式义鼻制作（图 7–39）。如预制作多个义鼻，则暂不取出金属支架，将复制的树脂基板喷砂、用偶联剂黏结剂处理后，就位在型盒石膏内的金属支架上，再行充胶固化。

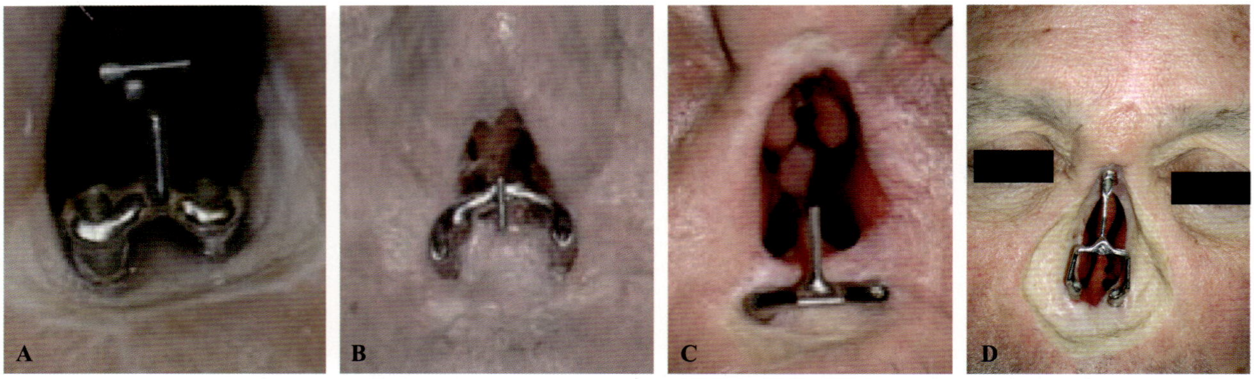

图 7-40　A ~ C. 不同的固位支架设计

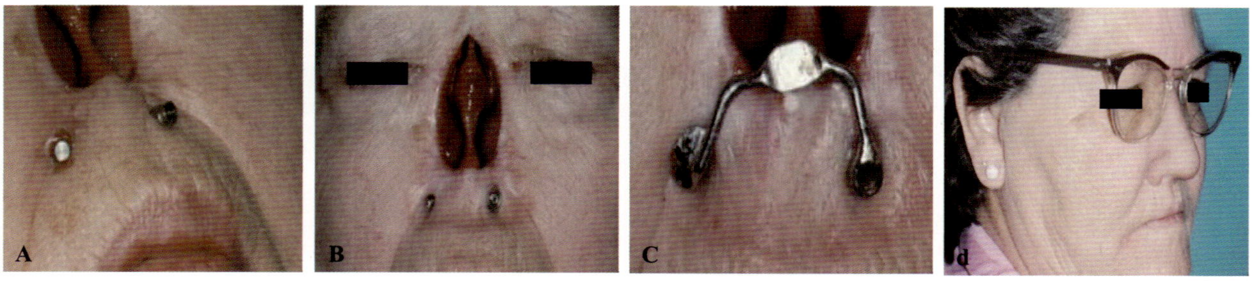

图 7-41　A. 种植体处于活动度较大的上唇，皮下移动度较大的软组织较多，种植体周围炎症一直存在；B. 再次手术，修去移动度较大的皮下软组织，种植体周围炎症得以控制；C、D. 固位支架设计及最终义鼻修复

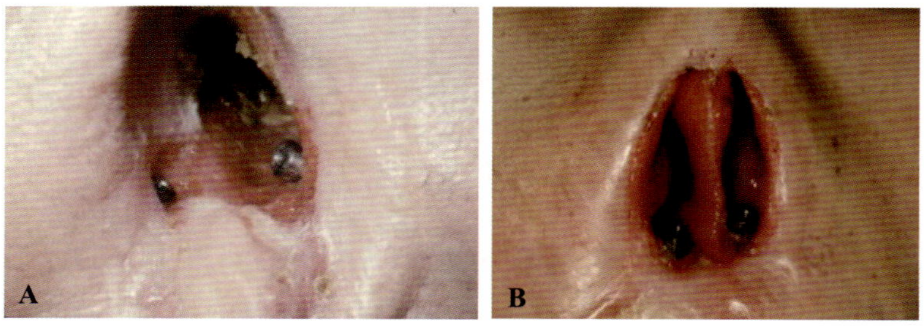

图 7-42　A、B. 种植体位于鼻底较深处，且均设置在鼻腔内有分泌性的黏膜内，很易引起种植体周围炎

七、装戴义鼻

从型盒石膏内取出固位支架，固定于种植体上。将义鼻放在缺损区上，轻施压力，即可使义鼻就位，并与皮肤形成密切接触、但无明显压力的界面（图 7-39C）。如使用磁性固位，则赝复体可由磁引力吸附固位。摘取赝复体时，按就位的相反方向牵拉即可取下。而使用磁性附着体的义鼻则应从义鼻的一侧脱位，破坏其磁回路方可顺利取下。

根据种植体的位置及鼻缺损腔形态，可以设计不同形式的固位支架及树脂基板（图 7-40）。

如种植体植入位置不适宜，则会给种植体的维护及赝复体修复带来麻烦（图 7-41）。有时，还需再次手术处理，给患者带来更多的痛苦。

种植体位于鼻底较深处，一方面，不便于种植体的清洁维护及固位支架的设计制作；另一方面，种植体位于鼻腔内具有分泌功能的黏膜内，种植体周围易于积聚分泌物，增加了种植体周围炎的发生率。即使种植体位于鼻底正常位置，也应注意不要将其设置在鼻腔分泌性黏膜范围内，而应局部植皮，使种植体位于非分泌性皮瓣内（图 7-42）。

第四节　其他方式固位的义鼻

The nasal prostheses retained with other methods

除上述常用的粘贴式义鼻、种植式义鼻修复外，有时也利用鼻腔倒凹固位制作阻塞器磁附着式义鼻。修复前，拟利用的倒凹深度范围内最好已行植皮衬垫，以承受阻塞器的压力。因鼻腔黏膜较薄而脆，外鼻缺失后，外界的刺激常使鼻腔黏膜呈现炎症状态，触碰时更易出血，对痛觉更加敏感。所以，如阻塞器直接压迫鼻腔黏膜，很易导致溃破出血，给患者造成较多的痛苦。眼镜架固位式义鼻修复是另一种方式，因其固位效果不佳，不常使用。

一、阻塞器磁附着式义鼻制作

首先制取准确的鼻缺损区印模，特别要注意取全缺损区边缘鼻腔侧 8mm 范围内的倒凹部分。经印模修整，在模型上制作覆盖于缺损区边缘的“X”形阻塞器蜡型，并将其翻制成一个与鼻腔内形态相适应的硅橡胶弹性阻塞器（注意要在鼻甲等部位充分缓冲，避免压伤鼻甲）。利用硅橡胶的弹性变形，将阻塞器置入鼻腔，阻塞器进入鼻腔后依靠弹性恢复其原有形状，深入组织倒凹区，即可使阻塞器获得良好的固位。在阻塞器的外面设置一塑料基板，在基板上装置两个磁性附着体的衔铁，基板下方留出鼻孔。在此基础上，制作硅橡胶义鼻，在义鼻与阻塞器表面接触的相应部位，制作一塑料基板，装置闭路磁体。义鼻完成后，即可通过义鼻上的闭路磁体与阻塞器上的衔铁间的磁引力，使义鼻获得固位与稳定。采用这种方法也可以使不适于进行种植修复的鼻缺损患者得到较满意的修复。

值得注意的是，这种方法的固位基础是组织倒凹和硅橡胶阻塞器的弹性。由于黏膜等软组织有一定的可让性，阻塞器的固位翼受力后可能出现弹性变形，义鼻可能会出现轻度移位，影响义鼻与皮肤组织间的密合。因此要尽可能地减轻义鼻的重量，将其做成中空式赝复体，必要时在义鼻的上端加用粘贴剂，以减少因重力使义鼻移位的可能性。此外，硅橡胶材料易于老化，特别是在体腔内使用，更易出现硬化和变色，经 1～2 年就必须更新。硅橡胶在体腔内，还易为白色念珠菌附着，需经常进行清洗，这也不适用于卫生条件差、恶性肿瘤术后有复发趋向的患者。

二、眼镜架固位义鼻制作

由眼镜架固位的义鼻在制作上的特点是首先制作一个与外鼻形状相似的三棱锥状塑料基板，其鼻根部和双侧外缘处延伸，准备与眼镜架连接，在塑料基板表面加蜡塑外鼻形态，而后充填硅橡胶。义鼻完成后用自凝塑料将义鼻在鼻梁、鼻面沟处三点固定于眼镜架上，以眼镜架遮盖义鼻边缘。因眼镜架本身的重力及患者的运动，常使义鼻固位效果欠佳。常使用一橡皮筋，从脑后将两侧眼镜腿连接在一起，通过增加眼镜的固位间接增加义鼻固位。

（赵铱民　冯志宏）

参考文献

1．Flood T, Russell K. Reconstruction of nasal defects with implant-retained nasal prostheses. Brit J Oral Maxillofac Surg, 1998, 36:341

2．Flood T, Russell K. Reconstruction of nasal defects with implant-retained nasal prostheses. Brit J Oral Maxillofac Surg, 1998, 36:341

3．Hubálková H, Holakovský J, Brázda F, et al. Team approach in treatment of extensive maxillofacial defects - five case report serie. Prague Med Rep, 2010, 111(2):148-157.

4．Federspil PA.Craniofacial prostheses for facial defects, 2010, 58(6):621-631;

5．Kurunmäki H, Kantola R, Hatamleh MM, et al. A fiber-reinforced composite prostheses restoring a lateral midfacial defect: a clinical report. J Prosthet Dent, 2008, 100(5):348–352.

6. Hooper SM, Westcott T, Evans PL, et al. Implant-supported facial prostheses provided by a maxillofacial unit in a U.K. regional hospital: longevity and patient opinions. J Prosthodont, 2005, 14(1):32–38.

7. 李世荣，曹川，毋巨龙，等．鼻缺损修复再造的美学原则探讨．中国实用美容整形外科杂志，2006, 17(2):83–86.

8. Jain S, Maru K, Shukla J, et al.vNasal prostheses rehabilitation: a case report. J Indian Prosthodont Soc, 2011, 11(4):265–269.

9. Nord GA, Rock A, Murphy FJ, et al. vProsthetic and surgical management of oronasal communications secondary to cocaine abuse. NY State Dent J, 2012, 78(1):22–25.

10. Ethunandan M, Downie I, Flood T. Implant-retained nasal prostheses for reconstruction of large rhinectomy defects: the Salisbury experience. Int J Oral Maxillofac Surg, 2010, 39(4):343–349.

11. Benech A, Arcuri F, Nicolotti M,et al. Total nasal prostheses after resection of a recurrence of skin carcinoma on a forehead flap in a post-rhinectomy site. J Craniofac Surg, 2012, 23(6):e627–628.

12. Goiato MC, Mancuso DN, Zuccolotti BC,et al. Retention and processing methods of nasal prostheses. J Coll Physicians Surg Pak, 2012, 22(11):716–719.

13. Goveas R, Puttipisitchet O, Shrestha B,et al. Silicone nasal prostheses retained by an intranasal stent: a clinical report. J Prosthet Dent, 2012, 108(2):129–132.

14. Nagaraj E, Shetty M, Krishna PD. Definitive magnetic nasal prostheses for partial nasal defect. Indian J Dent Res, 2011, 22(4):597–599.

15. Chipp E, Prinsloo D, Rayatt S. Rhinectomy for the management of nasal malignancies. J Laryngol Otol, 2011, 125(10):1033–1037.

16. Guttal SS, Vohra P, Pillai LK, et al. Interim prosthetic rehabilitation of a patient following partial rhinectomy: a clinical report. Eur J Dent, 2010, 4(4):482–486.

17. Seçilmiş A, Oztürk AN. Nasal prostheses rehabilitation after partial rhinectomy: a clinical report. Eur J Dent, 2007, 1(2):115–118.

18. Teichgraeber JF, Goepfert H. Rhinectomy: timing and reconstruction. Otolaryngol Head Neck Surg, 1990, 102(4):362–369.

第八章
chapter 8

颌面部联合缺损的赝复
The rehabilitation for united maxillofaxial defects

概　述
Outline

颌面部外伤及肿瘤切除是导致颌面部大面积、多组织器官联合缺损的主要原因。这类缺损往往涉及口内、口外的多个器官结构，如部分上颌骨（下颌骨）、鼻、上唇，面颊部，甚至眶内容的联合缺损。口腔结构完整性的破坏，会在不同程度上影响患者的咀嚼、吞咽、发音等功能，如同时合并唾液控制困难（涎漏），将会给患者带来更大的痛苦，且大大增加修复重建的复杂程度（图8-1）。口颌功能的缺陷，以及伴随颜面组织缺损造成的面部畸形，会给患者带来极大的心理障碍，甚至会影响到整个家庭。口内组织缺损的患者经修复后，其发音与吞咽功能能基本恢复正常，咀嚼功能与唾液控制能力能够得到较大改善。颜面部缺损经修复后，其面容亦能基本恢复正常，虽然有时还达不到非常理想的效果，但一般情况下能够使其参加正常的社交活动。

对预期产生颌面部大范围、多器官组织联合缺损的患者，要想保证最佳的修复效果，则赝复医师与外科医生的术前会诊显得尤为重要。赝复医师需根据术后可能的缺损范围及系列修复方案，在不违反外科手术原则的前提下，向外科医生提出手术建议，包括制作临时修复体与最终修复体的不同手术要求（图8-2）。如有些组织可暂行保留，为临时修复体提供必要的固位及支持作用，待行永久修复体修复时，再行切除或覆盖。而有些组织即使未被肿瘤侵及，但保留后，对提高后期修复效果无任何帮助且有影响者，则建议切除或进行适当处理，以不影响后期修复治疗（图8-3）。同时，赝复医师可向患者解释其最终可能达到的修复效果，一方面使患者及家属具有一定的心理准备，另一方面可在一定程度上增强患者信心，这对手术预后往往具有一定得帮助。

一、颌面部联合缺损赝复体修复适应证

在修复重建方式的选择上，如是鼻及小范围的面颊软组织缺损，不伴有上颌骨和（或）颧骨的缺损时，可考虑行手术重建，因鼻缺损、畸形的整形手术重建已在临床广泛应用。但如出现下几种情况，不建议采用手术重建，而采用赝复体修复：①复合了骨与软组织的大范围缺损（图8-2B）。如采用手术重建，则需同时移植骨与软组织，一方面受到供体来源的限制，另一方面对患者的创伤较大。虽然，异体复合颜面移植术已在一些国家相继有报道，但仍存在很大的风险，且手术难度较大。术后患者需长期服用免疫抑制剂。②复合眶缺损患者。目前，仍没有成功的眼

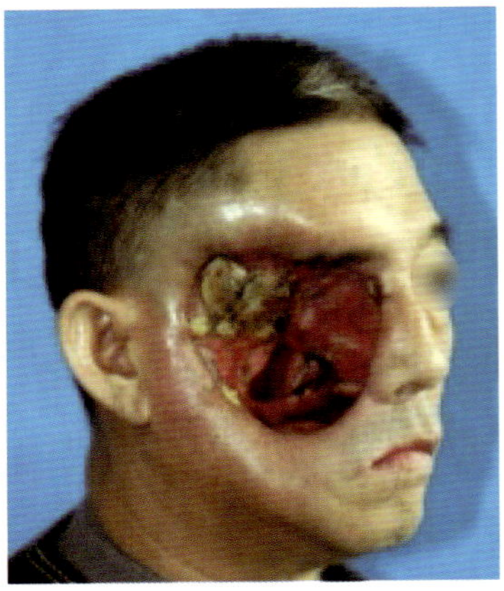

图 8-1　患者为右侧上颌骨、颧骨、面颊部、眶内容物及颞部的联合缺损。缺损最下缘为下颌骨上缘，侧面可见口底，故唾液控制困难，特别是在咀嚼食物时，食物及唾液会从缺损腔下缘外流

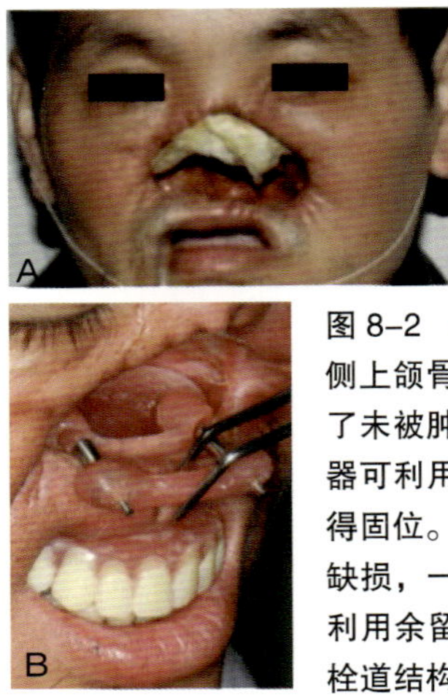

图 8-2　A. 该患者因鳞状细胞癌，行双侧上颌骨、鼻及上唇切除术，建议保留了未被肿瘤侵及的少许上唇。临时阻塞器可利用软腭上方的倒凹及余留上唇获得固位。B. 采用两段式阻塞器修复口内缺损，一段利用软腭获取固位。另一段利用余留上唇获得固位，两段通过栓体栓道结构结合在一起

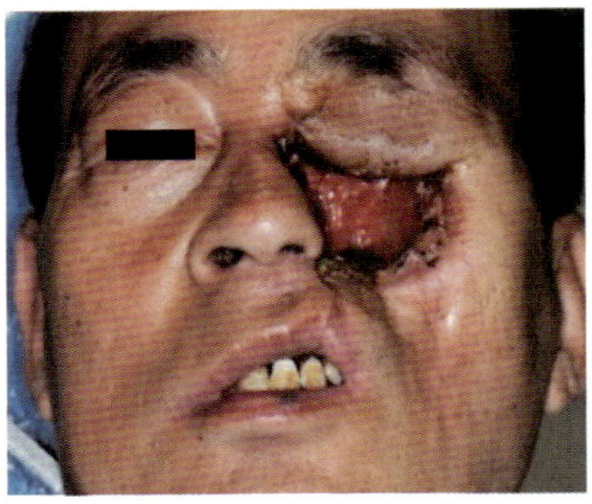

图 8-3　该患者眶内容物、部分上颌骨已切除，但保留了上睑及皮下组织。所保留的组织不仅对修复无任何意义，且导致眶部空间不能容纳义眼球。因此，应在术中去除上睑皮下组织后，纱布加压将上睑皮肤贴附与眶腔骨面，且不引起眉毛向下移位变形，为放置义眼球留出足够的空间

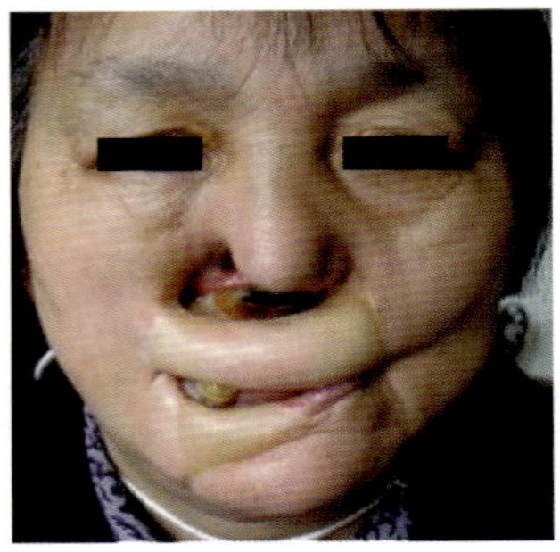

图 8-4　上唇植皮，无正常唇红外形，且因移植软组织收缩，口裂较小，为印模制取及修复体摘戴造成阻碍，影响准确发音

睑及眼球重建手术。即使移植软组织充填了眶缺损腔，但由于无法重现眼轮匝肌等复杂的肌肉功能，重建后睑裂往往无法与对侧对称，后期植入义眼球的修复效果差。③复合上唇缺损的患者，特别是上颌骨前部复合上唇缺损患者。移植的皮瓣往往不能很好地重建上唇唇红外形，美观效果较差。移植皮瓣弹性较差，加上皮瓣的收缩导致患者张口时，口裂很小，不利于制取口内印模及赝复体摘戴。由于移植皮瓣不具备上唇的功能，还会影响患者的发音，如“p”“b”“m”等需要上唇辅助的音节。当同时伴有上颌骨前部缺损时，移植皮瓣由于缺乏内层骨组织支撑，收缩会更明显，造成的畸形将会更严重（图 8-4）。④肿瘤切除导致的颌面部缺损患者。为更好地观察肿瘤的复发情况，这类患者术后短时间内不宜行手术重建，一般为 2～3 年。在此期间，可行赝复体修复，确定肿瘤无复发倾向后，方可进行外科重建。⑤接受大剂量放疗的颌面部复合缺损患者。某些恶性肿瘤患者往往需要术后大剂量的放射治疗，放疗辐射导致的骨与软组织损伤，使受辐射组织的活性及血供较差。如行手术重建，则出现感染甚至失败的概率大大增加，移植组织不能很好地重建血供，最终会出现缺血坏死。近来有报道称，随时间延长，受辐射组织的血供会越来越差，不能自行恢复。即使仅是在放疗骨内植入种植体，其失败率是在非放疗区的 2～3 倍。这类患者亦适于采用赝复体修复。颌面部肿瘤切除后的放疗辐射已成为缺损手术重建与种植体植入的瓶颈，如能得以解决，将会显著地改善颌面缺损的修复效果及提高患者的生存质量。

二、颌面部联合缺损修复前外科

由于缺损范围大，修复难度高，因此，对这类患者在外伤救治或肿瘤切除手术中，需实施某些适当的附加手术或对常规手术进行适当调整，为后期赝复体修复创造有利条件：①尽可能保留能为赝复体提供固位与支持的自然牙，包括经过

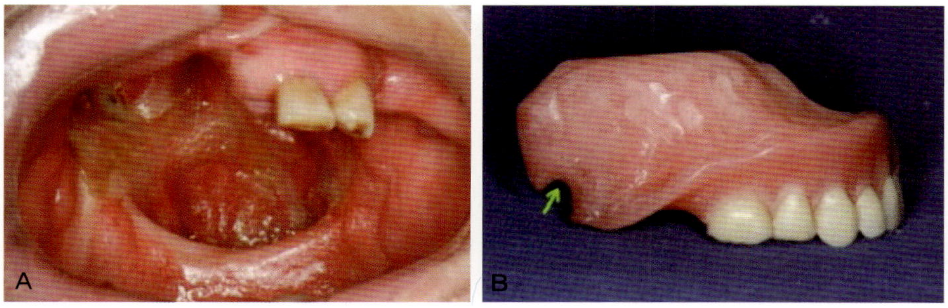

图 8-5 A. 眶部、上颌骨联合缺损患者，术中余留软腭上方倒凹；B. 在行口内修复时，阻塞器后部伸入软腭上方的倒凹内，为口内阻塞器提供固位

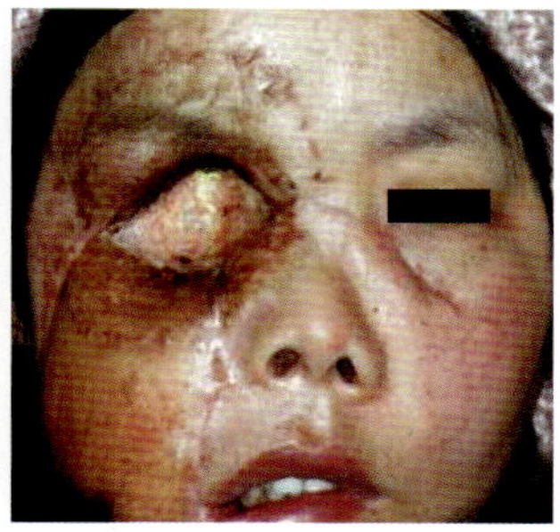

图 8-6 因爆炸伤导致右侧眶内容物、右侧面颊部软组织缺损。先行肌皮瓣移植，恢复患者面颊部外形，仅余留不能手术修复的眶缺损。待二期行肌皮瓣修整完全恢复面形后，行义眶修复

完善治疗后能加以利用的残根残冠。②保留或创造能加以利用的软硬组织倒凹。因大面积多器官组织缺损时，往往缺乏有效的固位结构。因此，可在术中人为制作一些组织倒凹，如上颌窦下壁、侧壁及后壁形成的倒凹，软腭及鼻底上方的倒凹，颊侧软组织倒凹等（图 8-5）。③对创造出的倒凹，以刃厚或全厚皮瓣覆盖。一方面皮瓣覆盖后，可显著减小组织收缩。如未进行有效的皮瓣覆盖，制作出的倒凹有时因组织收缩而消失掉。另一方面是皮瓣较黏膜能够较承受较大的压力，而为赝复体提供更为可靠的固位与支持力。④在所有能植入种植体的位置植入种植体，利用种植体为后期赝复体提供足够的固位与支持。可植入种植体的部位包括眶外侧骨壁、颧弓或颧骨、鼻底、额骨等。为减少手术次数及患者痛苦，可在肿瘤切除时同期植入种植体。无论于何处植入种植体，最好能同时植皮，使种植体穿皮而出，而不是经分泌性黏膜穿出，特别是在鼻底植入种植体时。否侧，黏膜的分泌物长期使种植体处于潮湿环境，加速种植体周围炎的发生。但对于术后接受大剂量放疗患者，须向患者充分讲明，如放疗剂量较大，可能会出现种植体松动脱落现象，以使患者具有充分的了解及心理准备。⑤某些颌面部联合缺损患者，特别是外伤导致的颌面部缺损患者，可先行外科手术，如骨和（或）软组织移植、牵张成骨等，用以缩小缺损范围，重建必要的骨性支持结构，为后期赝复体修复奠定基础（图 8-6），但前提是不能因外科手术造成新的畸形，亦不能为赝复体修复造成新的妨碍。

三、颌面部联合缺损患者的术前评估与交流

由于缺损范围大，功能缺陷与面容毁损严重，对患者的生理及心理影响大。因此，几个不可忽视的问题需要术前与患者进行充分地交流：①对患者的期望值进行充分了解，并根据手术或缺损具体情况对患者的期望值进行正确引导。有些患者对修复的期望值较高，设想修复后容貌和功能能完全恢复至术前状态，这往往是最糟糕的。这直接影响着其能否坚持戴用赝复体。因受术后缺损条件的限制，修复后有些患者的咀嚼、吞咽及发音功能并不能完全恢复，甚至相差较远。如此时患者的期望值较高，则术后很难坚持戴用赝复体，也就间接影响着其生活信心。②鼓励其坚持戴用赝复体。赝复医师根据患者具体情况，对其修复进行真实详尽地解释，并特别强调适应过程的重要性，引导患者逐步接受赝复体。③帮助患者重塑生活信心，鼓励其积极参加社会活动。所以，赝复医师同时肩负着心理医生的责任，应将心理疏导及鼓励贯穿于整个修复过程

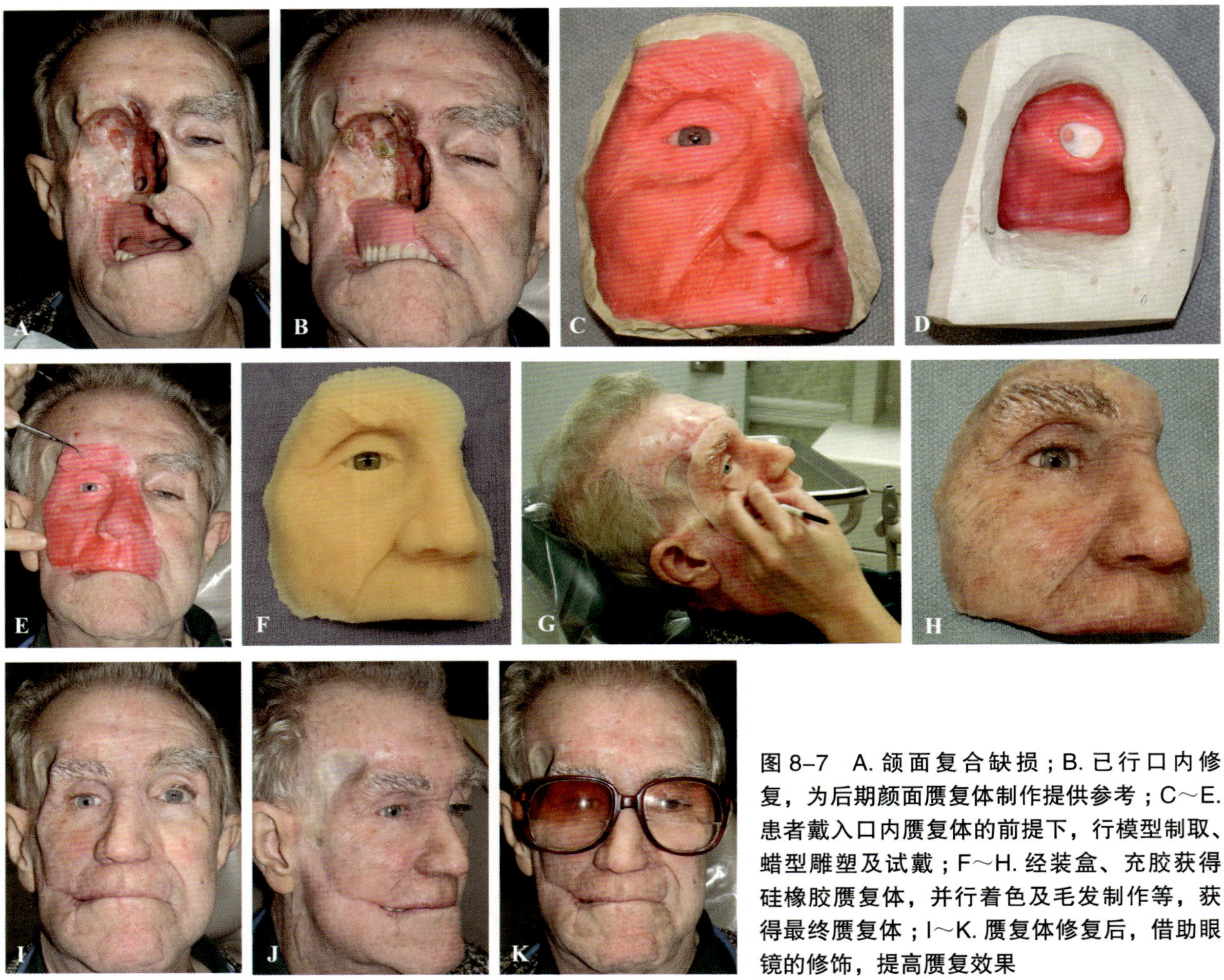

图 8-7 A. 颌面复合缺损；B. 已行口内修复，为后期颜面赝复体制作提供参考；C～E. 患者戴入口内赝复体的前提下，行模型制取、蜡型雕塑及试戴；F～H. 经装盒、充胶获得硅橡胶赝复体，并行着色及毛发制作等，获得最终赝复体；I～K. 赝复体修复后，借助眼镜的修饰，提高赝复效果

中。强调注意力转移，使患者尽量通过参加某些适当工作（性格坚强开朗者，建议多参加户外活动转移注意力；性格脆弱敏感者，建议其进行某些室内工作），通过这些活动转移患者注意力，使其尽量少去关注赝复体。所以，精心设计制作的赝复体与耐心准确有效的心理疏导，对这类患者的成功修复，几乎是同等重要的。

第一节　颌骨－颜面联合缺损的赝复

The rehabilitation for maxillofacial united defects

这类患者同时具有口内、口外组织器官的缺损。口内余留牙齿的数量与健康状况对修复效果具有非常重要的作用。针对这类患者，一般先利用余留的牙齿或种植体进行口内修复。分隔口鼻腔，重建缺失的牙列，恢复或部分恢复患者的咀嚼及吞咽功能（图 8-7）。口内余留自然牙的长期保留就显得尤为重要。所以，务必嘱患者定期进行复查，进行余留牙齿健康状况的检查，特别是其牙周健康状况。同时，精心设计制作口内修复体，确保功能状态下，𬌗力沿牙齿长轴传递，避免造成侧向力。充分利用邻面板、间接固位体及小连接体等提高修复体的稳定性。口内修复体与颜面赝复体经常通过栓体栓道、磁性附着体或杆卡附着体等连接在一起，协同增加二者的稳定及固位。

对无牙颌患者，即使已经在缺损区邻近骨床

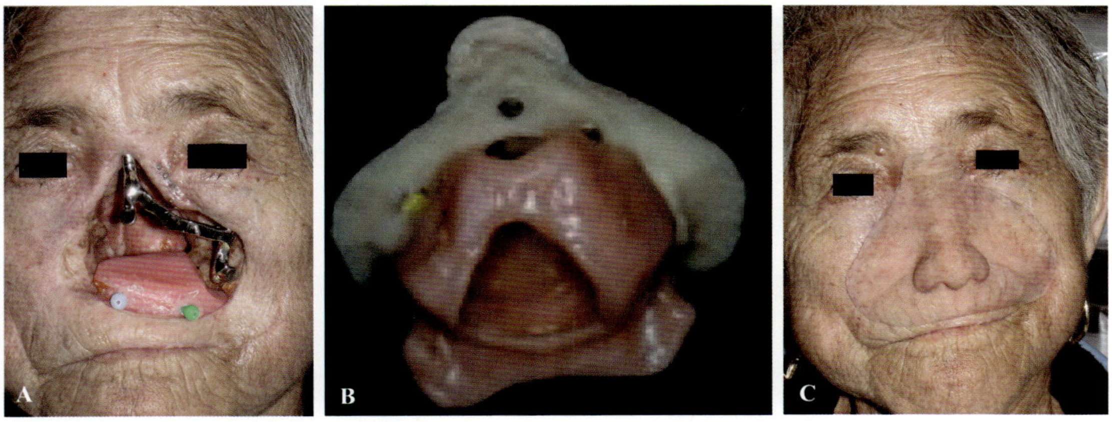

图 8-8 A. 双侧上颌骨、牙槽骨前部、鼻及部分面中部组织缺损的无牙颌患者，双侧上颌窦侧壁已行皮瓣衬垫。所以，余留的部分双侧后部牙槽嵴与硬腭、皮瓣衬垫双侧上颌窦侧壁用以为口内修复体提供固位、稳定与支持。口内修复体置于口内，蓝色和绿色树脂球为与颜面修复体连接的阳性部件。种植体支架上设置的磁性附着体与杆卡附着体用于固位颜面修复体。B. 口内修复体与颜面修复体通过两球帽式结构连接在一起。C. 修复后

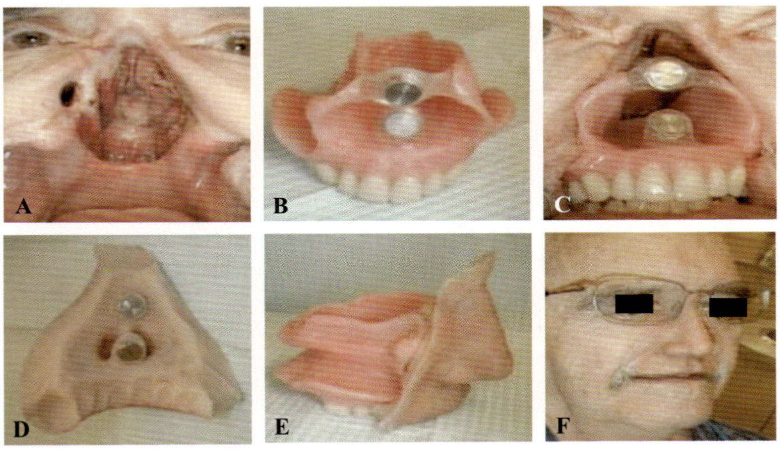

图 8-9 A. 双侧上颌骨、牙槽嵴前部、鼻及部分面中部组织缺损；B、C. 口内修复体借助软腭、双侧上颌窦倒凹获得固位与稳定，口内修复体的前面设置两枚磁性附着体；D、E. 颜面修复体与口内修复体通过磁性附着体连接在一起；F. 口内修复体与颜面修复体就位，患者部分口颌功能及容貌得以恢复

植入种植体，一般不建议单纯利用种植体作为口内修复体的支持结构（图 8-8）。由于种植体距离力点（咬合力）较远，咀嚼运动对种植体的非轴向力较大，极易导致种植体松动脱落。因此，应采用多种方式解决修复体的支持和固位问题。尽可能在术中制作用以固位口内修复体的倒凹，特别注意预期利用的倒凹区植皮。利用已植皮的倒凹为口内修复体提供固位、稳定与支持。

在一些无牙颌颌面联合缺损患者，口内修复体的固位与稳定基本来自缺损腔内皮瓣衬垫的倒凹，颜面修复体则依靠粘贴、眼镜架等固位方式。口内、口外修复体的固位均不牢固的情况下，口内与颜面修复体的连接方式不宜采用栓体栓道、球帽等刚性结构。因这些结构连接紧密，当患者咀嚼时，口内修复体的移动会间接影响颜面修复体的固位。所以，常采用磁性附着体作为二者的连接方式，且将磁性附着体设置为与咬合力呈垂直关系（图 8-9）。由于磁性附着体抵抗侧向力作用较小，当咬合力导致口内修复体上下移动度较大时，口内修复体与颜面修复体间连接即被破坏，而不会影响颜面修复体的固位。

针对双侧上颌骨全部缺失、鼻及部分面中部组织缺损患者（图 8-2B）。必要时，可保留某些能够加以利用的组织，用以为口内修复体提供固位与稳定。通过口内、口外修复体的连接协同增加其固位与稳定（图 8-10）。

有些患者，上颌骨缺损与眶缺损相通，外鼻保持完整，基本无变形，但往往伴有不同程度的

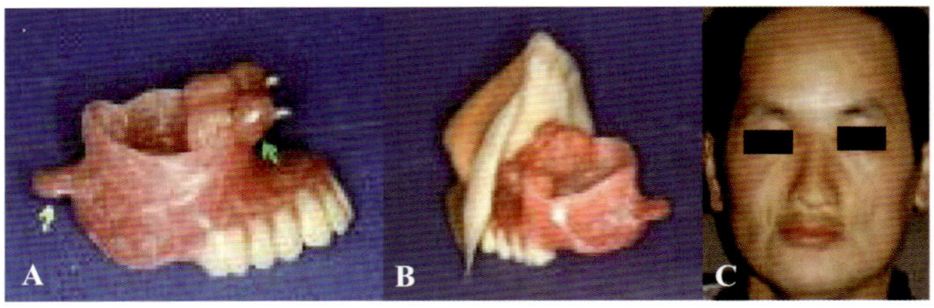

图 8-10 A. 两段式口内修复体，黄色箭头所指部分伸入软腭上方，绿色箭头部分置于余留上唇上，为口内修复体提供固位与稳定；B. 口内修复体与颜面修复体通过栓体栓道结构连接在一起；C. 修复体就位，患者的面容得以较好地恢复，其发音及吞咽功能基本恢复，由于缺乏有效的支持结构，其咀嚼功能暂无法进行有效重建

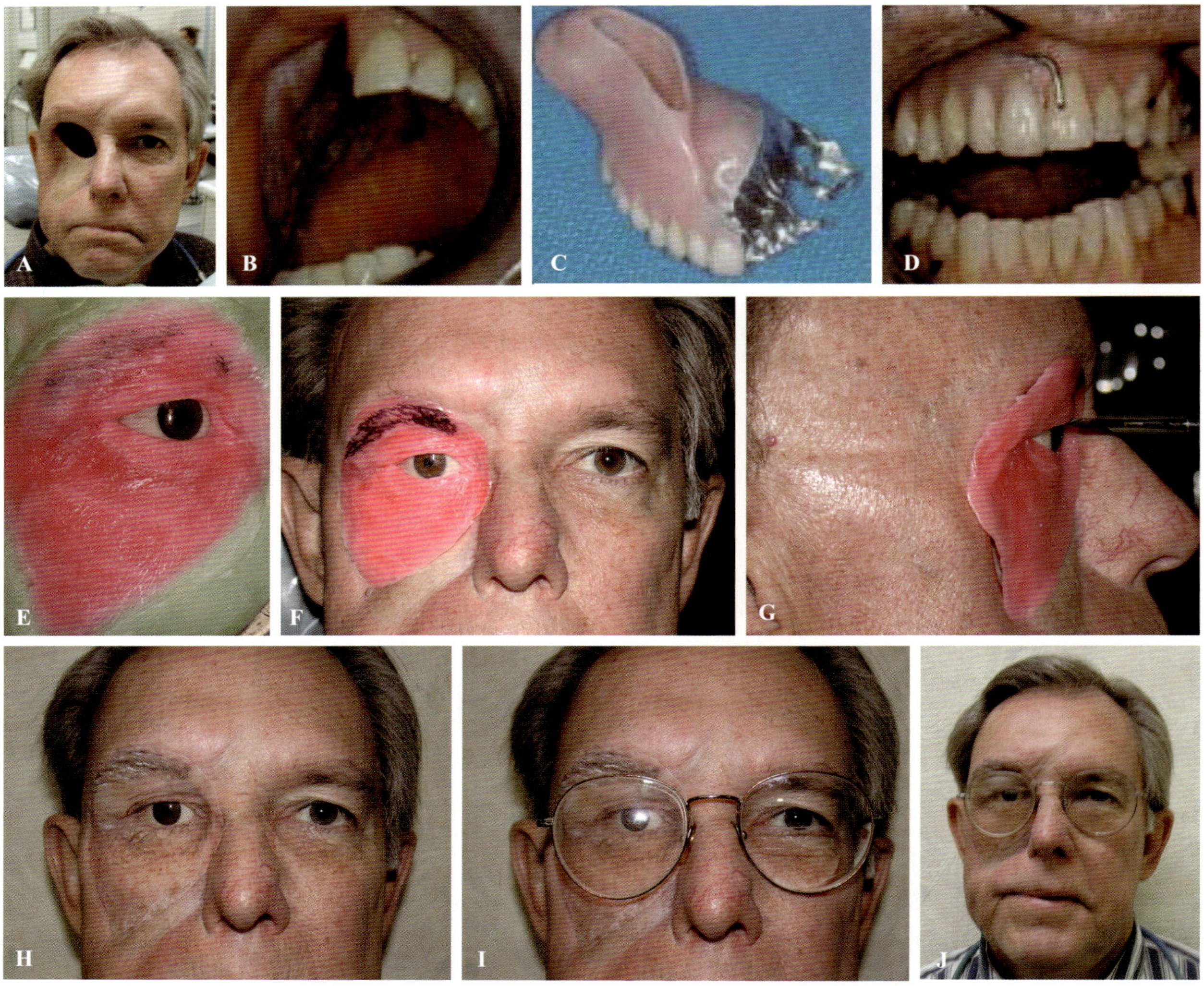

图 8-11 A、B. 右侧上颌骨、右侧眶部及面颊部缺损，面部缺损较靠下，通过肌皮瓣移植重建面颊部缺损，未封闭口鼻腔，仅保留眶缺损；C、D. 口内修复体；E～G. 制作试戴义眶蜡型；H～J. 修复后，借助眼镜的修饰，患者容貌恢复良好

颊部组织缺损。当面颊部缺损范围较大，已经导致患者无法控制唾液时（涎漏），颜面修复体往往不能达到很好的修复效果。当采用粘贴固位时，其下缘往往位于活动度较大的位置，特别当患者张口、面部表情改变时，下缘就会与皮肤分离，加之涎漏，也往往导致下缘无法牢固粘贴，甚至导致颜面修复体脱落。即使采用种植附着体固位，虽然颜面修复体不会脱落，但涎漏仍无法解决。所以，往往先采用肌皮瓣移植，重建面颊部缺损，同时解决涎漏问题。但肌皮瓣不能封闭口鼻腔，仍保留上颌骨缺损腔，通过口内阻塞器修复。仅余留眶部缺损，通过义眶修复，由于义眶可以借助眼镜隐藏，往往能达到很好的修复效果（图 8-11）。

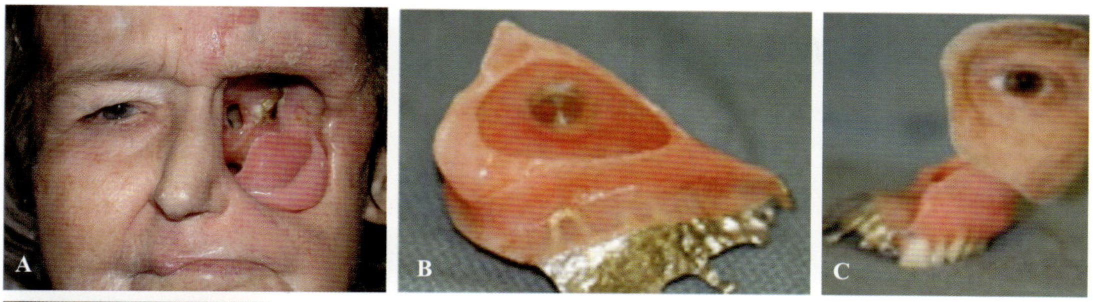

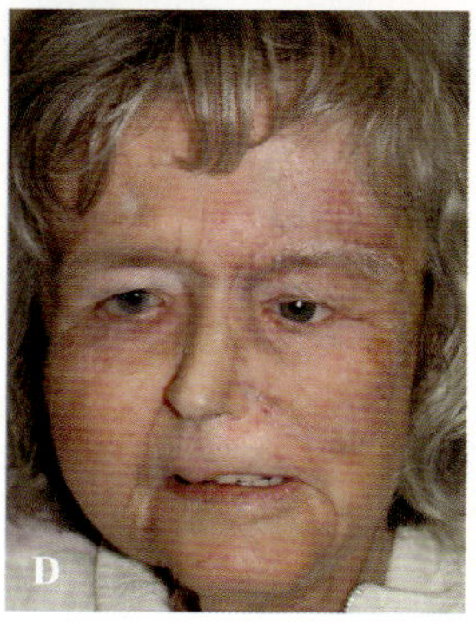

图 8-12　A、B. 口内修复体，可见设置在阻塞器内侧壁的衔铁；C. 口内、颜面修复体通过磁性附着体连接在一起；D. 修复体就位，修复效果良好

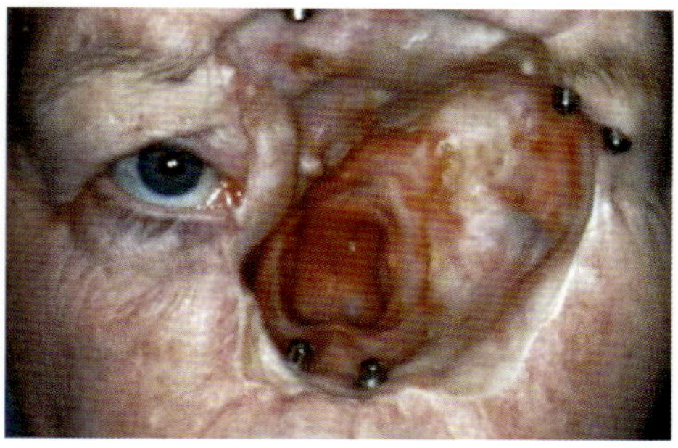

图 8-13　眶部、鼻、左侧面颊部缺损，上唇及口内无缺损。已在缺损邻近骨床植入种植体

如眶及面颊部缺损较靠上，未导致涎漏现象出现，可直接采用口内修复体与颜面修复体联合修复。二者间可通过附着体连接，协同增加固位与稳定效果（图 8-12）。这种方法特别适用于口内修复体利用余留自然牙或种植体获得足够的固位与稳定的患者。口内、颜面修复体间一般采用磁性附着体连接。

第二节　颜面部大型缺损的赝复

The rehabilitation for large facial defects

颜面部大型缺损一般是指眶、鼻、上唇、部分面颊部缺损，或包含上述四者中两种、三种情况的缺损，但不包括口内缺损，口鼻腔保持封闭（图 8-13）。缺损不包括上唇时，一般采用一段式颜面修复体修复缺损，种植体往往能为修复体提供可靠地固位。当缺损包括上唇时，往往将颜面修复体与自然牙或口内修复体连接，协同增加固位与稳定效果。

一、颜面部印模的制取及工作模型

由于缺损范围较大，赝复体的边缘就较长，就越难与皮肤获得紧密贴合。因此针对这类患者，其印模制取的精度要求更高，特别是存在悬空的软组织结构，其下方缺乏有效的骨性支持结构时，受印模材料的压迫，极易变形。必要时，采用分瓣印模法（如第三章所述）。为避免体位给缺损区周围组织带来变形移位，印模制取时，一般采用半仰卧位。加载支撑石膏时，可以分较多层，待每一层结固后，

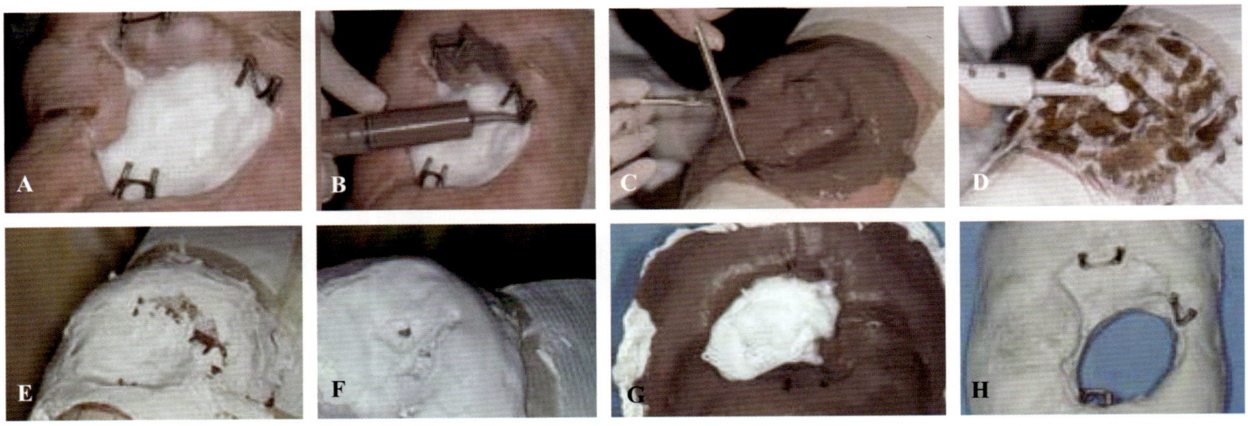

图 8-14　颜面部大型缺损印模制取。A. 缺损区准备及取模柱就位均同前；B、C. 加载一薄层流动性较好的硅橡胶印模材料；D. 铺一层纱布，并涂抹薄层黏结剂，防止印模材料与支撑石膏分离；E. 加载一薄层石膏，待其完全结固；F. 继续分层加载支撑石膏；G. 制取的印模；H. 分层灌注超硬石膏工作模型

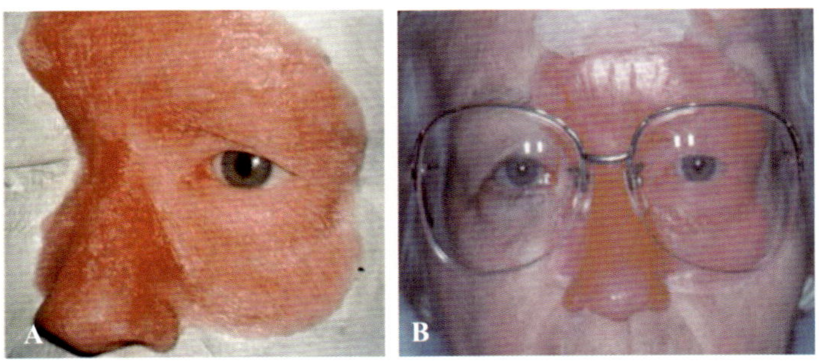

图 8-15　A. 颜面赝复体蜡型，可见外眦处向侧后面走形的皮纹，与眼角鱼尾纹走形相协调，鼻面沟、鼻唇沟均很明显，额部竖行皮纹等；B. 蜡型试戴，佩戴一较大的眼镜，可见赝复体的面颊部边缘、鼻的上半部分边缘基本被眼镜遮挡住

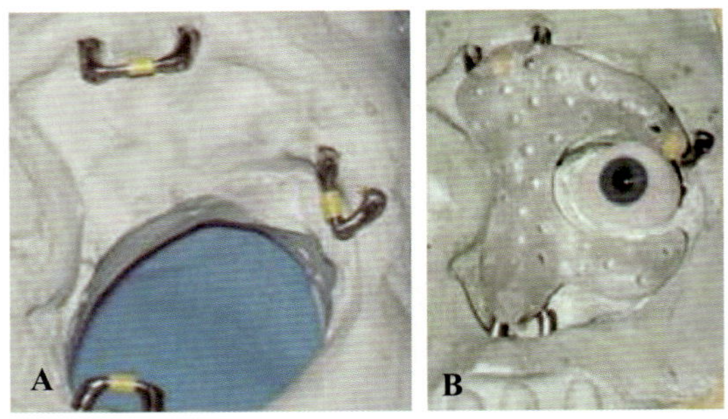

图 8-16　A. 尼龙卡就位于杆式支架；B. 完成的透明树脂基板，尼龙卡固定在树脂基板上

再加载另一层，直至具有足够的强度。在灌注工作模型时，也建议采用分层灌注的方法（图 8-14）。

二、颜面赝复体蜡型雕塑与试戴

雕塑蜡型时，除遵循眶、鼻等各个器官的雕塑原则外，还应注意各器官间的衔接，及蜡型与整体面型的协调，特别是与邻近组织特征性皮纹结构的衔接，如鼻翼与鼻唇沟的衔接、外眦处与眼角鱼尾纹的衔接等（图 8-15）。除包裹义眼球部分的蜡型较厚外，其余部分蜡型在满足外形的前提下，不要过厚，一般控制在约 5mm 厚度即可，以减轻赝复体重量。

三、杆式支架与树脂基板制作

按前述方法，参照完成的蜡型，在工作模型上制作杆式支架及树脂基板（图 8-16）。以蜡充填连接杆支架下方的倒凹，包裹连接杆支架，暴露尼龙卡的顶端。试就位赝复体蜡型，确保蜡型组织面与充填倒凹的蜡之间保留 2～3mm 的间隙，用以充填树脂。调拌透明自凝树脂，单体处理尼龙卡顶端后，将树脂置于工作模型上，稍加压就位赝复体蜡型，成型树脂基板。取下赝复体蜡型，

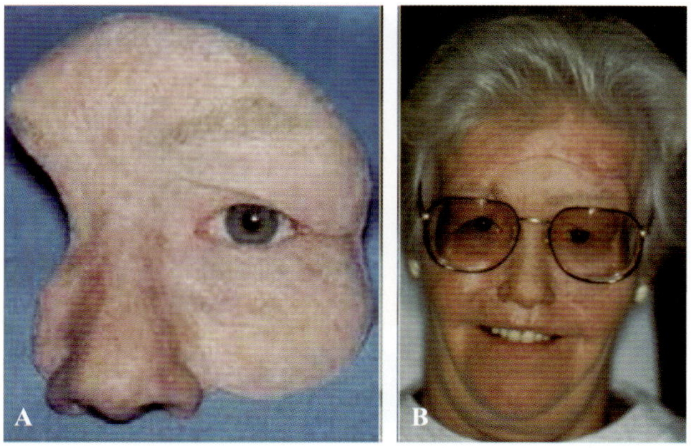

图 8-17 A. 外着色完成的赝复体；B. 赝复体就位，借助眼镜的遮挡，修复效果良好

待树脂结固后，连同尼龙卡一起取下。打磨并抛光树脂基板，制作增加接触面积和机械固位的孔。如后期欲制作多个赝复体，可在原尼龙卡位置安放新的尼龙卡，重新调拌自凝并以赝复体蜡型压迫成型。这样制作的树脂基板，其大小、范围、厚度基本保持一致。

四、颜面硅橡胶赝复体制作

在模型上标记赝复体蜡型边缘，修去赝复体边缘以内 5～8mm 覆盖区域的石膏 0.1～0.2mm，特别是在颜面组织活动度较大的区域，可适当多修去一些石膏，以增加赝复体与皮肤组织的密合性。磨透石膏工作模型，从背面将树脂基板封闭于赝复体蜡型内，封闭树脂基板的蜡型厚度 1～2mm 即可。尼龙卡的侧翼也以蜡包裹，防止装盒后，尼龙卡侧翼被石膏包埋，则无法或较难取出赝复体。在义眼球背面制作自凝树脂固位桩。将带有固位基板、义眼球固位柱的颜面赝复体蜡型复位于模型上，烫实封闭蜡型，修整边缘及表面毛孔皮纹。装盒，硅橡胶配色，树脂基板喷砂处理，并涂抹树脂硅橡胶黏结剂和偶联剂，常规充胶固化。出盒后修剪、打磨并进行外着色处理，完成种植式颜面赝复体制作（图 8-17）。如预制作多个赝复体，则暂不取出金属支架，将复制的树脂基板喷砂、偶联剂黏结剂处理后，就位在型盒石膏内的金属支架上，重行充胶固化。

如因患者的意愿、缺损局部条件限制（骨量不足、大剂量放疗及重度斑痕等）无法进行种植式赝复体修复时，也可采用粘贴式颜面赝复体修复。某些缺损范围不大，位于活动度较小的颜面区域时，粘贴式赝复体同样可以获得良好的修复效果（图 8-18）。

但某些颜面缺损却需给予特别关注和向患者进行必要的解释，根据缺损的情况，向患者解释清楚可能的预后。特别是赝复体边缘不得不设计在动度较大的颜面区域时，须向患者交代，在大张口、面部表情做较大的变化时，该区域的赝复体边缘会与皮肤分离，甚至脱落，以使患者有充分的思想准备（图 8-19）。

作者在临床工作中发现，针对上述颌面部联合缺损、颜面部大型缺损患者，最重要的也许不是重建其口颌功能和面部外形，而是重新树立其面对生活的信心和勇气，改善其悲观、自卑的心理状态和情绪。因此，颌面赝复医师在诊治患者的过程中，必须同时扮演好一个心理医师的角色。

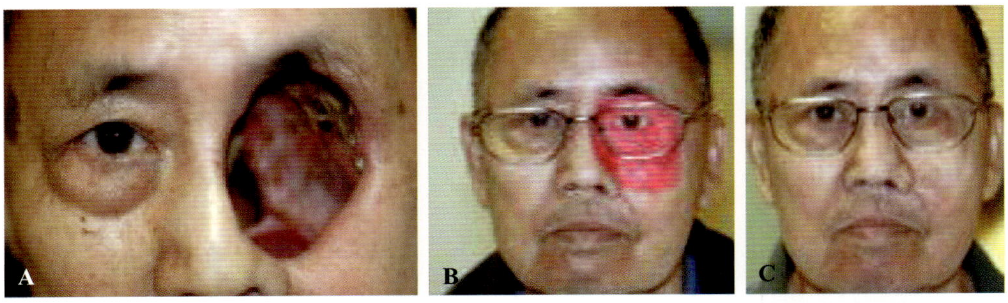

图 8-18 A. 左眶部、颧部及部分鼻缺损，眉毛、余留外鼻等邻近解剖结构无明显变形；B. 试戴蜡型；C. 赝复体修复后，患者面容得以修复

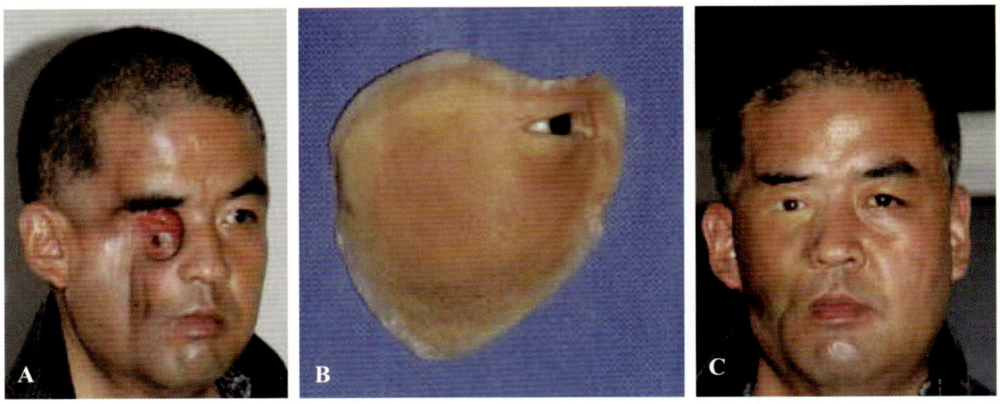

图 8-19 A. 患者右侧眶部、颧骨及部分上颌骨缺损，但未与口腔相通，面型塌陷区域的下缘位于面部活动度较大的区域，在进行赝复体设计时，一种是牺牲恢复良好的面型，将赝复体下半部分范围缩小，设计在动度较小的位置，另一种情况是恢复面型，但赝复体的下缘就不得不设计在动度较大的面部区域；B. 完成的赝复体；C. 赝复体就位，患者面型得以良好修复

（赵铱民　冯志宏）

参考文献

1. Chang TL, Garrett N, Roumanas E, et al. Treatment satisfaction with facial prostheses. J Prosthet Dent, 2005, 94(1):275-279.

2. Rao PL, Parkash H, Jain V, et al. Prosthetic rehabilitation of a patient with a large mid face defect secondary to Basal cell carcinoma. J Indian Prosthodont Soc, 2011, 11(2):137-141.

3.Beumer J, Calcaterra T. Prosthetic rehabilitation of large midfacial defects, Laryngoscope, 1976, 86(2):280-285.

4. Atay A, Peker K, Günay Y,et al. Assessment of health-related quality of life in Turkish patients with facial prostheses. Health Qual Life Outcomes, 2013, 26(1):11-14.

5. Curi MM, Oliveira MF, Molina G, et al. Extraoral implants in the rehabilitation of craniofacial defects: implant and prostheses survival rates and peri-implant soft tissue evaluation. J Oral Maxillofac Surg, 2012, 70(7):1551-1557.

6. Tanner PB, Mobley SR. External auricular and facial prosthetics: a collaborative effort of the reconstructive surgeon and anaplastologist. Facial Plast Surg Clin North Am, 2006, 14(2):137-145.

7. Katyayan PA, Katyayan M, Kalavathy N. Prosthetic rehabilitation of a maxillofacial defect in a chondrosarcoma patient. J Contemp Dent Pract, 2011, 12(5):398-403.

8. Selçuk CT, Sahin Ü, Çelebioglu S,et al. Complex craniofacial reconstruction with prostheses as an alternative method to autogenous reconstruction. J Craniofac Surg, 2011, 22(6):2090-2093.

9. Thirumurthy VR, Bindhoo YA, Jacob SJ, et al. Prosthetic rehabilitation of postsurgical nasomaxillary

hypoplasia for a patient following reconstructive surgery: a clinical report. J Prosthodont., 2011, 20(3):224-227.

10. Anantharaju A, Kamath G, Mody P, et al. Prosthetic rehabilitation of Oro-nasal defect. J Indian Prosthodont Soc, 2011, 11(4):242-245.

11. Pattanaik SB, Wadkar AP. Prosthetic rehabilitation of a patient with congenital Oro-nasal defect with an interim prostheses: a case report. J Indian Prosthodont Soc. 2011;11(2):113-116.

12. Ciocca L, Maremonti P, Bianchi B, et al. Maxillofacial rehabilitation after rhinectomy using two different treatment options: clinical reports. J Oral Rehabil, 2007, 34(4):311-315.

13. Pae A, Choi CH, Noh K, et al. The prosthetic rehabilitation of a panfacial fracture patient after reduction: a clinical report. J Prosthet Dent, 2012, 108(2):123-128.

14. Tuna EB, Ozgen M, Cankaya AB, et al. Oral rehabilitation in a patient with major maxillofacial trauma: a case management. Case Rep Dent, 2012, 9(2):267-272.

第九章 chapter 9

颜面赝复体的智能化设计与快速制作

Digital virtual design and rapid manufacturing for maxillofacial prostheses

概 述

Outline

传统的颜面赝复体制作方法主要包括制取面模、测量、蜡型雕刻、试戴调整、翻制石膏型腔、充填硅橡胶、赝复体的内外着色等步骤。由于制作过程复杂，赝复体的制作周期较长，对修复医生要求高，制作过程中患者就诊次数多，制约了赝复体制作技术的普及和推广。

20 世纪 80 年代，计算机辅助设计与制作技术（Computer Aided Design and Computer Aided Manufacturing, CAD/CAM）的出现为制造业带来了革命性变化，其中反求工程（Reverse Engineering, RE）与快速原型技术（Rapid Prototyping, RP）相结合，使得产品设计和制造虚拟化、三维化、快捷化，极大地提高了生产效率。从 20 世纪 90 年代开始，这些技术也被逐渐引入颜面缺损赝复领域，使得颜面缺损的仿真设计与快速制作成为可能，显著提高了赝复体的制作效率和修复效果，成为本领域重要的发展方向。利用计算机辅助设计制作颜面赝复体省去了令患者不适的面部取模过程，降低了赝复体制作中的雕刻难度，不仅保证了修复效果也提高了制作效率，因此有望成为颜面赝复体制作的一项标准技术。该技术主要包括面部软组织三维模型的建立、赝复体外形计算机辅助设计以及赝复体的快速成型制作三个环节。

第一节 颜面部软组织三维模型的建立

Establishes of 3D model of maxillofacial soft tissue

颜面部软组织的三维模型是进行颜面赝复体智能化仿真设计的基础。准确地获取患者缺损区及周围正常组织的三维模型是整个治疗过程中的关键环节，与最终的修复效果密切相关。颜面部软组织模型的建立首先需要获取三维数据，然后在相关软件中利用原始数据完成三维重建。在整个过程中首先要求获取数据的方法简便、安全，不会为患者带来不必要的创伤或不适；其次获取的数据应该具有很好的精度，利用这些数据进行重建得到的三维模型具有非常准确的形态，能够与患者颜面部缺损区及周围正常组织的形态完全一致；最后还应该尽可能比较真实地获取患者颜面部软组织外观的颜色信息，在仿真设计的过程中就能够更加逼真地对修复效果进行模拟，从而更准确地指导赝复体的设计。

面部软组织形态三维数据的获取在实际操作中需要应用人体测量的常用方法。对面部进行测量可追溯到古希腊时代，中国早在2000多年前就进行了人体测量工作。在解剖学的发展中人体测量一直是非常重要的内容，而采用较科学的方法进行面部重建则起源于20世纪90年代初。随着科学技术的进步，人体测量技术的发展已是日新月异，其中包括了测量工具和测量方法的改进，由传统的直接测量、照片测量、X线头影测量发展到了计算机辅助的三维空间测量。早期的测量方法只局限于二维数据的采集，而三维立体结构投照到二维照片上时，有些结构会由于视角的关系而与实际尺寸发生变化，因此二维照片的拼合并不能体现实际的三维立体结构。

随着计算机技术、电子技术、光学技术以及图形图像、数据处理等学科的迅猛发展，三维图像重建及测量技术已被广泛应用于医学、物理学、化学、地质学、工业检测、有限元分析等学科和领域中。其中在医学领域的应用是最早的，它不仅提高了医疗诊断水平，同时在治疗方案的规划与模拟、解剖学教育和医学研究中都发挥着重要的作用。颜面部软组织三维重建和测量能够客观定量地分析面部外形，因而对于涉及面部外形的各种治疗及研究均具有重要的意义，如面部生长发育的研究、美容整形效果的评价、正畸治疗的诊断设计、正颌外科的手术设计及术后预测、颜面缺损修复的仿真设计等，此外通过建立于三维测量基础上的数字化模型可以向患者演示模拟疗效，促进了医患的沟通，给治疗带来积极的作用，正日益受到临床医师的重视。从20世纪70年代以来，颜面部软组织三维重建和测量已成为国内外学者研究的热门课题。

一、颜面部软组织三维数据的获取方法

目前颜面部形态的三维数据采集方法主要有接触式和非接触式测量两类，具体的测量原理又不外乎光、声、机、电、磁等方式。随着计算机视觉这一新兴学科的兴起和发展，用非接触的光、电等方法对面部形态的三维数据进行快速采集已成为发展趋势。非接触式测量是现代测量技术的一个重要分支，它是以现代光学为基础，融光电子学、计算机图形图像学、信息处理、机械技术、电子技术、计算机视觉等科学技术于一体的现代测量技术。相对于传统的接触式测量方法，它有很多优点：扫描速度快，分辨率高，数据量大，受环境电磁场影响小，工作距离大，对细微部分的扫描精度也不受影响等，是应用最广泛、理论最成熟的方法，同时也是当前研究的热点。目前接触式测量法的主要设备是三坐标测量机，而用于面部软组织的非接触式测量法具有代表性的是断层扫描图像法（CT、MRI、三维超声）、莫尔云纹法、激光扫描技术、立体摄影测量技术和结构光技术等。

（一）三坐标测量机

接触式测量的最典型代表是三坐标测量机（Coordinate Measuring Machine，CMM）（图9-1），也称探针扫描，以精密机械为基础，综合应用了电子技术、计算机技术、光学和数控技术等先进技术。CMM最早出现在20世纪60年代，世界上第一台测量机是在1959年由英国制造的，最初只能进行点位测量。到了20世纪80年代，出现了仿形测量技术，它的工作原理是利用三维力位移传感器实现测量机上的探头（不同直径、不同形状及不同方式）直接与被测物体表面接触，逐点捕捉被测物体表面数据，即测量头所在测量点的X、Y、Z坐标，计算机通过传感器控制测量头以一定的步长、一定的行距进行自动测量并自动记录。根据各测量点的三维坐标利用计算机图形图像重建功能，将所测物体形态重建起来。根据探头的工作原理主要分为触发式、连续式和光学式三种方式。三维坐标测量机的出现是标志计量仪器从古典的手动方式向现代化自动测试技术过渡的一个里程碑。

采用三坐标测量机可以达到很高的测量精度（±0.5μm），对被测物体的材质和色泽一般没有特殊要求，测量过程也较简便。对没有复杂内部型腔、特征几何尺寸多、只有少量特征曲面的零件，CMM是一种非常有效可靠的三维数字化手

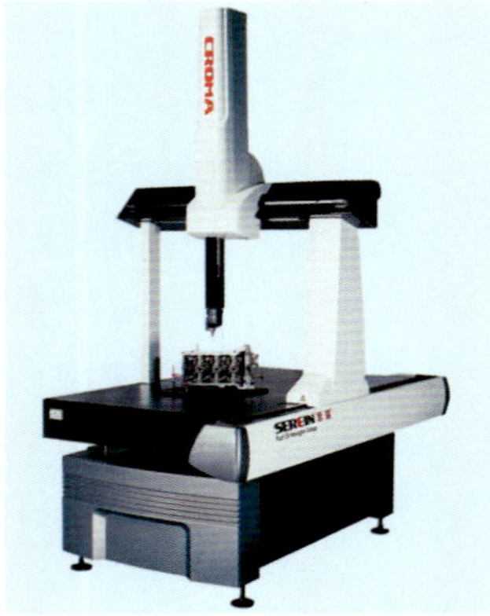

图 9-1　三坐标测量机

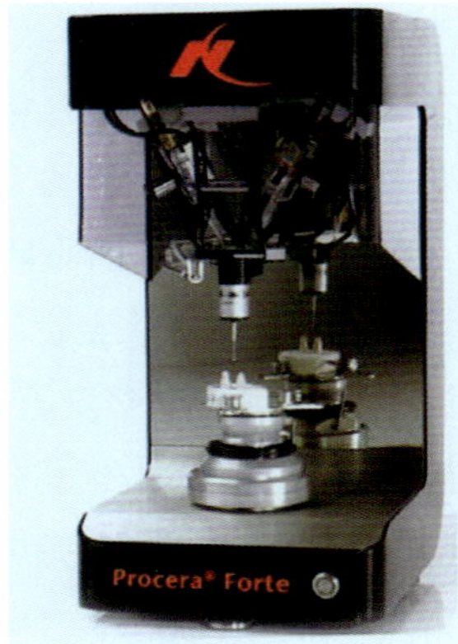

图 9-2　NOBEL BIOCARE 公司三坐标测量机（Procera）

段。但是三维坐标测量机价格昂贵，对使用环境要求高，测量速度慢，效率低，测量数据密度低；由于是接触式测量，易于损伤探头和划伤被测物体的表面；测量过程始终需要人工干预，不可能实现全自动测量；测量数据点较少，还需要对测量结果进行探头损伤及探头半径补偿，这些不足限制了它在三维测量领域中的应用。

三维坐标测量机在20世纪 80 年代被引入口腔医学领域，主要用于牙齿大小、形态、曲线等方面的研究。山田晃弘（1987 年）报道了用三维坐标测量机进行牙颌模型的测量。目前 NOBEL BIOCARE 公司的 Procera 固定义齿设计系统仍然采用接触式测量方法来获取牙颌石膏模型的三维数据（图 9-2）。

接触式测量主要是依靠测量头的移动实现的，测量头无法达到的位置就是此方法的测量盲区。这类方法要求测量头必须与被测物体接触，并且需要有一定压力，以保证两者能够始终接触，这个压力会造成柔软物体表面变形，因而不适合面部软组织的测量。接触式测量主要用于标准人台表面人体型值点的测量，具体方法是：应用三坐标测量仪测量并记录人体不同部位的型值点，其中曲面曲率较大处的测量间隔密，型值点多；曲面较平坦处的测量间隔疏，型值点少。接触式测量不适合于真实人体的测量。

（二）断层扫描图像法

断层扫描图像法需要首先获取一系列被测物体各个层面的切片图像和轮廓数据，再将各层面的轮廓数据组合起来重建完整的三维模型。这些图像和数据提供了被测物体的截面轮廓及其内部的完整信息，不仅可以对被测物体的形状、结构和功能进行分析，还可以获得物体的内部信息，并由数据重建物体的三维几何模型。采用断层扫描技术最大的优点就是可以获得物体的内部空腔数据，因而适用于任何形状结构。断层图像的特点是物体实体部分和背景部分的界限分明，可以借助成熟的图像处理技术获得物体矢量化轮廓边缘。断层测量方法包括非破坏性测量和破坏性测量两种，非破坏性测量方法主要有 CT、MRI 和超声波等。

1. 计算机断层扫描法（computed tomography，CT）

CT 最早于 20 世纪 70 年代出现，首先应用于医学诊断，后来推广应用于工业领域，是无损检测领域的重要技术手段之一。CT 是以测量物体对 X 射线的衰减系数为理论基础，经过计算机处理后重建断层图像。X 射线穿过人体的某一部位时，不同密度的组织对 X 射线的吸收量不同，组织密度越高的骨骼吸收 X 射线越多，探测器接收到的信号越弱；反之，如脂肪组织吸收 X 射线量少，探测器接收到的信号越强。组织对 X 射线的吸收量用吸收系数表示；像素（pixel）是用黑白不同的灰阶将吸收系数反映在 CT 平面图像上，构成CT 图像的最基本单位，像素值大小通常在 0.25~0.5mm 。矩阵（matrix）是构成一幅 CT 图像吸收系数（像素）的排列方式，每张CT断层片的像素矩阵一般为512×512，一些更加先进的扫描设备可达到1024×1024。矩阵越大，像素单元越小，探测器的数目越多，所收集的信息成几何倍数增加。两个断层之间的距离称为层厚，在CT扫描时，设定更小的层厚可以获得更精细的图像。将人体某一部位连续的CT断层图像进行计算机叠加处理，便可重构该部位的三维立体结构。目前的CT设备层厚可以小于0.5mm，但是随着层厚的减少，放射剂量也随之上升，因此在扫描时放射医师需要在图像质量和安全性之间取得平衡。就颅颌面骨而言，1mm左右层厚已经可以取得比较清晰的结果。CT测量法可以在不破坏被测物体的情况下准确测量出内部形状、内部构造，对被测物体的复杂程度没有限制，但它存在空间分辨率受扫描层厚影响难以提高、获得数据需要较长的时间、重建图像的计算量较大、造价高等缺点。

CT测量在口腔医疗领域主要用于颅颌面部软硬组织，包括牙颌数据的采集。1984年，Marsh首先报道了应用CT扫描颅颌面结构进行三维重建的技术及其在颅颌面畸形的诊断分析、手术设计及术后评价中的应用。随着三维螺旋CT技术的发展，CT在颅颌面部软硬组织重建中得到越来越多的应用：Xia等（2000年）对10名患者进行了计算机断层扫描和面部软组织三维重建，对手术效果进行了模拟；Westermark等（2005年）对15名颅颌面复杂手术患者术前进行颅颌面软硬组织三维重建,制订手术计划。国内高勃等（2000年）用CT扫描获取了下颌的牙颌数据；龚振宇等（2004年）用这种方法进行了临床手术患者的下颌骨三维数据采集。CT用于面部测量扫描时，患者接受的射线量较大，扫描时间较长，价格较高，体层图像形成的面部图像分辨力有限，口腔内的金属物（如银汞合金、金属冠、固定矫治器等）会产生伪影，影响了CT测量法在颌面软硬组织三维数据获取中的应用，但其优点是能同时获取表面软组织与内部骨组织的准确形态，而且弥补了可见光扫描无法用于获取完整外耳表面形态的缺陷，而且现在光学扫描设备在我国各医疗机构中还没有普及，因此CT仍然是颜面赝复体计算机辅助设计制作技术中三维数据获取的主要方法之一，尤其是在耳赝复体设计制作及颜面赝复体种植设计中无法替代。

CT在临床应用中最大的缺点是会对患者造成潜在的放射性危害。2000年国际辐射防护委员会统计资料显示，在世界范围内，CT检查约占放射学检查的5%，但是辐射剂量却占整个放射学检查的34%，在美国甚至高达67%，且超过10%的CT检查是针对0～15岁的儿童这一辐射较敏感的人群进行，可见CT检查产生的放射性危害不容忽视。着眼于电离辐射危害的防护，1977年国际放射防护委员会提出了辐射防护的三项基本原则，包括实践正当化、防护最优化、个人剂量限值。最优化要求在获得最有价值影像的同时，患者接受的放射剂量最小化。

近年来出现了头部专用的锥形束CT（cone beam CT，CBCT）（图9-3），其具有放射剂量较低、图像精度更高、尤其对骨组织的显影更为清晰等优点，在口腔临床中的应用也日益增多。然而CBCT的密度分辨率较差，无法重建出清晰的软组织表面三维形态，而软组织形态对于颜面赝复体的设计制作与最终修复效果是至关重要的，故在此领域CBCT尚无法取代传统CT，目前还需要采用多层螺旋CT进行颜面部软硬组织三维数据的获取。

对于放射危害的防护可考虑采用低剂量CT扫描以达到降低放射剂量的目的。Naidich等于1990年首次提出低剂量CT（Low Dose CT，LDCT）的概念，在保证其他扫描参数，包括扫描方式、管电压、层厚、扫描时间等均不变的情况下，仅降低管电流为标准成像的20%，仍可以获得图像质量满足诊断要求的影像。由于辐射剂量与管电流成正比例的关系，因此降低CT扫描时的管电流，会使受检者所受辐射剂量相应下降。采用常规剂量和适当的低剂量进行CT扫描时，两者相较，成像的清晰度、分辨率、对比度、伪影等均无统计学差异。低剂量CT概念的提出，为解决CT辐射安全性问题提供了新途径。

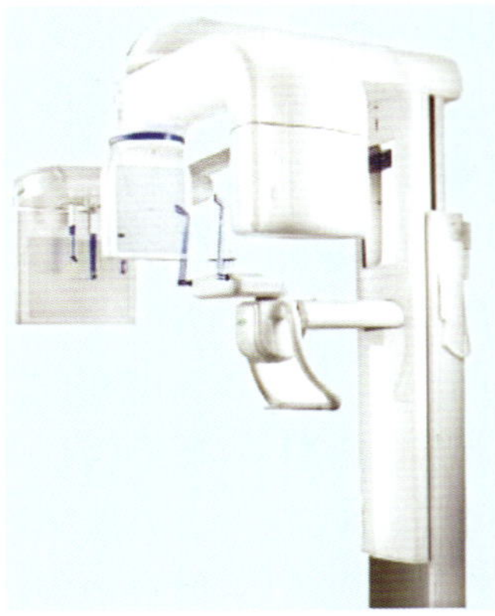

图 9-3　锥形束 CT（CBCT）

2. 磁共振测量法（magnetic resonance imaging，MRI）

磁共振（MRI）是一种核物理现象，是指原子核在静止磁场中，受电磁波激发而产生共振并释放能量的现象。磁共振测量利用磁场的原理来标定人体某一部位的空间位置，然后用射频脉冲序列照射被测物体，改变物体内原子的旋转排列方向，原子核就会释放吸收的能量，能量激发后发出电磁信号，利用线圈来检测这种信号，再经由电脑分析处理后组合成影像，就是大家所看到的 MRI 影像。1973 年 Lauterbur 发表了 MRI 成像技术，磁共振法能深入物体内部又不破坏样品，对生物体无伤害，使磁共振不仅能够用于物理学和化学研究，也能够广泛用于临床医学领域。近年来，磁共振成像技术发展十分迅速，已日臻成熟完善，检查范围基本上覆盖了全身各个系统。参与 MRI 成像的因素较多，信息量大而且不同于现有各种影像学成像，在疾病诊断中有很大优越性和应用潜力。

由于这种技术具有深入组织内部且不破坏器官的优点，对人体没有损害，特别是对软组织细微特征具有超强的分辨能力，可以弥补 CT 的不足。目前，MRI 已被应用于脑部、耳部等结构的数据测量。但磁共振设备造价高，检查时间长，患者检查费用也较高，空间分辨率不及 CT 扫描，数据精度也受到断层厚度的限制，因此不利于在颜面软硬组织三维数据获取中普及应用。

3. 三维超声成像法（3D ultrasound scanning）

超声波成像原理是不同的介质对超声波有其特定的声阻抗和衰减特性，因而构成声阻抗上的差别和衰减特性的差异。人们便利用这种差别与差异对物体进行断层数字化测量。20 世纪 40 年代初就已探索利用超声检查人体，20 世纪 50 年代已研究并使用超声使器官构成超声层面图像，20 世纪 70 年代初又发展了实时超声技术，可观察心脏及胎儿活动。这种方法测量速度慢，且由于各种回波比较杂乱，必须精确地测量出超声波在被测物体中的传播声速，利用数学模型的计算来定出每一层边缘的位置，但若物体中有缺陷，受物体材料及表面特性的影响，则测量出的数据可靠性较低。由于超声波可获得器官的任意断面图像，还可观察运动器官的活动情况，成像快，诊断及时，无痛苦与危险，属于非损伤性检查，目前它在临床上常规用于人体断层扫描检测。

相对于 CT 或 MRI 而言，超声波具有设备简单、成本较低、无辐射等优点。同时，超声波在高频下具有很好的方向性，它在三维扫描测量中的应用前景正在日益受到重视。不足之处在于图像的对比分辨力和空间分辨力不如 CT 和 MRI 高，由于接触式的探头压迫软组织，所以软组织的变形问题一直限制了此技术在面部测量中的应用。近年来，国外学者发展了一种新的面部三维超声测量方法，该法放弃了接触式的超声探头，而是将对象的面部浸入水中，通过探头在盆底进

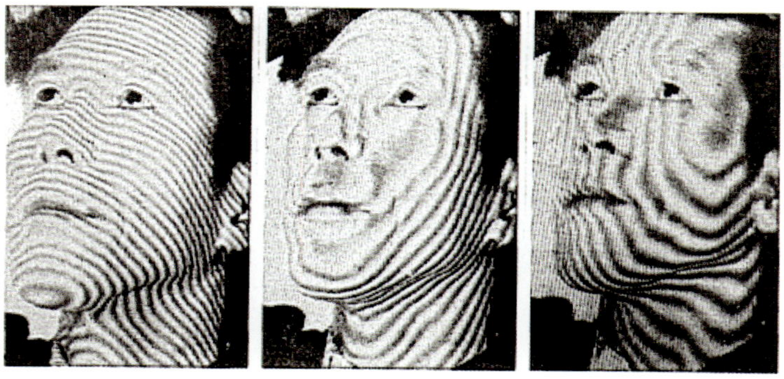

图 9-4 应用莫尔云纹法测量面部形态

行扫描捕捉面部组织与水之间界面的三维信息，从而达到面部三维重建测量的目的。

（三）莫尔云纹法（moire topography）

两组相互重叠的栅线，在光的干涉下将产生明暗相间的条纹，称为云纹或莫尔云纹。人们很早就发现这一现象，但将其作为一种测量方法，应用于物体形态、轮廓和位移的测量，却只有几十年的历史。1945 年 Tollenaar 第一次从几何学上解析了云纹现象，奠定了云纹测量计算中几何法的基础，并于 1948 年发表了第一篇云纹法测量变形体位移的论文。1954 年 Dantu 提出"云纹条纹代表等位移线"的学说，奠定了云纹测量计算中位移场法的基础。莫尔云纹法的基本原理是利用平行光透过栅板后投射于被测物体表面，在被测物体表面形成条纹状栅线。由于被测物体表面形态不同，使得栅线产生形变，变形的栅线包含物体表面各点的位置信息。同样，由变形栅线与基准栅叠合而产生的云纹也就包含了物体表面各点的位置信息。通过专用软件分析云纹可以推算出表面各点的三维坐标，重建物体表面的三维形态。

作为一种新型实验力学研究方法的莫尔云纹法，到20 世纪 60 年代初才开始应用于形变体的弹塑性变形和塑性变形测量。20 世纪 70 年代初，美国学者 Meadows（1970 年）、日本学者 Takdsaki（1970 年）根据莫尔云纹法的原理，研制出适用于测量人体表面形状的云纹测量仪，相继用于人体测量和儿童脊柱侧弯的检查，很快该技术被引入口腔医学领域，用于分析人面部形态的三维特征及对称关系。在口腔医学领域，该方法被用来分析颅颌面生长发育、颞下颌关节和颜面对称性研究、面瘫功能评价、唇腭裂手术效果分析，以及牙齿、石膏模型测量（图 9-4）。Motoyoshi 等以此法提出了一种面部的三维测量系统，但是无法捕捉面部组织的表面纹理，所以标定点比较困难。1998 年 Schwenzer 等改进了该技术，使其可以在数秒之内获取颜面三维信息，并且测量数据可以用于 CAD/CAM 系统。国内从20 世纪 80 年代开始云纹仪的开发和生产，最初应用于儿童脊柱侧弯的定性诊断和分析，其后用于正位颜面结构形态特征的三维测量分析。胡林（1983 年）应用莫尔等高法对颜面形态进行三维测量分析，用以构建面部三维数字化模型，研制了适用于口腔颌面检查的莫尔云纹摄像实验装置，进行颜面部三维测量分析和透视立体图像的重建。由于该方法设备简单，操作简便，仪器价格低廉，遂被广泛用于医学和生物学形态测量领域，成为一种划时代的方法。

莫尔云纹法通常只能提取整数级云纹，即使采用一些手段提取分数级云纹，所提供的信息量也有限，因而检测精度受到限制。特别是当被测物表面梯度变化不均匀时，矛盾更为突出：梯度变化比较大的地方，条纹十分密集，甚至堆积；而梯度变化平缓处，条纹则过于稀疏，被测物体表面变化的一些细节部分容易被忽略掉。没有栅线覆盖的部位，由于缺乏信息载体，测量精度无法保证，所以对于表面形态起伏较大的物体采用

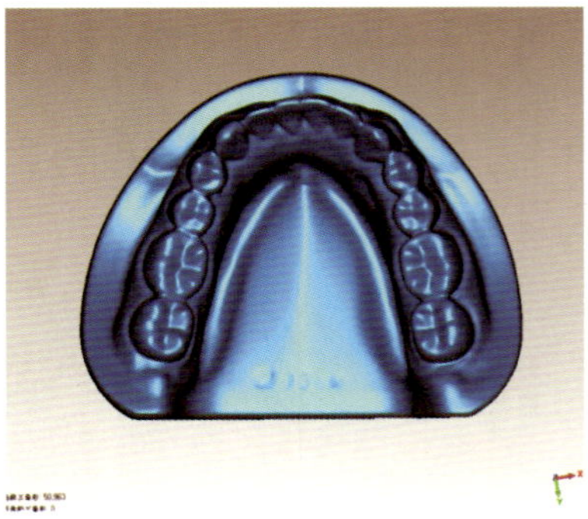

图 9-5 激光扫描获取的标准石膏模型三维数据

此法，精度较差。而且头部位置的微小转动会造成测量结果很大的改变，同时重建的面部形态不直观。目前，电子扫描和取样技术替代了传统的光栅观测方法，以获得更加清晰的莫尔条纹。

（四）激光扫描测量技术（laser surface scanning）

激光扫描测量技术是一种非介入性的面部三维重建方法，基本原理为激光三角法测距原理，是利用具有规则几何形状的激光光源，如点光源、线光源，投影到被测物体表面上，被测物体表面凹凸不平致激光发生变形，形成的漫反射光点或光带成像于图像传感器（CCD 摄像机）上，然后根据三角形原理通过计算机进行数据转换、运算等，显示出能任意方向旋转、比较逼真的颜面部立体形态图，并可给出各种测量参数以供参考。激光扫描测量的特点是非接触，被测物无形变，测量结果与操作人员无关，测量重复性好，测量精度最高可达 1μm。目前牙科固定义齿 CAD/CAM 系统中，普遍采用激光扫描测量技术来获取石膏印模的三维数据（图 9-5）。

1985 年 Arridge 首次提出利用低能量激光束进行面部扫描获得三维数据的方法。1987 年 Moss 等采用氦氖激光获取面部的三维信息，具有分辨率高、非接触及低放射剂量等优点，精度可达 0.5mm。1996 年 Bush 使用激光扫描仪获取颜面形态，并对该技术的有效性进行了研究。1999 年 Chen 等也报道了采用激光扫描的方法建立面部形态的三维图像数据。Ferrario 等利用激光扫描仪获取面部三维形态数据，对颜面横向与纵向形态随着年龄的变化趋势进行了分析。2001 年 Nagao 等利用高速激光扫描系统获取牙列数据与颜面形态数据，并将它们整合到一个三维模型中，并用可视化图形表示出来。Aung 等采用激光获取健康志愿者面部形态数据，对面部主要标志进行测量分析，与手工测量进行比较分析，误差小于 1.5mm，认为可以用于面部软组织测量，并对东方人外鼻形态进行了新的分类。国内吕培军等开发出首套国产颅面三维激光扫描系统。姚森等 1998 年研制出了颜面部高精度激光三维扫描和立体形态重构系统，在三维扫描测量仪中设计了一个装配有激光二极管和线阵列光电耦合元件 CCD 的旋转框，该旋转框在沿着头颅做圆周运动的同时，可沿长轴做精细的轴向运动，准确采集出颜面部每个部分的立体信息。在颜面赝复领域，1997 年 Tsutstmi 首先将该技术用于颜面部缺损患者面容信息的数字化提取。Cheah、吴国锋等曾利用激光扫描收集外耳和面部石膏模型轮廓的基本信息。这种方法进行面部扫描时间较长(约 15 s)，在扫描期间整个面部的变化和姿势的改变都会导致面部扫描影像的扭曲。由于激光扫描会对视网膜造成伤害（尤其是在儿童），因此患者在扫描过程中要闭上眼睛，同样会使重建结果不完整，无法获取睁眼状态的眼眶部信息。这种方法无法捕捉面部软组织的表面纹理和质地，对那些

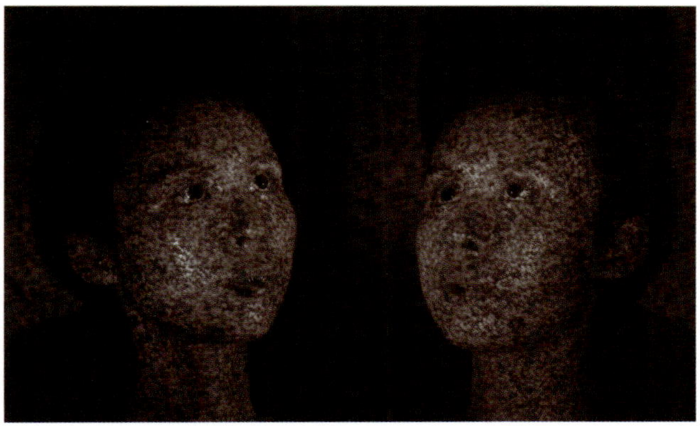

图 9-6 立体摄影测量重建面部三维模型

需要通过皮肤颜色来确定的标定点是不利的，对过黑或过白的扫描对象，激光扫描后图像转换有障碍。有学者提出用于面部测量时，使用一种低能量激光系统，激光能量小于 0.000 08W，照射时间少于 0.2s，可以睁眼进行测量，以解决激光照射于人眼对视网膜造成伤害的问题。

（五）立体摄影测量技术（stereophotogrammetry）

立体摄影测量技术主要运用解析几何的原理，借助于立体摄影机和立体测图仪完成，属于生物立体测量术。立体摄影测量是运用了双目视觉的原理，即双眼将观察到的物体稍有不同的两影像送入大脑，通过综合，形成有深度、长度和宽度的立体像。同样在立体镜下，可将两张位置不同的立体像对并列，使左眼所见的左片与右眼所见的右片形成适当的关系，则能清楚地再显示出深度。使用立体测图仪并结合现代计算机技术，可得出三维定量资料。20 世纪 90 年代以后立体摄影测量技术开始出现并应用于面部软组织三维重建及测量（图 9-6），其基本原理为：应用立体摄像机和特殊的闪光系统，快速（少于 1s）获得图像资料，采用 CCD 数码相机输入计算机并作处理，其精度可以控制在 0.5mm 以内，采像速度快，无电离辐射，患者乐于接受并能很好配合，既可对面部软组织的重建进行直观评价，又可以进行三维测量和定量分析，是目前面部软组织三维重建和测量最有效的方法之一。在立体摄影测量中，由于使用的仪器、设备不同，对结果的精度要求不同，而采用不同的方法。但在被测物体的周围实施某种控制则是一个必不可少的过程。因为摄影测量中，用立体像所建立的立体模型，会产生各种误差，很难保证精度。纠正这种误差的办法就是在被摄物体周围设计控制网（高精度控制架），并在控制网内设定一些控制点，使控制点的三维坐标精度在所要求的范围之内，这些控制点的精度就决定了测量的精度。

双目视觉系统的几何关系是非常简单明确的，但还存在一些问题，由于双目视觉是从物体的二维到三维信息的转化，这种转化实际上是一个有着不确定解的病态问题，故用双目视觉恢复物体的精确三维形貌中最困难的问题，就是立体图对的对应点匹配。对此，最常用的方法是用图像相关算法进行图像匹配。需要在左、右两幅图中寻找对应点，而为了在所感兴趣的点上建立一一对应的关系，有可能不存在充分的视觉信息，如强度不够或颜色无法区分；由于遮掩或阴影的影响，物体中的某些部分有可能只出现部分，有可能只出现在立体点对的一个观察点上满足对应点匹配计算的候选点，有可能出现假对应。另外立体摄影测量技术最大的缺点在于计算量大，不适于实时、在线测量。但立体视觉技术对于材质颜色等物面性质及背景光强等环境因素要求较低，同时对于超大型三维形体如建筑等的测量，立体视觉技术也有无可替代的优势。

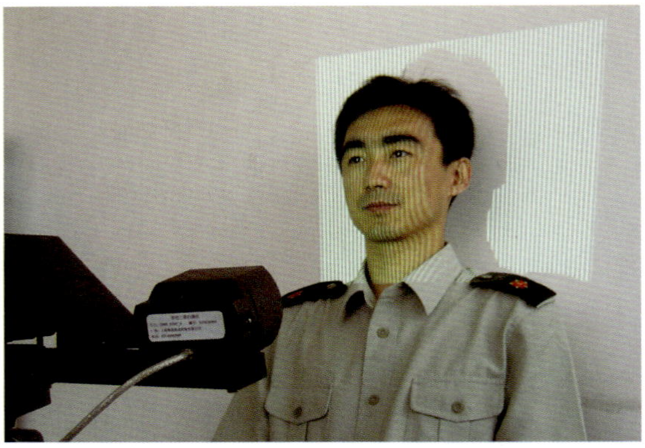

图 9-7　利用结构光技术获取面部三维模型

Mamsback（1922 年）和 Zeller（1939 年）最早使用该方法，他们利用 Wild 测量相机和 Wild A5 自动绘图仪获得了人面部等值线图。Thanllmann（1944 年）使用立体摄影测量的方法对颜面部形态进行测量分析研究，该方法能够再现颜面部立体形态，测量精度也比较高，但所使用的设备昂贵，操作复杂，方法未能得以广泛使用。立体摄影测量技术在生物医学、口腔医学领域的应用报道始于20 世纪 60 年代。20 世纪 80 年代初，Leonard，Newman 等分别尝试利用立体摄影技术对颜面几何学特征及变化进行了测量分析。Ras 等设计了一套三维立体摄影测量系统，这个系统包括了安装在框架上相距 50cm 的两部同步的数码相机，其间的夹角为 15° 。它可以给出任何软组织标志点的三维坐标，所以可以通过线段和角度的测量来反映软组织的改变。Surwald 等对立体摄影装置进行改良，使其精度达到 0.5mm 左右。格拉斯哥大学牙学院和 Turing 研究所合作开发了 C3D 影像系统，它是基于立体数码相机和特殊的纹理照明，捕捉影像时间约为 50ms，且成本较低，适于日常的临床应用。C3D 系统捕捉受试者自然的皮肤表面纹理，然后将其覆盖到面部软组织的三维模型上，因此 C3D 系统提供了更加逼真的三维模型，同样可以旋转、放大、三维测量以辅助确定诊断、制订治疗计划以及外科术前预测等，据报道，此系统的精确性在 0.5mm 以内。国内胡林首先报道了包括立体摄影机和立体测图仪的近景立体摄影系统。白玉兴等研究的立体摄影系统主要包括数字化立体摄影系统、坐标控制场、计算机、专业 3D 显示卡，能将重建的面部三维图像上下左右随意旋转观察，三维测量精度在 0.5mm 以内。

立体摄影测量获取图像数据速度快，可以减少测量时由于被测对象移动所带来的误差，比较适用于头面部软组织测量。但该方法设备昂贵，数据处理过程较复杂，需专业人员完成，对于被测物体的三维立体重建，还存在一些技术和分析软件上的问题。

（六）结构光技术（structure light）

结构光技术是一种主动式三角测量技术，包括傅里叶变换轮廓术（FTP）、相位测量轮廓术（PMP）、空间位相检测（SPD）等方法。结构光技术的基本原理是：由投射器投射可控制的光点、光条或光面结构，光到物体表面形成特征点，并由 CCD 摄像机拍摄图像，得到特征点的投射角，然后根据标定出的空间方向、位置参数，利用三角法测量原理计算特征点与 CCD 摄像机镜头主点之间的距离（图 9-7）。

结构光方法具有计算简单、体积小、价格低、便于安装和维护的特点，在实际三维测量系统中被广泛使用，但是测量精度受物理光学的限制，存在遮挡问题，测量精度与速度相互矛盾，难以同时得到提高。在获得高精度的三维面部模型时，面部需要采用随机阵列的光线投射数次，这就增加了影像捕捉的时间，头部的移动难以避免。另外，采用一台相机无法获得完整的面部影像（耳到耳），必须使用数台照相机或者让受检者绕轴旋转，这使其实用性大大降低。Reitemeier 等使用一种新的三维结构光扫描系统——（Kolibri-mobile），具有自动调整光栅方向的功能，由一块可以转动、五块固定的反光镜组成，并有四个摄像头采集数据，一次扫描可以覆盖整个面部，测量精度小于 100μm，解决了上述问题，并被用于颜面部缺损患者面部数据的采集。Techalertpaisarn 等使用双液晶（LCD）投影仪、光电耦合（CCD）数码相机及电脑构成三维影像系统，其所产生的面部三维影像可以修改和以任何方向移动和旋转；但此系统捕捉影像至少需要 2s 的时间，难以避免头部的移动，尤其是对于儿童。Curry 等对此技术做了改进，他们开发的系统包括两台照相机和一台投影仪。将色彩编码的光线图案投射到目标的面部，图案的扭曲可以由电脑软件还原出精确的三维信息，另外用无阵列的光线采集一份面部影像以获得面部表面的纹理。该系统需要采集三帧面部影像（一帧正前方，两帧侧面）以覆盖整个面部组织。接下来的工作就是将三副面部的立体影像拼接到一起，完成的三维图像可以与其他的三维骨骼模型和三维牙列模型整合在一起。黄红强等提出了一种基于彩色编码结构光的新型三维成像技术，实验装置包括结构光发生器、图像采集系统、图像处理系统以及三维信息提取系统。这种方法以颜色作为物体三维信息的加载和传递工具，以彩色 CCD 摄像机作为图像获取器件，通过计算机软件处理，对颜色信息进行分析、解码，最终获取物体的面形三维数据，以人的嘴唇模型为对象进行了具体实验，获得了较满意的结果。熊耀阳等采用结构光三维扫描技术对一名志愿者面部及其面部石膏模型进行扫描，重建面部和石膏模型的三维图像。比较三维重建图像测量结果和面部实际测量结果的差异，可发现结构光三维扫描技术可完整重建志愿者面部的软组织形态，能较好地还原面部实际情况。

随着计算机技术的发展，信号自动处理技术的不断成熟，结构光测量技术也在不断提高、完善，由于其具有快速、无害、高精度等突出优点，因而能够作为一种颜面部测量的理想工具，推动面部软组织三维测量技术的进一步发展。

（七）颜面部三维扫描数据的储存格式

通过上述各种方法获取的颜面部三维扫描数据，必须保存为相应的格式，才能够顺利地导入相关软件，进行后续模型重建工作，需要利用的文件格式主要为 DICOM 格式与点云格式两种。

1. DICOM 格式文件

DICOM（digital imaging and communications in Medicine）即医学数字影像和通信标准，是用于数字化医学影像传送、显示与存储的标准。在医学影像信息学的发展和研究过程中，由于医疗设备生产厂商的不同，造成与各种设备有关的医学图像存储格式、传输方式千差万别，使得医学影像及其相关信息在不同系统、不同应用之间的交换受到严重阻碍。为此，美国放射学会（American College of Radiology，ACR）和美国电子制造商协会（National Electrical Manufacturers Association，NEMA）认识到急需建立一种标准，以规范医学影像及其相关信息的交换，DICOM 标准就是在这样的背景下于 1985 年产生了。在 DICOM 标准中详细定义了影像及其相关信息的组成格式和交换方法，利用这个标准，人们可以在影像设备上建立一个接口来完成影像数据的输入和输出工作。DICOM 文件提供了非常精确的组织密度信息，运用计算机图形学的手段对这些数据进行处理，能够提供大量几何信息用于软硬组织的三维模型重建。目前，各主流医学影像设备如 CT、MRI 等设备中都有 DICOM 数据输出接口，从而保证信息的共享性（图 9-5 ～ 9-7）。

2. 点云格式文件

点云（Point Cloud）文件是在同一空间参考系下表达目标空间分布和目标表面特性的海量点集合。通过三坐标测量机及各种光学扫描仪器得到的物体外观表面的点数据集合也称之为点云。每个点云文件会包含上万乃至上百万个点数据，而每个点都会有其相应的空间三维

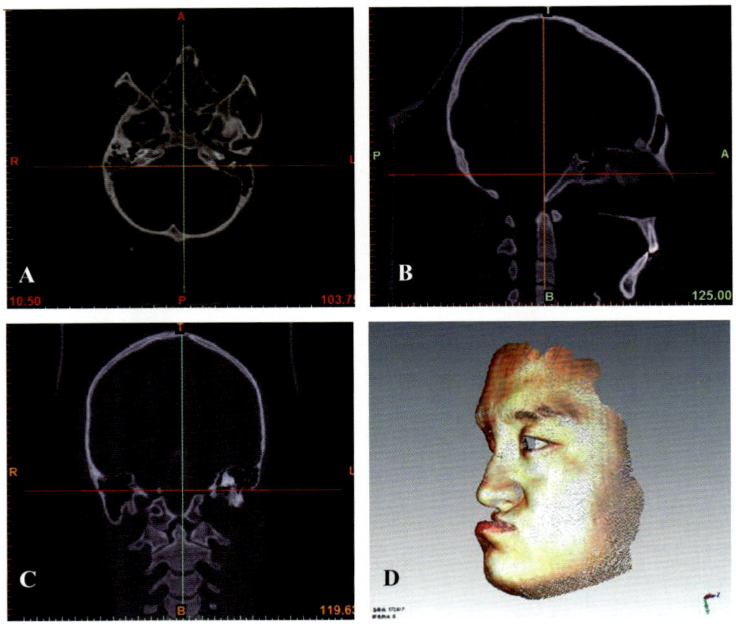

图 9-8　A. CT 断层片（水平面）；B. CT 断层片（矢状面）；C. CT 断层片（冠状面）；D. 典型的密集点云，具有真实的颜色信息

坐标值，利用这些点能够实现物体外观表面的三维重建。通常使用三维坐标测量机所得到的点数量比较少，点与点的间距也比较大，叫稀疏点云；而使用三维激光扫描仪或照相式扫描仪得到的点云，点数量比较大并且比较密集，叫密集点云。点云数据中每个点还可以包括相应的 RGB 色彩值，这样重建得到的模型也会具有真实的颜色信息（图 9-8）。

二、颜面部软组织三维模型的重建

颜面部软组织三维模型的建立过程与工业造型领域逆向工程的过程完全相同，因此在获取颜面部软组织三维数据后，可以利用现有成熟的逆向工程软件，以实现颜面部软组织三维模型快速、高效与准确的重建。

（一）逆向工程

逆向工程（Reverse Engineering，RE），又被称为反求工程，是对产品设计过程的一种描述，可以认为是将产品样件转化为三维模型的相关数字化技术和几何建模技术的总称。在工程技术人员的一般概念中，产品设计过程是一个从无到有的过程，即设计人员首先在大脑中构思产品的外形、性能和大致的技术参数等，然后通过绘制图纸建立产品的三维数字化模型，最终将这个模型转入制造流程中，完成产品的整个设计制造周期，这样的产品设计过程被称为“正向设计”过程。逆向工程产品设计可以认为是一个“从有到有”的过程。简单地说，逆向工程产品设计就是根据已经存在的产品模型，反向推出产品设计数据（包括设计图纸或数字模型）的过程。

20 世纪 70 年代后期，随着边界计算、曲面表示、布尔运算等图像处理关键技术的相继解决，以及高性能计算机硬件和专业图形处理软件的应用，逆向工程出现并迅速发展起来，专门用于构建物体的三维曲线模型、曲面模型和实体模型。工程的应用领域主要是飞机、汽车、玩具和家电等模具相关行业。逆向工程的实施过程是多领域、多学科的协同过程。逆向工程一般可分为四个阶段：①零件原型的数字化，通常采用三坐标测量机 (CMM) 或激光扫描等测量装置来获取零件原形表面点的三维坐标值，也可以采用工业 CT 来获得模型的断层影像；②从测量数据中提取零件原型的几何特征，按测量数据的几何属性对其进行分割，采用几何特征匹配与识别的方法来获取零件原型所具有的设计与加工特征；③零件原型三维模型的重建，将分割后的三维数据在计算机系统中分别进行表面模型的拟合，并通过各表面片的求交与拼接获取零件原型表面的三维模型；④重建三维模型的检验与修正，采用根据获得的模型重新测量和加工出样品的方法来检验重建的三维模型是否满足精度或其他试验性能指标，对不满足要求者，重复以上过程，直至达到零件的设计要求。

医学也是最早运用逆向工程技术的领域之一，根据逆向工程的设计概念，可以依据 CT 及磁共振等设备采集人体器官、骨骼、关节等部位的外形数据，重建出三维数字化模型，精确地还原人体组织的本来面貌，审视观察其细微的特征，并借助其他先进的 CAD/CAM 技术，进一步对数据模型进行虚拟设计和参数修改，最终将数据模型物化输出为实物模型。这样就实现了医学信息认知从二维向三维，从简单的平面信息（灰度对比、几何变化）向复杂的立体模型（体、曲线、曲面），从单一的图像信息向反映拓扑信息在内的组织全信息，从静态辅助诊断向以参数化特征造型为基础的动态人体三维模型设计的发展，从而将医生从晦涩的二维图像判读中解脱出来，彻底改变了传统的医学观念和诊疗模式。

（二）颜面部软组织三维模型重建中的相关软件

DICOM 格式的颜面部软组织三维数据主要是利用专业的医学影像软件，读取每一张断层数据，进行叠加完成三维重建。比较著名的医学影像三维重建软件有 Mimics、3D-Doctor、Amira、VGStudioMax、3Dmed 等，目前国内也已经有许多公司开发出专业的医学影像三维重建软件。而点云格式的光学扫描文件要依靠专业的逆向工程软件来处理，逆向工程软件的主要作用是接收来自测量设备的产品数据，通过一系列的编辑操作，得到品质优良的曲线或曲面模型，并通过标准数据格式将这些曲线曲面数据输送到现有 CAD/CAM 系统中，在这些系统中完成最终的软组织重建。逆向工程软件目前面市的产品类型已达数十种之多，较具代表性的有：EDS 公司的 Imageware、3D System 公司的 Geomagic 和 Rapidform、Paraform 公司的 Paraform、PTC 公司的 ICEMSurf、DELCAM 公司的 CopyCAD、MDTV 公司的 STRIM 和 Surface Reconstruction、3D FAMILY TECH 公司的 Digipoly、日立造船的 GRADE-NC、英国 Renishaw 公司的 TRACE、中国台湾智泰科技股份有限公司的 Digisurf、Alias Waveffont 公司的 Surface Studio 等。在此分别就目前最常用的处理 DICOM 数据的 Mimics 软件与处理点云数据的 Geomagic 软件做简要介绍。

1. Mimics 软件

Mimics 是 Materialise 公司的交互式医学影像控制系统，即 Materialise's Interactive Medical Image Control System。MIMICS 是一套高度整合而且易用的医学 3D 图像生成及编辑处理软件，它能输入各种医学扫描设备获取的 DICOM 数据（CT、MRI），建立三维模型进行编辑，然后输出通用的 CAD（计算机辅助设计）、FEA（有限元分析）、RP（快速成型）格式，可以在个人电脑上进行大规模数据的转换处理。MIMICS 是模块化结构的软件，用户可以根据不同的需求选择不同的搭配。

软件的基础模块具有图像导入、图像分割、图像可视化、图像配准、图像测量等功能，支持大多数图像格式的导入；提供灰度阈值、区域生长、形态学操作、布尔运算、动态区域生长、多层编辑等分割工具，从而帮助使用者能够快速方便地选择感兴趣区域进行三维重建；提供原始数据的轴状、冠状和矢状视图，提供根据感兴趣区域重建得到三维视图，并可以进行三维视图的平移，缩放和旋转，同时能够剪裁三维模型；提供图像配准、点配准和 STL 配准功能；提供点对点测量、轮廓线和灰度值测量、密度测量等功能。

除了基础模块，软件还提供了快速成型（RP）切片模块、MedCAD 模块、手术模拟模块、仿

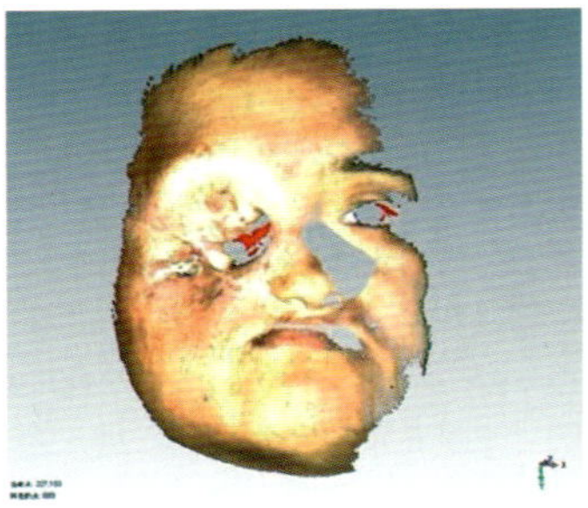

图 9-9　删除冗余数据（红色）

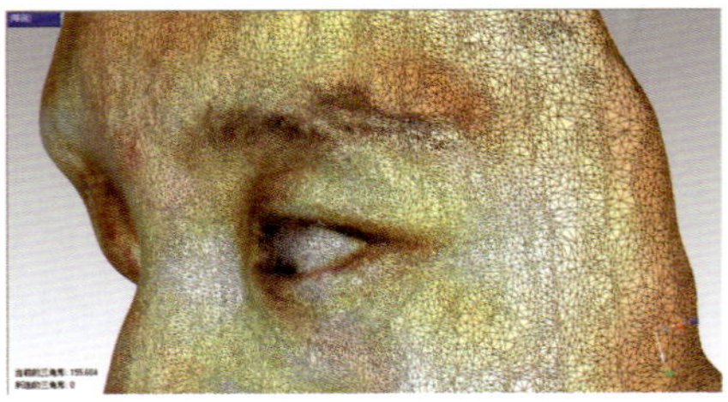

图 9-10　三角面片简化前

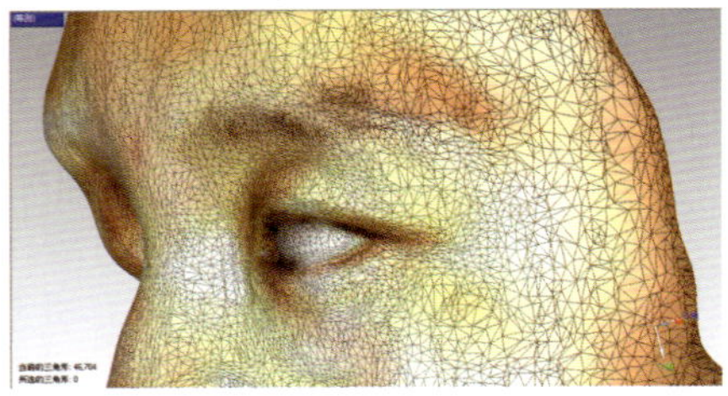

图 9-11　三角面片简化后（数量减少一半）

真模块以及 STL+ 模块供选择购买。手术模拟模块为外科手术模拟提供了强大的三维工具包，多种模拟截骨手术及分离手术的工具可供选择，能够实现切割、分割、融合、镜像、移动、定位等各种操作。仿真模块可以将扫描输入的数据进行快速处理，输出相应的文件格式，用于有限元分析及计算机模拟流体动力学，使用者可用扫描数据建立三维模型，然后对表面进行网格划分以应用在有限元分析中。仿真模块中的网格重新划分功能对有限元的输入数据进行最大限度地优化，基于扫描数据的灰度值单位，可以对体网格进行材质分配。STL+ 模块通过三角片文件格式在 MIMICS 及 RP 快速成型技术间进行交互，二元及中间面插值算法能保证快速原型件的最终精确度，可以标准的快速原型 3D 文件格式输出，即 STL 文件，从而能够将重建模型导入其他软件进行后续设计。

2．Geomagic Studio 软件

Geomagic studio 由美国的 Geomagic 软件公司开发，目前已被 3D System 公司收购，以高等数学为基础创造从点云到多边形数据的高品质三维模型产品，其主要应用领域包括工业设计、逆向工程、快速制造、医疗仿真、医疗器械网络销售及按客户具体要求制造产品等，用户包括通用汽车、BMW 等大制造商。该软件具备优良的点云和三角面片处理能力，其逆向设计过程非常简单，RE/CAD 功能完善，同时还具有全中文的操作界面。熟悉的中文操作环境以及较为低廉的价格（教育版约 7 万元）使其在中国市场具有较好的推广前景。

Geomagic 软件中点云数据处理包括数据对齐、去除噪声、数据精简、数据多边形化等。患者的光学扫描数据大多是多视数据，即以不同的角度进行获取，因此在处理点数据之前需要将不同视角的数据进行对齐。在 Geomagic 中数据对齐比较方便，只要在不同视图中的相同数据特征处选取三对点，软件自动计算误差将其对齐。患者的测量数据还存在很多冗余数据，需要在数据预处理时去除（图 9-9），对于数据去噪，选择软件中的去除噪声功能，软件自动计算噪点，将与主体数据偏离较远的冗余数据去除。

图 9-9 是经过数据对齐和去噪后的患者面部的点云数据。在 Geomagic Studio 中的多边形阶段，可以通过细化多边形或简化多边形的方法来精简数据，精简后的数据不影响模型的特征，只是在很大程度上提高了后续赝复体设计的效率（图 9-10，9-11）。

利用 Geomagic 软件将点云数据转化为多边形即多面体面阶段即可进行颜面赝复体的设计工作，而无需完成经典逆向工程中的曲面重构工作。三维模型可以 STL 文件格式保存。

3．STL（Stero Lithography）文件

STL 的接口协议于 1988 年由 3D SYSTEM 公司制定，是一种为快速成型制作服务的三维图形文件格式。由于其免费的特性，几乎所有主要的 CAD 软件都支持这种格式。STL 格式由通过三角形的集合来描述物体的三维轮廓形状，每个三角面片的定义包括其各顶点的三维坐标值以及该面片的法线方

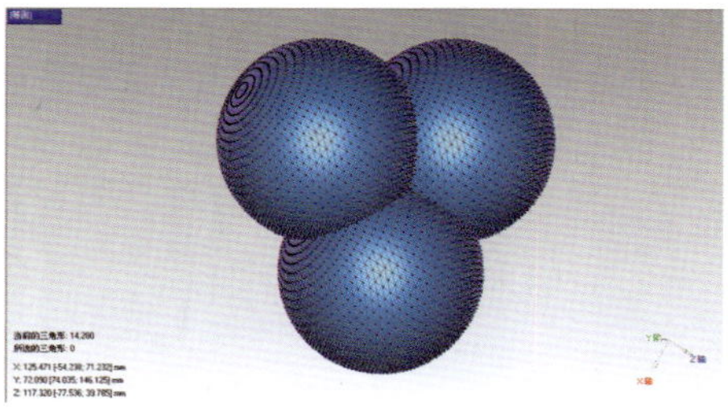

图 9-12 多面体模型的三角网格

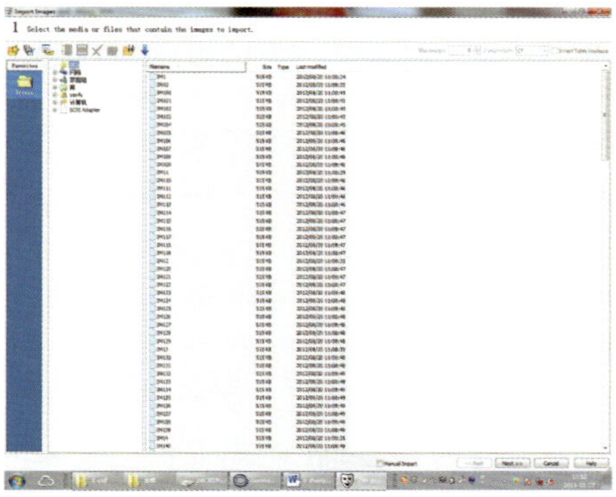

图 9-14 DICOM 格式光盘导入界面

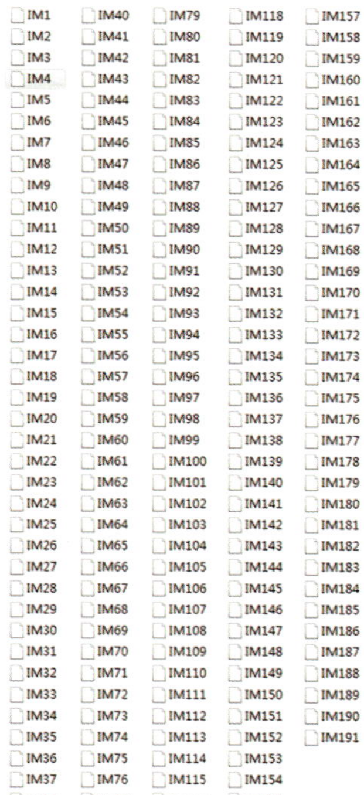

图 9-13 DICOM 数据输出保存

向。由于每个三角面片皆为平面，因此对于具有曲面外形的三维物体，其外形的描述通常需要一系列互相连接的三角平面才可完成。这也意味着一个原始的 CAD 模型，其几何外形精确程度与定义它的三角面片数量直接有关。三角面片的数量越大，则 STL 文件的体积就越大，尽管这会增加其处理时间，但是对于快速成型制作的过程却不一定会有明显的影响。目前个人电脑的运算速度、图形显示效果成倍增长，而储存设备却日益低廉，很多以往只能在大型工作站上进行的工作，都已经可以很好地在个人电脑上完成，这样多面体网格模型数据量庞大、运算速度慢的缺点就可得到很大的改善（图 9-12）。

三、获取颜面部软组织三维模型的操作过程

（一）颜面部 CT 扫描与利用 Mimics 软件重建模型

1. CT 扫描数据获取

扫描时患者仰卧，眶耳平面与扫描标志线重合，注意一定不要使用固定头部的 U 型头架，以免压迫外耳变形，造成扫描数据无法使用；受试者在扫描过程中面部表情自然放松，上下牙列轻微接触，应一直保持睁眼状态。CT 机扫描条件：电压 120kV，电流 150mA，螺距 1Q，扫描层厚 1.25mm 或以 2.5mm 扫描后拆分至 1.25mm。从下颌颏部下缘开始，至颅顶进行连续螺旋扫描，扫描图像传入工作站，进行影像重建，重建间隔 1.25mm，得到断层图像；分别选择软组织窗与骨组织窗观察断层和重建时的面部软硬组织轮廓，重建后的三维影像以不同角度抓取图片保存。最后将所有断层影像以 DICOM 格式文件输出，刻录在光盘上（图 9-13）。

2. Mimics 软件中模型重建

（1）图像导入

使用图像导入（Import Images）功能将数据导入 MIMICS 软件中，打开存有 DICOM 格式文件的光盘，得到如界面所示（图 9-14），图中右侧对话框内即为该光盘存有的患者的 CT 数据。

选择患者 CT 数据资料，点击下一步即显示该 CT 数据的基本信息，然后点击转换（Convert），

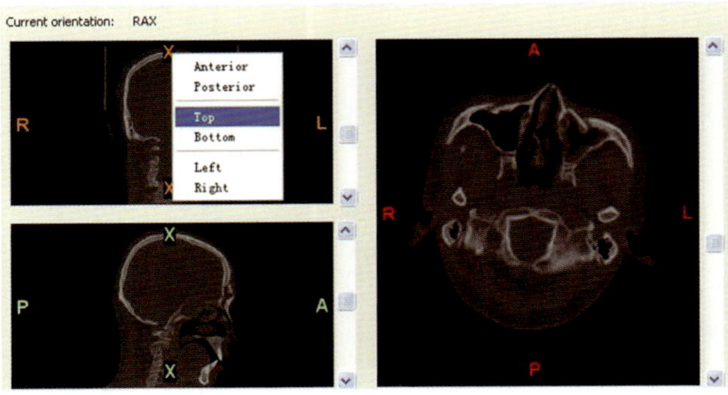

图 9-15　确定 CT 数据方向

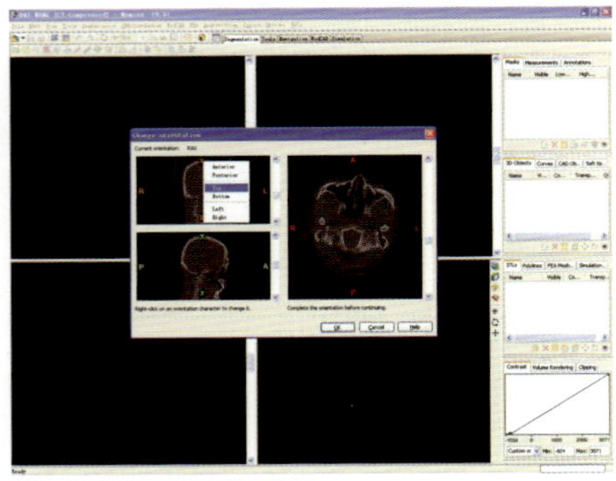

图 9-16　浏览矢状面、水平面、冠状面图像

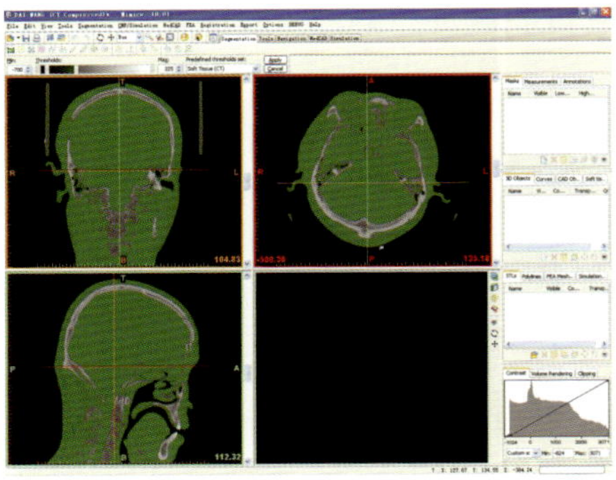

图 9-17　数据输入阈值选择调节

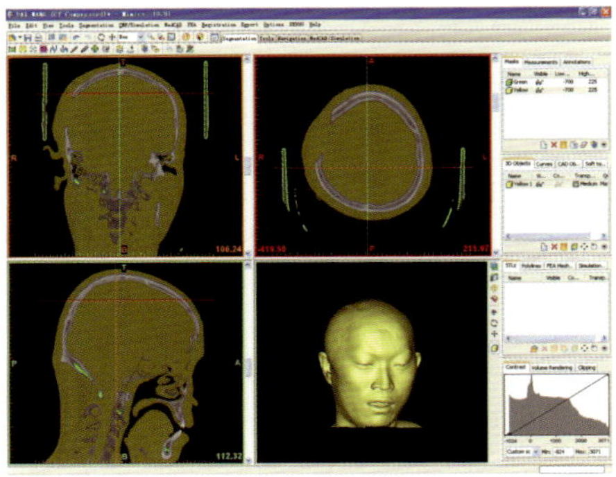

图 9-18　CT 数据三维重建

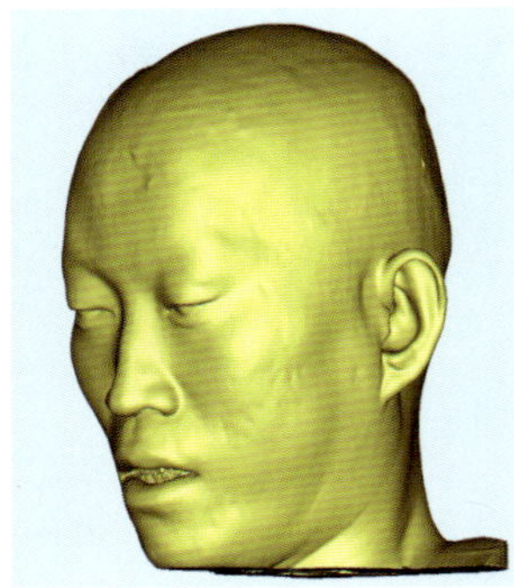

图 9-19　软组织三维重建

便将该患者的CT断层影像全部导入MIMICS软件，在数据输入界面中确定 CT 数据的方向（图 9-15），进入主程序界面。浏览该 CT 数据的三个平面（矢状面、水平面、冠状面）的二维图像，通过上下拖动滚轴检测 CT 数据的完整性（图 9-16）。查看 CT 数据基本信息，要求像素大小在 0.5mm 以下，像素数目在 512 × 512 以上，层间距在 1.25mm 以下。

（2）模型三维重建

首先将软件中默认的阈值（Thresholds）选项中的骨组织（Bone）改为软组织（Soft Tissue），一般软组织的阈值底限在 -700 以下，针对每个患者数据做调整，直至软组织与空气界面的轮廓信息全部被分割选择出来（图 9-17）；可以将阈值上限设置为最高，这样实际重建出来的模型就包括了骨组织的部分，模型数据量会大大减小。

然后使用区域增长（Region Growing）功能，使在设定阈值范围内选取的数据信息形成一个单独的体（Mask）；应用计算 3D（Calculate 3D）功能，选择轮廓内插法（Contour Interpolation），在不进行平滑的条件下，对数据的 Mask 进行三维重建（图 9-18）。

得到面部软组织的三维模型（图 9-19），查看重建出的三维模型有无因扫描过程中局部受压迫而导致的软组织变形，如果数据无形变异常，则将其导出，保存为 STL 格式。

（二）3DSS 可见光扫描仪原理、结构与操作

1. 原理

3DSS 采用一种结合结构光技术、相位测量技术、计算机视觉技术的复合三维非接触式测量技术，测量时光栅投影装置投影数幅特定编码的结构光到待测物体上，成一定夹角的两个摄像头同步采得相应图像，然后对图像进行解码和相位计算，并利用匹配技术、三角形测量原理，解算出两个摄像机公共视区内像素点的三维坐标。采用这种测量原理，使得对物体进行照相测量成为可能。所谓照相测量，就是类似于照相机对视野内的物体进行照相，不同的是照相机摄取的是物

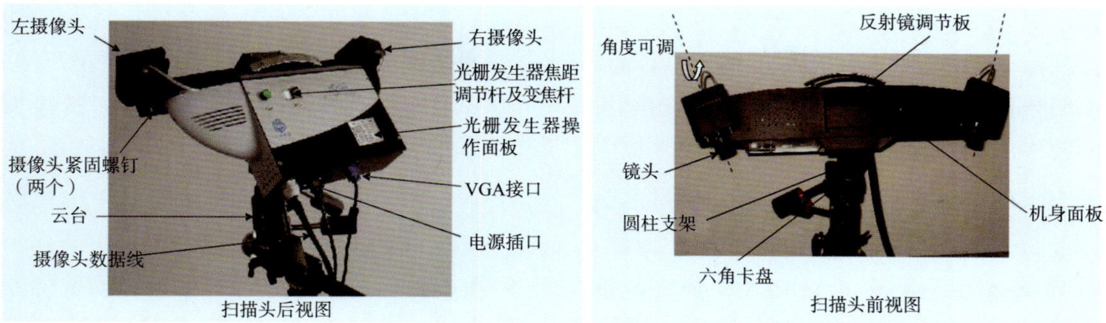

图 9-20 3DSS 可见光扫描仪

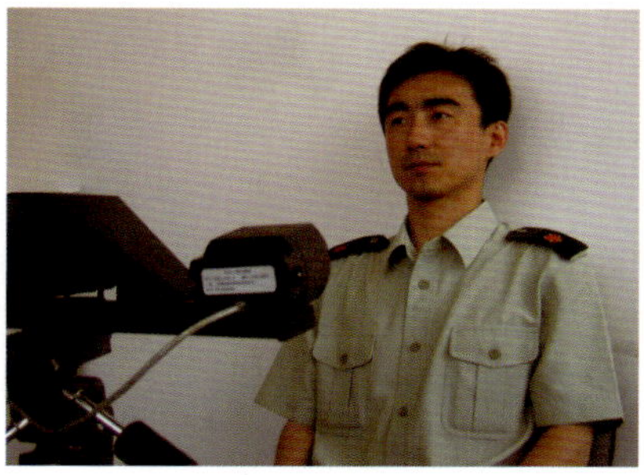

图 9-21 受试者姿势

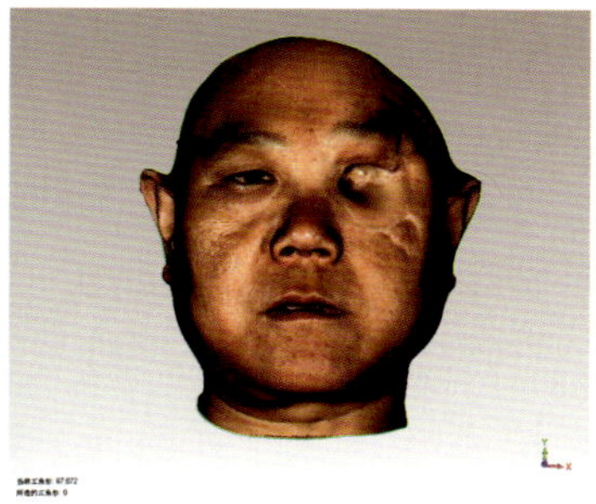

图 9-22 颜面部三维数据

体的二维图像，而 3DSS 三维扫描仪获得的是物体的三维信息。

2．结构

3DSS 系统包含扫描硬件和扫描软件。

（1）硬件系统

完整的 3DSS 硬件系统包括：微机和显示器、摄像头与光栅投影装置组成的扫描头、连接电缆、标定板、机架等几个部分（图 9-20）。

（2）软件系统

扫描软件的操作系统是 win7 和（或）XP，软件对摄像头和光栅发生器进行实时采集和控制，对采集的图像进行软件处理，生成三维点云，并能进行三维显示，输出各种格式（asc，wrl，igs，stl 等）的点云文件，可用 Surfacer、Geomagic 等软件进一步处理。

3．操作

扫描前受试者需清洁面部油脂，直视不反光为宜；男性受试者刮净胡须；头发束起保证对面部无遮挡。扫描过程中，受试者坐在一个固定的椅子上，背部和头部紧靠椅背以保持头位固定，面部表情自然放松，下颌处于息止位（图 9-21）。

调整扫描仪的高度和距离，使受试者的面部通过仪器 CCD 摄像头清晰地显示在屏幕上，对每名受试者从其正中和左 30°、右 30° 的位置各扫描一次，扫描过程中受试者不动，调整扫描仪的位置完成上述三次扫描。

获得数据为点云形式，以 .wrl 格式保存。将其中间及左、右三次扫描结果导入 Geomagic Studio 软件中，经去除杂点、降噪等操作，去除颜面部以外多余数据以及整体外杂点，参照标记点进行手动拼接（Manual Registration），之后再执行自动拼接（Global Registration），经 3D 比较功能查看确认三次扫描公共部分已重合后，执行合并（Merge）功能，将点云构建成三角面片，最终获得颜面部三维数据以 .wrp 格式或 .stl 格式保存（图 9-22）。

四、国人外鼻与外耳三维形态数据库的建立

对于鼻缺损，由于外鼻既是颜面部最重要的

特征器官，又是单一器官，如缺损过大超越中线则无正常外形做参考，在进行计算机辅助设计时，面临缺少原始形态数据的问题，难以实现仿真重建。针对这个问题，有学者曾尝试寻找外鼻形态符合患者需求的健康志愿者，以获取外鼻形态数据，这种方法增加了整个修复过程的复杂程度，影响了修复效率，不利于 CAD/CAM 修复鼻缺损的推广应用。作者团队在早期曾建立了包含 12 个模型的外鼻形态数据库以期免除寻找志愿者的步骤，这个方法为解决缺少原始形态数据的问题提供了很好的思路，但是在实际应用中，由于外鼻形态千变万化，这个仅包含 12 个模型的数据库远远不能满足临床需要。在这种情况下，首要的任务就是建立一个大规模的外鼻三维形态数据库，以满足 CAD/CAM 修复鼻缺损技术推广应用的需要。

外耳形态结构较为复杂，很难通过激光或者可见光扫描采集到完整形态，目前最有效的方法是通过 CT 扫描获取三维形态数据，将健侧外耳数据镜像到患侧，然后再进行设计制作。但是 CT 扫描会带来一定的辐射危害，并且会增加治疗费用，许多患者很难接受。若能建立一个大规模的外耳三维形态数据库，就可提供大量原始外形数据，有可能在数据库中为患者找到形态匹配较好的外耳用于义耳修复，可以有效避免上述 CT 扫描所带来的不利影响，并满足 CAD/CAM 修复耳缺损技术推广应用的需要。

基于上述原因，本课题组建立了国人外鼻与外耳三维形态数据库，并将其用于颜面缺损修复，取得了较好的效果。

（一）外鼻形态分型研究现状

外鼻位于颜面部中央，决定着整个面部的均衡，是评价面部美学特征的重要对象。外鼻为三角形锥状体，分为一尖一底，上、下两端和三面三缘，其主要组成如下：连于颜面的部分为鼻底；向上端至左、右内眦间为鼻根；下端向前隆起处为鼻尖；鼻根和鼻尖之间的隆嵴为鼻背，是鼻的前缘；自鼻背至鼻底的斜面为鼻的左、右外侧面；在鼻尖两侧，外侧面的下部向前外侧呈半月状隆起为鼻翼；鼻翼与外侧面相交处形成凸向外方的皮沟为鼻翼沟；鼻翼外侧至口角外侧凸向外上方的弧形浅沟称鼻唇沟；鼻翼向下的游离缘为鼻下缘；鼻的下面称鼻基部，在其中线上，由鼻尖连于上唇之间的鼻中隔下缘称鼻小柱；由鼻翼下缘和鼻小柱共同围成的一对孔为鼻孔。

组成外鼻的各部分对于容貌美的重要程度不完全一样，因此一般将外鼻划分为 7 个与美学相关的区（也称为外鼻的美容单位）：①根区：自额鼻缝至内眦平面之间的外鼻上段；②鼻梁区：在纵向上鼻正中部最隆起的部分，自内眦平面至鼻翼最高点平面之间的长条区，其下端的外侧界为鼻翼沟的内前端，其两侧界为鼻背的弓状面向两侧平直面的移行部；③左、右鼻侧区：上界同鼻梁区，下界借鼻翼沟与鼻翼区分界，其内侧界同鼻梁区的外侧界，二者相互移行、分界不明显；④鼻尖区：上界与鼻翼的上界等高，两侧界为鼻翼沟，下界为鼻柱的前端，即左、右鼻孔前界之间的连线；⑤左、右鼻翼区：鼻翼沟与鼻孔前外侧边围成的区域；⑥鼻小柱区：即鼻中隔的下缘，其前后界为鼻孔前、后界之间的连线；⑦鼻孔区：由鼻翼下缘、鼻柱和鼻唇线围成的间隙。

近年来关于外鼻形态学相关的研究内容集中于外鼻各项特征指标的测量学研究，以及特定美容单位的局部美学特征，如鼻根高度、鼻背形态、鼻根凹度，鼻翼突出度、鼻孔形状、鼻尖和鼻基底方向等。关于研究方法，早期以手工直接测量为主，随着技术的发展，二维图像测量（包括照片测量和 X 线片头影测量）和三维图像测量得到越来越多的应用。

1986 年美国的 Farkas LG 使用手工测量对普通北美白人妇女鼻部的 19 项指标进行了定量研究，并对美观人群的特征进行了分析，还简单分析不同人种的鼻形态学差异，为以后的鼻形态学研究奠定了基础。1995 年新西兰的 Begg RJ 使用头影测量方法研究了高加索人的侧鼻形态及位置，发现男性直型鼻背和凸型鼻背比例高于女性，而凹形鼻背低于女性。此外，男性的鼻尖和上唇、上前牙切缘的垂直距离更大。1995 年美国 Ofodile

FA 对非洲裔北美人的 7 项指标进行手工测量学研究，并得出了该特殊人种鼻形态特征的 6 项指数。1996 年 Milgrim LM 对拉丁女性的外鼻进行了测量学研究，按所处地域分析了该人种的鼻分类特征，并提出了关于鼻形态学的两个新指标：鼻背断裂点（dorsal nasal breakpoint）和鼻垂直轴（horizontal nasal axis）。1997 年 Wang 对中国人和美洲人的鼻宽与内眦距、口裂宽、眼列宽以及面宽的关系进行了研究，发现现代人只有少部分人符合传统的“三庭五眼”标准，此外，鼻宽的微小变化不会对容貌引起明显变化。2000 年新加坡 Aung SC 使用激光扫描测量技术对东方人的外鼻进行了测量学研究，并与以前文献进行比较，发现东方人的鼻基部更宽，鼻翼更突出，但是鼻尖突出程度小。2002 年日本 Mishima K 使用结构光扫描技术对日本人的外鼻长度、角度以及比例进行了定量研究，发现男性鼻翼的突出程度比女性要明显，男性鼻尖要比女性尖锐，男性鼻翼相对鼻背的长度要比女性大。2003 年 Hwang TS 对韩国人鼻基部及鼻孔的形态特征进行了研究，并根据左、右鼻孔长轴的交角将鼻孔分为七种类型。Porter JP 使用照相测量法针对非洲裔北美青年女性的鼻部 14 项测量指标进行研究，发现该人种的鼻形态特征与其他人种有显著区别。2004 年 Choe KS 使用照相测量法对韩国女性的鼻部 22 项指标进行了研究，并与北美女性的鼻部特征进行比较，发现二者之间的 22 项指标中有 20 项有显著差别。2006 年 Uzun A 对土耳其男性的鼻形态特征进行了研究，并将其结果与其他研究中高加索人、亚洲人和非洲人的鼻形态特征进行了比较。

在国内，张万州在 1985 年用手工测量法对汉族人外鼻的鼻长、鼻高、鼻宽、鼻深、鼻翼长、鼻翼高等指标进行了测量，得出了各项指标的平均值及变化范围；此外，通过研究将鼻孔形态分为圆形、卵圆形、三角形和椭圆形四种，发现汉族人卵圆形鼻孔超过 50%；又对鼻孔最大径的方向进行了探讨，将其分为横、斜、纵三种，发现鼻孔最大径为横向的在汉族人中占 70%以上。杨平常等在 1990 年通过对正常汉族人外鼻与面部相关的指标进行测量研究，分析了外鼻和面部在形态学上的关系。王大为等在 1997 年使用手工直接测量法对汉族青年人的鼻形态相关角度，例如鼻面角、鼻唇角、鼻尖角、鼻翼角等进行了研究；又对鼻孔形状进行美学观察分析，发现女性中有 71%为圆鼻孔，而男性仅有 48%的为圆鼻孔。1999 年，范松青等使用手工测量方法对湖南地区成年人的鼻部 12 项指标进行测量，并分析了相关鼻外形指标；还对鼻梁形态进行了观察，发现女性以中部稍凹为主，而男性则各种鼻梁形态分布较均匀；此外，对于鼻翼沟的明显度及鼻翼沟与鼻唇沟的连通情况也进行了分析。2000 年臧磊等利用二维数字照片，对汉族青年的鼻尖角度和弦长进行非接触测量，发现男女鼻尖的侧方形态存在显著差异，女性的鼻尖弧度较男性小，从而鼻尖侧方形态在视觉上较尖。李明等在 2000 年对景颇族人外鼻的鼻根高度、鼻尖方向、鼻基部形状，鼻翼突度及鼻梁侧面形态进行观察，发现鼻根高度以高型为主，鼻尖方向以向前为主，鼻基底以水平为主，鼻翼微突型为主，鼻梁形态以直型多见，与汉族人的外鼻形态差别不明显。2004 年欧阳山蓓使用直接测量方法对湖北地区正常成年人外鼻的 17 项测量指标进行了研究，分析了该地区人群的鼻形态特征。赵嘉琦 2008 年对中国人和西方人鼻尖的美学形态，包括鼻尖高突度和鼻尖旋翘度，进行了比较分析，总结了国人的鼻尖形态特点。

外鼻的分型方法众多，可以按照鼻的大体形态分型，也可以按某个局部特征分型，国内外现存多种外鼻分型方法。

Topinard P 最早按鼻孔的形状和方位，分为如下六种类型：①纵椭圆型：鼻孔最大径呈前后走向；②三角形：鼻孔最大径呈斜向前内的竖“八”字走向；③斜卵圆形：卵圆的细端朝向内前方；④圆形：多呈近似圆形，纯圆形者少见；⑤斜椭圆形：鼻孔的最大径呈斜向前内的横“八”字走向；⑥横椭圆形：鼻孔最大径较横椭圆形者更长，并且几乎呈横向走行。

Farkas LG 根据鼻孔倾斜角（即鼻孔长轴与鼻唇线之间的夹角）的变异区间，将鼻孔分为七种类型，并分析各种类型与种族的关系：Ⅰ型：鼻孔倾斜角 70°～90°，仅见于白种人；Ⅱ型：鼻孔倾斜角 55°～69°，多见于白种人；Ⅲ型：鼻孔倾斜角 40°～54°，多见于东方人；Ⅳ型：为圆形鼻孔，无鼻孔倾斜角，只见于各种族的少数人；Ⅴ型：鼻孔倾斜角 25°～39°，多见于黑种人；Ⅵ型：鼻孔倾斜角 10°～24°，多见于黑种人；Ⅶ型：鼻孔倾斜角 -20°～-50°，仅见于黑种人。

Starck WJ 根据外鼻侧面形态特点，将白种人的外鼻分为三型：I 型是鼻背平坦或稍突，鼻尖鼻梁分界明显，鼻尖突度中等；Ⅱ型是鼻背隆起明显，鼻尖鼻梁分界不清，鼻尖下垂；Ⅲ型是鼻背凹陷，鼻尖鼻梁分界明显，鼻尖上翘。

Porter JP 根据鼻孔角方向与鼻基部形态的不同将外鼻分为三个主要类型：I 型鼻孔角内翻，鼻基部为斜方形；Ⅱ型鼻孔角水平，鼻基部为卵圆形；Ⅲ型鼻孔角垂直，鼻基部为三角形。

Aung SC 根据鼻尖的丰满程度、鼻翼的突出程度、鼻尖和鼻翼界限及鼻翼和鼻底的交角将外鼻分为三型：A 型鼻尖圆大，鼻翼突出，鼻尖和鼻翼的分界不明显，鼻翼和鼻底的交角近似直角；B 型鼻尖突出，鼻翼突出不明显，鼻尖和鼻翼有明显界限，鼻翼和鼻底的交角略大；C 型鼻翼不明显，从鼻尖经鼻翼到鼻底基本呈一直线。

张万州等据鼻高宽指数将外鼻分为五型：①超狭鼻型：40.0～54.9mm；②狭鼻型：55.0～69.9mm；③中鼻型：70.0～84.9mm；④阔鼻型：85.0～99.9mm；⑤超阔鼻型：>100mm。他将外鼻按鼻深宽指数分为：①超矮鼻型：25.0～34.9mm；②矮鼻型：35.0～44.9mm；③中鼻型：45.0～54.9mm；④高鼻型：55.0～64.9mm；⑤超高鼻型：>65.0mm。

范松青等根据鼻梁的突出程度将鼻梁分为五型：①单凸型：鼻梁有一处向前突起；②单凹型：鼻梁有一处向后凹入；③直线型：鼻梁呈直线；④双凸型：鼻梁上有两处向前凸起；⑤双凹型：即鼻梁上有两处向后凹。此外，外鼻根据鼻翼沟的明显度分为显、微显、无三型；还依据鼻翼沟与鼻唇沟是否连通分为连通、不连通二型。

李福耀按照外鼻的大体形态与轮廓，分为六类：①蒜头鼻：鼻尖和鼻翼部都明显圆大，而鼻背又较窄平，全鼻状如一瓣蒜头；②鞍鼻：鼻背明显塌陷并短缩，鼻基部和鼻尖明显上翘，全鼻状如马鞍；③鹰钩鼻：鼻背较长，鼻背上部常较窄而隆起，鼻基部呈下倾型，鼻尖呈尖小型并弯向前下方，全鼻状如鹰嘴；④驼峰鼻：鼻背于上、中部明显隆起，以鼻驼峰处最为明显，犹如驼峰；⑤狮鼻：鼻背凹陷，上部缩小，下部较粗大，状如雄狮；⑥理想鼻：鼻梁挺立、鼻翼大小适度、鼻基部呈等边三角形。此外，也可按照鼻的某一特征分为五类：①塌鼻：全鼻均较低平，鼻翼向两侧展平，鼻基部呈特低的等腰三角形，鼻孔呈横椭圆形；②朝天鼻：鼻背短，鼻基部显著上翘，鼻尖位居鼻翼上方，鼻孔可见度大；③长鼻：全鼻过长；④短鼻：鼻柱、鼻背和鼻中隔均较正常短缩，鼻背塌陷，鼻尖上翘；⑤歪鼻：鼻的一部分或全部偏离正常的位置。

彭庆星根据人种特点及外鼻大体形态将鼻分为八型：①希腊鼻－维纳斯鼻（美鼻）；②马鼻－钩鼻；③波状鼻；④狮鼻－非洲鼻；⑤鞍鼻－日本鼻；⑥蒜头鼻－球鼻；⑦犹太鼻－鹫鼻；⑧朝天鼻。此外，他还根据东方人的外鼻特点，将鼻形归为九类：①理想鼻：鼻梁挺立，鼻尖圆阔，鼻翼大小适度，鼻型与脸型、眼型、口型等比例协调和谐；②鹰钩鼻：鼻根高，鼻梁上端窄而突起，鼻尖部向前下方弯曲成钩状，鼻中隔后缩；③蒜头鼻：鼻尖和鼻翼部圆大，鼻翼与鼻尖形态不明显；④朝天鼻：鼻尖位于鼻翼之后，鼻孔可见度大；⑤小翘鼻：鼻根、鼻梁与鼻尖相比略显低，鼻尖向上翘起；⑥小尖鼻：鼻型瘦长，鼻尖单薄，鼻翼紧附鼻尖，展开度不大；⑦狮鼻：鼻梁过宽、鼻翼及鼻尖大而开阔；⑧鞍鼻：鼻梁塌陷，缺乏立体感；⑨波状鼻：鼻梁凹凸不平，缺乏线条美。

（二）外耳形态分型研究现状

外耳位于头颅的两侧，左、右各一，是人们

非常关注的面部五官之一。虽然外耳缺乏表情和动感，但却又不可或缺。外耳的存在以及形态的完整性与否对容貌有着至关重要的影响。耳的位置和形态理想可以使面部容貌更加趋于完美、自然、和谐。外耳的缺损不仅直接造成患者容貌不全，而且会影响患者的听力与平衡能力，间接影响患者的日常交际，甚至造成严重的心理问题。

人类学家用外耳作为鉴别人种的方法之一，心理学家利用外耳鉴别人的个性精神疾患，法学家把它像指纹一样用来鉴别犯罪。我国古老的中医学将外耳作为视诊和经络针灸的部位之一，医学哲学家又把它视为人体全息率的体现依据之一。有关外耳的美学认识，随着时间和地区在不断变化，在早期文化的艺术品中，外耳形态常被歪曲或者风俗化。如佛数画像总是大耳，东方民族认为大耳是幸福和富贵的象征，西方民族却忌讳大耳。耳轮结节为多数中国人具有，然而很少人注意它的存在，西方人则将较突的耳轮结节视为天生犯罪的标志。

外耳形态结构复杂，至今难有一个统一标准的分类方法。1988年,杨月如等提出外耳形态分型，依据外耳轮的形态特征以及耳轮结节的形态，将外耳分为六种形态：①猕猴型：耳轮上外侧呈尖形突出而不向内卷曲，耳轮仅在耳廓外缘上1/3出现；②长尾猴型：耳轮上缘有尖形突起呈三角形，外侧缘向内卷曲不明显；③尖耳尖型：耳廓上外侧缘圆滑，外侧缘向内卷曲，耳轮结节明显突出；④圆耳尖型：耳廓略宽，上缘及耳垂呈尖形，耳轮结节呈圆隆状；⑤耳尖微显型：耳廓上缘平坦，侧缘向内卷曲明显，耳轮结节略明显；⑥缺耳尖型：耳廓外缘弧度较大，边缘向内卷曲明显，耳轮结节不明显。

张海军等基于复合结构分类的人耳识别研究中认为，人耳结构中高宽比例是主要差异特征之一，在人耳正面图像中，人耳的高宽比例大致在一定范围内，主要集中在1.3～2.0。为了避免人耳在归一化过程中结构信息损失过多，影响识别效果，根据人耳结构特点和分布，把人耳定义为五类：①标准型（$1.5 \leqslant W \leqslant 1.8$）；②较宽型（$1.3 \leqslant W < 1.5$）；③较长型（$1.8 < W \leqslant 2.0$）；④宽型（$W < 1.3$）；⑤长型（$W > 2.0$），其中W为人耳高宽比。各类别的划分是根据人耳的各类归一化信息损失尽量少，同时具有足够数量的原则来划分的。

耳垂在整个外耳形态中具有非常重要的作用，耳垂形状的不同可以引起视觉上明显的差别感。耳垂是软组织结构，为外耳中唯一没有软骨的部位，国内外关于其分型报道较多，但是缺乏统一的标准。国内文献对耳垂形态描述中，一般都是按照人类测量手册中的分型，分为圆形、方形以及三角形，也有将“耳垂大部分与颊部皮肤相连的类型”命名为尖三角形。这种传统耳垂分型是在形态上进行划分，但是有些耳垂形态并不具有特征性，很难对其归类，所以具有一定的局限性。国外报道中，Azaria等提到耳垂分为悬垂型和非悬垂型，El Kollali R等根据耳垂与面颊交叉点角度，耳垂可被简单分为三型:锐角型、直角型和钝角型。

总之，外耳形态结构复杂，无法用统一的分型标准概括所有的外耳，因此对于建立外耳三维形态数据库来说将是很大的挑战。本课题组采用了整体和局部特征分型相结合的方法，对数据库录入与提取的外耳数据进行归类。

（三）口腔修复领域CAD/CAM系统相关数据库的研究现状

1. 数据库简介

数据库通俗来讲就是按照数据结构来组织、存储和管理数据的仓库。1981年，Martin J给数据库下了一个比较完整的定义：“数据库是存储在一起的相关数据的集合，这些数据是结构化的，无有害的或不必要的冗余，并为多种应用服务；数据的存储独立于使用它的程序；对数据库插入新数据，修改和检索原有数据均能按一种公用的和可控制的方式进行。”随着信息技术的发展，数据库不再仅仅是存储和管理数据，而转变成用户所需要的各种数据管理的方式。

（1）数据库的基本结构

数据库的基本结构分为三个层次，反映了观察数据库的三种不同角度。

物理数据层：它是数据库的最内层，是物理

存贮设备上实际存储的数据的集合。这些数据是原始数据，是用户加工的对象，由内部模式描述的指令操作处理的位串、字符和字组成。

概念数据层：它是数据库的中间一层，是数据库的整体逻辑表示，指出了每个数据的逻辑定义及数据间的逻辑联系，是存贮记录的集合。它所涉及的是数据库所有对象的逻辑关系，而不是它们的物理情况，是数据库管理员概念下的数据库。

逻辑数据层：它是用户所看到和使用的数据库，表示了一个或一些特定用户使用的数据集合，即逻辑记录的集合。

数据库不同层次之间的联系是通过映射进行转换的。

（2）数据库的主要特点

实现数据共享：数据共享包含所有用户可同时存取数据库中的数据，也包括用户可以用各种方式通过接口使用数据库，并提供数据共享。

减少数据的冗余度：同文件系统相比，由于数据库实现了数据共享，从而避免了用户各自建立应用文件。数据库减少了大量重复数据，减少了数据冗余，维护了数据的一致性。

数据的独立性：数据的独立性包括数据库中数据库的逻辑结构和应用程序相互独立，也包括数据物理结构的变化不影响数据的逻辑结构。

实现数据集中控制：文件管理方式中，数据处于一种分散的状态，不同的用户或同一用户在不同处理中其文件之间毫无关系。利用数据库可对数据进行集中控制和管理，并通过数据模型表示各种数据的组织以及数据间的联系。

（3）常用数据库管理软件

DB2：由关系数据库领域的开拓者和领航人IBM在1977年完成了原型设计；在1983年推出DB2 for MVSV1，目标是实现数据管理简单性、数据不相关性和用户生产率。20年间更新了几代版本，最近推出的DB2 Universal Database 6.1则是通用数据库的典范，是第一个具备网上功能的多媒体关系数据库管理系统，支持包括Linux在内的一系列平台。

Oracle：其前身叫SDL，由Larry Ellison和另两个编程人员在1977年创办，并在市场上大量销售。1979年，Oracle公司引入了第一个商用SQL关系数据库管理系统。Oracle公司是最早开发关系数据库的厂商之一，其产品支持最广泛的操作系统平台。目前Oracle关系数据库产品的市场占有率名列前茅。

Informix：在1980年成立，目的是为Unix等开放操作系统提供专业的关系型数据库产品。公司的名称Informix便是取自Information和Unix的结合。Informix第一个真正支持SQL语言的关系数据库产品是Informix SE（StandardEngine）。InformixSE是计算机处于Unix环境时代主要的数据库产品，也是第一个被移植到Linux上的商业数据库产品。

Sybase：名称“Sybase”取自“system”和“database”相结合的含义。第一个数据库产品是1987年5月推出的Sybase SQLServer1.0。Sybase首先提出Client/Server数据库体系结构的思想，并率先在Sybase SQLServer中实现。在Sybase的技术基础上，微软开发基于OS/2平台的关系型数据库，并于1989年，发布了SQL Server 1.0版。

PostgreSQL：包括了可以说是目前世界上最丰富的数据类型的支持；此外，是唯一支持事务、子查询、多版本并行控制系统、数据完整性检查等特性的唯一的一种自由软件的数据库管理系统。

MySQL：是一个小型关系型数据库管理系统。由于其体积小、速度快、总体拥有成本低，尤其是开放源码这一特点，目前被广泛地应用在Internet上的中小型网站中。

Access：微软于1994年推出的微机数据库管理系统。它具有界面友好、易学易用、开发简单、接口灵活等特点，是典型的新一代桌面数据库管理系统，其主要特点有是可以完善地管理各种数据库对象，具有强大的数据组织、用户管理、安全检查等功能，可以方便地生成报表等各类数据对象，作为Office套件的一部分，可以与Office集成，实现无缝连接。

FoxPro：在1988年推出，1992年被微软收购后，相继推出了多个版本，可分别运行于DOS

和 Windows 环境下，主要特点是引入了窗口、按钮、列表框和文本框等控件，有良好的操控性。

2. 口腔修复领域 CAD/CAM 系统相关数据库的研究现状

口腔修复领域应用 CAD/CAM 系统的目的之一在于减少修复体设计制作步骤，节省设计制作时间，以提高效率。如拥有方便调用的数据库，则在设计制造过程中可直接调用所需数据进行后续设计和加工，因此数据库是一个完善的 CAD/CAM 系统必不可少的组成部分，数据库的水平决定了系统的集成化程度。

1994 年 Maeda 等开发了一套全口义齿 CAD/CAM 系统，该系统拥有一套标准人工牙数据库，储存有 28 颗标准人工牙的三维形态数据。在修复设计过程中，确定好患者的颌位关系后，只需将标准人工牙的三维数据排列在上、下颌牙槽嵴的三维模型上，调整空间位置与整个义齿空间位置相匹配，将义齿黏膜面、光滑面、咬合面的三维数据拟合在一起，即完成了全口义齿的修复设计，这方便了系统的设计，避免了重复工作。2002 年吕培军等开发了一套我国自主知识产权的口腔修复 CAD/CAM 系统，并利用三维激光扫描设备获取了 28 颗标准牙的牙冠三维形态数据，首次建立了中国人标准牙冠三维图形数据库，系统可以自动调出数据库中任意需要的标准牙冠三维图形，并进行修改使之与预备体、余牙及对颌牙相适配，这一数据库的建立填补了国内的空白，对 CAD/CAM 系统在国内的推广应用起到了极大的促进作用。2002 年，闫贺庆等建立了包含可摘局部义齿修复方案的所有组成单元（例如卡环、基托、固位体等）的可摘局部义齿三维几何学模型库，利用该数据库可以调用可摘义齿的各个修复单元，实现各种修复设计方案的三维模拟，也便于实现修复方案的快速调整，大大提高了工作效率。2003 年宋雅丽等使用三维接触式扫描仪获取了具有中国人标准解剖形态的 28 颗标准牙冠模型，以期为义齿 CAD/CAM 系统的研发奠定基础。2003 年陈建治等使用三维层析数字化测量仪获取了全口 28 颗树脂牙的三维形态数据，建立了全口义齿树脂牙三维模型数据库，由于层析测量的精度高于光学测量及机械接触式测量，该数据库中牙模型的三维结构更加清晰。2006 年孙玉春等在吕培军建立的中国人标准牙冠三维图形数据库的基础上，创建了 28 颗恒牙烤瓷固定桥标准桥体三维图形数据库，为开发自主知识产权的烤瓷固定桥 CAD 系统奠定了基础。2009 年俞青等使用 Maya 8.0 根据中国人牙冠数据采用多边形建模法构建冠及桥体外形三维数据，之后对冠桥数据参数化，并设计了逻辑层和物理层分离的多层构架的数据库软件，完成了一个完整的冠桥数据库的构建，为开发自主产权的固定义齿 CAD /CAM 系统提供了技术保证。

目前 CAD/CAM 进行义齿修复的理论和技术日臻成熟，并已广泛投入临床应用，但是 CAD/CAM 在颜面缺损修复中的应用还不完善，对应数据库的研究基础也较差，国外尚未见相关报道，国内的相关研究也很少。

2004 年韩强等建立了耳廓三维图像数据库，该数据库根据作者前期研究确定的耳廓形态分类标准与方法（简化 21 型），选取了共 22 个耳廓石膏模型，经螺旋 CT 扫描获取三维形态数据，赋予特定编号，然后将每一个标准耳廓模型的三维数据文件和其耳长、耳宽值一一对应编号存储，即完成了耳廓三维图像数据库的构建。刘晓芳等建立了汉族人三维标准外鼻形态数据库。该数据库按照李福耀的外鼻六分类法，采集了青年汉族男女各 6 种类型共 12 个外鼻，灌制石膏模型后使用激光扫描设备获取其三维形态数据，再调整三维模型大小与汉族人活体测量平均指标一致，然后将各类模型分别存入树状结构文件夹的子目录中。

从以上研究可以看出，颜面赝复领域现有的数据库尚不完善，主要存在两个问题：一是前面讲过的数据量小的问题，颜面缺损修复的目的之一是形态仿真，而颜面部器官形态千变万化，并且微小的改变就可能会对整体容貌带来很大影响，因此仅包含数量有限的标准形态颜面器官三维数据的数据库远远不能满足临床需要；二是数据库缺乏对应数据库管理软件的支持，从严格意义上讲这类数据库只包含了数据基本结构中的物理数据层，即存储在物理储存设备上的原始数据，

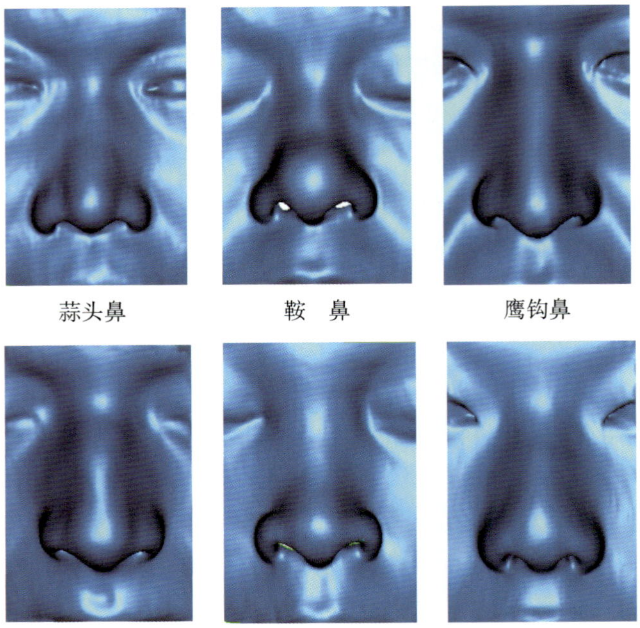

图 9-23 鼻的大体形态与轮廓分型

虽然通过特定编号或储存于特定文件夹的方式包含了每个数据的逻辑定义，但这类数据库仍不是完整数据库。在目前数据量很小的情况下，可以通过浏览特定文件夹来查找相应数据，但是如果面临大量数据，必须要有对应的数据库管理软件才可以实现数据的快速准确调用。

综上所述，为推广 CAD/CAM 在鼻、耳缺损修复方面的应用，提高修复的仿真效果，有必要开发一个完善的、包含各类形态外鼻、外耳三维形态的数据库系统。

（四）国人外鼻与外耳三维形态数据库建立

三维形态数据的获取是建立数据库的基础，开发数据库管理软件是数据库可以投入应用的关键。如果没有一个合理的系统对数据进行管理，面对大量的数据，很难从中方便地找到患者所需的模型。本实验的内容就是建立数据库管理系统，并将所收集外鼻、外耳三维形态数据导入该系统，最终完成数据库的建立工作。

1. 数据库系统的开发

（1）确立外鼻形态分类管理规则

数据库系统要对外鼻三维形态数据进行管理，需要参照一定的标准。本研究中，结合了以下六种外鼻形态分类方法对数据进行管理：

1）按照鼻的大体形态与轮廓，可分为 6 种类型（图 9-23）：

a. 蒜头鼻：鼻尖和鼻翼部都明显圆大，而鼻背又较窄平，全鼻状如一瓣蒜头；

b. 鞍鼻：鼻背明显塌陷并短缩，鼻基部和鼻尖明显上翘，全鼻状如马鞍；

c. 鹰钩鼻：鼻背较长，鼻背上部常较窄而隆起，鼻基部呈下倾型，鼻尖呈尖小型并弯向前下方，全鼻状如鹰嘴；

d. 驼峰鼻：鼻背于上、中部明显隆起，以鼻驼峰处最为明显，犹如驼峰；

e. 狮鼻：鼻背凹陷，上部缩小，下部较粗大，状如雄狮；

f. 理想鼻：鼻梁挺立、鼻翼大小适度、鼻基部呈等边三角形。

2）按鼻背形态，即以鼻背与鼻根点到鼻尖点连线的关系为标准，分为 3 种类型：a. 凹型鼻背；b. 直型鼻背；c. 凸型鼻背。

3）按鼻尖形态，即根据鼻尖点形态和大小，

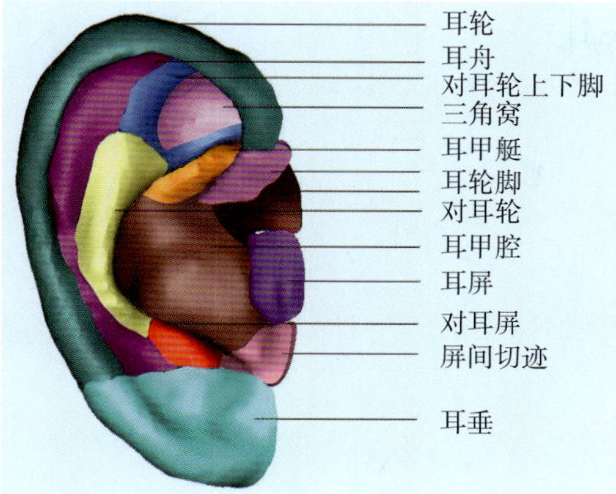

图 9-24　外耳结构图

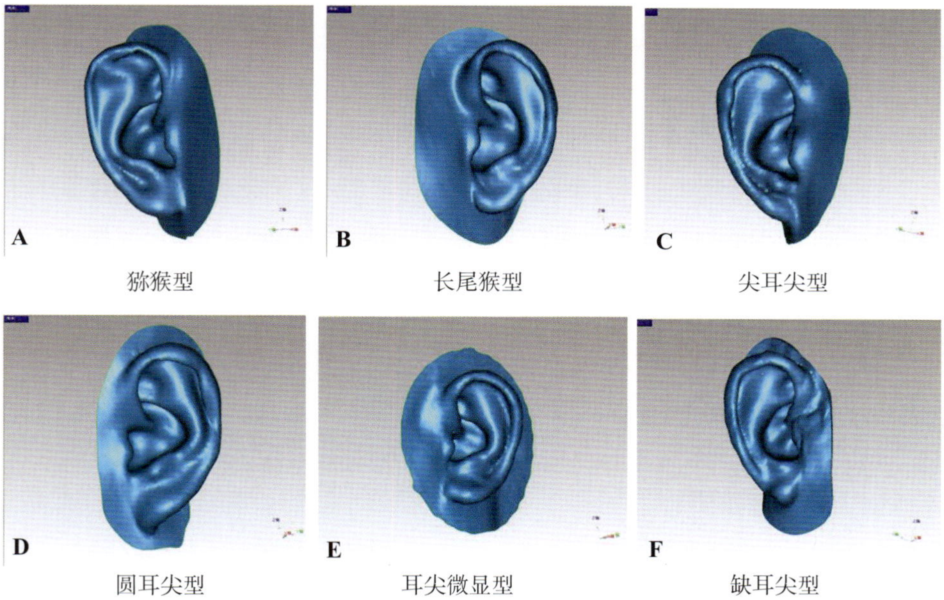

图 9-25　耳的外耳轮形态及耳轮结节形态分型。A. 猕猴型；B. 长尾猴型；C. 尖耳尖型；D. 圆耳尖型；E. 耳尖微显型；F. 缺耳尖型

分为 3 种类型：a. 尖小型；b. 中间型；c. 钝圆型。

4）按鼻基底形态，即以鼻唇线、双侧鼻翼下缘和鼻尖下面构成的鼻基底所呈等腰三角形的形状，分为 3 种类型：a. 高等腰三角形；b. 等边三角形；c. 低等腰三角形。

5）按鼻孔形状，即按照鼻孔的形态和方位，可分为 6 种类型：a. 纵椭圆形；b. 三角形；c. 斜卵圆形；d. 圆形；e. 斜椭圆形；f. 横椭圆形。

6）按鼻翼形态，即根据鼻翼向前外侧面突出的程度和形状，分为 3 种类型：a. 扁平型；b. 微凸型；c. 半球型。

（2）确立外耳形态（图 9-24）分类管理规则：

数据库系统要对外耳三维形态数据进行管理，需要参照一定的标准。本研究中，结合了以下六种外耳形态分类方法对数据进行管理：

1）按照外耳轮的形态特征以及耳轮结节的形态，将外耳分为六种形态（图 9-25）：

①猕猴型：耳轮上外侧呈尖形突出而不向内卷曲，耳轮仅在耳廓外缘上 1/3 出现；②长尾猴型：耳轮上缘有尖形突起呈三角形，外侧缘向内卷曲不明显；③尖耳尖型：耳廓上外侧缘圆滑，外侧

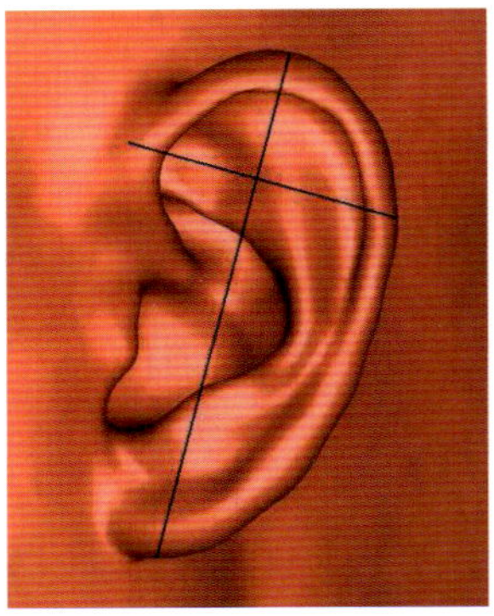

图 9–26　外耳长宽测量点

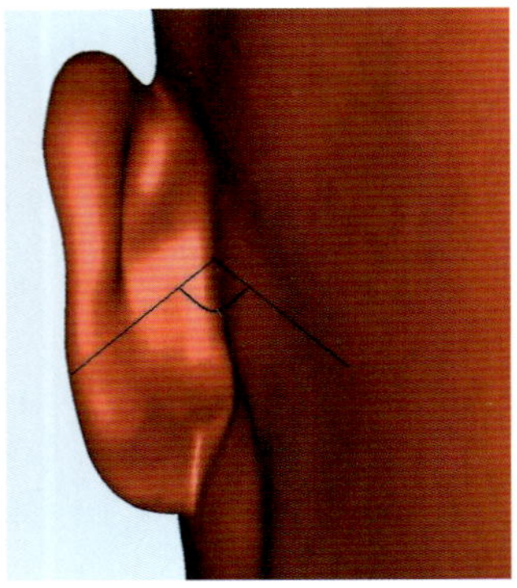

图 9–27　外耳外展度测量

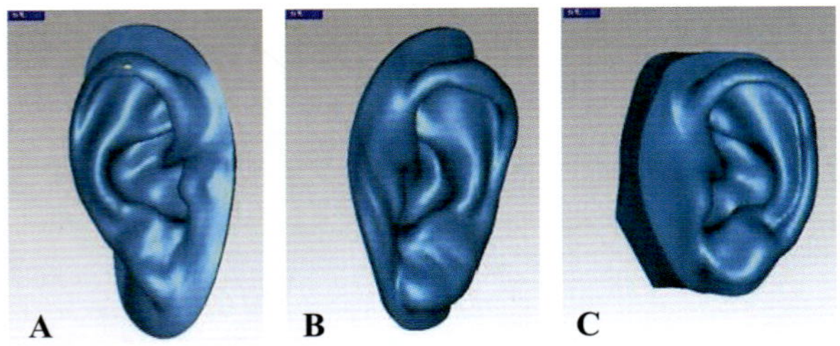

图 9–28　外耳耳垂形态分型：A. 锐角型；B. 直角型；C. 钝角型

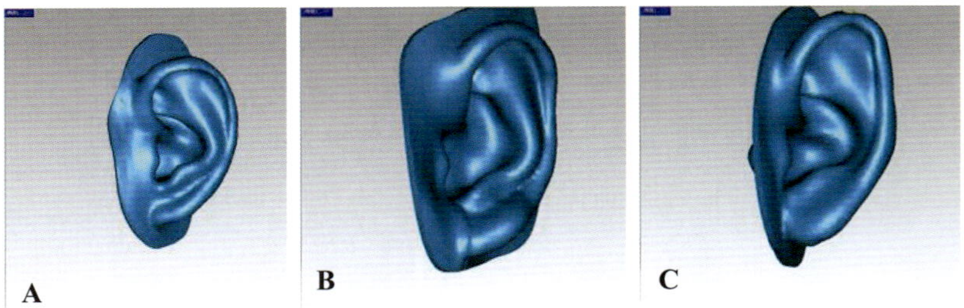

图 9–29　耳的对耳轮与耳轮位置关系与形态分型：A. 对耳轮位于耳轮前外侧，圆润而突起明显；B. 对耳轮与耳轮基本相平，圆润但突起不明显；C. 对耳轮位于耳轮前内侧，平坦且不明显。

缘向内卷曲，耳轮结节明显突出；④圆耳尖型：耳廓略宽，上缘及耳垂呈尖形，耳轮结节呈圆隆状；⑤耳尖微显型：耳廓上缘平坦，侧缘向内卷曲明显，耳轮结节略明显；⑥缺耳尖型：耳廓外缘弧度较大，边缘向内卷曲明显，耳轮结节不明显。

2）依据外耳长度和宽度（图 9-26）比例（W= 外耳长度 / 外耳宽度）分为五种类型：

①标准型（1.5 ≤ W ≤ 1.8）；

②较宽型（1.3 ≤ W < 1.5）；

③较长型（1.8 < W ≤ 2.0）；

④宽型（W < 1.3）；

⑤长型（W > 2.0）。

3）依据外耳外展度（外耳横轴与颞部角度，图 9-27）分为三种类型：

①紧贴型（<=30°）；

②中等型（30° -60°）；

③外展型（>60°）。

4）依据耳垂形态（耳垂与面颊交叉点角度）分为三种类型（图 9-28）：

①锐角型（耳垂与面颊交叉点为锐角）；

②直角型（耳垂与面颊交叉点为直角）；

③钝角型（耳垂与面颊交叉点为钝角）。

5）依据对耳轮与耳轮位置关系及形态分为三种类型（图 9-29）：

①对耳轮位于耳轮前外侧，圆润而突起明显；

②对耳轮与耳轮基本相平，圆润但突起不明显；

③对耳轮位于耳轮前内侧，平坦且不明显。

（3）数据库管理软件开发工具

Microsoft Visual C++ 6.0（VC++），Microsoft Office Access（Access），Open Graphics Library（OpenGL）。

（4）数据库管理系统建立方法

常规数据库包括三个层次的基本结构，物理数据层、概念数据层和逻辑数据层。本数据库的基本结构的构建方法如下：

1）物理数据层：是存贮设备上实际存储的数据的集合。本研究拟将获取的外鼻、外耳三维形态数据以及赋予该数据的形态特征信息作为数据库的基本单元，形成数据库的物理层。该层的建立将随后期的数据录入工作进行。

2）概念数据层：是数据库的整体逻辑表示，指出了每个数据的逻辑定义及其与数据之间的逻

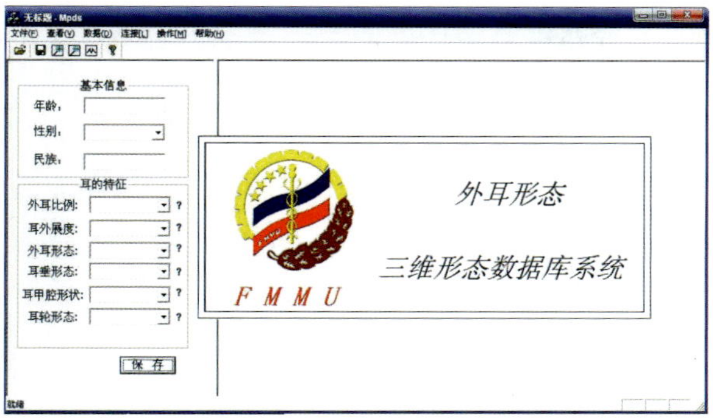

图 9-30 数据库软件主界面

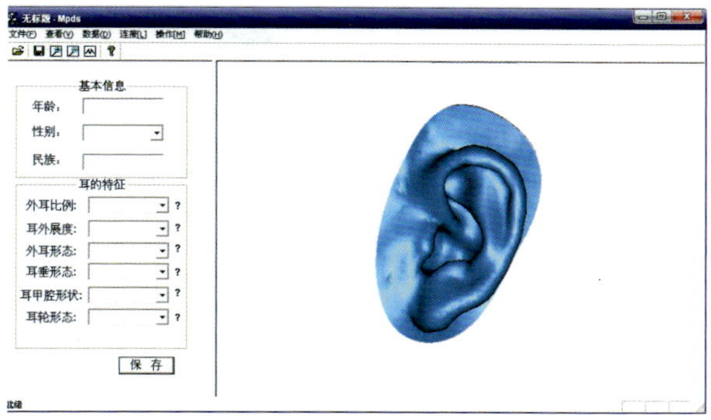

图 9-31 模型录入与预览界面

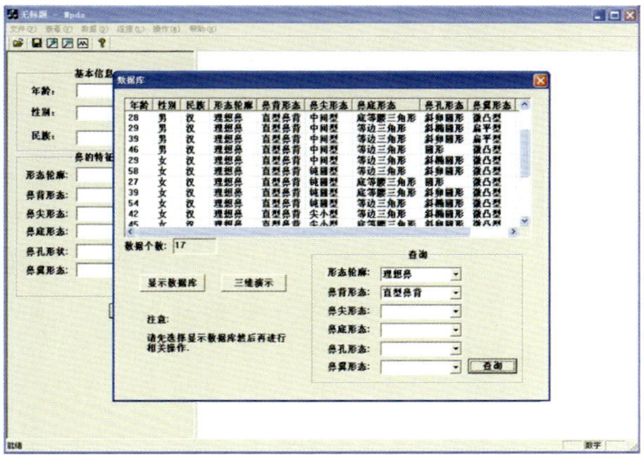

图 9-32 模型查询界面

辑联系。本研究中，借助于 Access 进行概念层的构建。利用其数据存储、数据查询、报表生成等规范化操作，实现对物理层数据的管理。

3）逻辑数据层:指用户所看到和使用的数据库。本研究中使用 VC++ 开发软件的可视化界面，构建数据的框架窗口。利用 OpenGL，实现三维数据的可视化，构建 STL 格式三维模型的预览窗口，用以快速浏览外鼻、外耳三维模型的形态特征。

（5）三维形态数据录入：

分别将每一例外鼻、外耳三维形态数据导入数据库管理系统，根据其形态特征，赋予其特征信息，将模型以及其特征信息作为一个整体数据单元存放于数据库的特定位置中。收集到所有的外鼻、外耳三维形态数据录入数据库以后，即完成了数据库的建立工作。

2. 数据库软件

（1）模型录入与预览界面

该界面为一个单文档的框架窗口（图 9-30）。该框架窗口为一档多视，其中包含不同类型的两个主要对象，一组对话框和一个视图窗口。此外还有菜单栏、工具栏和弹出对话框。

利用菜单栏中菜单或工具栏中对应的快捷方式可以进行数据库文件的打开，以及鼻、耳三维模型的导入、导出等操作，并可以对导入的三维模型进行放大、缩小、旋转等操作（图 9-31）。

界面左侧的对话框包括了三维模型的基本信息以及形态特征分类标准，在每项标准对应的下拉菜单中，有具体的分类可供选择。下拉菜单左侧有帮助按钮，点击问号会弹出对话框，其中有该分类标准的详细描述。

界面右侧的视图窗口可以是进行三维模型预览的主窗口。通过对模型的放大、缩小、旋转操作，可以实现模型的多角度多部位预览。

（2）模型查询界面

该界面为主框架窗口的一个弹出对话框窗口（图 9-32），主要包括下半部的一组下拉菜单对话框以及上半部的文档列表。下拉菜单对话框的作用是实现人机对话以录入选择所需要模型的特征信息，文档列表中显示的是数据库中所有的满足条件的模型信息。选中所需模型后点击“三维演示”按钮可关闭该界面回到模型录入与预览界面对所选模型进行预览。

（3）模型录入

该过程在模型录入与预览界面完成，过程如下：

1）使用连接菜单下的“连接数据库”，打开数据库文件。

2）使用文件菜单下的“打开”，导入需要录入数据库的外鼻、外耳三维形态数据。

3）将该数据的基本信息录入基本信息对话框。各角度浏览该数据的形态特征，将其按各种分类方法划分的特征类别录入到相应对话框。如对该分类方法不了解，点击“？”查看对应分类方法的详细描述。如果该模型在某分类方法下的特征难以界定具体类别，可不进行选择，对应对话框为空。

4）点击对话框下方“保存”按键，即将该数据录入数据库中。

按照上述过程将本研究中获取的所有外鼻、外耳三维形态数据录入数据库，即完成了最终的数据库建立工作。

3. 数据库软件特点

开发的数据库软件利用录入、查询、浏览、导出等功能，实现了对外鼻、外耳三维形态数据的管理。

录入功能利用对话框，实现人机交互，可以将收集到的每一个模型分别按照六种分类方法赋予形态信息，并存储于数据库的特定位置中。在这个过程中，软件可以提供帮助信息以便对于外鼻及外耳形态学掌握不熟练的使用者将获取的外鼻及外耳形态数据进行归类。此外，由于外鼻及外耳形态学特点，有些分型标准的型与型之间没有严格界限，如果遇到形态数据的某些分型难以界定，可不选择该分型标准，数据库默认该模型满足该分型标准下的所有分型。拥有录入功能决定该数据库是开放型的数据库，通过积累，可以不断地扩充其数据规模。

查询是数据库的必备功能。本数据库支持多条件查询，可以根据一项或多项分型方法进行查询，对于空白的分型标准，系统默认为该标准下的所有模型。通过查询，可以快速地找到所需的个别或一类外鼻或外耳模型，用于后期的临床或实验研究。

录入和查询均需要借助软件中三维数据的浏览功能。不需要借助于其他专业三维软件，即可以实现三维数据的可视化，并通过放大、旋转等操作，进行三维模型各角度、各部位的浏览。这使数据录入和查询的效率和效果得到保证。

此外，本软件开发由 VC++ 完成，由于其面向对象编程的特性，使得数据库以后能够经二次开发成为颜面赝复体 CAD/CAM 系统的组件。数据库基于 Access 构建，由于 Microsoft Office 的普及性，本软件可以方便的转移到大部分电脑中，易于实现推广应用。

第二节　颜面赝复体智能化仿真设计

Digital virtual design of maxillofacial prostheses

获取了患者颜面部软组织三维模型后，需要在软件中进行赝复体的设计，这是整个颜面赝复体仿真快速制作过程中最重要的一个环节，决定了后期加工制作的方法，与最终的修复效果直接相关。而颜面赝复体仿真快速制作的发展历程在本质上就是赝复体设计方法的不断发展。

一、颜面赝复体仿真设计方法

（一）健侧器官数据镜像翻转设计赝复体

自 20 世纪 90 年代后期，国内外一些学者开始探索颜面赝复体智能化设计与快速制作技术，早期的研究主要为设计制作流程的探索以及数据获取精度的研究，大部分以对称性器官，特别是耳赝复体为研究对象。这一时期主要是利用软件中镜像的功能将健侧器官形态进行翻转，得到的

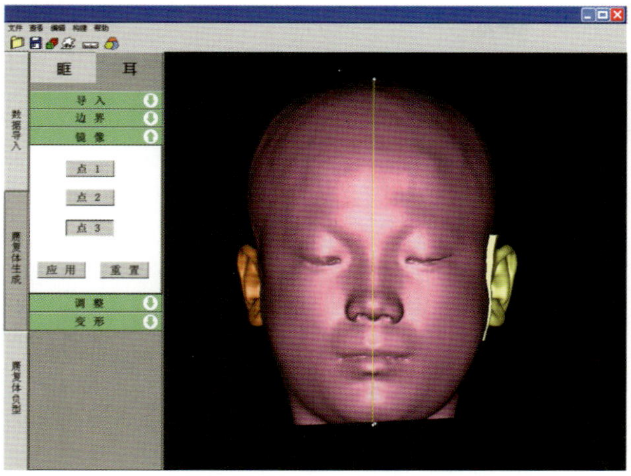

图 9-33 镜像健侧外耳数据设计耳赝复体

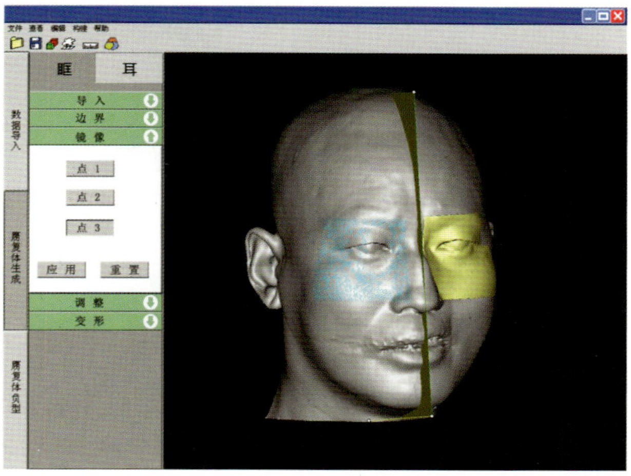

图 9-34 镜像健侧眼眶数据设计眶赝复体

模型直接加工出树脂实物，再翻制蜡型通过临床试戴进行调整，确定最佳位置并修整赝复体边缘及表面细节，最后通过传统方式制作赝复体。

镜像翻转技术是以健侧颜面结构为模版，以正中矢状面为“镜面”，采取镜像翻转、逐层匹配的方法进行的模拟设计。通过这一技术，可较容易地获得赝复体的解剖形态，对称性好，解决了传统工艺中对雕刻技能与美学素养的要求，大幅度地降低了赝复体制作的工作强度，很好地保证了最终的修复效果。对于单侧未过中线的颜面缺损，尤其是对称性器官缺损的三维仿真设计，都可以采用镜像翻转的方法（图 9-33，9-34）。

1997 年 Tsutsumi 首次报道利用非接触表面测量与 CAD/CAM 技术获取颜面缺损患者的面部三维形态数据并制作树脂模型，通过翻制得到蜡模型，并探讨了使用数控磨床直接制作赝复体蜡型的可行性以及存在的问题。同年英国的 Coward 等也开始了采用 CAD/CAM 技术制作颜面赝复体的一系列研究，他们首先采用激光扫描获取了耳廓和面部的标记点，并进行了可靠性研究，证实了激光扫描技术重建面部外形应用于颜面赝复体设计制作的可行性，然后采用数控磨床加工的方式制作了镜像耳的树脂模型。之后，他又对 MRI、CT、激光扫描技术重建耳部形态的方法进行了深入研究，认为三种方法都可满足耳赝复体制作的需求。Penkner 等利用 CT 扫描获取患者头部三维数据，并利用数控机床制作出聚氨酯镜像头颅模型，而后在模型上取模并翻制蜡型。进入 2000 年后，Bibb 等利用光学扫描获得一患者的面部三维模型，镜像翻转后通过 LOM 技术制作出实体模型，证明了 LOM 的加工精度可以满足赝复体制作的需要。赵铱民团队利用激光扫描仪扫描单侧眶缺损患者的面部石膏模型，获取了其面部三维形态数据，经过镜像健侧眶部组织数据的方法，完成了眶缺损的赝复体设计，并应用光固化立体成形法实现了快速制作，为一位眶缺损患者完成了眶赝复体，首次将这项技术成功地应用于临床治疗。焦婷等采用激光扫描的方式获取了一例石膏外耳模型，得出结论认为三维激光扫描技术可以用来重建外耳形态，其后还应用螺旋 CT 扫描重建一例单侧外耳缺失患者健侧的外耳形态，然后利用该模型完成了耳赝复体的设计和制作。

在上述研究中，赝复体设计过程比较简单，主要是利用了面部左右对称的关系，应用镜像翻转的方法，对健侧器官数据进行简单镜像生成具有赝复体外观形态的表面数据后就加工成树脂实物，在设计中并未考虑缺损区表面形态，没有与缺损区三维数据进行匹配，不具有赝复体的组织面形态，从而无法直接定位在患者的缺损部位，因而利用树脂模型翻制蜡型后进行临床试戴时还需要进行较大修改，要确定赝复体的最佳位置，对赝复体边缘及表面细节进行调整，然后通过传

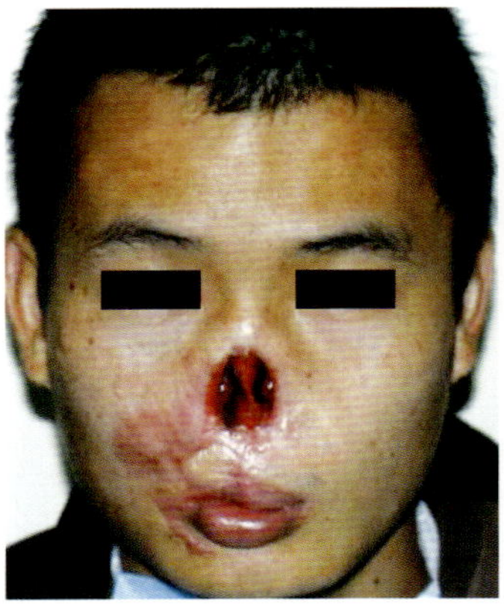

图 9-35　全鼻缺损患者正面照片

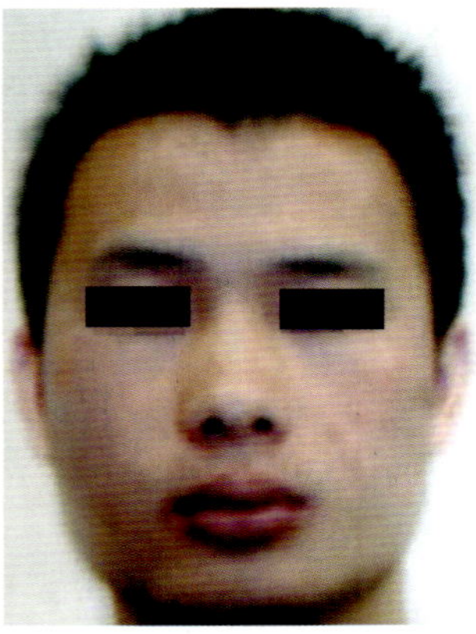

图 9-36　患者外鼻缺损前照片

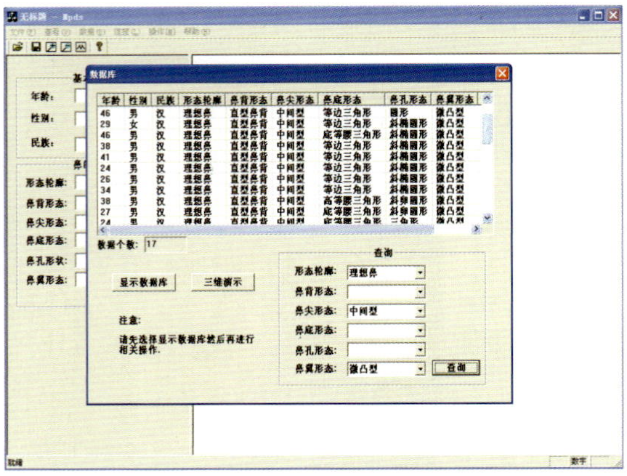

图 9-37　数据查询结果

统方式制作完成赝复体，大多还需要通过传统方法制取缺损区石膏模型。

而且应用镜像翻转方法时，均需参照患者健侧数据才能进行；对于单一性器官(如鼻、唇)缺损及颜面部跨越中线的复杂缺损不能进行三维虚拟设计。

（二）颜面器官三维形态数据库辅助实现单一器官赝复体设计

外鼻缺损相对于其他类型缺损较为特殊，由于外鼻是面部单一器官，如缺损则无健康组织做参考。另外对于一些颜面部跨越中线的复杂缺损，健侧余留正常组织的镜像翻转数据仍然无法覆盖全部缺损区。因此对这些缺损患者在进行计算机辅助设计时，面临缺少原始形态数据的难题。

对于这个问题，一般的方法是从普通人群中选择外鼻形态符合患者需求的志愿者来提供外鼻形态数据。但是，想随时寻找一个合适的志愿者是一项很困难的工作，将大大增加修复过程的难度和工作量，影响修复的效率和效果。颜面器官三维形态数据库的开发，为这个问题的解决提供了方法。数据库可以随时为患者方便快捷地提供所需的正常颜面器官形态数据，减少了寻找志愿者以及采集志愿者三维数据的工作，可大大降低修复工作的难度，提高赝复体制作效率。

2003 年，刘晓芳等研究了采用三维激光扫描技术获取鼻部三维外形数据的可靠性，并对外鼻三维数据形态的调整方法进行了探索。周冰等探索了鼻赝复体三维形态的调整方法，进一步完善了计算机辅助设计制作赝复体的技术。董岩等开发了外鼻三维形态数据库管理软件，结合 6 种外鼻分型方法，利用录入、查询、浏览等功能，实现了外鼻三维形态数据的合理管理，进而将获取的 1 200 例外鼻三维形态数据录入数据库中，首次建立了国人面部器官数据库，并探讨了数据库在计算机辅助设计鼻赝复体过程中的应用方式。

有了外鼻三维形态数据库的支持，计算机设计鼻赝复体的过程相对简单。首先结合患者术前照片，确定患者的鼻型(图 9-35，9-36)，运行软件在数据库中进行合适鼻型的选取(图 9-37，9-38)。在软件中测量患者面部三维数据，根据测量结果对外鼻三维数据进行尺寸调整，以适应患者原始外鼻的大小。利用软件的配准功能，在面部三维模型和外鼻三维数据上选择对应的标记点，依据标记点使二者拟合，实现外鼻三维数据的快速定位(图 9-39)。利用软件的移动功能，控制外鼻三维数据相对面部模型在空间各个轴向任意移动和旋转，实现外鼻三维数据的准确定位。根据需要对外鼻三维数据进行形态调整，达到满意的效果，进而完成鼻赝复体的设计(图 9-40，9-41)。

3．结合缺损区形态的赝复体外形设计

随着计算机技术的进步，相关软件的功能逐渐强大，赝复体设计的方法也得到进一步发展。

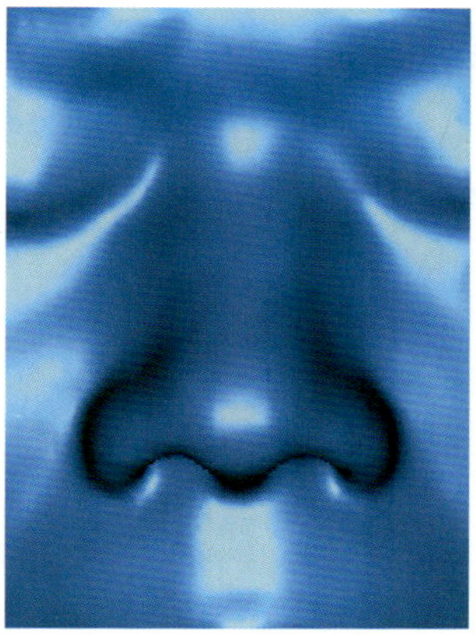

图 9-38 患者所选外鼻三维数据

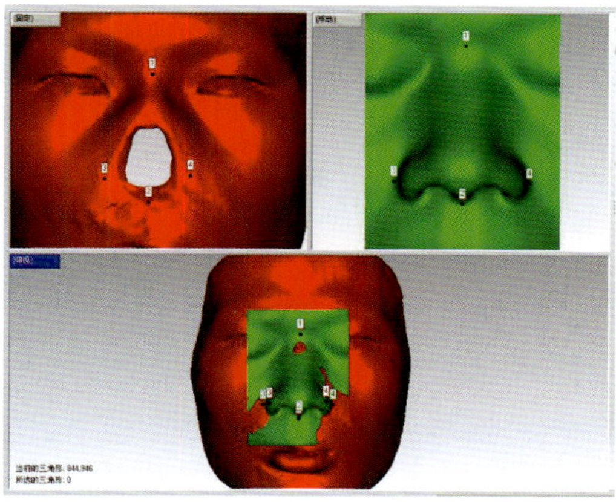

图 9-39 面部三维模型与外鼻三维数据配准

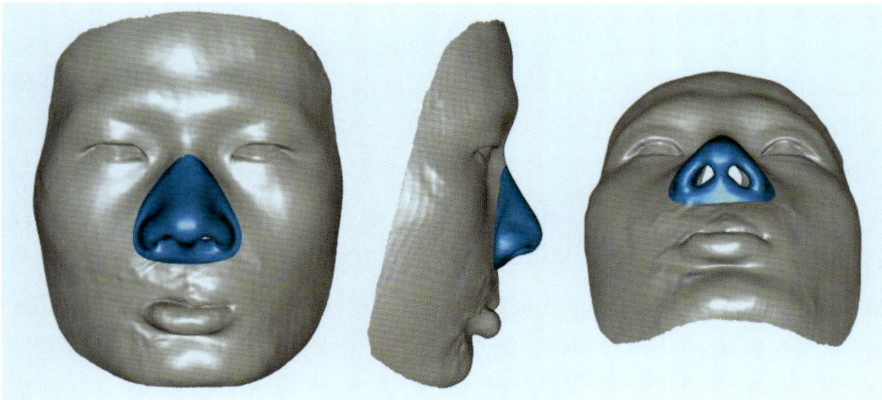

图 9-40 赝复体三维实体模型

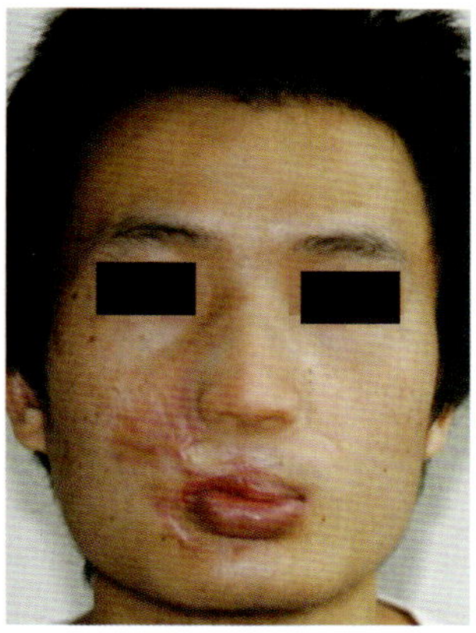

图 9-41 赝复体修复效果

缺损区表面三维形态能够被结合到赝复体的虚拟设计中，赝复体的最佳位置可以在软件中被确定下来，这样就能够在计算机中设计出赝复体的准确外形并进行适当调整。设计完成后可以利用快速原型技术直接加工出赝复体蜡型，临床试戴时经过简单修整就可完成赝复体的最终制作。

周冰、毕云鹏、吴国锋等通过结构光扫描患者面部形态，经选区激光烧结的方式制作了蜡质材料的鼻、眶赝复体模型，并直接在快速成型制作的树脂面部缺损模型上制作出硅橡胶赝复体，最终获得了满意的修复效果。结合缺损区形态设计赝复体外形的方法，省去了传统方法获取颜面石膏模型的过程，不仅简化了制作赝复体的工艺步骤，同时也避免了传统印模方法对面部软组织造成压迫变形的缺点。随着 CAD/CAM 技术的不断发展，已有越来越多的赝复医师将该技术应用于赝复体的制作，逐步简化了手工制作的过程。

由于外伤、斑痕等原因颜面缺损患者缺损区皮肤表面通常存在软硬组织畸形，与健侧形态差别较大，正常器官镜像的数据不可能与实际缺损区数据完全重合，所以需要对镜像数据的位置进行必要的调整，通常能够调整到相对来说最大部分重合的位置就可以满足临床设计的要求。在调整过程中，翻转数据和缺损边缘如果出现数据差异将会导致最终修复体边缘不平，或者形成加厚的台阶，因此需要通过数据插补实现翻转数据与缺损区数据边缘的光滑连接，恢复良好的外形特征（图 9-42，9-43）。

调整完成的正常器官数据需要与缺损区外形数据进行布尔减运算，得到最终赝复体的外形（图

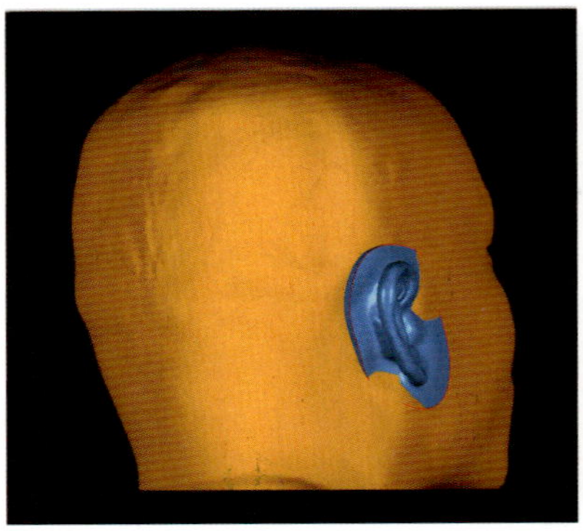

图 9-42 镜像数据的边缘与缺损区外形差异较大，部分边缘形成较厚台阶，部分边缘没入缺损区。

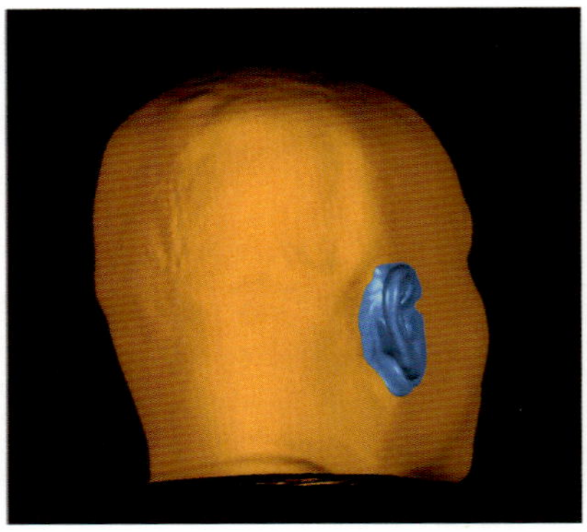

图 9-43 镜像数据通过调整以匹配缺损区外形

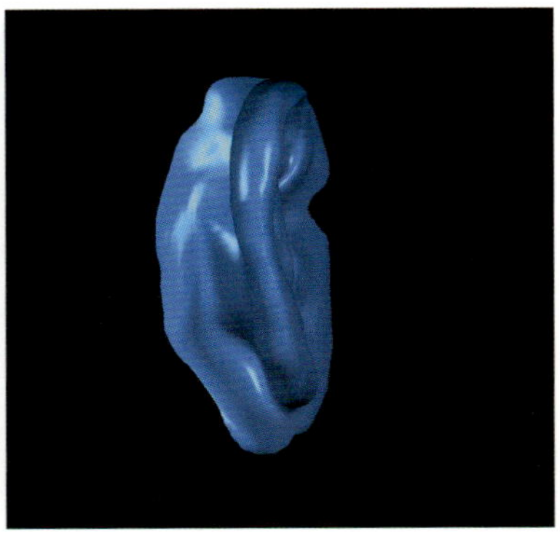

图 9-44 布尔减运算得到赝复体外形

9-44）。这种简单的采用布尔运算的方法得到的赝复体，不仅不能确定赝复体边缘的准确位置，并且会产生不规则的锯齿状边缘，赝复体边缘厚度也难以控制。树脂或蜡材料加工出来的赝复体模型强度不足，菲薄的边缘极易损坏，因而赝复体模型无法直接用于石膏型腔的翻制，必须通过蜡型的临床试戴进行调整，然后再同传统方法一样装盒制作赝复体。

二、基于负型的颜面赝复体智能化仿真设计理论

随着 CAD/CAM 技术的不断发展，越来越多的学者开始研究如何将该技术应用在颜面赝复体的设计与制作过程中，赝复体的计算机辅助设计经历了一个由简单至复杂的发展过程。起初只是对健侧器官数据进行简单的镜像翻转以得到镜像器官的三维模型；之后出现了结合缺损区三维数据设计赝复体并制作蜡型的方法，这两种方法弥补了修复医师因缺乏相关训练所造成的雕塑能力的不足，解决了手工雕刻难以准确恢复缺损器官外形的问题。然而由于现有赝复体材料还无法实现直接成型，制作的蜡型试戴满意后仍需装盒制作赝复体，其较传统方法减少了面部取模的过程和赝复体塑形的难度，但是计算机辅助设计与制作技术的优势还没有得到最充分的体现，这也是计算机辅助设计制作颜面赝复体技术没有得到广泛应用的原因之一。在利用数控机床或快速成型机处理硅橡胶材料的技术出现之前，采用 CAD/CAM 技术设计加工树脂负型直接制作硅橡胶赝复体无疑是最简单的方法。

2000—2003 年，南洋理工大学的 chua 等采用激光扫描技术获取了耳缺损患者的健侧数据，经过软件处理后，加工出耳实体模型，并首次提出了耳赝复体负型的设计构想。在研究中，他们采用将赝复体的点云数据转换为 B 样条曲面的方式对赝复体的外形进行编辑，然后通过选取赝复体表面数据外缘相同距离的点向外水平伸展的方式获取赝复体的分模平面，由此分别应用直接制作法与负型间接制作法制作出同一个耳赝复体。然而在该研究中，需要将点云数据通过构面技术转换为非均匀有理 B 样条（NURBS）曲面再进行赝复体负型的设计，转换过程较为复杂，同时也存在一定程度的细节丧失，而且由于 NURBS 曲面并非快速成型系统通用的三角面片格式，快速成型加工前还需要经过一次反向的转换过程，使设计过程更为复杂，易出现误差。受其设计方式的限制，对于耳赝复体的负型设计，只能设计为上、下两瓣式，外耳形态造成的倒凹再加上 LOM 技术所用的黏结剂在加热固化后会导致上、下负型边缘结合在一起，使得硅橡胶固化后负型开

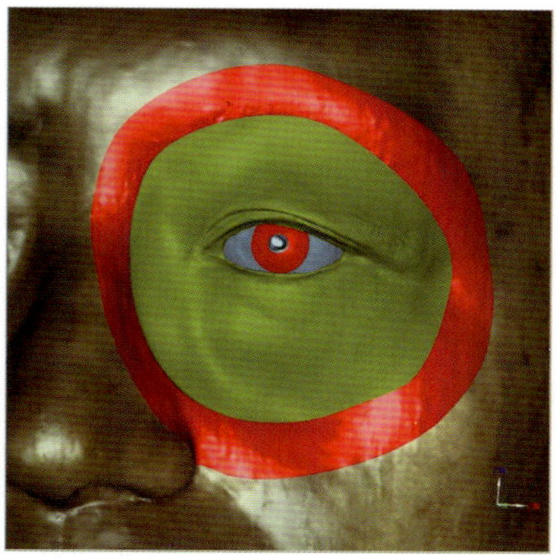

图 9-45 赝复体负型设计中的“一边三面”

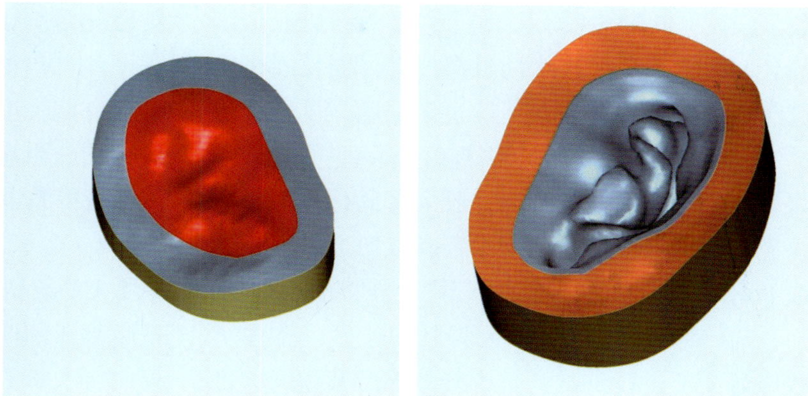

图 9-46 负型上、下半盒

盒困难，只能进行破坏性开盒，赝复体的表面形态和薄边常会因此而破坏，其负型也难以反复利用。Yoshioka、Ciocca 等也相继报道了利用负型技术设计制作耳、鼻、眶赝复体，但并没有详细地论述负型的设计方法。

在颜面赝复体的设计中，作者首次提出了以构建赝复体负型为目的，以“一边三面”为设计单元的设计理论。围绕赝复体负型的构建过程，以患者缺损区的表面形态和拟恢复的赝复体外形轮廓为基础，直接设计出赝复体负型。一边即赝复体的外边界，三面即赝复体的特征面、黏结面和分模面（图 9-45）。

其中赝复体外边界位于缺损区表面，为三个面所共用，通过对外边界的设计来确定最终赝复体边缘的位置和形态，决定缺损区修复范围的大小；特征面即赝复体的外表面，决定了赝复体的外观形态；黏结面即赝复体的组织面，决定了赝复体覆盖缺损区的面积；分模平面位于组织面上外边界向外约 1cm 范围，可与特征面和黏结面分别构成上、下半盒的表面，决定了赝复体负型的形态和侧壁的厚度。具体是在赝复体的负型构成中，将黏结面沿外边界与分模平面联合后，赋予一定厚度可得到负型的下半盒；将特征面沿外边界与分模平面联合后，反向赋予一定厚度可得到负型的上半盒（图 9-46）。

和直接制作赝复体树脂模型或蜡型相比，加工负型直接制作硅橡胶赝复体具有如下优点：①减少了传统取模的步骤，避免了患者因取模造成的痛苦和取模过程中印模材料对患者面部软组织压迫所造成的变形；②省去了翻制蜡型、包埋的过程，缩短了制作时间；③不需加工或翻制蜡型，赝复体薄的边缘以空腔的形式体现出来，避免了因快速成型材料强度、精度不足，直接制作赝复体树脂模型难以得到赝复体薄边的情况；④赝复体数据可在计算机中存档，方便患者再次就诊制作。在快速成型加工出的树脂负型的型腔内充填硅橡胶直接制作赝复体，能够减少患者的复诊次数，充分发挥计算机辅助设计与制作技术的优势，最大限度地减少手工操作，缩短赝复体的制作时间，保证赝复体的外形精度，提高最终的修复效果。

但同时在设计制作赝复体负型过程中还需注意以下问题：

1. 需要找出合理的分模平面，在负型有足够强度、开盒顺利的前提下，还要尽量简化负型设计步骤，减少负型体积，以达到缩短设计与加工时间，降低制作成本的目的。赝复体负型在装盒时由于挤压常会发生相对的位置移动，尤其是耳赝复体负型的耳后瓣，装盒时常会发生向后的移动错位，因此必须在负型上设计定位榫和定位孔，定位榫的高度不应过大，以减少其受到的侧向力，防止定位榫折断。

2. 采用 SLS 技术制作的赝复体负型，由于强度不足需要在表面涂敷一层环氧树脂材料以增加负型强度，同 LOM 加工方式类似，在硅橡胶加热固化时上、下负型边缘接触部位有可能粘固在一起，造成开盒困难。为了解决该问题，可用较薄的 Parafilm 封口膜将两负型接触区隔离，采用该方法后负型可顺利开盒，硅橡胶表面固化良好，边缘完整，赝复体可从负型中顺利取出。采用 SLA 或 Polyjet 等技术制作的负型，则无需特殊处理。

3．最重要的是由于无需制作蜡型，省去了在患者面部进行试戴调整赝复体外形及边缘的过程，因此对赝复体外形、所处位置及其边缘的设计提出了更高的要求。对于赝复体外形的设计，一方面要求获得患者整个面部的外形数据，以准确地评价赝复体外形与位置是否与整个面部外形协调美观，另一方面也需要将整个面部模型在三维坐标系中的位置调整至与自然头位一致，以保证计算机模拟效果的准确性，即模拟效果需要与患者戴用赝复体后的实际修复效果一致。

自然头位（natural head position, NHP）是人在放松状态下头部直立双眼注视与眼睛水平某点时头部所处的一种可重复的生理位置。根据获取头部位置的方式不同，NHP 分为两种：第一种为记录自然头位（registered natural head position），是让被测个体在自然放松状态下自我调节头部位置（通常是在其前方放一面镜子），然后通过侧面照片或者头颅侧位片将这一位置连同颅外的一根铅垂线或水平线记录下来，记录下来的铅垂线或水平线代表颅外参考平面。第二种为评价自然头位（estimated natural head position），即有经验的经过一定训练的医师对通过传统方式拍摄得到的照片或 X 线片根据主观认识，通过图片旋转将图像中被测者的头部调节到自然、直立的位置。研究表明，相对于传统的颅内参考平面，自然头位无论在年龄、性别以及人种中都具有高度的可重复性。在临床颅颌面畸形患者的诊断与治疗计划制订中，只有先确定患者的自然头位才能够保证诊断与治疗计划制订的准确。在颜面赝复体的计算机辅助设计过程中，自然头位同样也是必要的参考条件，尤其是对于眶、耳缺失患者，此类患者患侧常伴有一定程度的畸形，难以通过简单的对健侧组织镜像获得其在患侧准确协调的位置，在设计之初也要先将患者面部三维形态数据调节至和自然头位一致，镜像后再细微调节赝复体外形数据，由患者及其家属评价模拟的修复效果，才可获得满意的设计结果。

4．由于无需制作蜡型和临床试戴，因此也验证了 CT 数据制作赝复体的可行性，因而在不具备赝复体制作条件的医院就诊的患者，接诊医生仅需将头部 CT 数据以及在自然头位状态下的面部数码彩照通过网络传送或刻录光盘邮寄到作者所在医院进行赝复体的设计，设计完成后，从不同角度截取虚拟修复效果的图片，传回就诊医院，由接诊医生、患者及其家属共同评价修复效果，并将修改意见传回作者所在医院进行修改，最终满意后再进行赝复体负型及赝复体的制作，完成后将赝复体邮寄回就诊医院，接诊医生为其完成外着色，从而达到远程治疗的目的。

5．赝复体表面细节特征的设计。设计加工负型直接制作硅橡胶赝复体，省去了在患者面部进行试戴的过程，简化了操作，减少了患者的复诊次数，但同时也对赝复体表面细节特征的设计提出了更高的要求。颜面赝复体不仅需要与患者面部和谐一致的外形，具有逼真形象的表面细节特征也是判定赝复体制作是否成功的关键因素之一。在软件中必须要对赝复体表面的细节特征进行设计，如重睑的形态、面部尤其是眼角部位的皱纹、皮肤表面的纹理等。

一些软件中提供了类似“雕刻刀”的功能，可以根据需要对赝复体表面外形进行修整，“刻画”出重睑和皱纹的形态，修整时以患者健侧的三维数据以及清晰的二维照片为参照。但是目前大部分软件中的相关功能过于简单，往往达不到很高的美观要求。美国 SensAble 公司开发的 Freeform 系统（目前已被 3D System 公司收购）是目前唯一具备触觉反馈的数字雕刻工具，整个系统由具有力反馈功能的雕刻手柄与相应软件组成，能够把数字工具所独具的弹性能力带到实体模型上，利用“数字黏土”技术在三维物体表面雕刻出复杂的形态结构。操作者在设计过程中可以根据手柄

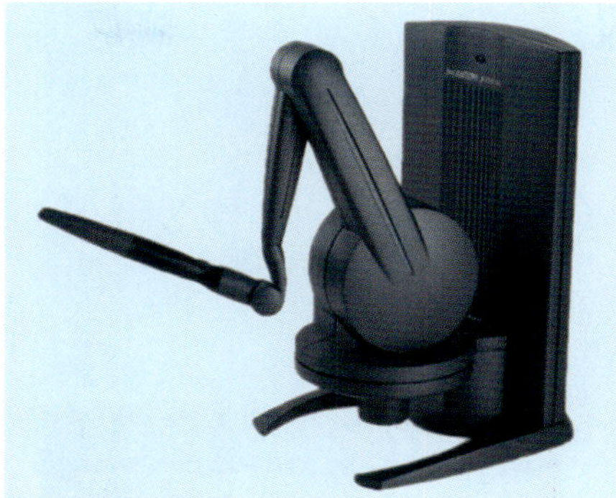

图 9-47　Freeform 触觉反馈数字雕刻系统

的力量反馈获得更为直观的感受，能够在很大程度上模拟传统的手工雕刻方式（图 9-47）。

而对于尺度更小的皮肤表面纹理和毛孔，目前各种扫描方法还无法获取其细致的形态，在软件中依靠“雕刻”的方式进行设计会造成工作量过大。而利用软件中提供的“浮雕”功能，能够将二维皮肤纹理与毛孔的黑白图片蒙罩在赝复体表面，通过调节浮雕最深处的数值，得到不同深度的皮肤纹理细节。在设计过程中，需要注意赝复体表面的三角面片应该具有很大的数量，要求三角面片的尺寸足够小，边长在 0.05mm 左右，才能满足设计皮肤纹理与毛孔的需要，但这样就会极大地增加文件的大小，对计算机的配置也提出了更高的要求。

三、鼻、耳、眶赝复体及其负型的设计要点

鼻、耳、眶赝复体为临床常见的颜面赝复体类型，由于形态各有特点，因此其设计方法也不尽相同，在此就每种赝复体及其负型的设计要点进行介绍。

（一）鼻赝复体及其负型的设计要点

1. 外形获取：原始外形数据是颜面赝复体设计的基础，颜面部外形数据的获取方式包括 CT、MRI、光学扫描等，文献表明这几种方式的扫描精度均能够满足赝复体制作的需要。光学扫描技术由于具有价格便宜、扫描时间短（3~4s）、对人体无辐射等优点为鼻部数据获取的首选方式。赝复体外形数据的来源，在不涉及鼻部，非跨越中线的颜面部缺损患者中，大多可采用镜像翻转健侧器官的方式获取数据，而对于鼻缺损，目前常采用的方式有：①肿瘤切除术前，利用光学扫描、CT 等方式获得患者的鼻外形数据；②获取患者具有相似鼻外形的亲属的面部模型数据；③根据对患者患病前照片的观察，以及患者及其亲属的描述，在鼻数据库中选择外形相似的健康鼻模型。但是三种方法均有其局限性，第一种方法患者在术前往往存在鼻部畸形，有时需对鼻相对正常一侧进行局部镜像才可获得较为满意的外观形态；第二种方法受到亲属年龄、性别、形态的制约，可选择性较少；第三种方法主观性较大。在临床应用中，仍需根据患者个人情况、医院设备条件进行选择。

2. 位置调整：确定鼻赝复体的位置相对简单，对于鼻全切患者，通常只需将赝复体鼻根处与缺损区鼻根对应，鼻底与缺损区人中上缘对应即可。实际操作时鼻赝复体位置的调整常和外形调整同时进行。

3. 外形调整：鼻外形的调整通常在已经选好患者满意的外鼻形态数据之后，因此主要为三个轴向的整体大小调整。鼻长的调整应基于面部“三庭五眼”的比例进行 Z 轴上适当的放大与缩小；鼻宽主要参考患者双侧的鼻唇沟，使鼻数据双侧鼻唇沟基本重合；鼻高则根据鼻宽与鼻长放大、缩小的比例适当调整。对于仍保留有部分鼻组织的患者，鼻数据应进行裁剪、局部变形等处

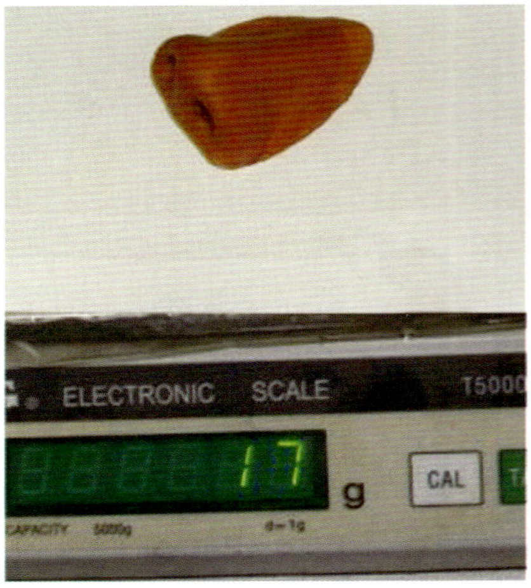

图 9-48　手工制作赝复体重量

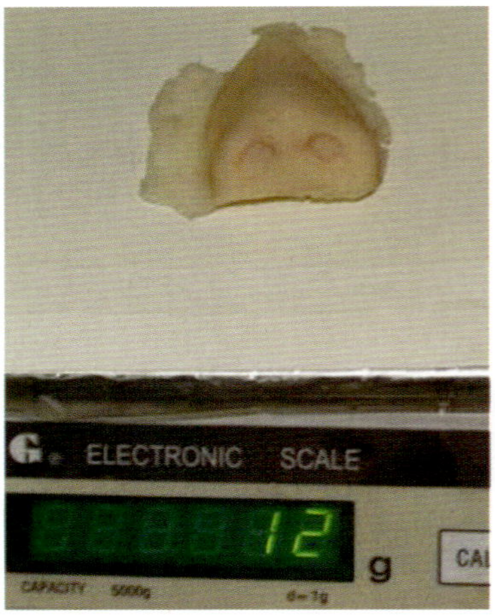

图 9-49　负型制作赝复体重量

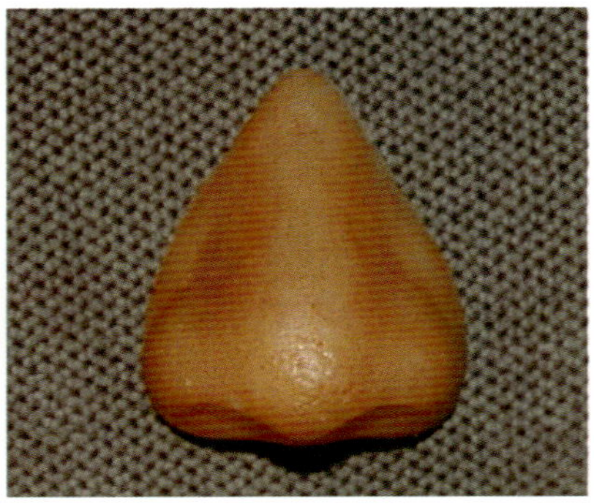

图 9-50　赝复体表面纹理

理，保证和余留组织外形连续一致。外形调整完成后要观察是否与面部整体容貌协调一致。

4．赝复体边缘：在各种颜面赝复体中，鼻赝复体位置居中，边缘易于暴露，因而在鼻赝复体的制作中，边缘的位置尤为重要。通常可以用眼镜架遮挡上半部分边缘，在设计时赝复体的下半部分边缘需要隐藏在鼻唇沟以及鼻翼和鼻尖的倒凹阴影处。选择边缘时上缘区域可适当扩展成翼状以增加鼻赝复体固位面积，下缘应紧贴鼻唇沟、鼻翼和鼻底，赝复体鼻翼与鼻底转折处边缘隐藏困难，应严格控制范围大小。在确定鼻赝复体的外边缘之前应先利用曲面变形工具编辑外表面，使边缘区域接近且略高于缺损区。外边缘最好在外表面上选取，而后将外边缘伸出边界至与缺损区相交，相交所得的边界即为外边界。外边界之内的外鼻数据构成了鼻赝复体的特征面。

5．黏结面：鼻赝复体的黏结面通常在气道外缘与外边界之间。个别气道口缺损较大的患者，黏结面积较小，对于鼻气道区缺损较大的患者，可在软件中将外鼻数据设为半透明，然后根据缺损区适当扩大赝复体覆盖范围，以增加固位面积。如采用 CT 扫描数据建模也可在气道处将赝复体适当伸展入倒凹内以增加固位效果。

6．内表面：赝复体的鼻腔侧即内表面需要通过编辑外表面数据获得。由于外鼻曲率变化较大，在设计时如采用沿矢状轴向内偏移的方法，虽可较好地控制赝复体的厚度，但偏移的数据会发生外形的扭曲，以致难以与黏结面拼接缝合。采用外鼻数据沿质心缩小 75% 的方法可以获得赝复体的内表面，缩小后的内表面边缘需要进行一定的删减，以便与黏结面缝合。该方法获得的内表面形态和外表面类似，在设计中可根据实际情况对缩小比率进行调整，以控制赝复体的整体厚度，由于通过此方法获得的鼻赝复体厚度较薄而且均一，与传统手工制作相比，可明显减轻赝复体重量，患者自觉有明显改变（图 9-48，9-49）。

虽然在赝复体设计过程中没有编辑皮肤表面的纹理特征，但是由于 SLS 加工方法所产生的细微台阶效应以及硅橡胶良好的流动性，赝复体表面可以观察到较为清晰的纹路效果，在曲率变化较大的鼻尖区域，该效果更为明显且与正常肤质近似，增加了赝复体的真实感（图 9-50）。

（二）耳赝复体及其负型的设计要点

1．外形获取：部分耳和全耳缺失患者可以通过整形外科手术采用自体组织重建外耳，但是由于外耳形态复杂，全耳缺失的手术整复效果往往难以令人满意，采用硅橡胶赝复体修复耳缺损或缺失依然是一个较好的选择，尤其是对外科手术失败的患者。患侧的耳赝复体需要尽可能与健侧外耳形态一致，通常情况下，采用以下几种方法：①制取健侧外耳印模，灌制石膏模型，根据此模型手工直接雕刻患侧相应的义耳形态；②从患者具有相似外耳形态的亲属或耳库中选择；③制作一个健侧正常耳的模型，然后将其图像打印在一张透明纸上，根据透明纸背面的形态雕刻患侧外耳形态；④翻制患者健侧外耳蜡型，然后将蜡型切成 1mm 厚的薄片，将每层分别反转，再逐层叠加，最后获得镜像形态；⑤通过光学扫描、CT 扫描等方式获取耳部形态。

采用光学扫描重建外耳形态已有较多文献报导，但由于外耳解剖形态复杂，存在许多倒凹，使用光学扫描的方式需要从不同角度进行多次扫描后对数据进行拼接，其操作复杂，且可能对数据的准确性产生影响。与之相比采用 CT 扫描的方式，虽然患者会遭受一定剂量的辐射，但该方法不受解剖形态限制，在获取外耳这类倒凹较多的物体的三维形体数据方面具有独特优势。尤其是对于种植体固位的耳赝复体，需要在术前根据患侧种植区域的骨质情况确定种植部位，加之目前 CT 设备比较普及，因此在耳赝复体的设计过程中，采用 CT 扫描的方法较光学扫描仍有一定优势。

2. 位置调整：双侧外耳距离较远，在对健侧外耳进行镜像翻转时，确定镜像平面时的细微差异，将会造成镜像数据在患侧明显的偏差。对于患侧外耳道保留的患者，可根据外耳道进行定位，再从顶、后、侧三个方向细微调节耳上游离部深度、耳后游离部深度以及耳倾斜角度，使双侧一致。对于患侧无外耳道结构的患者，还需从不同角度观察调整镜像外耳相对于健侧高低、前后、左右的位置关系。对于部分肿瘤、外伤与发育畸形的患者，由于面部的不对称性，患侧外耳的位置并非严格要求与健侧一致，还需和面部整体外形和谐。

必须让患者及其家属参与到设计中，评价修复效果是否满意，以取代传统方法中临床试戴的过程。并且由于可从任意角度观察、测量，因此其效果与效率均要优于传统的临床试戴调整。

3. 外形调整：通常情况下对镜像外耳形态无需进行较大的形态调整，对于双侧外耳缺失的患者，在从耳数据库中选择最佳形态的外耳模型后，外耳数据进行适当等比例缩放至与患者面部轮廓和谐一致即可。在调整镜像外耳位置后，以曲面变形工具调整其低于缺损区皮肤的部分数据，使之略高于缺损区。

4. 边缘：对于采用种植体固位的患者，由于有足够的固位力，耳赝复体的边缘不宜过大，耳后区应控制在耳廓皮肤转折处，耳前区如果修复前没有耳屏，可适当向前延展，以获得平滑过渡的菲边；保留耳屏的患者，赝复体前缘应藏于耳屏之后。对于黏结固位的耳赝复体，耳后区边缘可适当扩展，耳上区受头发的限制仍应尽量沿耳廓外缘选取。尽管耳前区边缘可藏于鬓角之中，但是较宽的边缘会受颞下颌关节运动的影响产生翘起，设计时仍应控制好范围。

边缘的选取：耳赝复体的外边界，应根据镜像耳的外形在缺损区上选取，然后将此边界向内收缩 2mm 创建另一边界，复制两边界内数据并向上偏移 0.3mm 与特征面（外表面）桥联，可使赝复体边缘获得均匀的 0.3mm 整齐边缘。

5. 黏结面：缺损区外边界以内的数据就是黏结面，需要注意的是在设计完成前应封闭黏结面和特征面上的外耳道。采用光学扫描获取的面部数据，受头发的影响，耳周区域数据较少，无法获得足够的分模面。可将黏结面外缘向外延展 1cm 获得。

6. 耳赝复体负型的分模：外耳形态复杂，如仅以分模面为界将耳赝复体负型设计为两瓣式，将会因过大的倒凹导致开盒后赝复体难以取出，甚至破坏硅橡胶赝复体。而将上半盒分为耳前、耳后两部分，与传统手工装盒分模的形式相同，就可解决此问题。在进行分模设计之前，应先将特征面与分模面联合，然后伸出边界使上表面成为底面封闭的盒体。沿耳廓最高点以及在盒体后侧壁相应高度连线，将盒体分为前后两部分，单独删除一侧数据后，按曲率补洞，然后选中并复制补洞后新生成的区域，使该区域为前后两部分所共有，将上半盒分为耳前、耳后两部分。相对于两瓣式以及垂直三瓣式的分模方式，该方法具有倒凹小、分模简单、受加工精度影响较小的优点。在后期处理中，在底面设计了四根定位榫，避免了上部两部分相对于底面的移动。负型的外形为不规则圆盘形，在最薄处保证有 10mm 的厚度，此设计即可保证负型树脂实体的强度，也尽可能地减少了材料的使用，降低了开盒的难度。

（三）眶赝复体及其负型的设计要点

1. 目前常用的眶部三维测量方法有激光扫描、CT、MRI 等。范先群等利用 CT 三维测量方法，对 15 具成人头颅标本的 30 只眼眶进行了直接测量和三维测量的比较研究，证明了三维测量结果准确稳定，具有更高的精确度。王志红等对 20 例眶眼正常患者分别用 CT 测量法和传统临床方法（Hertel 突度计等）对眼球突度、瞳距等进行测量，再次证明了三维测量的可靠性。虽然对于硬组织测量 CT 具有无可比拟的优势，但在选择软组织作为重建阈值时，眼睑、结膜与瞳孔的灰度值相同，瞳孔位置不能显示，并且患者要受到一定的辐射，价格也比较昂贵。MRI 作为一种非侵入扫描方法也能实现软硬组织的三维建模，但其扫描过程中需要患者维持较长时间的静止状态，常让患者难以接受。尽管激光扫描也一度被用于面部形态的三维建模，但因患者眼睛有受到激光损害的危险，难以获得患者的睁眼三维模型。三维光栅扫描仪因其使用可见光扫描，具有无辐射、对眼睛基本无刺激等优点，且扫描时间较短，价格相对适中，是应用于人体扫描的理想设备。潘景光等将结构光技术引入到颌面赝复领域并且获得了患者睁眼状态下的数字化模型，使准确确定睑裂的高度、宽度、倾斜度、眼球突度等成为可能。

2. 位置调整：眶缺损患者缺损区常涉及面中线，鼻部也常伴有一定程度的畸形，这给镜像平面的确定带来了困难。在设计中，为了快速完成镜像数据的初步定位，可将面部镜像数据与患者较为正常的额部数据进行整体配准，即可获得大致的眶赝复体位置。在配准后，将眉间点定位为坐标原点，再细微调节双侧内外眦、瞳孔位置的三维坐标绝对值，使之一致，即可获得准确的眶部镜像位置。

3. 外形的调整：眶赝复体的外形调整通常分为两次，第一次是调整镜像之前的原始数据，采用软件中的雕刻刀工具或使用 FreeForm、Zbrush 等软件对上下眼睑睑缘、内外眦等因睫毛干扰难以精细重建的部位根据患者照片或对照本人实际形态进行精修。第二次是调整修复范围内的镜像数据，使赝复体外表面边缘与缺损区外边界接近且稍高，然后对赝复体外形突兀的区域进行平滑处理，使整体外形协调，进一步利用雕刻刀工具在眼角区域刻画出皱纹等皮肤纹理特征。

4. 边缘：宽边眼镜可以对眶赝复体的边缘起到良好的遮蔽效果，因此在面部光学扫描之前，应先让患者挑选合适的宽边眼镜，然后在镜架范围之内以红笔在患者面部描出赝复体覆盖范围。大多数肿瘤术后患者患侧眶周常伴有较大范围的骨质缺损，致使患者面部的缺损、塌陷范围大于实际赝复体修复范围。尤其是在眶下缘部分区域，镜像数据常与缺损区皮肤有较大距离，采用曲面变形等手段对此处表面进行编辑有可能会导致该区域形态突兀，边缘衔接生硬。与赝复体修复范围相比，双侧眶部突度的视觉差异较小，因此在操作中可根据实际情况，将眶部镜像数据沿矢状轴移动少许，以牺牲患侧修复体突度为代价，获得更为美观的边缘修复效果。在设计时按照扫描得到的红线范围在缺损区确定外边界，然后在对镜像数据变形处理的基础上，将该边界投射在镜像数据上。

5. 黏结面：在保证足够黏结强度的前提下，较小的黏结面积可减轻患者的不适感。以 Factor Ⅱ 系列黏结剂为例，1cm 宽度的黏结面积已可以保证足够的黏结强度。在负型设计时以外边界向内延伸 1cm 左右宽度区域为黏结区。把黏结区后部的空腔数据封闭后，使用变形工具前推至距离眼球后壁 2mm 左右，以达到尽量减轻赝复体重量的目的。

6. 义眼球的定位：义眼球的定位是眶赝复体设计制作过程中独有的环节，对最终的修复效果有着至关重要的影响。传统的眼球定位测量方法是在面部蜡型试戴的过程中使用分规、卡尺、Hertel 突度仪等测量工具来确定的，测量时由于测量器械对视线的干扰常常无法精确定位眼球，需要在蜡型上不断调整，因此，眼球定位过程复杂，效率较低。眼球定位的评判标准为令患者平视 2m 处一笔状手电光源，其光源在双侧虹膜的反光点位置一致。由于白光三维扫描可以获得带有色彩信息的患者面部数据，为计算机辅助设计中义眼球的定位创造了条件，并使完全通过设计加工负型制作眶赝复体成为可能。在赝复体设计之前，赝复医师先挑选与患者健侧虹膜、巩膜大小颜色一致的义眼球，然后根据其编号在义眼球数据库中选择相应的义眼球三维数据。数据库中的每个义眼球，在虹膜中央都设有一根长 5mm，直径 2mm 的定位柱，该定位柱不仅可以准确指示瞳孔的位置，也便于观察义眼球的角度和位置。在赝复体负型设计过程中，将义眼球虹膜部分与患者镜像数据重合，定位柱与镜像数据中的瞳孔重合，即可完成在计算机设计中的眼球定位。然后将义眼球位于眼裂内的数据连同定位柱与特征面联合，共同组成赝复体负型的上半盒，在充填硅橡胶前，将根据所选义眼球数据 3D 打印加工出的具有定位柱的义眼球代型插入与之相应的定位孔中。在硅橡胶固化完成并开盒后，取出代型，将原义眼球放入即可实现义眼球位置和角度的准确定位，并避免装盒中有可能对义眼球造成的损伤。与传统手工制作方法相比，通过计算机辅助设计制作技术实现义眼球准确定位，能够简化操作过程，降低难度，保证修复效果。

四、颜面赝复体计算机辅助设计软件系统的开发

随着 CAD/CAM 技术的不断发展，赝复医师试图利用该技术改变传统手工方式制作赝复体步骤复杂、制作周期长的缺点。但是缺少颜面赝复体专用设计软件的现状，使得赝复医师不得不在众多的相关商业软件中盲目地选择，每个初学者都不得不经历一个艰难的软件选择与学习的过程。目前的相关商业软件多为针对工业设计所开发，各有偏重领域；软件中的功能比较繁杂，远远超出了赝复医师的知识范畴且大多与赝复体设计无关。受商业软件开发目的限制，目前仍没有一款软件完全满足赝复体设计的需要，在赝复体的设计过程中，常会出现赝复医师为了实现某个功能被迫在不同软件中频繁切换的情况。并且由于软件价格昂贵，赝复医师一般仅能够购买并学习有限的几款软件，其设计思路受到已有软件功能的限制，这使得赝复体计算机辅助设计与制作技术更加难以推广。

为了解决以上难题，作者在原有的利用商业软件进行计算机辅助设计赝复体制作方法的基础上，根据上述研究中已确定的赝复体及其负型的设计流程，初步开发了具有自主知识产权的适用于颜面部组织缺损的修复，赝复体个性化快速制作的计算机辅助设计系统，该系统通过将操作流程固化至向导式操作菜单中，引导使用者逐步完成赝复体和负型的设计，从而能够为颌面缺损修复医师提供一个人性化、易于掌握与操作的赝复体设计平台，与可见光三维扫描设备以及快速成型加工设备结合，组成完整的系统，可实现颌面缺损修复中赝复体的个性化快速制作的目的。

（一）计算机软硬件环境

计算机硬件环境：CPU Intel Q6600（2.40GHz），内存 3.5GB，显卡 NVIDIA GeForce 8600GT，硬盘 600GB。

开发环境：操作系统 Windows 7，Microsoft Visual C++ 6.0，VTK/ITK 开发包。

（二）系统设计思路及总体流程

1. 设计思路

针对现有商业软件无法满足颜面赝复体设计需求的缺陷，基于 Windows 7 操作系统，以光学三维扫描所获取的三角面片数据以及螺旋 CT 所采集的图像为信息来源，结合第一部分的研究结果及实际设计流程，在 Visual Studio 6.0 的开发环境下，使用 C++ 语言结合 VTK/ITK 和 OpenGL 开发包共同编制程序，建立基于 PC 环境的可视化颜面缺损计算机辅助设计系统，以方便准确地进行颜面赝复体及其负型的设计。

2. 总体流程

颜面缺损辅助设计系统按照设计流程由数据导入、赝复体设计、赝复体负型设计三个模块构成（图 9-51）。三个模块结合在一起，共同完成以下功能：

（1）基于原始 CT 影像数据或光学扫描数据建立颜面三维模型。

（2）通过测量、镜像的方式，以及利用开放

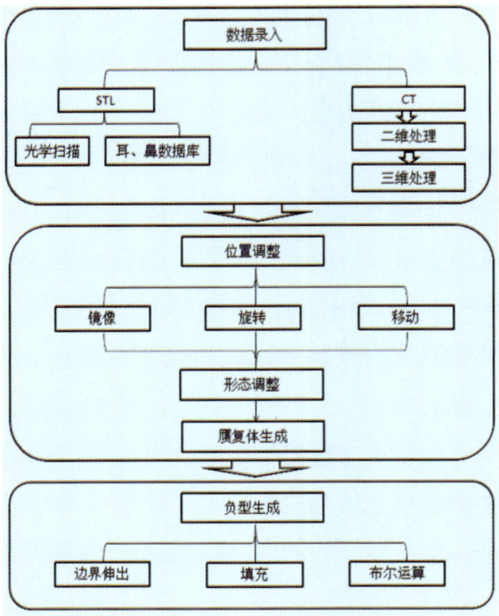

图 9-51　系统流程图

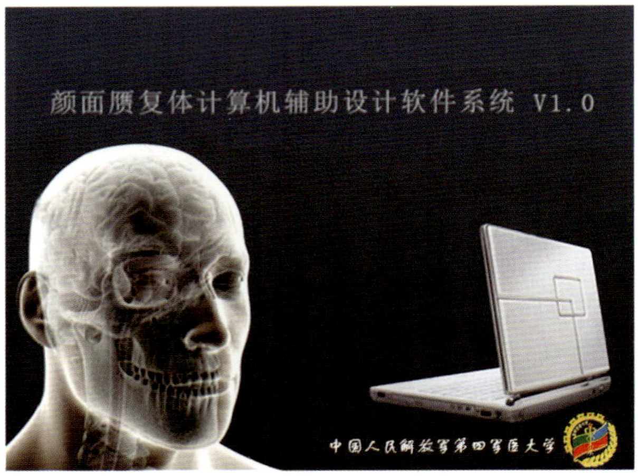

图 9-52　软件启动界面

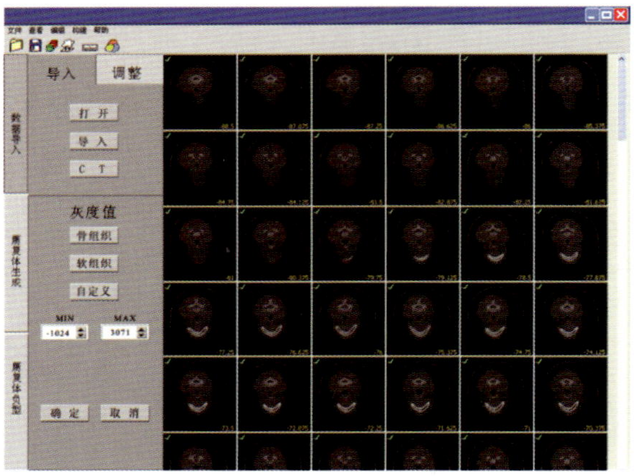

图 9-53　CT 导入与重建

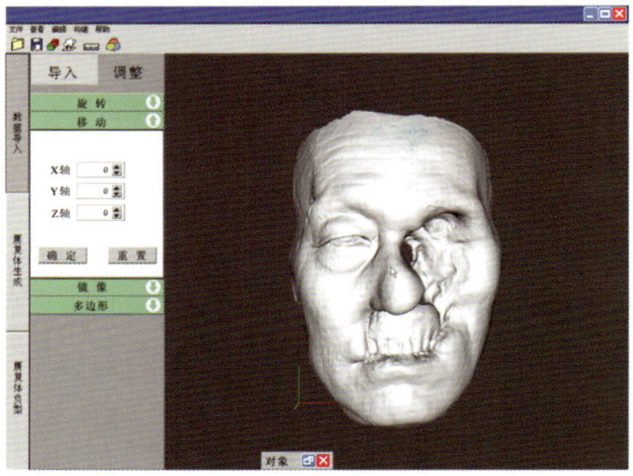

图 9-54　三维数据移动

性接口以获取健康耳鼻数据库中的三维形态，完成赝复体的定位设计。

（3）通过三维图形的拼接与分割以及曲面变形等功能完成赝复体负型的设计。

（4）通过创建 CAD 对象等功能完成赝复体负型的定位榫与定位孔的设计。

（三）系统的功能

颜面缺损修复辅助设计系统按照设计流程由数据导入、赝复体设计、赝复体负型设计三个模块构成（图 9-52）。每个模块的详细功能如下：

1．数据导入模块包括数据的导入和数据的调整两部分。

数据导入部分包括：① CT 数据导入和重建功能，可导入 DICOM 格式数据，按照默认的灰度值（骨组织 226～3071，软组织 -700～225）直接重建三维实体模型，也可手动调节灰度值范围。在右侧预览区能够直接观察到每幅 CT 图像的二维信息，通过鼠标点选可选择需要重建的 CT 片层的数量（图 9-53）；②数据导入功能也可导入光学扫描仪获取的 STL（ASC Ⅱ或 Binary）数据。

数据调整部分包括：①三维模型的移动功能，用于调整导入三维数据的全局坐标位置以及对健侧数据镜像后位置的精细调整（图 9-54）；②三

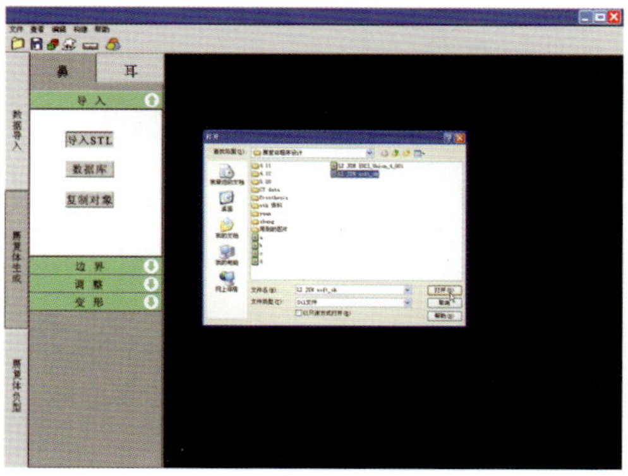

图 9-55　STL 文件导入

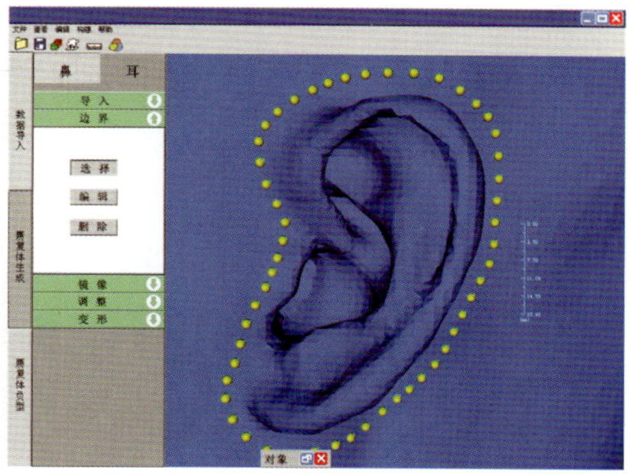

图 9-56　定义边界

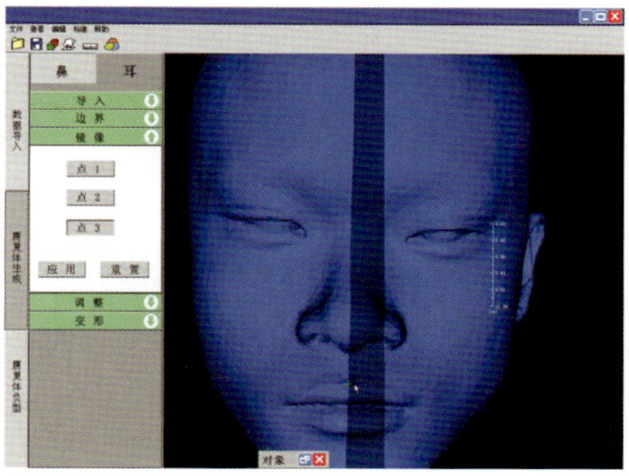

图 9-57　镜像功能

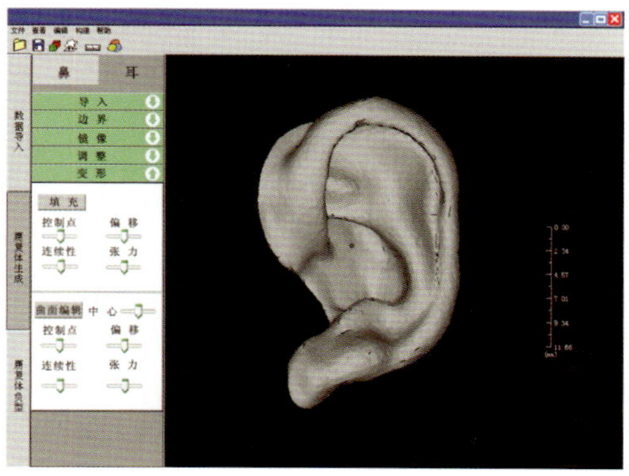

图 9-58　耳垂变形前

维数据的旋转功能，基于三维数据的质心的旋转，用于调整导入的三维数据坐标位置如调整面部至自然头位，以及对健侧数据镜像后位置的精细调整；③镜像功能，主要用于对称性器官缺损的重建；④多边形编辑功能，主要用于对 STL 数据多边形数量的简化和细分。

2. 赝复体设计模块目前包括鼻赝复体设计和耳赝复体设计两部分。

鼻赝复体设计包括：①数据导入，可根据患者缺损范围的大小导入术前的鼻部三维数据，或者在自建的鼻数据库中选择适合外形的健康鼻模型文件（图 9-55）；②定义边界，主要用于定义缺损区范围，赝复体修复范围等；③调整功能，对赝复体相对于面部的位置关系进行调整；④变形功能，主要包括对赝复体进行局部或整体的缩放，以使其获得较好的边缘贴合。

耳赝复体设计包括：①数据导入，用于双耳缺失和（或）畸形患者在耳库中选择合适的外耳形态；②定义边界，用于定义缺损区范围，赝复体覆盖范围等（图 9-56）；③镜像功能，用于将健侧外耳镜像至对侧（图 9-57）；④调整功能，对赝复体相对于面部的位置关系进行调整；⑤变形功能，主要包括对赝复体进行局部或整体的缩放，以使其获得较好的边缘贴合（图 9-58，9-59）。

3. 赝复体负型设计模块包括：①边界的伸出和延展，主要用于赝复体负型不同部分的构建；②缝合功能，主要用于面片之间的联合。

4. 其他功能：①测量功能，用于在面部三维数据中对标志点进行测量分析；②数据显示颜色的编辑功能，主要用于显示不同部分数据以示区别（图 9-60）；③创建 CAD 对象，主要用于构建负型定位榫等；④布尔运算，主要用于负型定位孔的设计；⑤导出功能，可以将设计完成的赝复体及其负型的三维模型以 STL 格式导出。目前利用该软件已能顺利完成耳赝复体的计算机

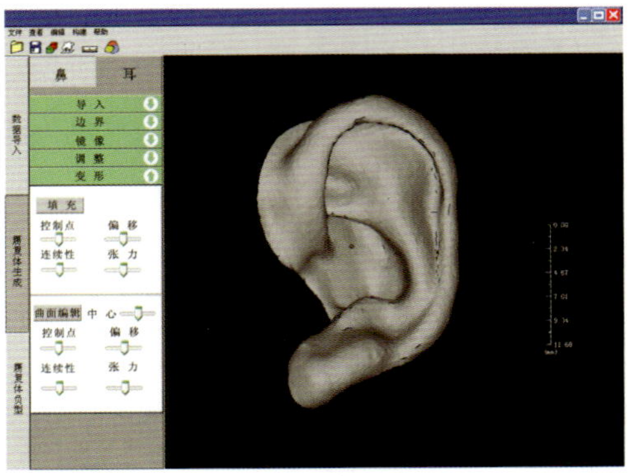

图 9-59　耳垂变形后

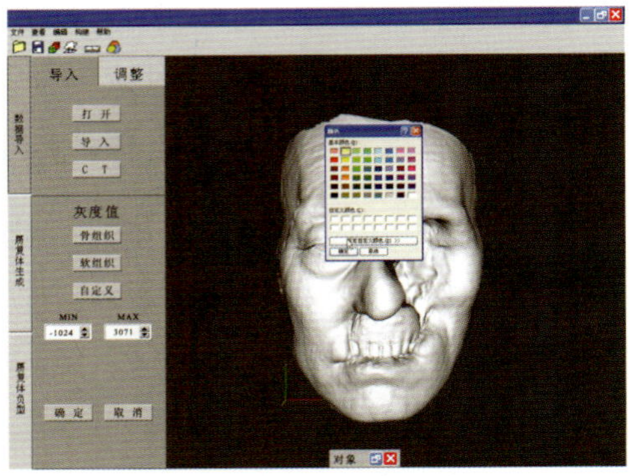

图 9-60　颜色编辑功能

辅助设计。

软件的下一步目标是进一步完善目前已有的各项功能，增加对点云数据的支持以及眶赝复体、种植体设计模块。随着拥有自主知识产权、交互性好、具备可扩展性的颜面赝复设计系统的不断开发和完善，不仅可以简化赝复医师的操作步骤，减少软件购置费用，而且可以简便、实用地满足临床治疗需求，同时对提高医学教学、学术交流、远程医疗等方面的水平也有极大的促进作用。在经过 3 个版本的改进后，系统框架已基本构建完成。目前软件系统的基本架构和功能是由少数几个赝复医师和软件开发人员在借鉴其他工业软件的基础上构思的。由于开发时间较短，软件还很不成熟，很多功能还需要更多的赝复医师在未来的应用中不断改进和完善，当前系统的稳定性和运行速度的提升仍是待改进完善的重要方面。

第三节　颜面赝复体的快速制作

Rapid manufacturing of maxillofacial prostheses

在软件中进行颜面赝复体及其负型的虚拟设计后，还需要将模型数据加工成实物，才能最终完成赝复体的制作。毫无疑问，赝复体及其负型复杂的形态是很难通过传统生产方式加工出来的，快速原型技术与设备在这个环节中具有无法替代的作用。

一、快速原型技术简介

快速原型技术（Rapid Prototyping，RP），早年也被称为快速成型技术，现在更多地被称为 3D 打印技术，是 20 世纪 80 年代发展起来的一种基于材料累加法的原型制造技术，是综合利用 CAD、数控、激光加工技术和材料技术实现从零件设计到三维实体原型制造一体化的系统技术。它采用软件离散——材料堆积的原理实现零件的成型，被认为是近 30 年中制造技术领域的一次重大突破。

快速原型技术通过近 30 年的发展，以其离散和（或）堆积制造原理的崭新制造模式，已形成一种新的制造行业。美国、欧洲和日本较早开始了快速原型技术的研究工作。20 世纪 80 年代初美国的 3M 公司、日本的名古屋工业研究所以及美国的 UVP 公司分别提出了有选择地逐层固化光敏聚合物的原理来制造三维物体的快速成型概念，随后 UVP 公司开发了光固化快速成型系统（Stereolithography Appratus），并于 1986 年申请了专利，组建了 3D System 公司，该公司于 1987 年推出了第一套应用光固化技术的设备。其他 RP 制造商有提供 LOM 工艺的美国 Helisys 公司，提供 SLS 工艺快速成型设备的美国 DTM 公司，提供 3DP 工艺快速成型设备的美国 Zcorp 公司，瑞士的 Ciba-Geigy 公司、以色列的 Objet 公司等。国外许多科研机构也进行了快速成型技术的研究，如 Dayton 大学进行了 LOM 工艺的研究，麻省理工学院进行了 3DP 工艺的研究，

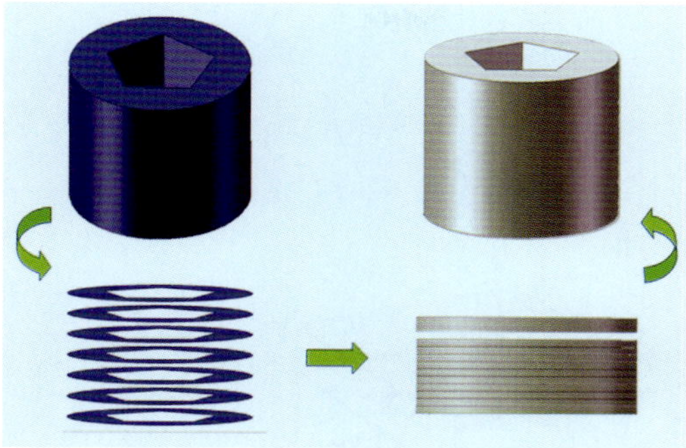

图 9-61　快速原型技术原理

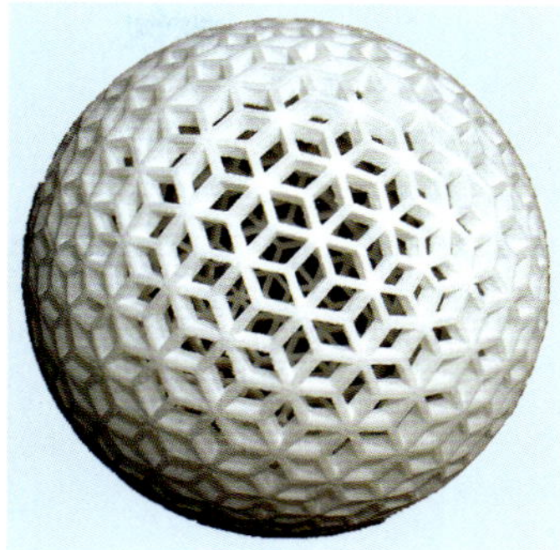

图 9-62　快速原型技术制作的复杂三维几何实体

斯坦福大学进行了 FDM 工艺的研究，密西根州立大学进行了金属直接成型技术研究，其他大学，如日本的东京大学、挪威技术学院、中国香港大学、新加坡南洋理工大学都进行了各种成型工艺的研究，并且卓有成效。

我国于 20 世纪 90 年代初开始了快速原型技术的研究，尽管起步较晚，但取得了丰硕的成果。清华大学开展了 SLA、LOM、FDM 等多种成型工艺的研究，开发了多功能快速成型机；华中理工大学进行了 LOM 工艺的研究，研制了 ZIPPY 快速成型系统；北京隆源公司开发了 SLS 的 AFS 系列快速成型机；西安交通大学开展了 SLA 工艺的研究，开发了 LPS 系列和 CPS 系列的快速成型机，并且成功开发了性能优越、成本低廉的光敏树脂；南京航空航天大学从事 SLS 工艺及设备的研究。其他大学，如上海交通大学、重庆大学、浙江大学、大连理工大学都在进行快速原型工艺的研究。

1990 年，快速原型技术开始应用于医学领域，被用来制作诊断模型和进行手术模拟。快速原型技术在成型材料和成型工艺上发展很快，制作完成的器件不仅是供参考和研究的模型，更可以是直接应用的功能组件，以恢复患者正常的生理功能。近年来，快速原型系统价格更加低廉，体积也更加小巧，这使得它们在工程及医疗方面的用途越来越广泛。

（一）快速原型技术原理

快速原型技术的基本原理是利用切片软件在计算机中将三维模型离散成一定厚度的薄片，得到各层截面的轮廓信息，即将三维信息转换成一系列二维信息，之后再将各层截面轮廓数据转换成数控加工命令，控制成型机器逐层生成各截面实体并最终叠加成三维产品，是一个先离散再堆积的过程（图 9-61）。

（二）快速原型技术特点

1. 可以制造任意复杂的三维几何实体。由于采用离散和（或）堆积成型的原理，它将一个十分复杂的三维制造过程简化为二维过程的叠加，可实现对任意复杂形状零件的加工，越是复杂的零件越能显示出 RP 技术的优越性（图 9-62）。

2. 快速性。通过对一个 CAD 模型的修改或重组就可获得一个新零件的设计和加工信息，从几个小时到几十个小时就可制造出零件，具有快速制造的突出特点。

3. 高度柔性。无需任何专用夹具或工具即可完成复杂的制造过程，快速制造模具、原型或零件。

4. 快速成型技术实现了机械工程学科多年来追求的两大先进目标，即材料的提取（气、液、固相）过程与制造过程一体化和设计（CAD）与制造（CAM）一体化。

5. 与反求工程、CAD 技术、网络技术、虚拟现实等相结合，成为产品快速开发的有力工具。

（三）常用快速原型工艺方法

快速原型技术发展至今，以其技术的高集成性、高柔性、高速性而得到了迅速发展。目前快速原型技术有十余种，比较成熟的工艺有光固化立体成型（Stereo Lithography, SLA）、分层实体制

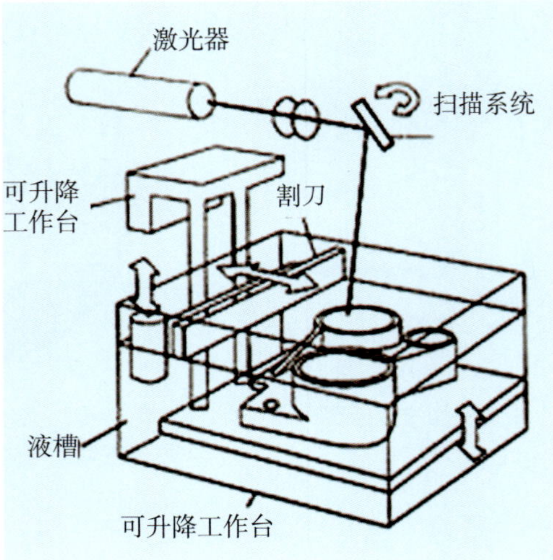

图 9-63　光固化立体成形（SLA）

造（Laminated Object Manufacturing，LOM）、选择性激光烧结（Selective Laser Sintering，SLS）、熔融沉积造型（Fused Deposition Modelling，FDM）和三维印刷成像（Three-Dimensional Printing，3DP）等。由于不同的加工方式在材料的物理性能、后处理能力、加工产品的精度等方面的差别，每种快速成型工艺都有其独特的优势和局限性，几乎没有哪一种技术可以满足所有的需求，所以依然要根据最终的需求来选择合适的制作方式。

1. 光固化立体成型（SLA）

在快速成型技术最早发展阶段，几家研究机构分别开发了类似的系统，都是利用液态光敏树脂的光聚合原理，应用紫外线照射使树脂层层结固（图 9-63）。Hull 与 R.Freed 成功开发了三维成型系统，并在 1986 年获得了专利，他们将这种加工方式称为 SLA 技术。1987 年第一台商用的快速成型机 SLA-1 被开发出来，并作为三维成型系统出售，1989 年开发出 SLA-250 以及体积更大速度更快的 SLA-500，在早期 SLA 是全球市场上最受欢迎的快速原型技术。

SLA 工艺是基于液态光敏树脂的光聚合原理工作，以光敏树脂为原料，该材料在一定波长和强度的紫外激光的照射下分子量急剧增大，材料也就从液态转变成固态。液槽中盛满液态光固化树脂，工作时激光束在偏转镜作用下，能在液态树脂表面上扫描，扫描的轨迹及光线的有无均由计算机根据每一层面的数据轮廓进行控制，激光束经过的树脂薄层发生光聚合反应而固化，形成产品的一个层面。成型开始时，工作平台在液面下一个确定的深度，聚焦后的光斑在液面上按照计算机的指令逐点扫描，即逐点固化。当一层扫描完成后，未被照射的地方仍是液态树脂。然后升降台带动平台下降一层高度，已成型的层面上又布满一层液态树脂，刮板将黏度较大的树脂液面刮平，然后再进行下一层的扫描，新固化的一层牢固地结合在前一层上，如此反复直到整个零件制造完毕，得到一个三维实体模型。

SLA 方法是目前快速原型技术领域中研究最多的方法，也是技术上最为成熟的方法。SLA 工艺成型的零件精度较高，加工精度一般可达到 0.1mm，模型表面质量好，原材料利用率近 100%。但这种方法也有自身的局限性，比如 SLA 设备昂贵，原材料（液态树脂）的成本高；分层固化过程中，为了防止液态树脂中的固化层产生移动错位，必须设计支撑结构与原型制件一同固化，前期数据处理的工作量大，加工完成后还需后处理去除支撑；制作较大制件时树脂易产生收缩从而导致精度下降，光敏催化剂有一定的毒性等。

2. 分层实体制造（LOM）

LOM（Laminuated Object Manufacturing）也称

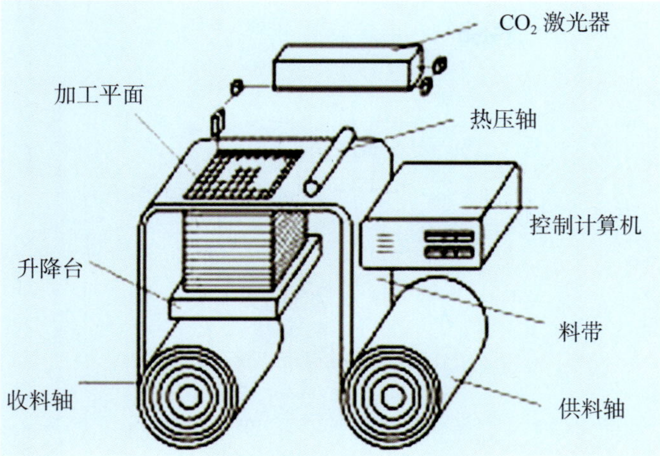

图 9-64 分层实体制造（LOM）

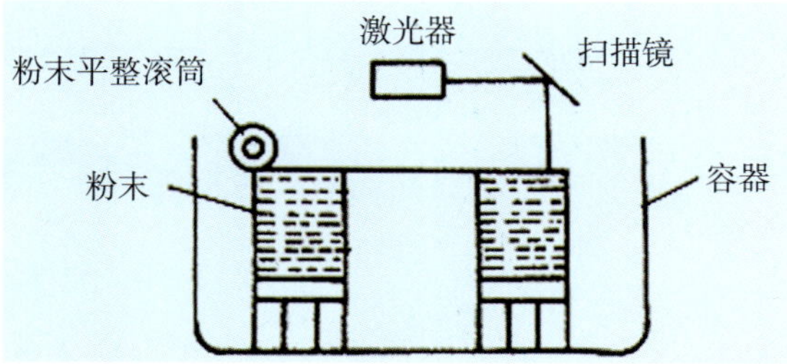

图 9-65 选区激光烧结（SLS）

叠层实体制造或薄型分层叠加成型，由美国 Helisys 公司的 Michael Feygin 于 1986 年研制成功。LOM 工艺采用薄片材料，如纸、塑料薄膜等。片材表面先涂敷上一层热熔胶，加工时，热压辊热压片材，使之与下面已成型的工件黏结。用 CO_2 激光器在刚黏结的新层上切割零件截面轮廓和工件外框，并在截面轮廓与外框之间多余的区域内切割上下对齐的网格。激光切割完成后，工作台带动已成型的工件下降，与带状片材分离，供料机构转动收料轴和供料轴，带动料带移动，使新层移动到加工区域。工作台上升到加工平面，热压辊热压，工件的层数增加一层，高度增加一个料厚，再在新层上切割截面轮廓。如此反复直至零件的所有截面黏结、切割完成。最后，去除切碎的多余部分，得到分层制造的实体零件（图 9-64）。

LOM 只需在片材上切割出零件截面的轮廓，而不用扫描整个截面。因此成型厚壁零件的速度较快，易于制造大型零件。工艺过程中不存在材料相变，因此不易引起翘曲变形。工件外框与截面轮廓之间的多余材料在加工中起到了支撑作用，所以 LOM 工艺无需支撑。缺点是材料利用率低，模型表面质量差。

3．选择性激光烧结（SLS）

SLS（Selective Laser Sintering）也称选择性激光粉末烧结成型，由美国德克萨斯大学奥斯汀分校的 C.R.Dechard 于 1989 年研制成功。选择性激光烧结采用 CO_2 激光器作为能量源，烧结时塑料、蜡、陶瓷和金属（或其复合物）的粉末材料被计算机精确引导的红外激光束均匀的烧结或熔融成三维原型或制件。激光束在振镜的控制下，扫描器以一定的速度和能量密度对粉末进行逐层扫描。激光束扫描之处，粉末被烧结成具有一定厚度的实体片层，并与下面的一层连接在一起，未扫描的部位仍保持松散的粉末状。扫描完成后，计算机根据分解层面的厚度下降工作台，当粉末被铺粉滚筒再次铺平后，再进行新一层的扫描。如此反复，最终完成制件的加工（图 9-65）。烧结完成后去掉多余的粉末，再进行浸树脂、打磨等处理得到零件。

SLS 技术具有可加工制作多种材料的特点，不仅能制造塑料零件，还能制造陶瓷、蜡等材料的零件，特别是可以制造金属零件，这使 SLS 工艺颇具吸引力；因为没有烧结的粉末能够起到支撑作用，因此无需加支撑；由于 SLS 具有烧结精度较高（0.1mm），可以直接烧结蜡粉的特点，因此可用于快速原型直接加工颜面赝复体蜡型，李凤兰等采用 SLS 技术烧结复合蜡粉材料用于直接制作鼻赝复体蜡型，获得了较为满意的结果。

4．三维印刷成型（3DP）

3DP（Three Dimension Printing）也称三维印刷工艺，由美国麻省理工学院 Emanual Sachs 等研制。3DP 工艺与 SLS 工艺类似，采用粉末

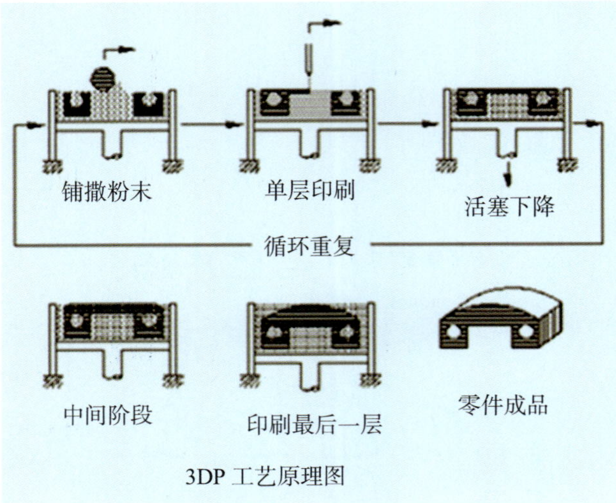

图 9-66　三维印刷成形（3DP）

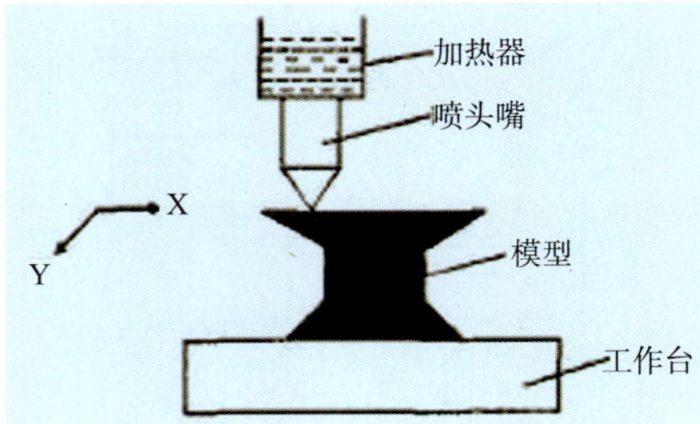

图 9-67　熔融沉积造型（FDM）

材料成型，如陶瓷粉末、金属粉末。所不同的是材料粉末不是通过烧结连接起来的，而是通过喷头用黏结剂（如硅胶）将零件的截面“印刷”在材料粉末上面（图 9-66）。该方法突出特点是可以完成陶瓷或金属的成型，但是用黏结剂黏结的零件强度较低，还需后处理，先烧掉黏结剂，然后在高温下渗入金属，使零件致密化，提高强度。

5. 熔融沉积造型（FDM）

FDM（Fused Deposition Modeling）又被称为熔丝堆积成型，由美国学者 Scott Crump 于 1988 年研制成功。FDM 的材料一般是热塑性材料，如蜡、ABS、尼龙等，以丝状供料。在加工过程中，成型材料被不断地输送至加热喷头中加热熔化，喷头沿零件截面轮廓和填充轨迹运动，同时将熔化的材料挤压至工作台上，材料迅速凝固，并与周围的材料凝结，形成片层轮廓并与前一层相连。之后，挤压头沿轴向向上运动一微小距离进行下一层材料的成型。这样逐层由底到顶地堆积成一个实体模型或零件（图 9-67）。FDM 工艺的特点是使用、维护简单，成本较低，且无污染，材料利用率在所有 RP 方法中最高，但是由于需对整个截面进行扫描涂覆，因此成形时间较长。而且由于喷头直径限制，成型精度相对较低。利用 FDM 工艺直接加工颜面赝复体蜡型也是国外文献报道中常用的方法。

二、快速原型技术在医学领域的应用

快速原型技术可以制造出人体局部组织或器官的模型，用于临床辅助诊断、复杂手术方案的确定、制作个性化的假体，也可用于医学教学。欧洲已经把医学作为快速原型技术应用的主要研究方面之一。目前快速原型技术在医学领域的应用达到 12% 左右，仅次于汽车（13%）、航空 (13%)、商用机械 (13%)，具有极大的技术应用发展潜力。

（一）外科学领域的应用

外科学是 RP 技术最早在医学应用的领域，特别是对于骨外科、颌面外科、整形外科等的临床实践。利用 RP 技术可以加工出三维结构仿真的生物模型（图 9-68），借此外科医生可以更直观地了解术区状况，结合模型进行病例讨论，制订更合理的手术方案。在三维模型上还可以进行手术模拟，并通过对术前及术后形态的比较，预测评估手术效果。对于一些特殊病例的模型，还可以收集管理作为重要标本资料供日后类似病例参考。另一方面，借助三维模型可使患者对手术形成直

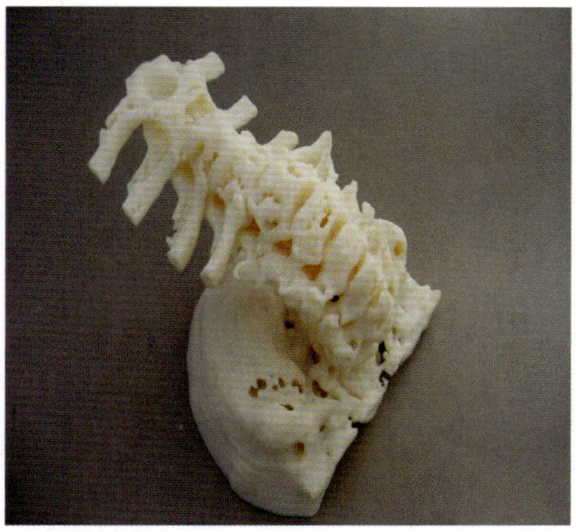

图 9-68 RP 制作椎骨模型

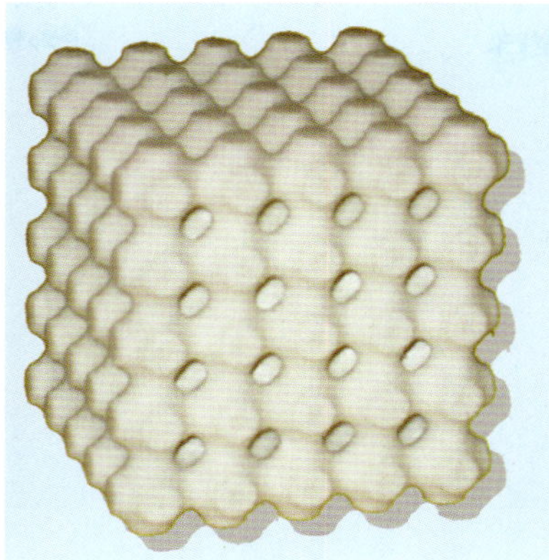

图 9-69 RP 制作具有精细结构的组织工程支架

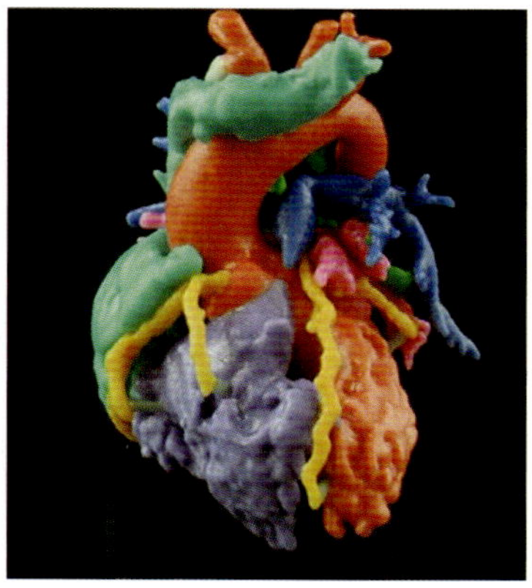

图 9-70 RP 制作心脏模型

观的认识，便于医患交流。Durso 等对 45 名分别有颌面、颅面及颅底病变的患者进行 CT 检查，用 RP 技术加工的仿真模型辅助术前诊断、手术计划制定及患者宣教等，分析结果表明其中 95.23% 可提高病变术前诊断的准确性，82.21% 对手术计划制定有显著帮助，而 88.54% 可使患者宣教获得满意效果，并缩短手术时间平均达 17.23%。RP 技术通过反求工程和原形制造可为多种手术制作假体，比如颅骨成型术、髋关节置换术、颌骨缺损修复等，其仿真程度远远高于常规的制作技术，这使得该项技术几乎可用于外科各个分支。

（二）再生医学领域的应用

RP 技术在再生医学领域的应用已经成为一项研究热点。它主要针对人体组织的具体结构，进行 CAD 造型，然后利用内部细微结构仿生建模技术及分层制造，可在常温下用生物可降解材料边分层制造边加入生物活性因子及种子细胞。利用 RP 技术可以实现许多三维结构复杂的部位轮廓外形及内部构造的生物支架设计与成型（图 9-69）。用快速成型技术制成的细胞载体框架结构来创造一种微环境，以利于细胞的黏附、增殖和功能发挥，以此达到组织工程骨的并行生长，加速材料的降解和成骨的过程。有大量实验表明利用 RP 技术可以控制模型的微结构，并能获得更高的黏附性。Scott 等就利用 RP 技术设计加工眶部及下颌骨缺损区的羟基磷灰石支架，并通过一系列体内外评价性实验研究，证实了这种生物仿真支架的显微结构更符合生理形态和生物力学，有助于建造具有符合生理形态结构的组织工程骨。

（三）基础医学领域的应用

RP 技术加工出的生物模型，也逐渐成为基础医学研究的有力工具。RP 技术可制作解剖学上完全适合的人工心脏（图 9-70）、脑血管以及心血管等系统的生物模型，并可重建大动脉瘤的解剖学模型，这对于进行血流动力学与解剖结构关系方面的研究工作，了解动脉瘤等病变状态的形成机制很有帮助。Vloeberghs 等应用 RP 技术制作了心腔模型，并借助该模型研究人体腔室体系内的血流动力学特点。Kelly 等采用 CT 图像资料结合 RP 技术加工成鼻腔的模型，来研究鼻腔内的气流通过状况，不但精确测量了鼻腔内气流最大及最小的部位，并可以进行序列比较，获得与鼻腔调节气流温度甚至嗅觉有关的有用资料。

（四）快速原型技术在口腔医学领域的应用

口腔颌面部的解剖结构相对比较精细且复杂，其解剖模型的建立、缺损的修复、外形的改善相对人体其他部位较困难。RP 技术在口腔医学领域应用具有良好的前景，包括制作人造器官模型、辅助外科手术、制作口腔修复体，辅助正畸等。

1. 快速原型技术在颌面外科领域的应用

RP 技术于 1991 年在维也纳首次被引入口腔颌面外科领域，Soker 等为腭裂患者建立 SLA 模型，

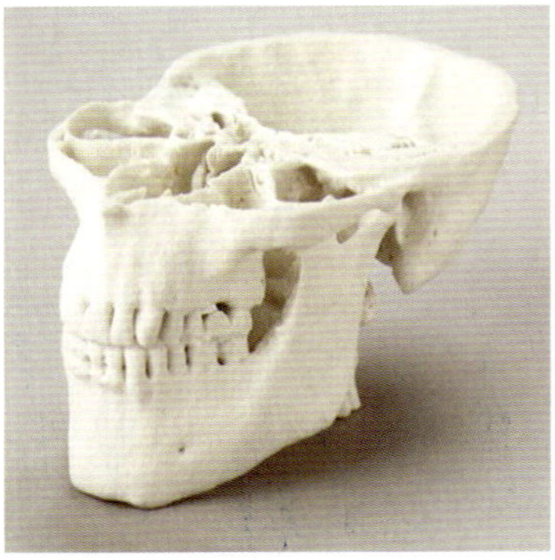

图 9-71　RP 制作三维头颅模型

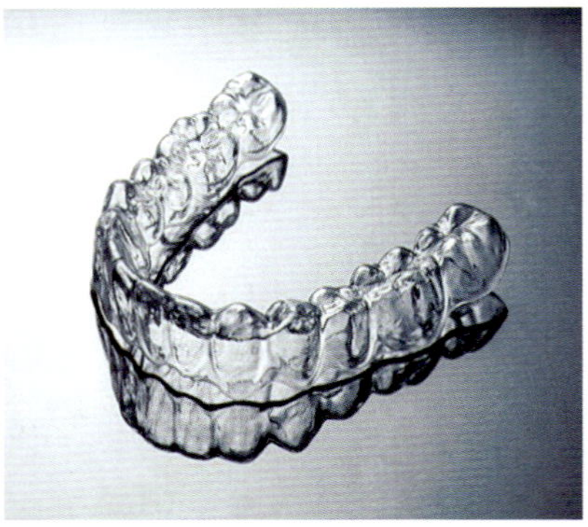

图 9-72　透明隐形矫治器

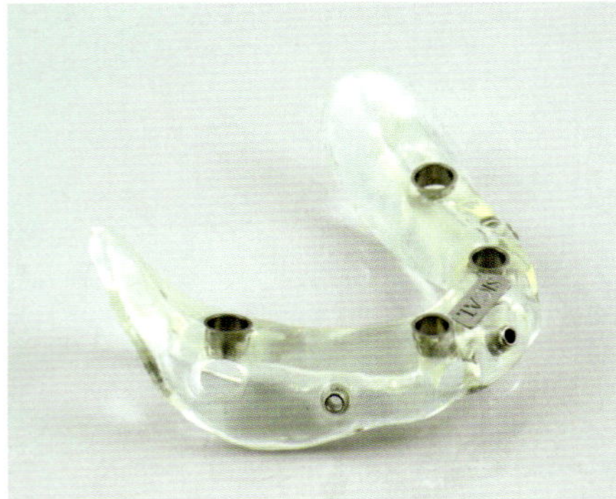

图 9-73　RP 制作的种植导板

借助模型进行手术模拟，预期手术的效果，从此 RP 技术开始应用于临床。随着 RP 技术自身的发展，它在口腔颌面外科领域应用迅速拓展，通过三维生物模型的建立（图 9-71），有助于进行术前设计、手术模拟、手术效果评估，并方便医患交流，也可准确制作个体化植入假体，应用于临床取得了良好的效果。何冬梅等采用 RP 制作三维头颅模型，应用于颧骨粉碎性骨折、颜面不对称畸形、肿瘤术后颌骨缺损畸形以及种植修复的治疗，结果表明该模型对这些治疗有很好的指导意义。Bill 等报道了利用健侧虚拟镜像数据，通过 SLA 制作模型来修复颅面骨缺损的方法，运用该方法制作的植入物与缺损部分能精确匹配，缺损侧面型基本恢复至正常侧水平，患者对手术效果满意。还有其他报道应用 RP 技术进行了下颌骨缺损部分个体化植入物制作，单侧眶壁缺损植入物的设计制作，以及上颌骨缺损部分钛种植体的制作，均取得了良好效果。随着 RP 技术在再生医学领域的不断推广应用，RP 技术在未来的口腔颌面组织再生和器官置换中也将会发挥重要作用。

2. 快速原型技术在口腔正畸领域的应用

RP 技术制作的三维模型在颅颌面畸形的诊断分析及治疗设计中具有广泛应用前景，它能够提供真实的三维信息和较为精确的线距与角度测量，重要解剖结构的准确定位及标志点的标记，因此采取三维立体模型对颅颌面复杂结构分析及设计是一种最为直观有效的方法。有报道将选择性染色的 SLA 模型用于确定多生埋藏牙的位置，该模型能将异位牙定位并且能为埋藏牙的拔除或牵引导萌指明手术路径。近年开始流行的无托槽隐形矫治技术是根据每个患者的具体情况，通过计算机辅助三维诊断、设计、制造等系统生产出一系列个性化的透明矫治器，患者通过按时佩戴、定期更换来达到矫治目标的一种新型正畸技术。在计算机中模拟出正畸治疗中每一阶段的牙列所处的位置，然后需要通过激光快速成型设备加工出模型，并通过压模成型制作各个治疗阶段的系列透明隐形矫治器（图 9-72）。

3. 快速原型技术在口腔种植领域的应用

随着医学影像技术与计算机技术的发展，在软件中将修复体与局部骨组织的信息结合起来设计种植体的最佳位置，体现了现代种植学中重要的理念“Prosthetic Drived Implantology”。利用软件能够对种植方案进行更直观的观察和调整，通过测量可预先获取受植区牙槽骨的高度和宽度，与下颌神经管或上颌窦底的关系及距离；通过骨密度的测定能了解受植区的骨质情况，最终为种植体的直径、长度、形态和数量的选择提供基本的依据。在此基础上，利用软件能够进一步设计出种植手术辅助导板，准确地记录种植体的相关信息及其与相邻骨面、牙面或黏膜表面的位置关系。利用快速原型技术可以非常快速准确地将电脑中的种植导板模型加工成实物（图 9-73），最终实现了电脑虚拟设计向手术实际应用的转化，从而极大地推动了种植技术的发展，使得牙种植体的植入更为精确，复杂牙列缺损及牙列缺失患者的即刻种植修复得以实现。

三、颜面赝复体快速成型制作的方法

颜面赝复体的快速成型制作方法是由赝复体的设计方法决定的。如前所述，早期在设计中只是对健侧器官数据进行简单的镜像翻转以得到镜像器官的三维模型，因此在制作时先利用各种快速成型工艺加工出镜像器官的树脂模型，然后用印模材料料翻模，翻制出镜像器官的蜡型，经过临床试戴确定最佳位置，再进行边缘修整、表面处理等过程完成赝复体蜡型的制作，最后利用传统方法石膏装盒、充填硅橡胶，得到赝复体。在制作过程中缺损区表面形态需要利用传统取面模方式获得石膏模型，或利用扫描数据加工为树脂模型。

之后出现了在计算机中结合缺损区皮肤表面形态设计赝复体并直接制作蜡型的方法，这样在软件中就已经完成了赝复体外形的设计，利用选择激光烧结（SLS）或熔融堆积（FDM）的方法直接加工出赝复体的蜡型，临床试戴调整后装盒制作赝复体。这些方法同样需要利用扫描数据加工出缺损区树脂模型，才能完成赝复体蜡型的修整。

而目前采用 CAD/CAM 技术设计制作树脂负型直接制作硅橡胶赝复体无疑是最简单的方法，这样只需要将设计完成的负型加工为树脂实物，就可直接充填硅橡胶，得到赝复体。这样能够避免传统方法中制取面模给患者带来的不适，克服由于软组织受压变形而造成的赝复体边缘与缺损区皮肤表面不贴合等缺点，减少患者的复诊次数，充分发挥计算机辅助设计与制作技术的优势，最大限度地减少手工操作，缩短赝复体的制作时间，保证赝复体的外形精度，提高最终的修复效果。

四、快速成型技术制作赝复体表面纹理的初步研究

颜面赝复体不仅需要与患者面部和谐一致的外形，具有逼真形象的表面细节特征也是判定赝复体制作是否成功的关键因素之一。利用现有的数据获取技术尚无法得到皮肤纹理的相关信息。在赝复体的设计过程中，可以通过软件中的功能对赝复体表面形态进行修整，在计算机中添加皮纹的细节特征。但是软件中模拟的皮纹是否能够在赝复体表面体现出来，作者对此进行了探索。首先在软件中模拟出不同深度的皮肤纹理形态，然后通过目前比较常用的 SLS、SLA 两种快速成型制作技术加工出树脂负型，将赝复用硅橡胶内着色后充填至具有皮肤表面纹理特征的实体负型中，常规外着色完成后，通过观察硅橡胶表面的纹理情况，并与利用传统方法制作出的硅橡胶样块表面纹理特征进行比较，评价基于负型制作赝复体表面纹理的实际效果，以期为赝复体表面皮肤纹理的设计与制作提供参考依据。

（一）实验对象与设备

实验对象为健康志愿者一名，设备包括 3DSS-Ⅱ结构光扫描仪（上海数造）；Geomagic studio 11.0（Geomagic 公司）；Magics RP 9.0（Materialise 公司）；SPS250B SLA 激光快速成型机（陕西恒通智能机器有限公司）；AFS360 SLS 激光快速成型机（北京隆源自动成型系统有限公司）；ZY-2 颜面赝复体专用硅橡胶（第四军医大学口腔医院）；齿科红蜡、毛刷。

（二）实验方法

1. 首先利用 3DSS-Ⅱ结构光扫描仪扫描志愿者面部三维形态信息，然后以 wrl 格式存储。

2. 在 Geomagic studio 11.0 软件中将扫描所获得的三维点云数据处理为三角面片形式的完整的面部三维形态。

3. 利用软件中的浮雕功能，将一幅现有的皮肤纹理黑白图片（图 9–74）蒙罩在面部三维数据的额头中部，图像大小为 45 mm × 45 mm（图 9–75），黑白图片中的灰度值信息（256 色阶）在软件中以深浅表现，白色条纹最深，灰度值越高则深度越浅。在深度选项里可以自由调节浮雕最深处的数值，分别以 0 mm（无浮雕效果）、0.1 mm、0.15 mm、0.3mm、0.45 mm、0.6 mm、0.75 mm 进行处理。在软件中分别以这些具有皮肤纹理的表面为底面的内表

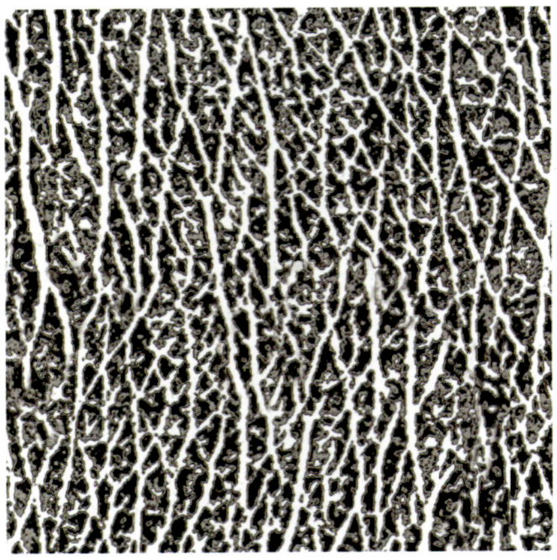
图 9-74 皮肤纹理黑白图

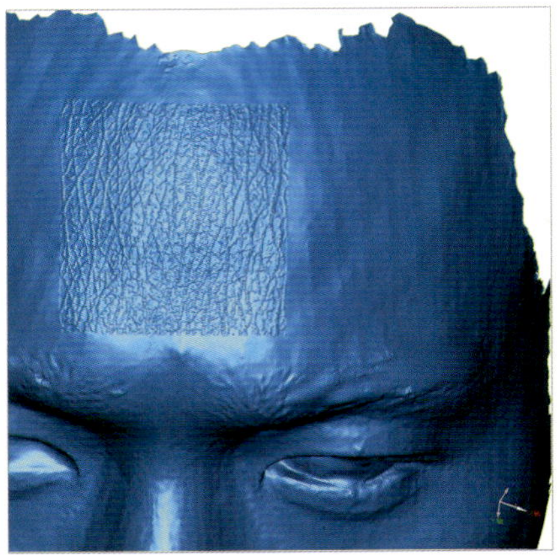
图 9-75 额部皮肤表面浮雕效果

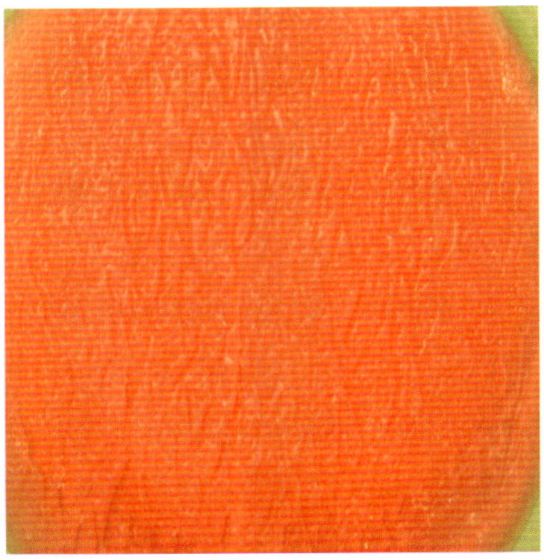
图 9-76 手工雕刻蜡块

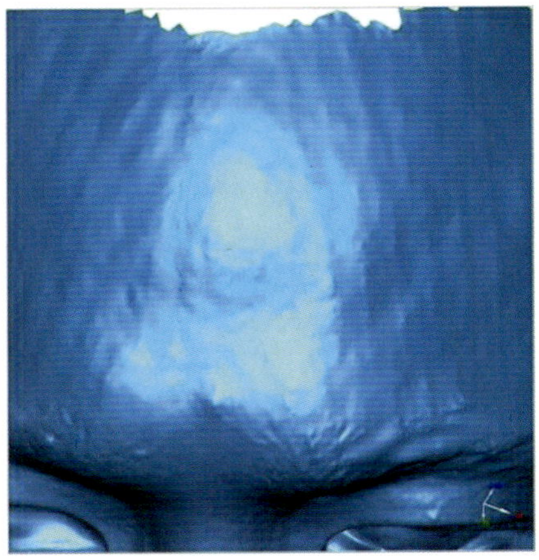
图 9-77 额部皮肤三维重建效果

面，设计盒状负型，并分别标记为 a、b、c、d、e、f、g。

4. 将上述所得的 7 个盒状负型数据文件分别导入至 Magics RP 9.0 软件中，然后将文件转换成为快速成型机所能识别的片层文件。为了保证加工精度，避免支撑对纹理形态的影响，所有文件的纹理区域均向上，支撑结构加载在盒型底面的外表面。

5. 将 7 个不同纹理深度的盒状负型文件分别导入 SPS250B 激光快速成型机以及 AFS360 激光快速成型机中，加工完成后经过相应的后处理就得到了盒状负型的树脂实体，共计 14 个。

6. 将 ZY-2 硅橡胶 A、B 组分以 1∶1 比例混合，参照志愿者额部皮肤颜色进行内着色，充填至上述 14 个负型之中，抽真空 20min。

7. 将负型置于烤箱中加热至 80℃，维持 2h，待硅橡胶固化后，将硅橡胶块从负型中取出。

8. 以齿科红蜡制作与硅橡胶块相似的蜡型，蜡型表面参照志愿者额部皮肤，以毛刷制作毛孔样结构（图 9-76）。

9. 以传统制作方法,将蜡型翻制为硅橡胶块。

10. 根据志愿者额部皮肤颜色对所有硅橡胶块进行外着色，完成后观察并比较各硅橡胶样块表面的皮肤纹理细节特征。

（三）结果

1. 采用 3DSS-Ⅱ结构光扫描仪所获得的志愿者额部三维重建数据表面较为光滑平整，无明显的皮肤纹理细节（图 9-77）。

2. 利用软件中浮雕功能可以将皮肤纹理黑白图片蒙罩在皮肤表面，并可以自由调节皮纹深度，

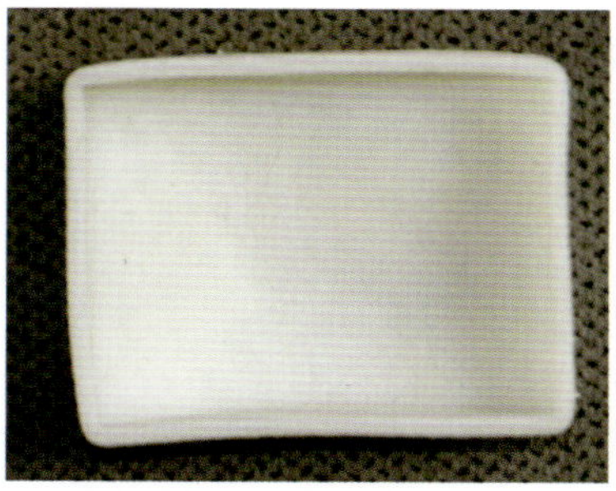
图 9-78　SLA 加工所得负型 a，无浮雕效果

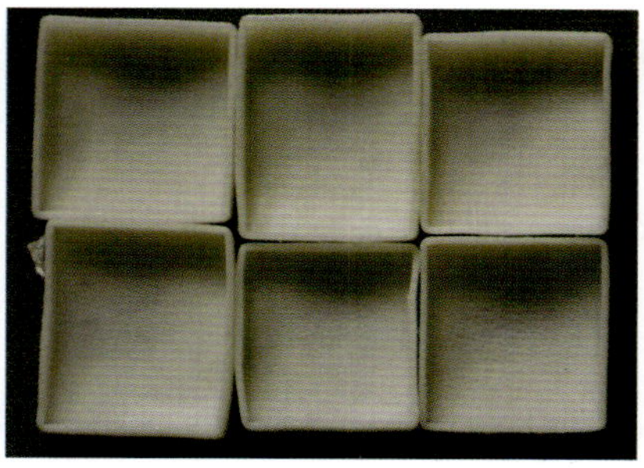
图 9-79　SLA 加工所得负型 b～g

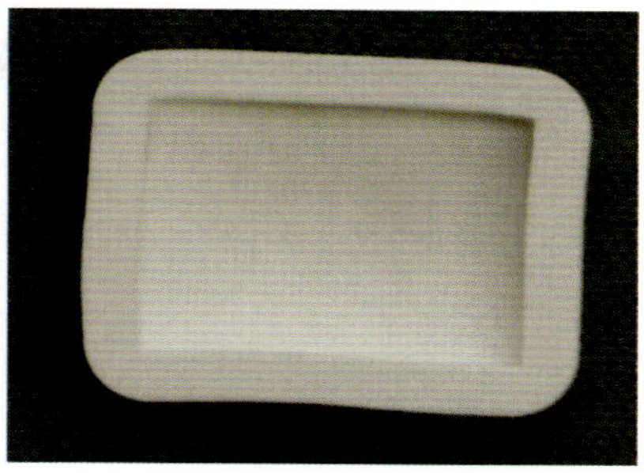
图 9-80　SLS 加工所得负型 a

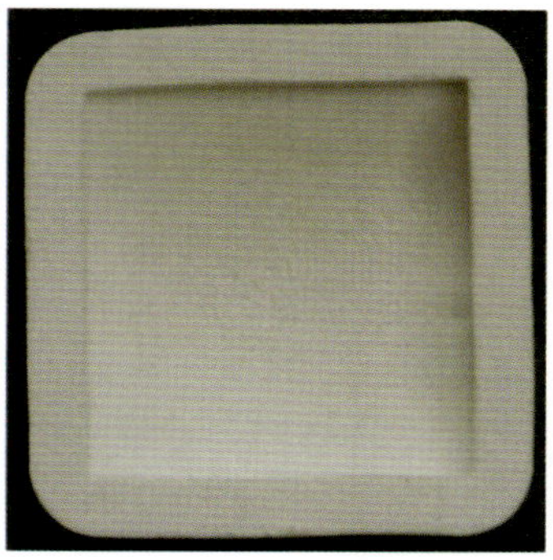
图 9-81　SLS 加工所得负型 b

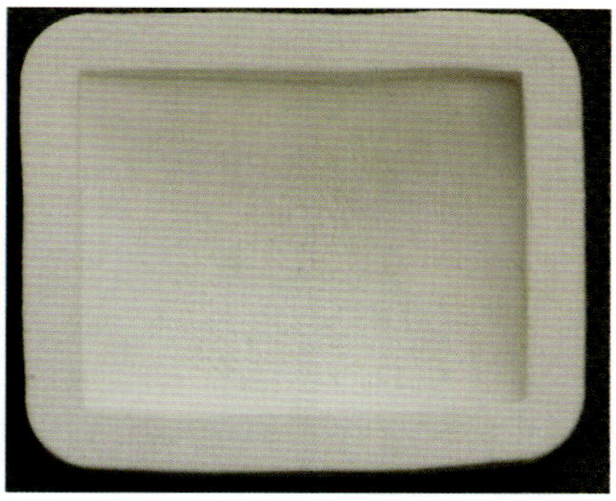
图 9-82　SLS 加工所得负型 c

图 9-83　SLS 加工所得负型 d

图 9-84　SLS 加工所得负型 e

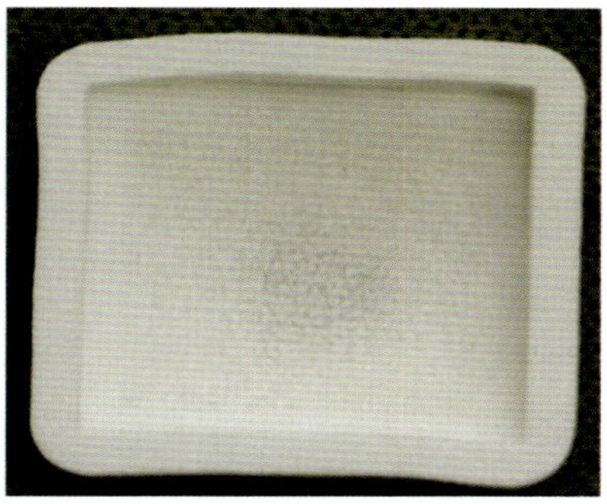
图 9-85　SLS 加工所得负型 f

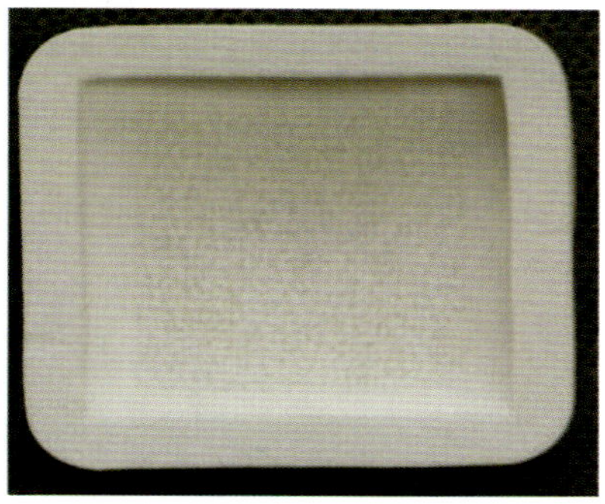
图 9-86　SLS 加工所得负型 g

得到不同深度的皮肤纹理细节。

3．采用 SPS250B 激光快速成型机加工制作得到 7 个树脂盒状负型，负型 a 表面光洁，未见明显的因加工过程中逐层烧结所导致的台阶现象（图 9-78）。其余 6 个负型的底面均可以清晰地观察到不同深度的纹理，能够辨别出不同的纹理深度，所见纹理的凹凸情况与软件中模拟的纹理恰好相反（图 9-79）。

4．采用 AFS360 激光快速成型机制作得到 7 个树脂盒状负型，所有负型表面均较为粗糙，以手触之有明显的颗粒感。其中负型 a 底面可见较为清晰的环形台阶状纹路（图 9-80）。

负型 b、c 底面纹理模糊，不易辨识，仅显示为具有环形台阶状粗糙表面（图 9-81，9-82）。

其余负型底面可观察到不同深度的纹理效果，但纹理细节不易辨识，不易辨别出不同的纹理深度，纹理的凹凸情况与软件中模拟的纹理大致匹配（图 9-83～9-86）。

5．利用 SPS250B 激光快速成型机制作的负型翻制出 7 块硅橡胶样块，经过外着色后，负型 a 翻

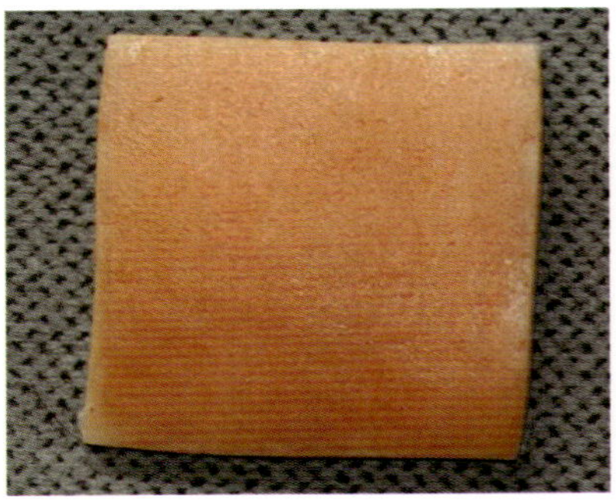

图 9-87　SLA 加工所得负型翻制出硅橡胶样块 a

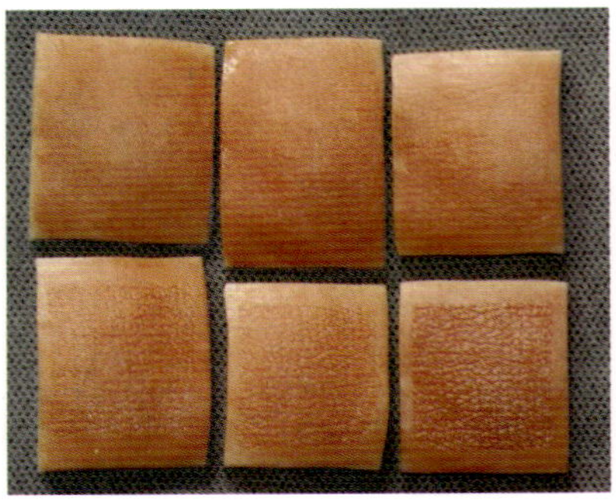

图 9-88　SLA 加工所得负型翻制出硅橡胶样块 b～g

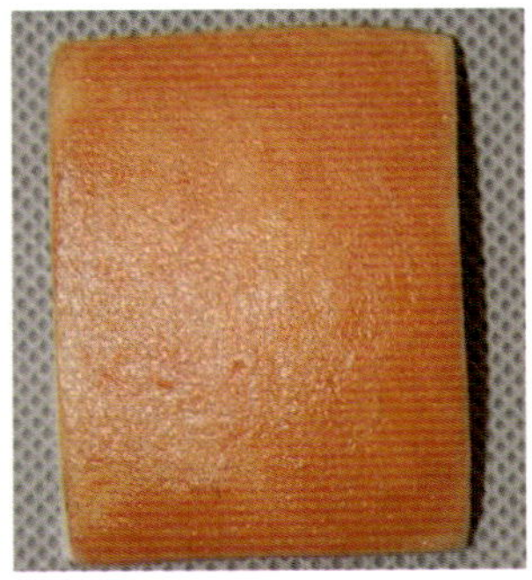

图 9-89　SLS 加工所得负型翻制出硅橡胶样块 a

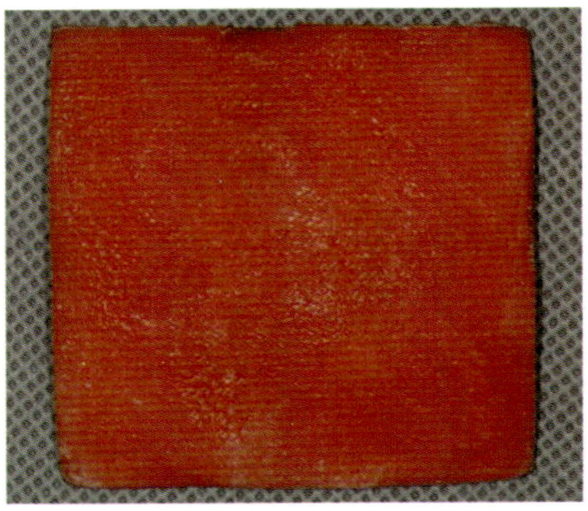

图 9-90　蜡型翻制出硅橡胶样块

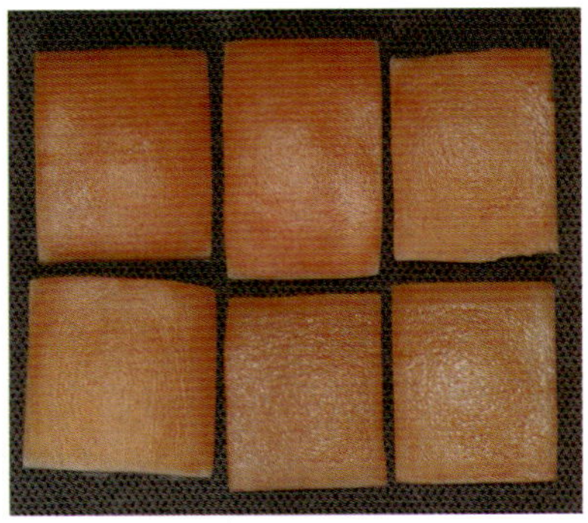

图 9-91　SLS 加工所得负型翻制出硅橡胶样块 b～g

制出的硅橡胶块表面光洁，未见皮纹特征（图 9-87）。

6．其余 6 个有纹理效果的负型翻制出的硅橡胶块表面纹理清晰可见，能够辨别出不同的纹理深度，所见纹理的凹凸情况与软件中模拟的纹理相同（图 9-88）。

7．利用 AFS360 激光快速成型机制作的负型翻制出 7 块硅橡胶样块，经过外着色后，负型 a 翻制出的硅橡胶块表面可见一定的阶梯效应（图 9-89），但是此阶梯效应其外观与蜡型翻制的硅橡胶块纹理相似（图 9-90），其余 6 个负型（b～g）翻制出的硅橡胶块表面可观察到不同深度的纹理效果，但纹理模糊，细节不易辨识，不易辨别出不同的纹理深度，其中（d～g）4 个负型纹理的凹凸情况与软件中模拟的纹理大致匹配（图 9-91）。

（四）分析与评价

皮肤的纹理、皱纹以及毛孔等是皮肤细节特征的主要组成部分。皮肤附着于深部组织并受纤维束牵引形成致密的多走向沟纹，称为皮沟（skin grooves），其将皮肤划分为大小不等的细长隆起称为皮嵴（skin ridges），皮沟与皮嵴构成皮纹。较深的皮沟将皮肤表面划分为许多三角形、菱形或多角形的微小区域，称为皮野（皮丘）。皮肤表面轮廓和纹理随年龄和部位而变化，随着年龄的增长，皮肤纹理的深度不断变浅而皱纹则不断加深，这是人体衰老的自然现象，同时也是重要的容貌特征，尤其是眼外眦外侧皱纹常被作为年龄标志。

具有一定表面纹理形态的颜面赝复体可以更加逼真地模仿皮肤的质感，使赝复体更加生动，获得更佳的修复效果。CAD/CAM 技术应用在颜面赝复领域后，大多数颜面缺损已经可以通过镜像健侧器官完成对缺损区器官外形的仿真修复设计，但对于赝复体表面纹理细节的研究却相对很少，主要原因在于现有的采用 CT 或光学扫描获取颜面部三维数据的方式，在重建的面部三维模型中无法反映皮肤细致的纹理特征。其次由于目前 CAD/CAM 制作颜面赝复体的技术中，主要还需翻制蜡型进行临床试戴，皮肤纹理可在蜡型表面手工制作而无需在软件中进行模拟设计。虽然 SLS 以及 ThermoJet 等技术已经可以直接加工赝复体蜡型，但是和传统雕刻所用的软质红蜡相比，快速成型所用蜡质材料仍难以满足后期精细雕刻的需求。为了解决该问题，本课题组提出了双面浸蜡法，将快速成型加工制作的蜡型浸入软质蜡液中，在蜡型表面裹覆一薄层软蜡，然后再对赝复体蜡型表面进行皮纹等细节特征的雕刻。利用该方法尽管可以取得满意的结果，但无疑增加了赝复体的制作步骤，并且表面的蜡质对赝复体的外形也会造成一定的影响。基于负型的颜面赝复体制作技术，由于省去了临床试戴的过程，在减少患者就诊次数、缩短制作时间的同时也对赝复体的计算机辅助设计提出了更高的要求，皮肤表面纹理的设计与制作是其中一项非常重要的内容。

对于颜面部的纹理深度的评价，通常临床分为从 0～5 的 6 个等级进行评估。Lemperle 等通过对不同年龄阶段人群面部硅橡胶取模测量的方法，对皮纹进行分类调查研究，得出面部皮纹深度在 0.1～0.9mm（表 9-1）。

表 9-1　面部不同部位皱纹平均深度

面部皱纹	评分	印模平均深度(mm)	建议深度范围(mm)
眉间皱纹	1	0.115	<0.20
	2	0.225	0.21～0.30
	3	0.320	0.31～0.40
	4	0.460	0.41～0.50
	5	0.565	>0.51
鼻唇沟	1	0.060	<0.20
	2	0.290	0.21～0.40
	3	0.485	0.41～0.60
	4	0.650	0.61～0.80
	5	0.940	>0.81
流涎纹	1	0.140	<0.20
	2	0.300	0.21～0.40
	3	0.450	0.41～0.60
	4	0.575	0.61～0.80
	5	0.840	>0.81
唇周皱纹	1	0.100	<0.10
	2	0.150	0.11～0.20
	3	0.295	0.21～0.30
	4	0.350	0.31～0.40
	5	0.415	>0.41

引自Lemperle G, Holmes RE, Cohen SR, et al. A classification of facial wrinkles. Plast Reconstr Surg, 2001, 108(6):1735-1750.

虽然利用现有三维重建技术尚无法获取皮肤纹理的相关信息，但是在 Geomagic 等软件中，雕刻刀及浮雕功能可以对赝复体表面形态进行修整，能够在计算机中将皮肤纹理黑白图片添加为三维的皮纹细节特征，并且可以自由调节皮纹深度，通过这一方法能够在赝复体表面模拟出不同深度的皮纹，其他三维设计软件也具有类似功能。但是软件中模拟的皮纹是否能够在实体模型上体现出来，与模拟皮纹的深度、快速成型系统的加工精度以及加工材料的性质有关。

由实验结果可以看出，两种快速成型方法制作出的赝复体负型均能够不同程度地体现软件中设计的皮肤纹理特征。两者比较，SLA 的再现能力优于 SLS，可以准确清晰地再现软件中模拟的皮纹细节，而 SLS 制作得到的负型表面较粗糙，在皮纹深度为 0.3mm 以下时无法再现纹理细节，皮纹深度达到 0.3mm 虽然可以观察到一定的皮纹形态，但是与 SLA 加工的试件相比，纹理细节依然比较模糊，原因在于两种快速成型制作方式的原理与加工材料都有所不同。

实验中所用的 SPS250B 激光快速成型机采用了 SLA 技术，是快速成型领域出现最早，也是最为成熟的技术之一，由于加工材料为液态光敏树脂，且所用激光光斑直径较小（< 0.2mm），加工层间距也较小（0.1mm），因此具有加工精度高、表面质量好等优点。在采用 SLA 技术加工制作的试件中，无皮纹的试件表面光洁与在计算机中所观察的额部表面形态一致，也证明了三维结构光扫描系统无法获取面部细致的皮肤纹理效果。0.1～0.75mm的皮纹均可以在模型上清晰地再现，

证明 SLA 技术可以满足颜面赝复体仿真皮纹制作的要求。需要注意的是 SLA 技术在加工制作时必须要添加支撑以防止模型在液态树脂中移动并为上层数据提供支持，加载支撑部位在去除支撑后会形成粗糙面，这对于复杂曲面模型的制作（如义耳）会有一定的影响。

AFS360 激光快速成型机采用了 SLS 技术，SLS 具有加工速度快、材料便宜、加工过程中无需加载支撑等优点。但在 SLS 技术制作的试件中，可以观察到所有试件表面较 SLA 加工试件表面粗糙，颗粒感较明显，这与 SLS 所采用的激光光斑直径较大（0.3mm）、加工材料为树脂粉末颗粒有关。在无皮纹的负型 a 表面可观察到环形台阶效应，形态变化曲率较大的部位这种效应更为明显，并且 0.1mm、0.15mm 深度两试件表面纹理不清晰，这与 SLS 的加工层厚较大（0.15mm）有关。皮纹深度达到 0.3mm 后能观察到一定的皮纹形态，但是与 SLA 加工所得负型相比，纹理细节模糊不清。

在本实验中，采用传统手工雕刻翻制的硅橡胶块经过外着色后，表面可见明显的毛孔样形态，该形态特征的产生受到多方面因素的影响，如雕刻时蜡型的硬度、酒精喷灯对蜡型表面加热的时间以及毛刷对蜡型表面刺刻的强度等。由于本实验采用了较为黏稠的油彩类颜料，在外着色过程中需要反复用海绵蘸去多余颜料，海绵的多孔状结构也会对硅橡胶块的表面形态造成一定的影响，如换用水彩类颜料，可能会消除该影响。

SLA 快速成型制作的负型翻制的硅橡胶块经过外着色后，表面纹理清晰，再现出的纹理特征与软件中模拟的特征相同。由于硅橡胶材料可以精确地复制表面形态，因此可再现出赝复体负型表面的细节特征。这说明在赝复体制作中，应用 SLA 快速成型方式能够比较满意地将软件中设计模拟的皮肤表面的细节特征复制到最终的硅橡胶赝复体表面，因此适用于各种赝复体负型的制作，尤其在制作眶赝复体时，由于需要体现重睑、眼角皱纹等细节特征，首选 SLA 快速成型方式加工赝复体负型，但对于未进行皮纹设计的赝复体，则可不采用此方式。

与之相比，SLS 快速成型制作的负型翻制的硅橡胶块经过外着色后，表面纹理模糊，无法准确地将软件中设计模拟的皮肤表面的细节特征体现出来。但是值得注意的是未设计皮肤纹理的负型即负型 a 翻制出的硅橡胶块表面由于存在一定的阶梯效应，其外观与面部较浅的皮肤纹理相似，同传统手工制作的硅橡胶块表面纹理特征接近，一定程度上达到了仿真效果，提示采用 SLS 快速成型方式更适用于不需要特别制作皮肤纹理细节的赝复体，如义耳负型的加工。

第四节　颜面赝复体智能化设计与快速制作技术的应用

Application of digital virtual design and rapid manufacturing of maxillofacial prostheses

一、典型病例一

患者女性，45 岁，因患右侧眼眶区恶性黑色素瘤就诊，在颌面外科行右侧眼眶部分切除术，术后给予放疗，总量 60Gy，术后 3 个月开始修复治疗。由于患者手术后进行了高剂量放射治疗，故暂不考虑缺损区种植体植入，只能制作黏结式赝复体。

（一）面部软组织三维重建

1. 患者静止坐于 3DSS-Ⅱ光学扫描系统之前，保持头位固定，面部表情自然放松，进行面部扫描过程中患者身体保持静止约 2s；获取三维点云数据，并以 ASCⅡ 格式保存。

2. 在 Geomagic Studio 软件中读取点云数据，根据面部标志点进行配准拼接，将点云数据转换为三角面片，得到患者面部三维模型（图 9-92）；

3. 观察患者在自然放松状态下的面部形态，然后将面部三维数据进行绝对旋转，调整至与自然头位一致，并将眉间点定位为坐标原点。

（二）赝复体设计制作

1. 参照患者重睑实际形态，以雕刻刀工具修整健侧重睑外形，复制该数据后，沿 YZ 坐标轴镜

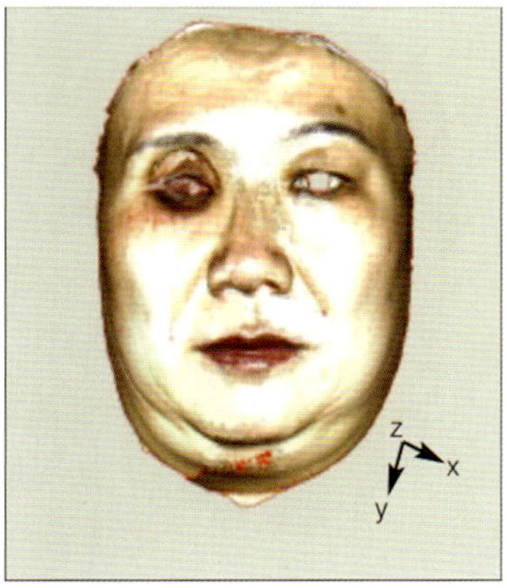

图 9-92　患者面部三维模型

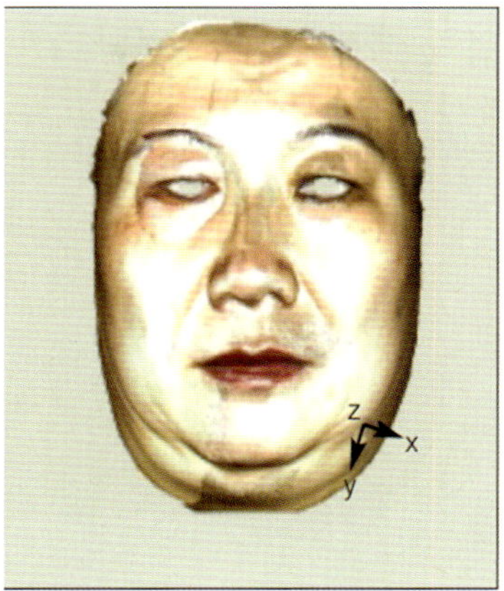

图 9-93　镜像后的面部三维模型

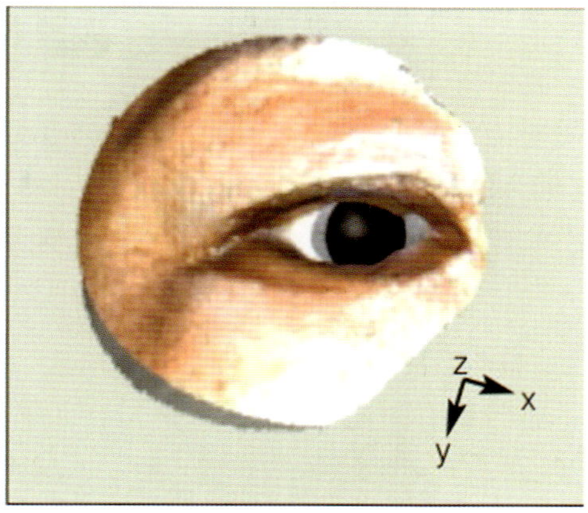

图 9-94　右侧眶部三维数据

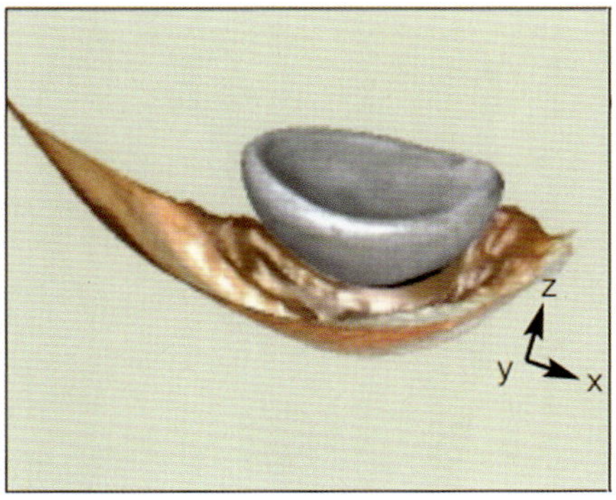

图 9-95　调整眼球位置

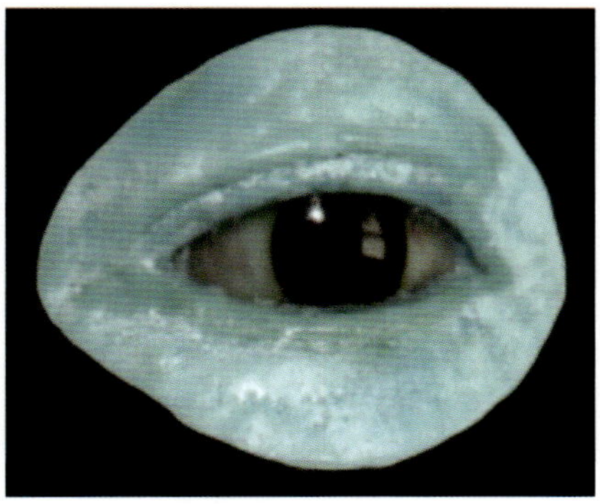
图 9-96　快速成型制作的赝复体蜡型

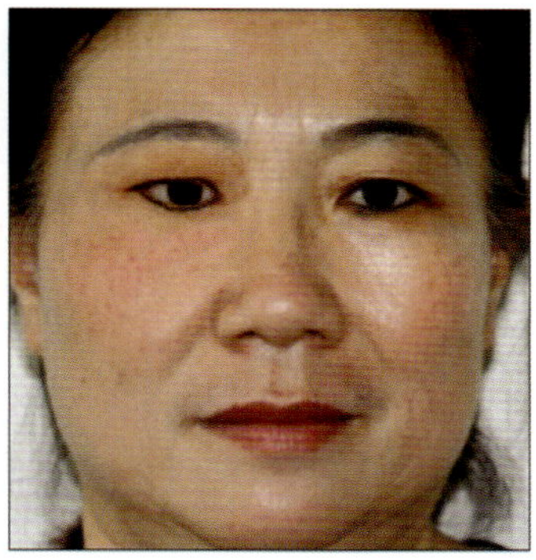
图 9-97　病例一患者修复后照片

像翻转；选择镜像数据额部区域，与原有面部三维数据额部区域进行全局配准；调节患侧镜像数据位置，使双侧瞳孔、内外眦三维坐标的绝对值基本一致，得到镜像后的面部三维数据（图 9-93）；

2. 以样条曲线在镜像数据上选择与赝复体范围一致的修复范围，得到赝复体的外边界，然后将该边界之外的数据删除；修整镜像数据外形，使外形平滑、自然；以雕刻刀工具对患侧眶部镜像区域进行修整，并在眼角处雕刻出皱纹，得到右侧眼眶赝复体数据（图 9-94）。

3. 选择一个大小形态合适的义眼球，使用 3DSS-Ⅱ 光学扫描系统扫描后在 Geomagic Studio 软件中得到眼球的三维模型，将眼球模型与镜像过来的眼眶部模型匹配，位置调整合适（图 9-95）。

4. 将右侧眼眶部结构与义眼球合并，得到三维数据即为最终赝复体模型，最终赝复体数据在 Magics 软件中处理后导入 AFS-360 选择性激光烧结快速成型机中进行加工成型，使用蜡粉加工出赝复体模型，在患者面部缺损区试戴赝复体，确认眼球位置及赝复体的边缘、外形是否合适，用雕刻蜡将眼球固定在赝复体模型上（图 9-96）。

5. 进行常规装盒，制作硅橡胶赝复体。最终获得的眶赝复体外形与计算机中设计一致，重睑结构清晰，患者两侧瞳孔一致，赝复体边缘密合（图 9-97）。

二、典型病例二

患者男性，27 岁，因患上颌骨骨肉瘤就诊，在颌面外科行右侧上颌骨部分切除术、右侧眼球摘除术及右侧颧骨切除术，并给予放疗 60Gy，术后 3 个月开始修复治疗。缺损区域包括了右侧眼眶部、右侧颧骨颧弓、右侧部分上颌骨（图 9-98）。

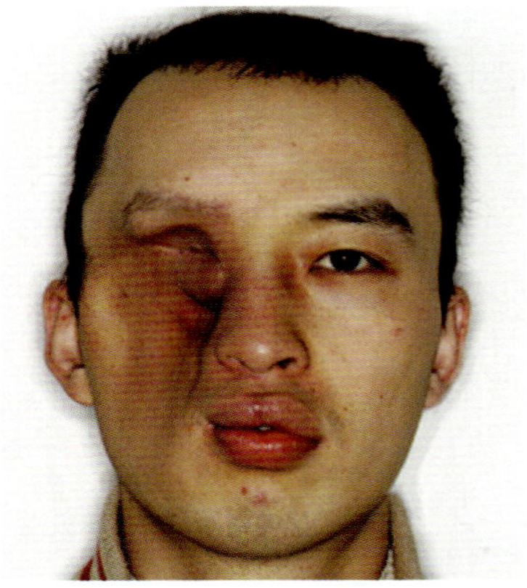

图 9-98　病例二患者修复前照片

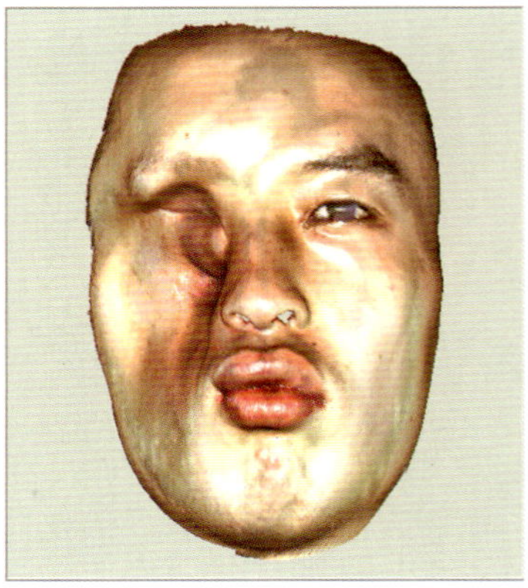

图 9-99　患者面部三维模型

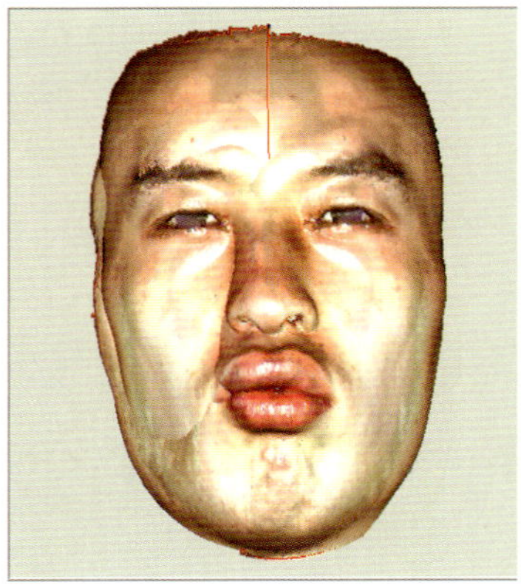

图 9-100　镜像后面部三维模型

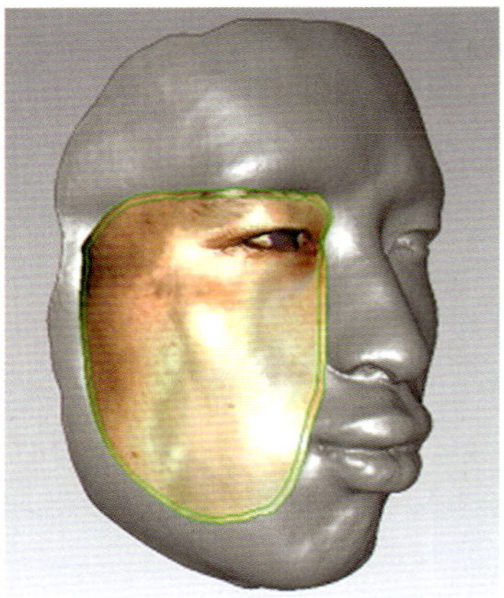

图 9-101　删除 2mm 宽度边缘

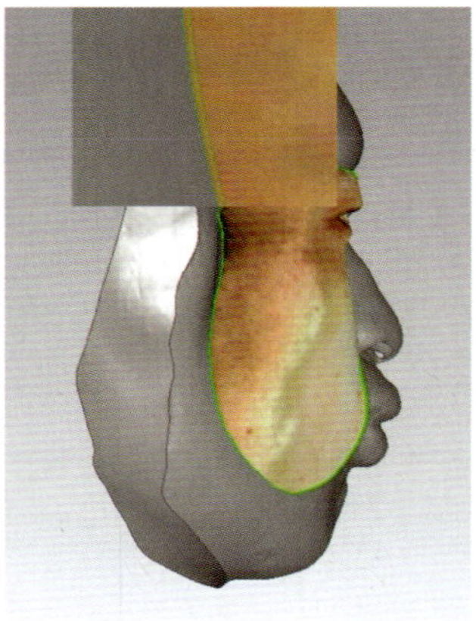

图 9-102　“消除”外表面 0.5mm 厚度

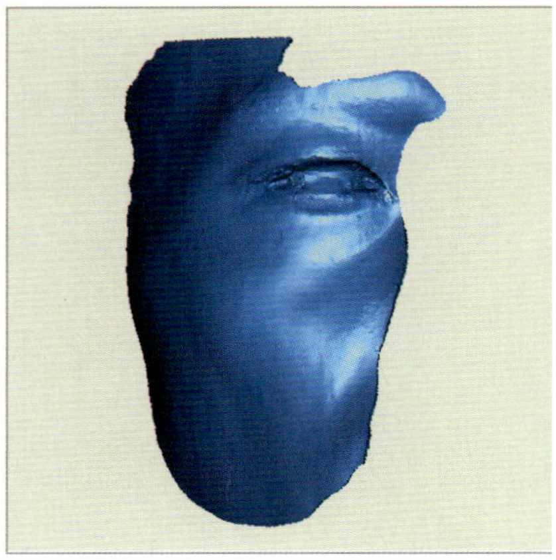

图 9-103　最终赝复体三维模型

由于患者手术后进行了高剂量放射治疗，无法进行种植赝复体修复，只能制作黏结式赝复体。

（一）面部软组织三维重建

患者静止坐于 3DSS-Ⅱ光学扫描系统之前，保持头位固定，面部表情自然放松，进行面部扫描过程中患者身体保持静止约 2s；获取三维点云数据，并以 ASCⅡ格式文件保存。

在 Geomagic Studio 软件中读取点云数据，根据面部标志点进行配准拼接，将点云数据转换为三角面片，得到患者面部三维模型（图 9-99）。

观察患者在自然放松状态下的面部形态，然后将面部三维数据进行绝对旋转，调整至与自然头位一致，并将眉间点定位为坐标原点。

（二）赝复体设计制作

参照患者重睑实际形态，以雕刻刀工具修整重睑外形，复制该数据后，沿 YZ 坐标轴镜像翻转；调节患侧镜像数据位置，使双侧瞳孔、内外眦三维坐标的绝对值基本一致；得到镜像后的面部三维数据（图 9-100）。

删除赝复体模型边缘宽 2mm 区域（图 9-101），并整体“削除”赝复体外表面 0.5mm 厚度（图 9-102）；修整镜像数据外形，使外形平滑、自然；以雕刻刀工具对患侧眶部镜像区域进行修整，得到最终赝复体三维模型（图 9-103）。

最终赝复体模型在 Magics9.0 软件中处理后导入 AFS-360 选择性激光烧结快速成型机中进行加工成型，使用蜡粉加工出赝复体模型（图 9-104）；使用 PSB 树脂粉加工出患者原始面部模型（图 9-105）。

将蜡型浸泡于 70℃溶化的牙科常用蜡中，使赝复体模型表面均匀覆盖 0.5mm 雕刻蜡，便于在

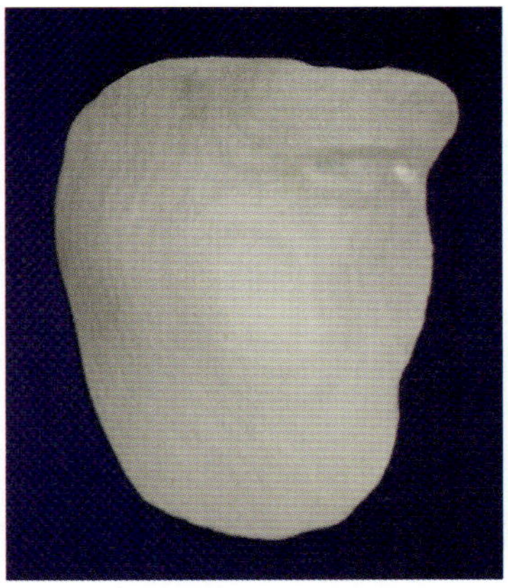

图 9-104 快速成型制作赝复体蜡型

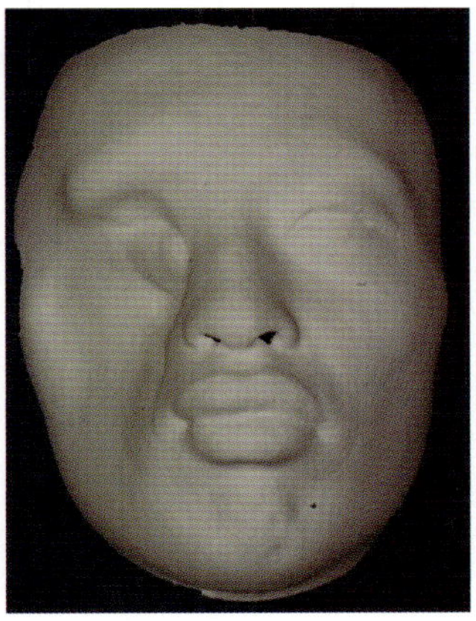

图 9-105 快速成型制作面部 PSB 树脂模型

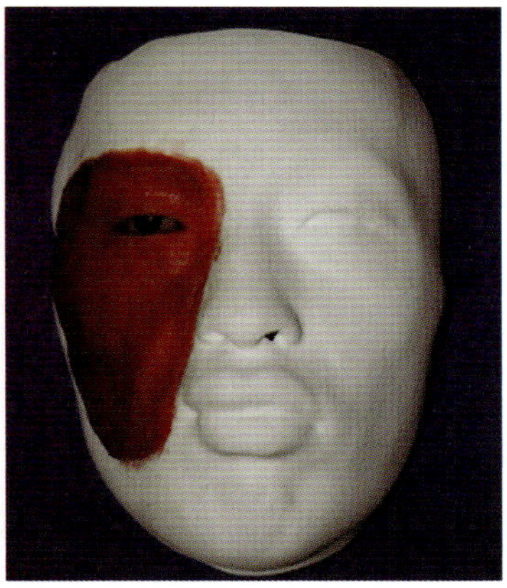

图 9-106 精修后赝复体蜡型

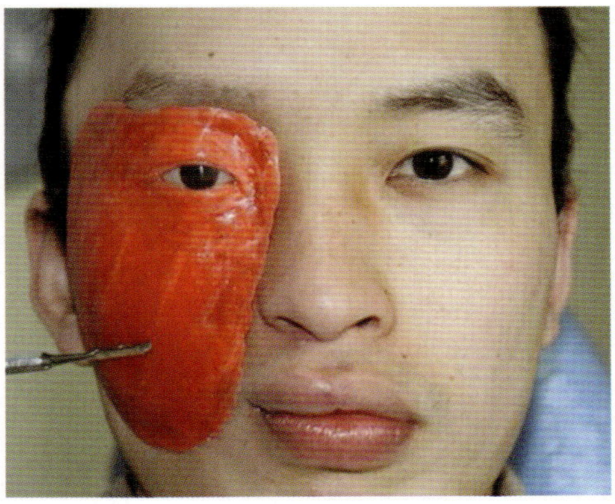

图 9-107 赝复体蜡型试戴

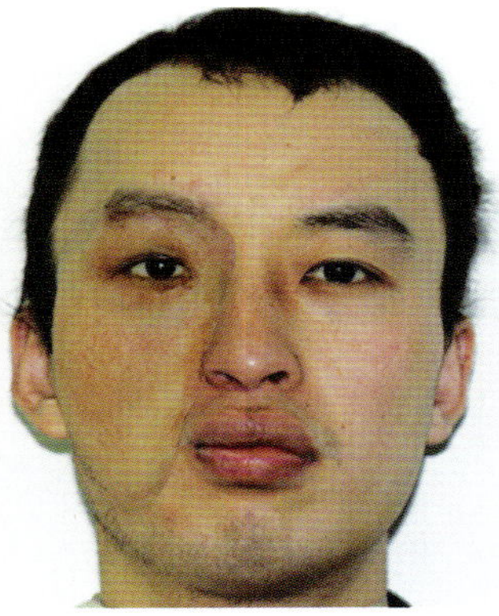

图 9-108 病例二患者修复后照片

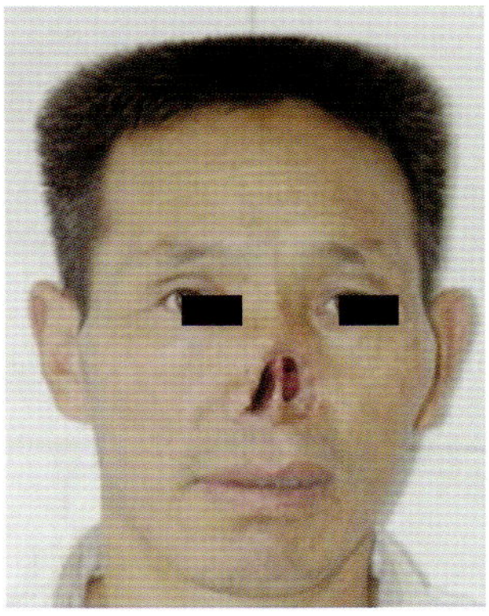

图 9-109 病例三患者修复前照片

表面雕刻皮肤皮纹等特征，将其置于加工成型的树脂面部模型上，使用牙科常用蜡制作 2mm 宽度的赝复体边缘（图 9-106）。

将最终雕刻好的赝复体放于患者面部调试（图 9-107），确定眼球位置，将眼球固定于赝复体模型上。

常规制作硅橡胶赝复体，完成后患者面部试戴，完成外着色。最终获得的赝复体外形与计算机中设计一致，重睑结构清晰，患者两侧瞳孔一致，赝复体边缘密合（图 9-108）。

三、典型病例三

患者男性，42 岁，因外伤导致外鼻大部分缺损，术后 3 个月开始修复治疗（图 9-109）。由于经济原因，患者选择黏结固位鼻赝复体修复鼻缺损。

（一）面部软组织三维重建

患者静止坐于 3DSS-Ⅱ 光学扫描系统之前，保持头位固定，面部表情自然放松，进行面部扫描过程中患者身体保持静止约 2s；获取三维点云数据，并以 ASCⅡ 格式文件保存。

在 Geomagic Studio 软件中读取点云数据，根据面部标志点进行配准拼接，将点云数据转换为三角面片，得到患者面部三维模型（图 9-110）。

（二）赝复体设计制作

依据患者患病前照片为参考，从中国人外鼻三维形态数据库中挑选一个形态合适的正常鼻部 STL 格式数据（图 9-111）。

在 Geomagic Studio 软件中导入患者面部及健康外鼻数字化文件，启动手动注册命令，根据外鼻及患者面部的解剖标志点进行手动拼接（图 9-112）。

将拼接后的效果向治疗团队其他成员、患者

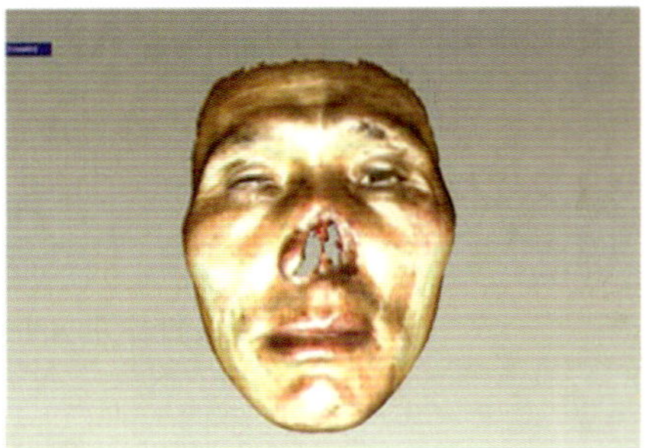

图 9-110　患者面部三维模型

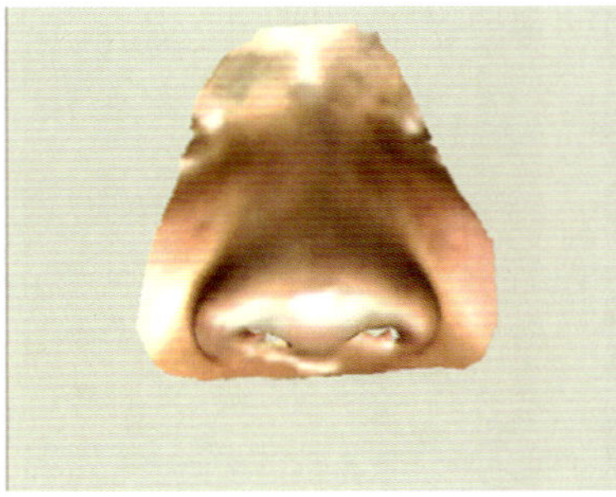

图 9-111　数据库中挑选正常外鼻模型

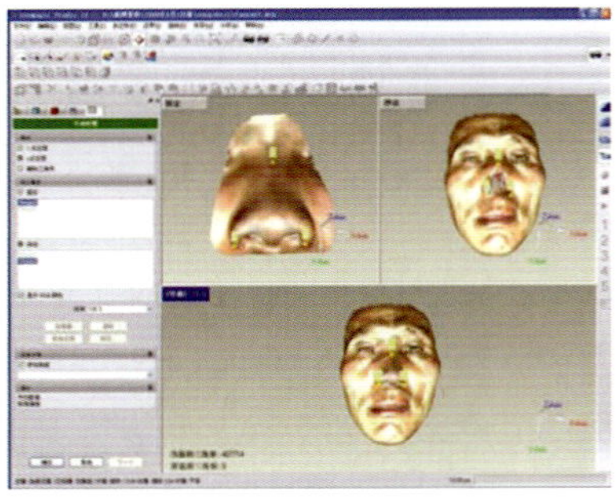

图 9-112　模型拼接

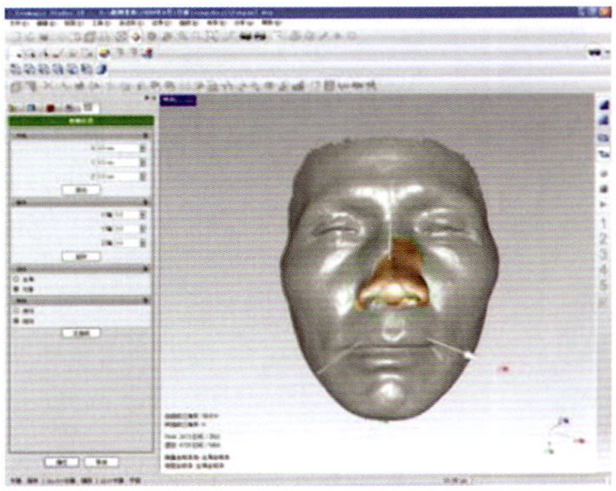

图 9-113　调整外鼻位置

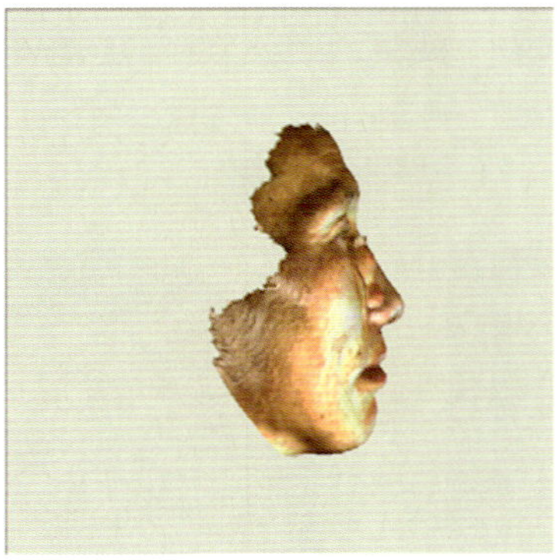

图 9-114　侧面观察外鼻位置

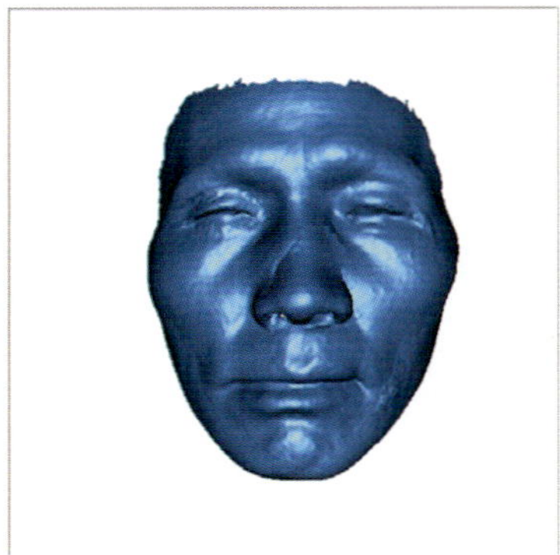

图 9-115　数据保存后再次导入

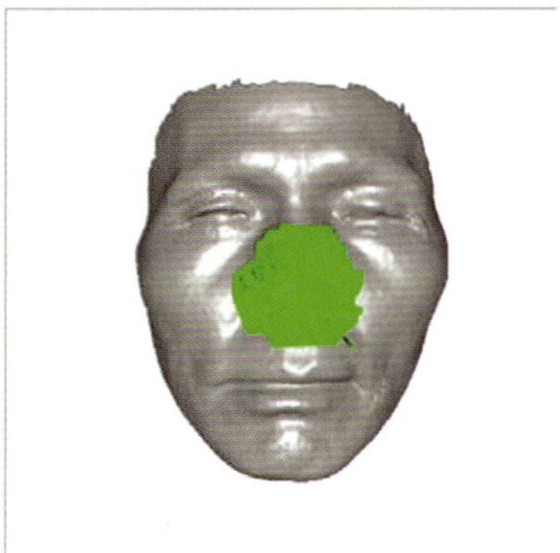

图 9-116　生成控制点

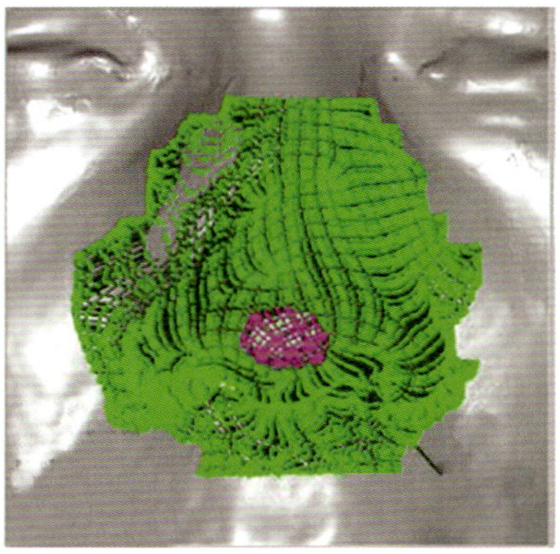

图 9-117　选取鼻尖区控制点

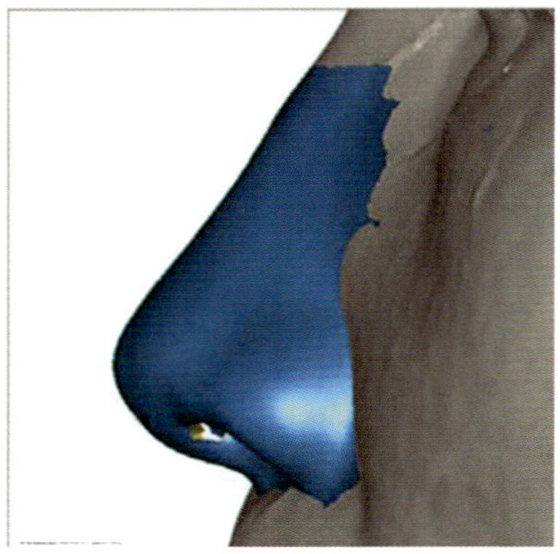

图 9-118　鼻部数据处理前

及其家属展示，根据提出的意见，进行精确移动定位，对外鼻进行位置移动及角度旋转，最终将外鼻定位到满意的位置（图 9-113，9-114）。

分别将外鼻与患者面部数字化模型以 stl 格式存储，再分别导入 Geomagic 软件中（图 9-115），经过新建曲面布局、自动曲面化，NURBS 拟合曲面等命令将外鼻 stl 格式文件转化成 NURBS 曲面文件，点击 NURBS 编辑控制点生成控制点（图 9-116）。患者及家属要求将鼻尖部形态加高，选取需要变形的鼻尖区控制点（图 9-117），向前牵拉变形，以 stl 格式输出，在 Geomagic 软件中对于变化过陡形成台阶的区域进行松弛等处理，使其与周围形态过渡自然（图 9-118，9-119）。患者及其家属对形态修改满意后，将文件存储。

执行 3D 比较命令，查看健康外鼻与缺损区的拼接效果是否覆盖整个缺损区（图 9-120）。

将缺损区表面文件翻转，对拼接效果较差的区域进行局部修改，与健康外鼻文件进行布尔运算相加，去除边缘多余文件，抽壳赋予 5mm 的厚度，修整数据外形，使外形平滑、自然；根据患者要求

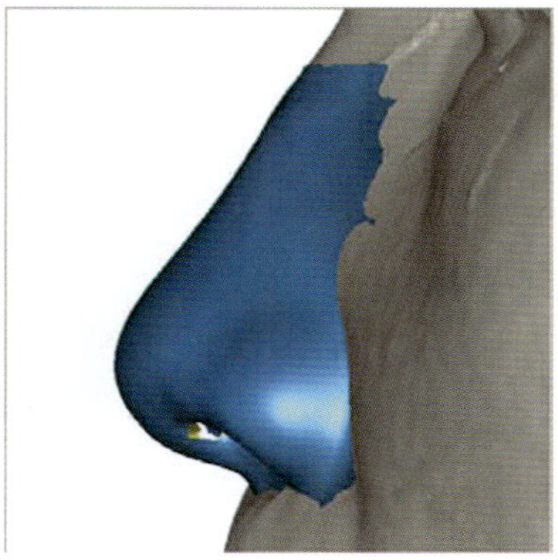

图 9-119　鼻尖加高后

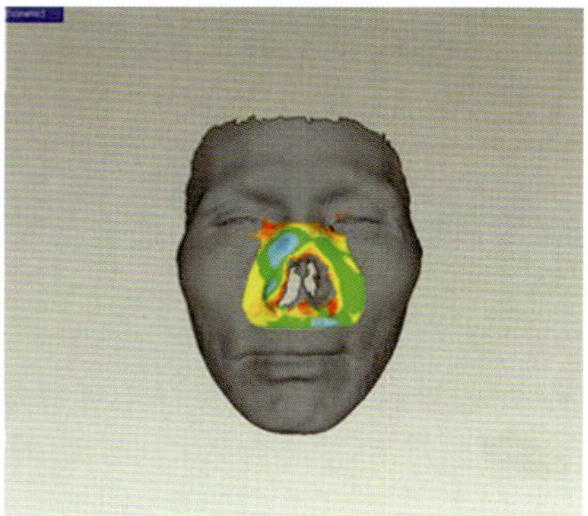

图 9-120　利用 3D 分析查看健康外鼻是否覆盖整个缺损区

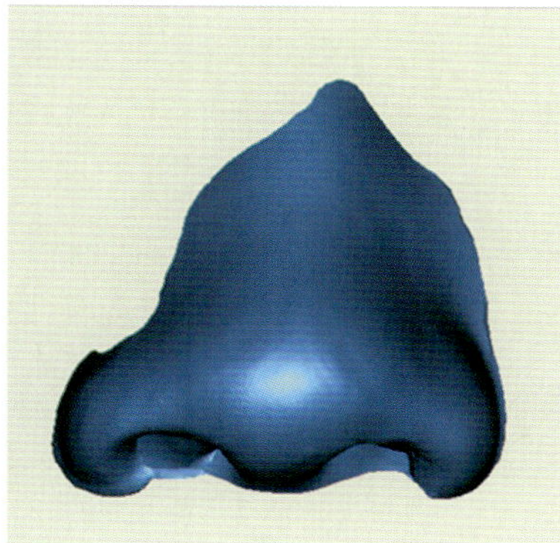

图 9-121　外鼻赝复体模型

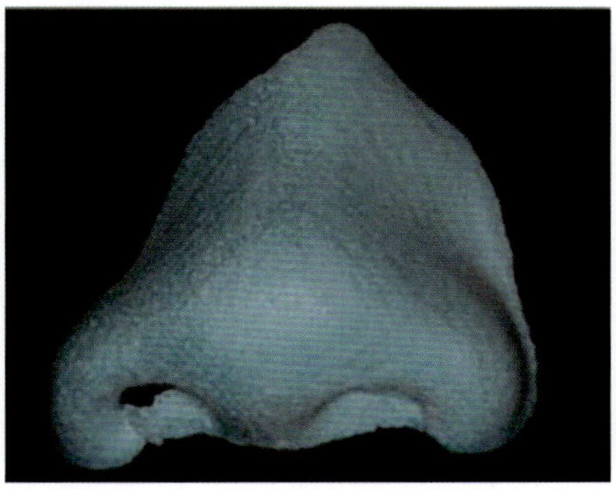

图 9-122　快速成型制作外鼻蜡型

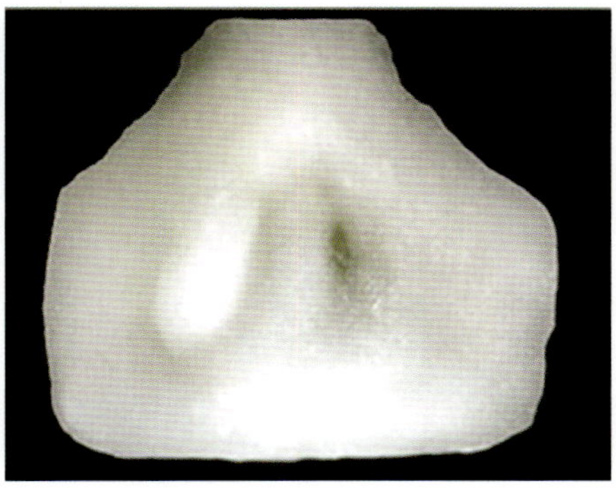

图 9-123　快速成型制作缺损区 PSB 树脂模型

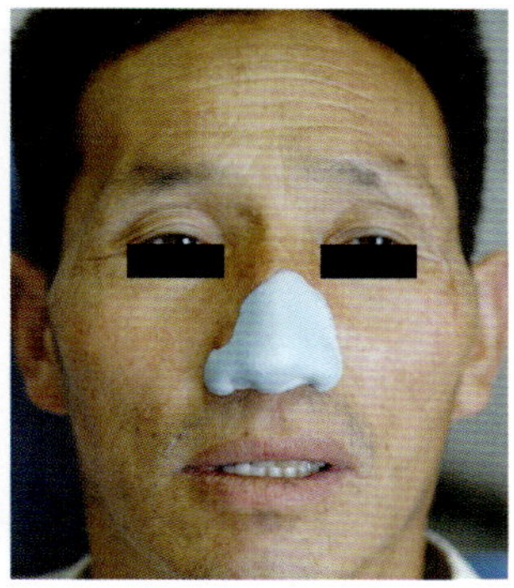

图 9-124　外鼻蜡型试戴

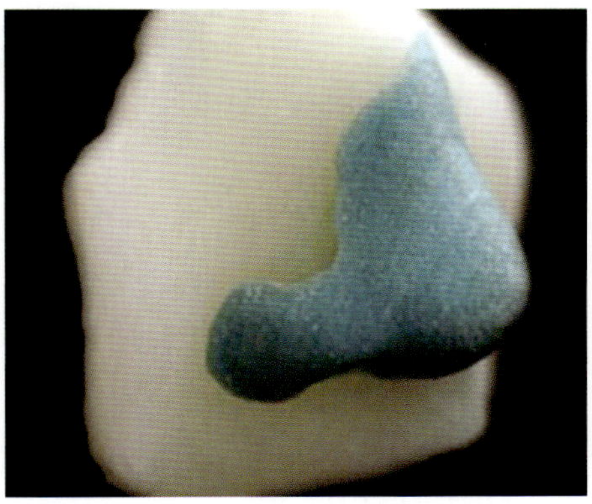

图 9-125　确定最终赝复体边缘位置

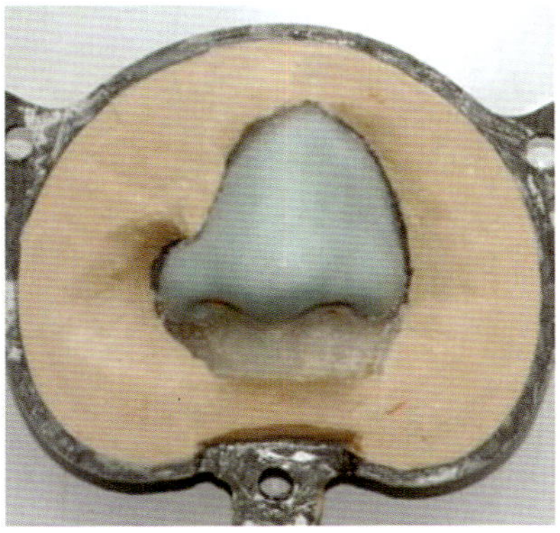

图 9-126　装盒制作义鼻

并参考患者以前完整面容的照片，以雕刻刀工具对区域进行修整，得到外鼻赝复体模型（图 9-121）。

将缺损区域面部三维数据及最终外鼻三维数据分别在 Magics 软件中处理后导入 AFS-360 选择性激光烧结快速成型机中进行加工成型。使用蜡粉加工出外鼻模型（图 9-122），使用 PSB 树脂粉加工出义鼻所在软组织区域模型（图 9-123）。

将外鼻蜡型放置于患者缺损区域，检查其边缘、外形是否合适，并进行局部修整（图 9-124）。

然后把外鼻模型放置在缺损面部区域模型上，确定最终义鼻边缘位置，模拟患者皮肤皮纹，雕刻纹理（图 9-125）。

使用雕刻蜡将外鼻蜡型固定于缺损面部区域模型上，并封闭边缘。采用传统装盒法制作义鼻（图 9-126）。

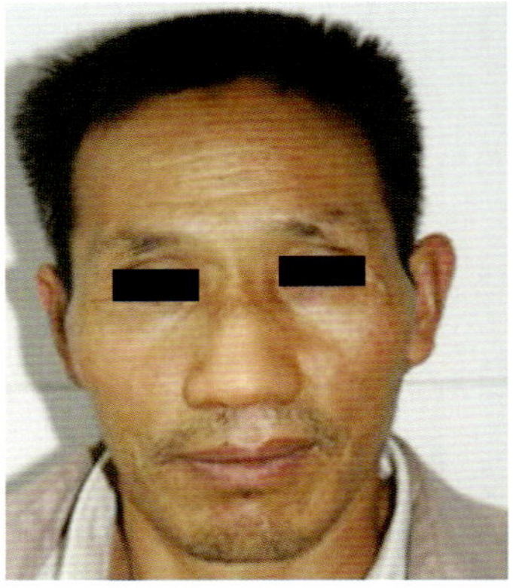

图 9-127 病例三患者修复后照片

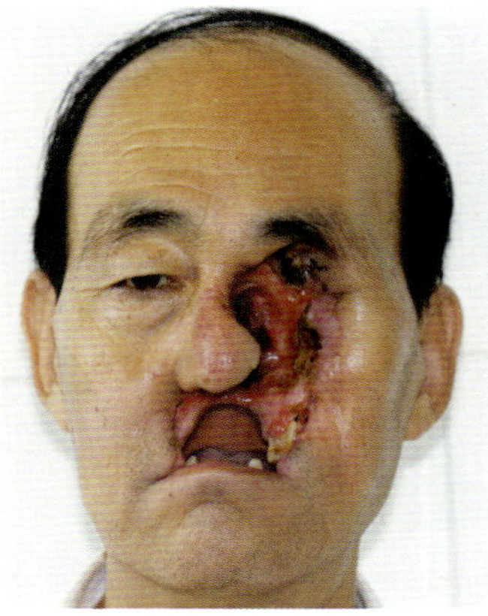

图 9-128 病例四患者修复前照片

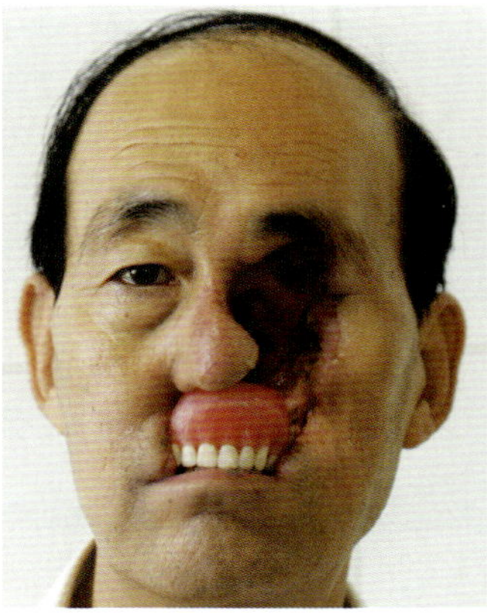

图 9-129 口内上颌中空式赝复体制作完成后

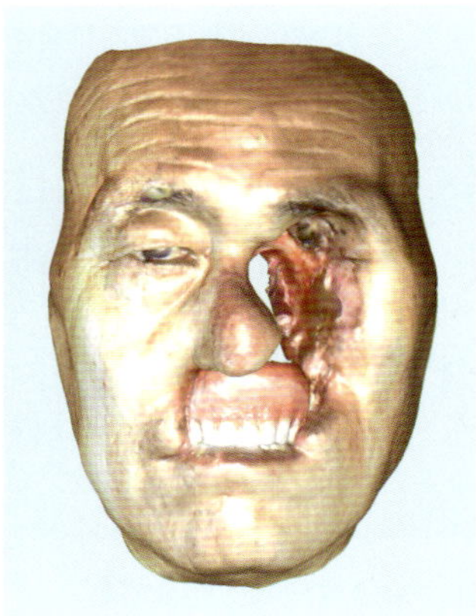

图 9-130 患者面部三维模型

最终获得的鼻赝复体外形与计算机中设计一致，结构清晰，患者容貌恢复良好，赝复体边缘密合（图 9-127）。

四、典型病例四

患者男性，55 岁，因患上颌骨神经纤维肉瘤就诊，在颌面外科行左侧上颌骨全切术及右侧上颌骨部分切除术，并给予放疗 60Gy，术后 3 个月开始修复治疗（图 9-128）。缺损区域包括了左侧眼眶部、左侧部分鼻部、左颊部、上唇部（未包括两侧口角区）及上腭部（包括整个硬腭及部分软腭），缺损超过了面部中线。口腔内牙齿仅剩余 15、16、33、43，冷（—），叩（—），松动（—），其他未见明显异常。

由于患者手术后进行了高剂量放射治疗，无法进行种植赝复体修复，只能制作黏结式赝复体。患者口内上颌中空式赝复体制作完成后，进行颜面部赝复体修复（图 9-129）。

（一）面部软组织三维重建

患者静止坐于 3DSS-Ⅱ光学扫描系统之前，保持头位固定，面部表情自然放松，进行面部扫描过程中患者身体保持静止约 2s；获取三维点云数据，并以 ASCⅡ格式保存。

在 Geomagic Studio 软件中读取点云数据，根据面部标志点进行配准拼接，将点云数据转换为三角面片，得到患者面部三维模型（图 9-130）。

观察患者在自然放松状态下的面部形态，然后将面部三维数据进行绝对旋转，调整至与自然头位一致，并将眉间点定位为坐标原点。

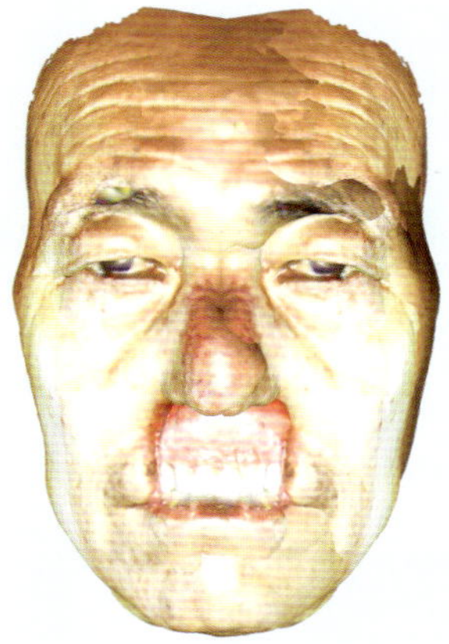

图 9-131 镜像后面部三维模型

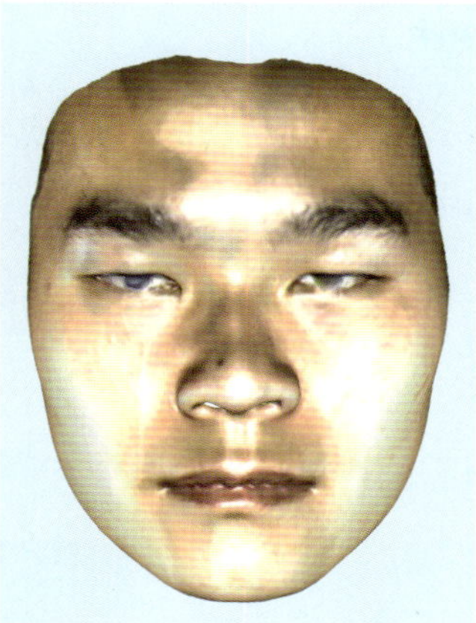

图 9-132 志愿者面部三维模型

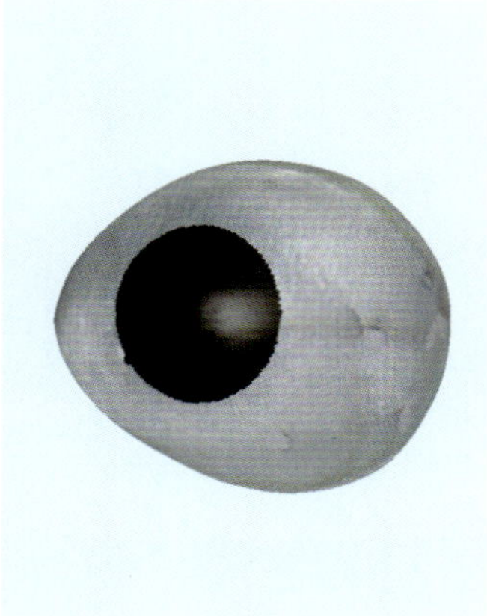

图 9-133 眼球三维模型

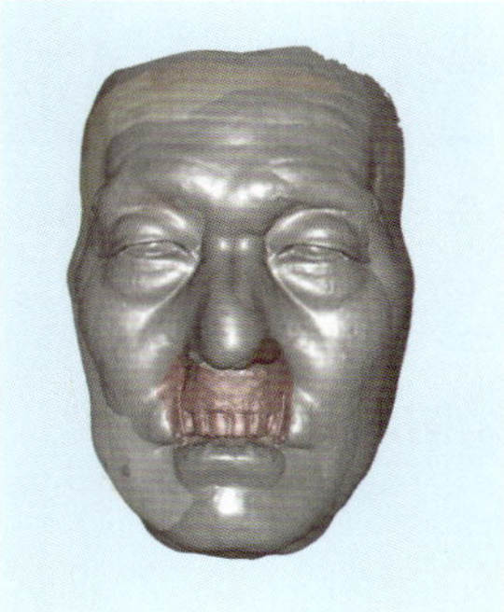

图 9-134 镜像模型与原始模型叠加

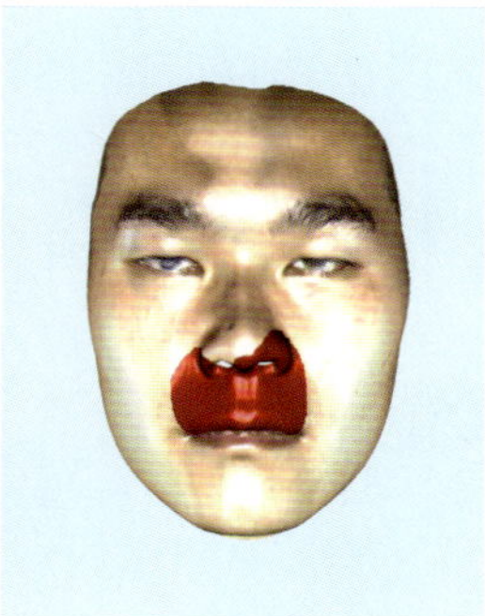

图 9-135 选择缺损区域（红色）

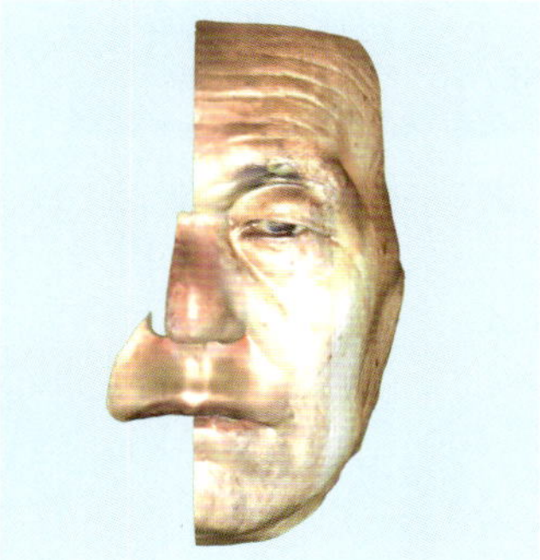

图 9-136 左侧面部三维模型（无眼球）

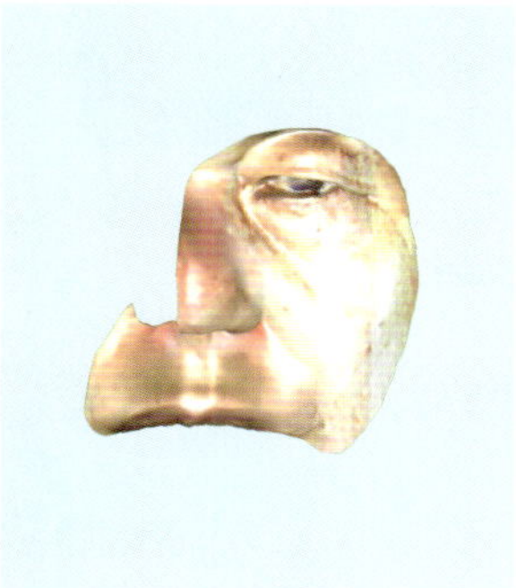

图 9-137 赝复体三维模型（无眼球）

（二）赝复体设计与制作

由于患者缺损区域超过了面部中线，单纯使用镜像翻转功能，患者唇部缺损区域无法恢复（图 9-131）。

作者采用“虚拟移植”方法来解决上述问题。使用相同的方法三维重建患者儿子（志愿者）的面部形态（图 9-132）。

选择一个大小形态合适的义眼球，同样使用 3DSS 可见光扫描后在 Geomagic Studio 软件中得到眼球的 3D 模型数据（图 9-133）。

参照患者重睑实际形态，以雕刻刀工具修整重睑外形，复制该数据后，沿 YZ 坐标轴镜像翻转；调节患侧镜像数据位置，使双侧瞳孔、内外眦三维坐标的绝对值基本一致；镜像翻转后与原面部数据叠加在一起，然后将志愿者面部数据透明后再与上述两数据叠加（图 9-134）。

在志愿者数据上选出患者上唇缺损部分的区域，（图 9-135，红色区域）。

将红色区域分离出来，“移植”到患者镜像与原始数据叠加的三维数据中，根据患者面部形态及患者自己的意见，调整移植部分的形状、位置及大小等。把修改好的移植部分合并到镜像翻转过来的数据中，得到缺少眼球的左侧面部形态（图 9-136）；将多余部分删除后获得缺少眼球的赝复体数据（图 9-137）。

把三维重建好的义眼球匹配到设计好的赝复体数据中，从不同角度修整眼球位置及形态（图 9-138，9-139），患者及家属参与整个修改过程。

眼球定位：眼球前表面分离出来成为一个曲面片，设计增大 0.1mm，将增大的曲面片向外侧“抽壳” 2mm，得到一个体，作为定位眼球的结构（图 9-140）。合并定位体与之前的面部设计好的赝复

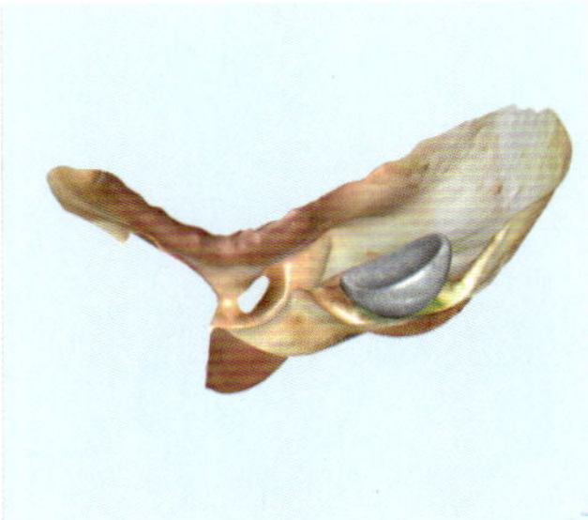

图 9-138 调整眼球位置及形态

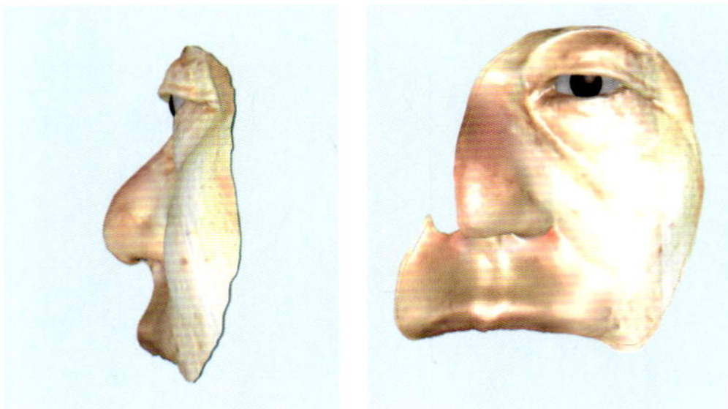

图 9-139 调整好眼球后面部正面及侧面观

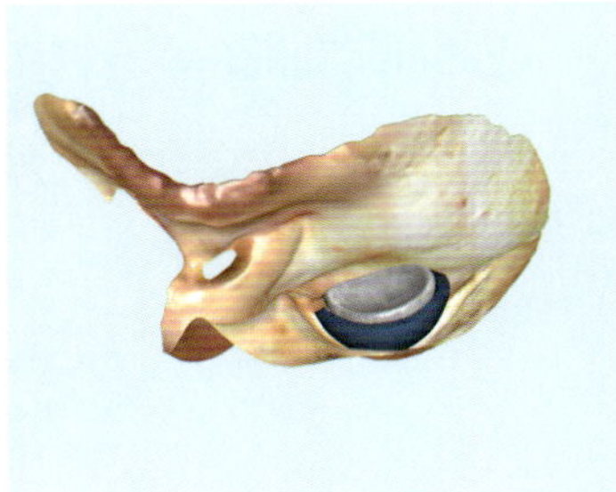

图 9-140 定位眼球结构

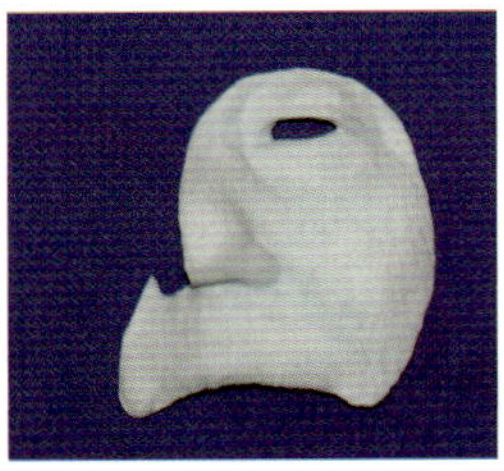

图 9-141 蜡粉快速成型赝复体模型

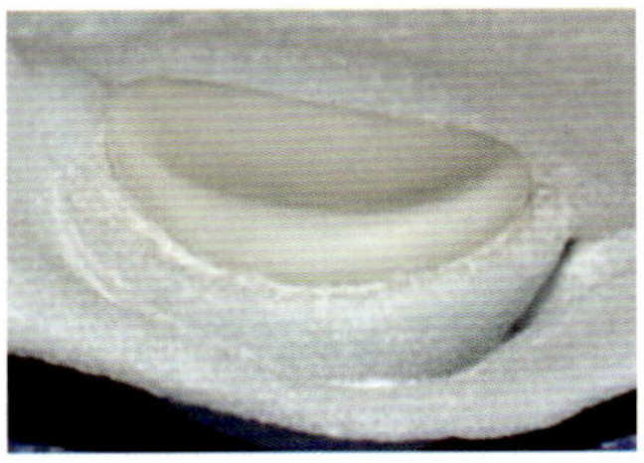

图 9-142 眼球复位

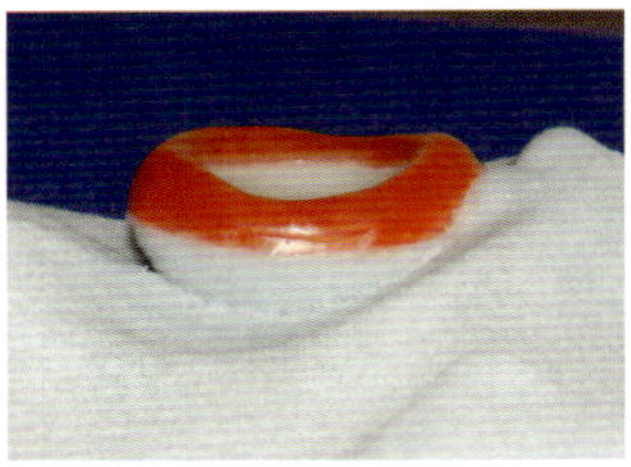

图 9-143 固定眼球

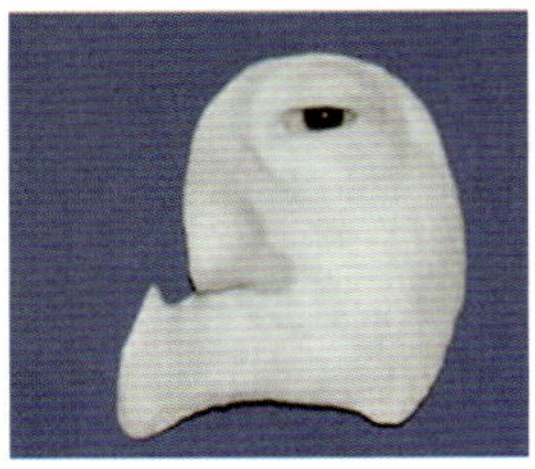

图 9-144 眼球位置确定

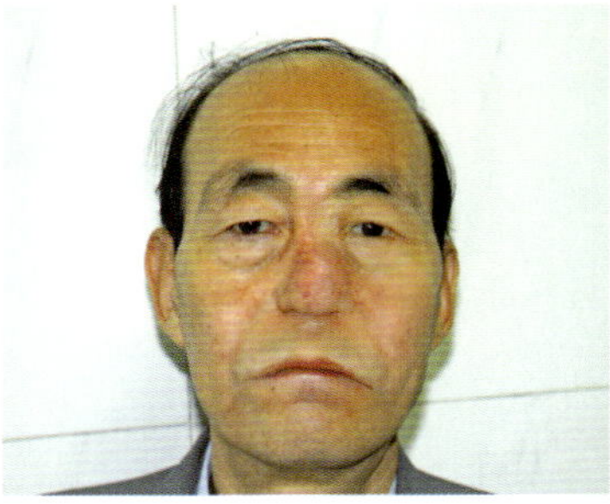

图 9-145 病例四患者修复后照片

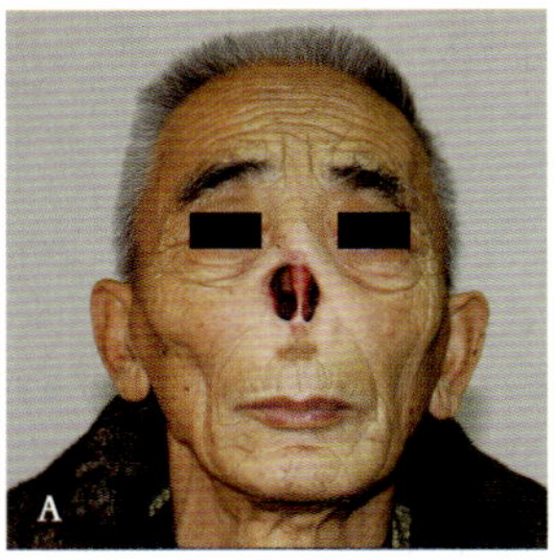

图 9-146 病例五患者修复前照片

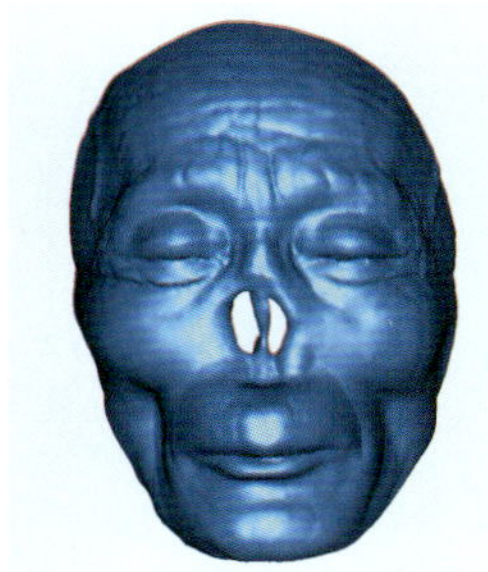

图 9-147 患者面部三维数据

体，得到赝复体三维模型。

修整镜像数据外形，使外形平滑、自然；以雕刻刀工具对患侧眶部镜像区域进行修整，并在眼角处雕刻出皱纹，得到最终赝复体三维模型。

赝复体数据在 Magics 软件中处理后导入 AFS-360 选择性激光烧结快速成型机中进行加工成型，使用蜡粉加工出赝复体蜡型（图 9-141）；将眼球复位到定位结构中（图 9-142），在患者面部缺损区试戴赝复体，确认眼球位置及赝复体的边缘、外形是否合适，用雕刻蜡将眼球固定（图 9-143，9-144）；模拟患者皮肤皮纹，在蜡型上雕刻纹理。

常规制作硅橡胶赝复体，完成后患者面部试戴。最终获得的赝复体外形与计算机中设计一致，重睑结构清晰，患者两侧瞳孔一致，赝复体边缘密合（图 9-145）。

五、典型病例五

患者，男，65 岁，因鼻基底细胞癌行全鼻切除术，术后 3 个月进行修复治疗（图 9-146）。

由于经济原因，患者选择黏结固位鼻赝复体修复鼻缺损。

患者静止坐于 3DSS-Ⅱ光学扫描系统之前，扫描患者面部获取三维点云数据，并以 ASCⅡ格式保存（图 9-147）。

在 Geomagic Studio 软件中读取点云数据，重

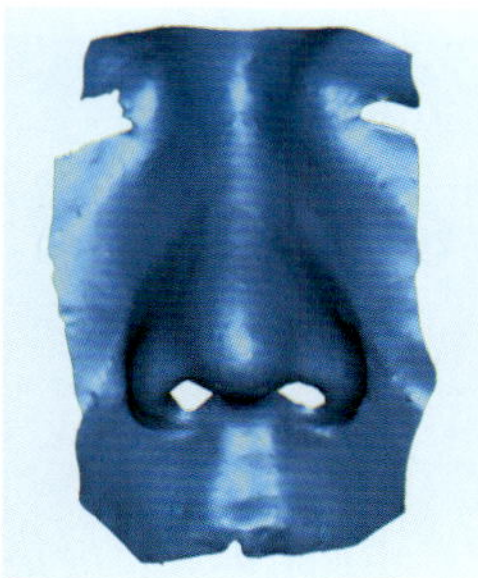

图 9-148　数据库选择合适外鼻模型

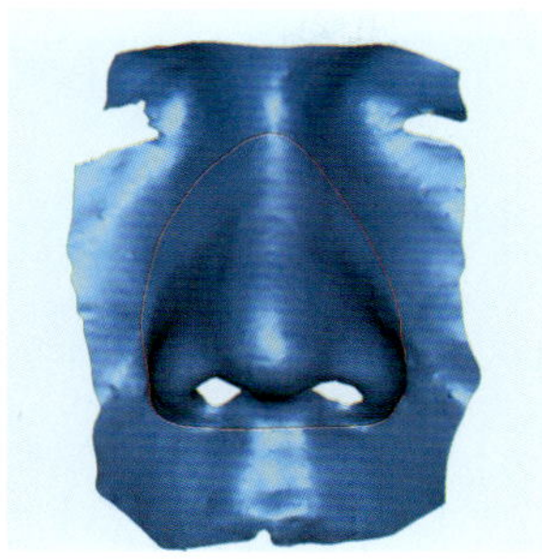

图 9-149　选择赝复体范围

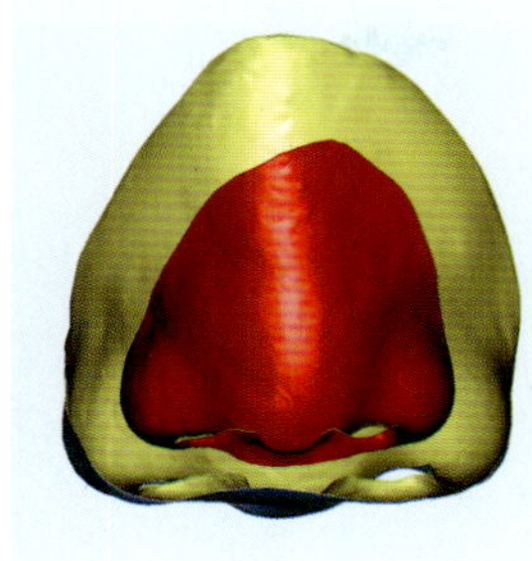

图 9-150　获得外鼻内表面

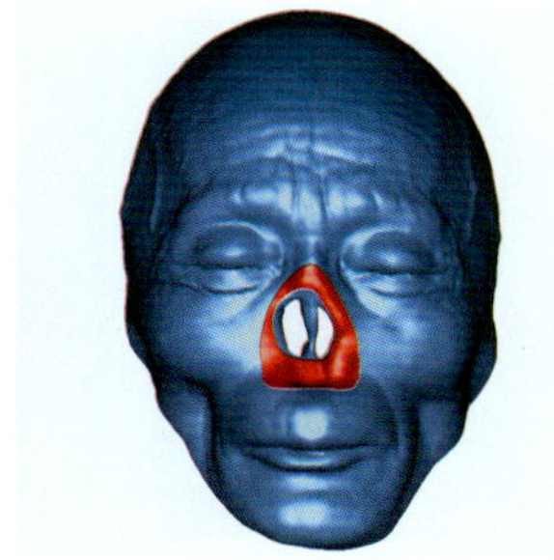

图 9-151　确定外鼻黏结面的内边界

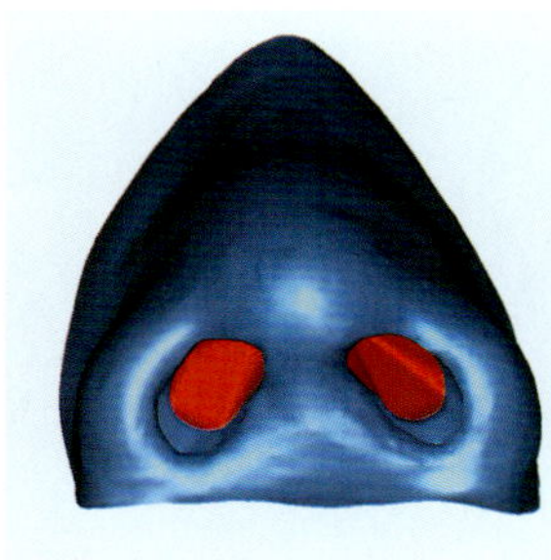

图 9-152　封闭鼻孔

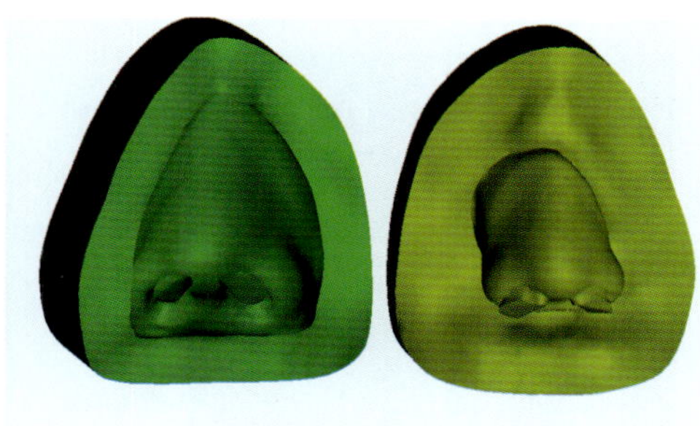

图 9-153　负型上、下部分

建患者面部三维模型，依据患者患病前照片为参考，从健康外鼻形态数据库中选择相应的健康鼻的 stl 格式三维数据（图 9-148）。

在 Geomagic Studio 软件中手动调节健康鼻数据相对于缺损区的位置，鼻长轴与面中线一致，鼻根、鼻唇沟、人中部分外形与患者局部外形协调，患者及其家属满意后，可确定鼻模型的最佳位置。

为了获得更好的曲面编辑效果，可对缺损区局部以及健康外鼻的三角面片进行细分。

在选中的健康鼻数据上采用样条曲线建立沿鼻根、鼻翼、鼻底的封闭边界以选择赝复体范围，删除边界外侧数据（图 9-149）。

使用区域变形工具对鼻数据进行曲面编辑，使鼻模型上靠近边界的部分与缺损区尽量贴合，并略高于缺损区表面，得到了鼻赝复体的特征面。

复制特征面数据，并等比例缩小至原尺寸的 75%，获得赝复体的内表面（图 9-150）。

在缺损区表面以气道外缘为界线，定义赝复体黏结面的内边界，并删除边界内侧数据（图 9-151）。

将内表面的外缘和赝复体黏结面的内边界进行桥接。

将特征面的边界沿矢状轴伸出并与缺损区表面相交，得到赝复体黏结面与特征面共用的外边界，由特征面、内表面与黏结面构成了赝复体的大致外形。

在鼻孔中段定义两圈紧邻的封闭曲线，然后把曲线中间部分数据删除，鼻孔封闭后保存（图 9-152）。

以黏结面为基准，创建一平行于冠状轴的平面，调节此平面大小，使其边界与黏结面外边界之间的距离至少为 10mm。

将黏结面外边界伸出边界到平面，相交得出黏结面在该平面上的边界。将上述平面在内边界内侧的数据选取后删除。

将赝复体特征面的外边界与分模面的内边界相连，然后沿矢状轴向外伸出边界 20mm，封闭后得到的实体为负型的上半部分；将赝复体黏结面的外边界与分模面的内边界相连，然后沿矢状轴向内伸出边界 10mm 并封闭，得到的实体为负型的下半部分，两瓣分别以 STL 格式保存（图 9-153，9-154）。

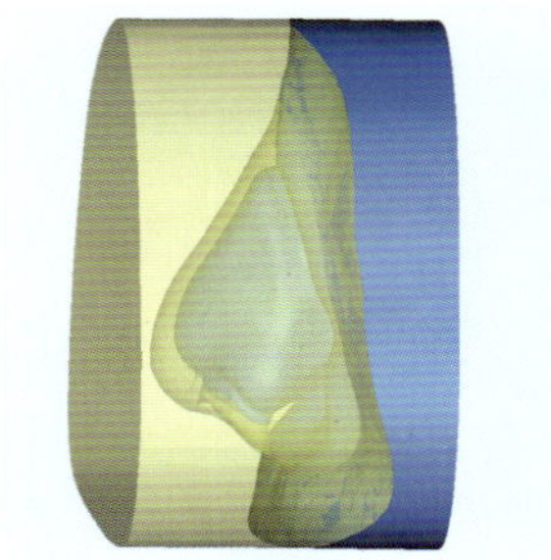

图 9-154　负型上部分透明视图后，观察赝复体外形

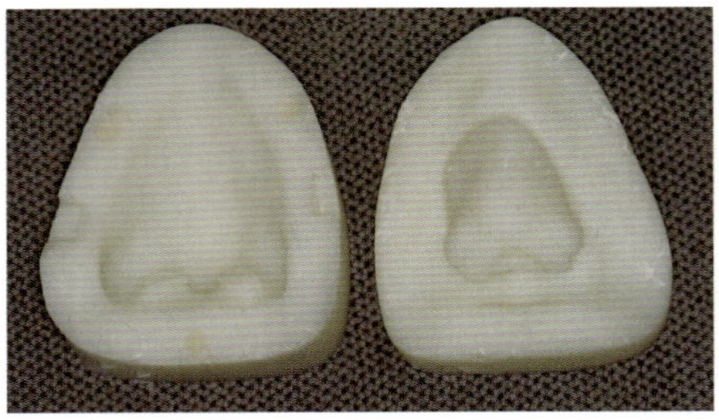

图 9-155　快速成型完成后的负型

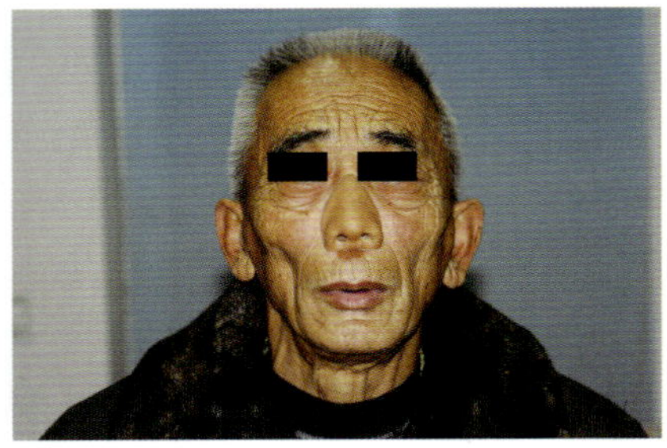

图 9-156　病例五患者修复后照片

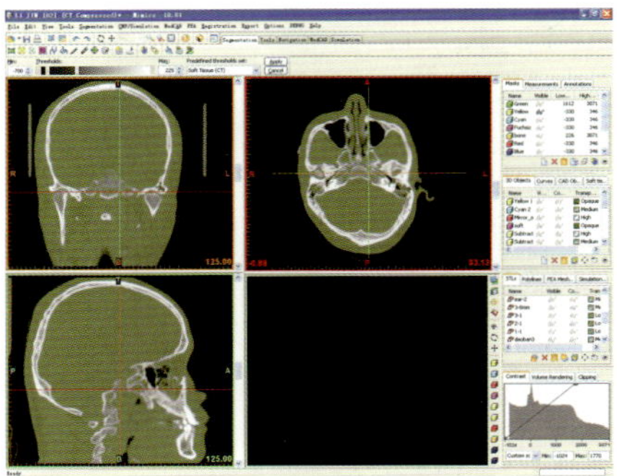

图 9-157　软组织区域选取

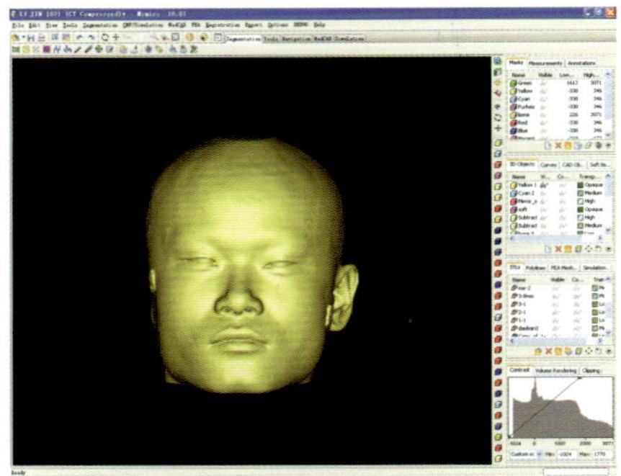

图 9-158　面部三维模型

将赝复体负型 STL 数据导入 Magics RP 9.0 软件中，对赝复体负型上、下半盒分别设置定位榫和定位孔，切片后数据导入激光快速成型机 AFS-360 中，4 h 后树脂材料的鼻赝复体负型加工完成（图 9-155）。

小心清除模型表面未结固的粉末材料后，表面涂刷强度较高的环氧树脂，然后利用 Parafilm 封口膜封闭上下负型衔接处。将 ZY-1 硅橡胶参照患者缺损区皮肤周围基色进行内着色后以 1:1 比例混合，抽真空 20min 排出气泡后注入负型腔内，加压挤出多余材料后，放置在 80℃恒温箱内，2h 后固化完成。

根据患者缺损区周围皮肤颜色进行外着色，赝复体制作完成（图 9-156）。设计制作的两瓣式负型相互对位吻合良好，注入的硅橡胶固化后，赝复体能够从负型腔中顺利取出，硅橡胶固化良好。最终赝复体边缘和缺损区密切贴合，患者对赝复体的外形大小、美观感觉满意。

六、典型病例六

患者，男，27 岁，因右侧先天性小耳畸形要求修复，修复前已将右侧残余外耳手术切除，术后 3 个月进行修复治疗。

患者由于经济原因，选择黏结固位耳赝复体修复外耳缺失。

（一）CT 数据三维重建

将右侧耳缺损患者头颅 CT 数据通过图像输入功能（Import Images）导入 MIMICS 医学图像处理软件中，在软件的 Thresholds 选项中以软组织（soft tissue）的灰度阈值范围为标准，将图像中软组织部分选中（图 9-157）。

利用编辑蒙罩（Edit Masks）功能删除颈部等无关数据，以提高运算速度。

利用区域增长（Region growing）工具点选所需区域图像，使该区域数据与其他数据分离。

应用计算 3D（Calulate 3D ）工具，对所选区域数据进行重建得到面部三维模型（图 9-158）。

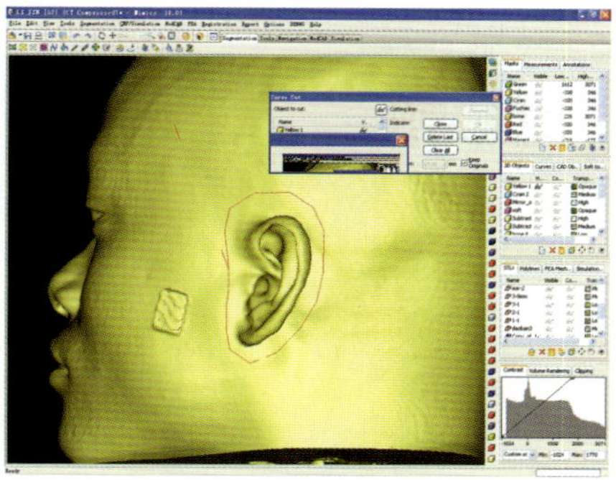
图 9-159 健侧外耳数据分离

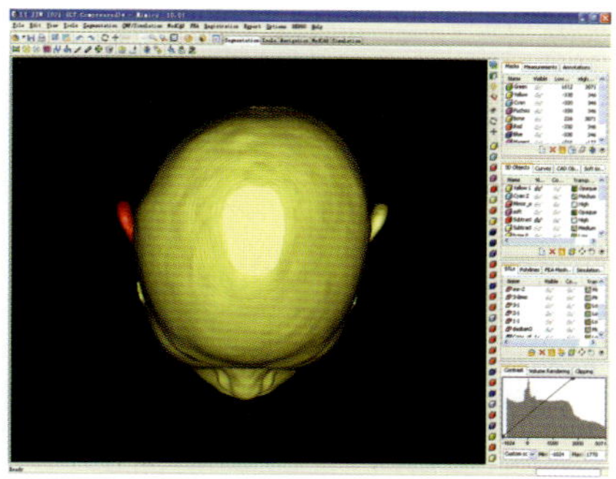
图 9-160 外耳位置调整

（二）健侧耳的镜像及位置调整

利用重新定位（Reposition）工具将三维数据校准至与患者自然头位状态面形一致。

根据患侧缺损情况，在健侧外耳外缘以曲线切割（cut with curve）工具选择修复范围，并将健侧外耳数据分离（图 9-159）。

以鼻根、鼻尖、鼻底为标志点构建对称平面，并以此平面为基础，将健侧外耳镜像至患侧。

在软件中以前视图观察镜像耳相对于健侧耳在冠状平面的位置关系，然后以 Reposition 工具，调整镜像数据的上下、左右位置以及耳廓的外展度至与健侧一致。

在软件中以顶视图观察镜像耳相对于健侧耳在横断面的位置关系，以 Reposition 工具调整镜像耳的前后位置与健侧一致（图 9-160）。

以 Reposition 工具，在侧视图方向观察镜像耳相对于健侧耳在矢状面上的位置关系，调整耳后游离部深度以及耳倾斜角度。

同时旋转头部以及镜像三维数据，从不同角度观察双耳位置是否协调一致，调整完毕后征求患者及其家属意见，满意后分别将头、镜像耳数据以 STL 格式保存。

（三）设计耳赝复体及负型

将头、镜像耳 STL 格式数据导入 Geomagic Studio 软件中，选择耳数据外表面。

在软件中，选用偏移选择工具或雕刻刀工具对镜像耳数据进行曲面编辑，使镜像耳数据和缺损区皮肤表面较为贴合，并且略高于组织面。

以从样条创建边界工具在头部模型缺损区标记出赝复体外缘边界，此边界内部数据为耳赝复体组织面（黏结面），以此边界为基础，经过伸出边界、延伸边界、向内偏移 2mm 等步骤，在患侧组织面上得到在赝复体外缘边界内侧与边界相距 2mm 的一平行曲线，将两曲线之间的数据选中，复制此数据后以法线方向向上偏移 0.3mm。将此数据和镜像耳数据外缘桥联后，修整外形，使耳部外形圆润，桥联部分过渡自然，此部分为耳外表面（特征面；图 9-161）。

通过上述方法获得了耳赝复体的三维数据模型，从不同角度观察，耳赝复体的位置与健侧协调一致，赝复体的边缘整齐，厚度均一（0.3mm），为耳赝复体负型的设计打下了基础。将耳赝复体模型内侧的组织面及头部数据赝复体组织面数据删除，然后将两者连接，可得恢复患侧耳部形态的完整的患者头部模型。

在 Geomagic Studio 软件中，打开三维重建的头部数据（a）以及恢复患侧耳部形态的头部数据（b）。

在 b 数据患侧耳部，以从样条创建边界工具，确定耳赝复体型盒范围大小（约距耳赝复体边缘 10mm 宽），复制此边界至 a 数据。

以 a 数据所选边界范围内数据为型盒底面，设定垂直于该底面的轴（c），将底面沿 c 轴以法线反方向伸出边界 10mm 后封闭，可得耳负型下半盒（图 9-162）。

将底面沿 c 轴在冠状轴上向外伸出边界至过

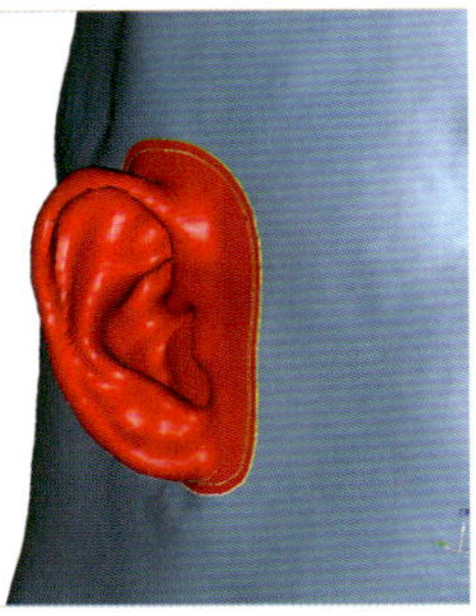
图 9-161 耳外表面数据

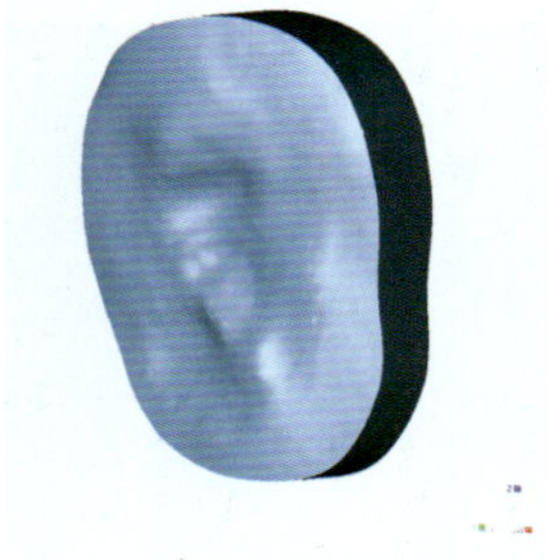
图 9-162 外耳负型下半盒

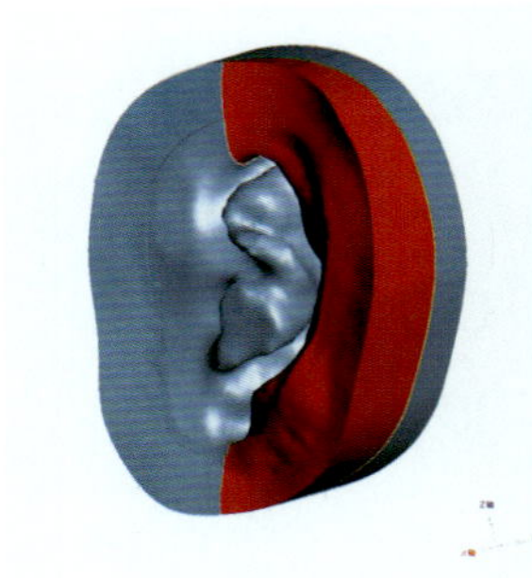
图 9-163 外耳负型耳前、耳后部分

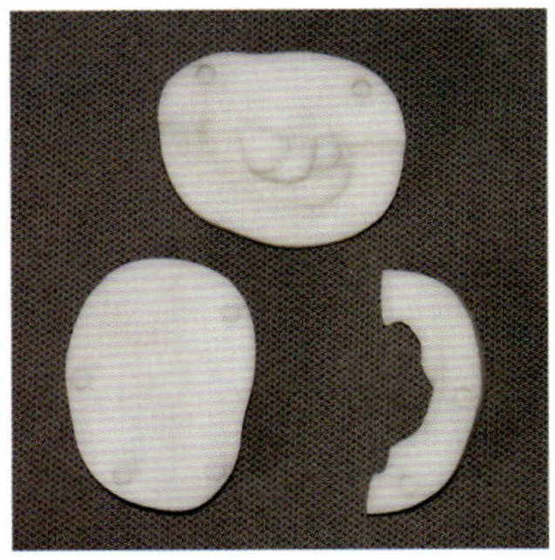
图 9-164 外耳负型（三部分）

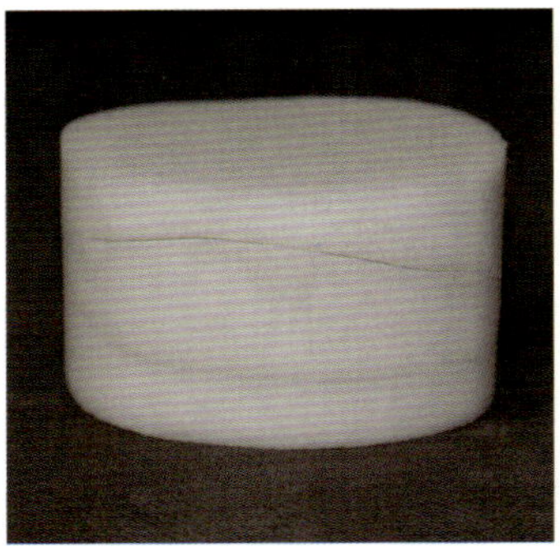
图 9-165 硅橡胶装入负型内

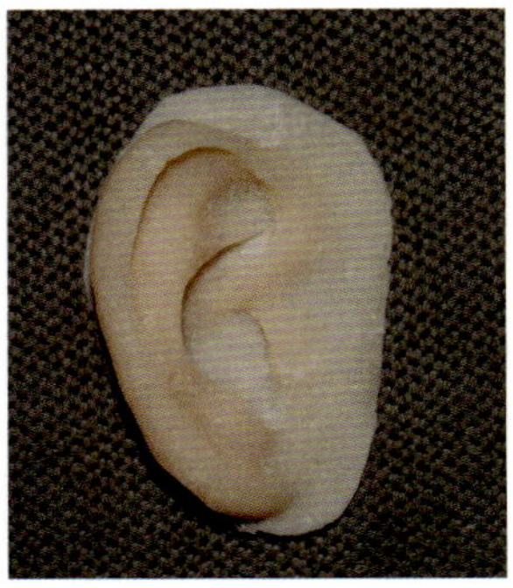
图 9-166 从负型取出的义耳

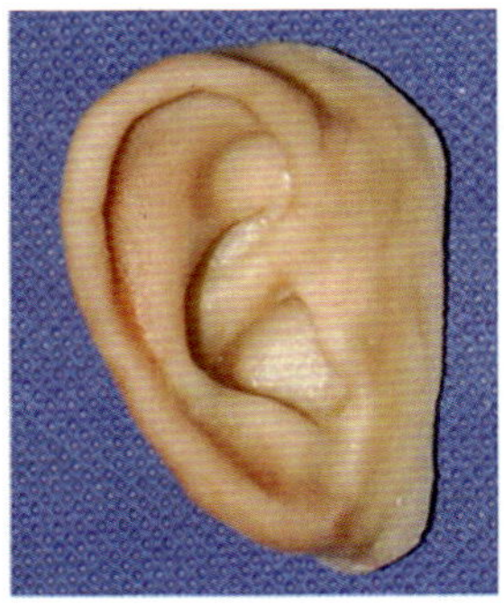
图 9-167 完成的义耳

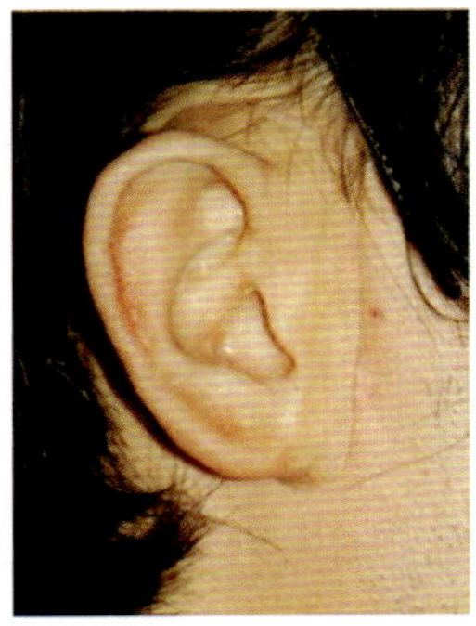
图 9-168 患者修复后照片

耳廓最高点 10mm 后，删除底面，所留环形部分数据为负型上部轴面数据（d）。

将数据 b 边界外数据删除后和 d 连接，以从样条创建边界工具沿耳廓外缘，将该数据分为耳前、耳后两部分。

以补洞工具填充耳后数据空洞，可得赝复体负型耳后部分。将填充部分数据选中，与耳前部分联合后，封闭顶面，可得赝复体耳前部分。将耳赝复体负型的底面、耳前、耳后模型分别保存为 STL 格式（图 9-163）。

（四）耳赝复体负型加工及赝复体制作

将赝复体负型 STL 数据导入 Magics RP 9.0 中，于软件中在赝复体负型各部分上设置定位榫和定位孔，切片后导入激光快速成型机 AFS-360 中，5h 后烧结成树脂材料的耳赝复体负型（图 9-164）。

小心清除模型表面未结固粉末材料后，表面涂刷强度较高的环氧树脂后采用 Parafilm 封口膜封闭负型衔接处。将 ZY-1 硅橡胶 A、B 两组分参照患者缺损的周围皮肤基色进行内着色后以 1∶1 比例混合，抽真空 20min 排出气泡后注入负型内，加压挤出多余材料后，放置在 80℃恒温箱内，2h 后固化完成（图 9-165）。

打开负型盒，取出完整义耳（图 9-166）。根据患者缺损区周围皮肤颜色进行外着色，赝复体制作完成（图 9-167）。

制作完成的赝复体边缘与皮肤密合，且保留有 0.3mm 均匀厚度整齐的菲边，义耳外形和患者健侧完全一致（图 9-168）。

七、典型病例七

患者男，45 岁，左侧上颌窦鳞癌就诊，在颌面外科行左侧上颌骨切除及左侧眶周切除，并给予放疗 60Gy，术后 5 年，肿瘤无复发，要求进行修复治疗（图 9-169）。

由于患者手术后进行了高剂量放射治疗，无

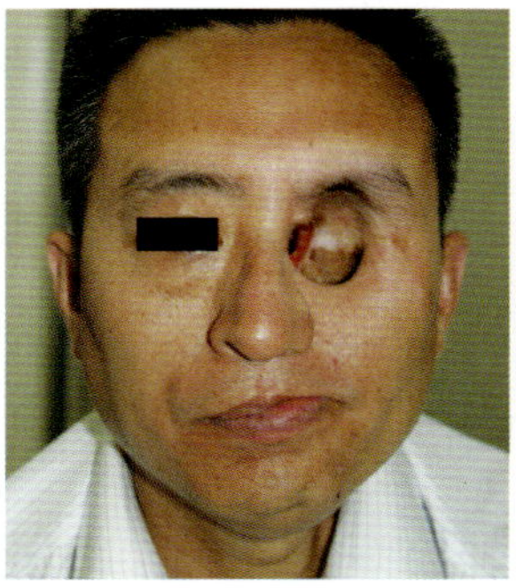

图 9-169 病例七患者修复前照片

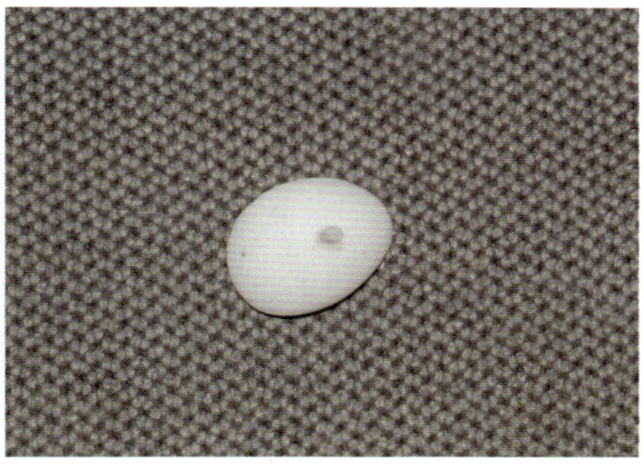

图 9-170 带有定位柱的义眼球

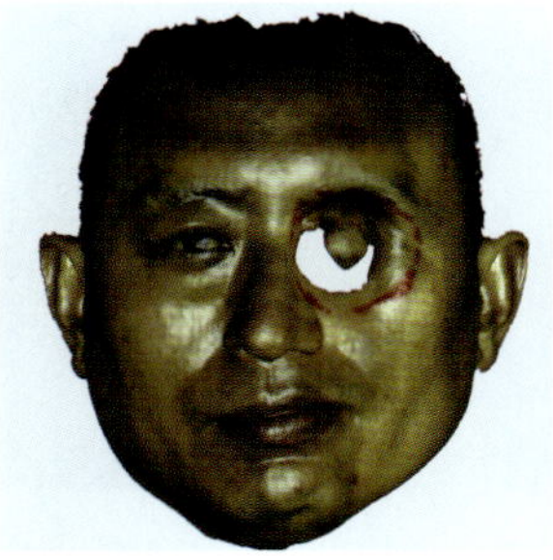

图 9-171 患者面部三维模型

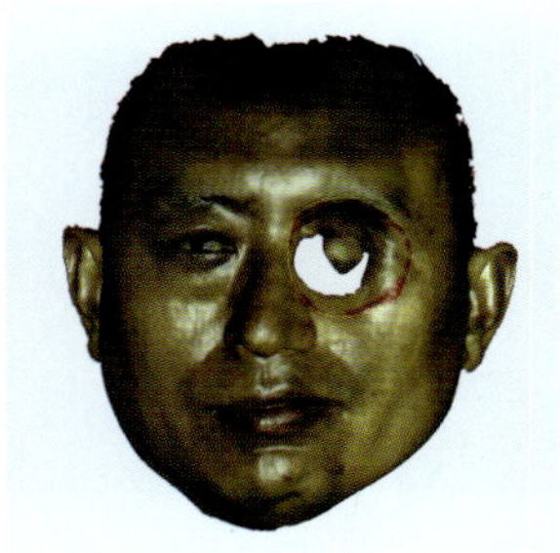

图 9-172 选取赝复体覆盖范围

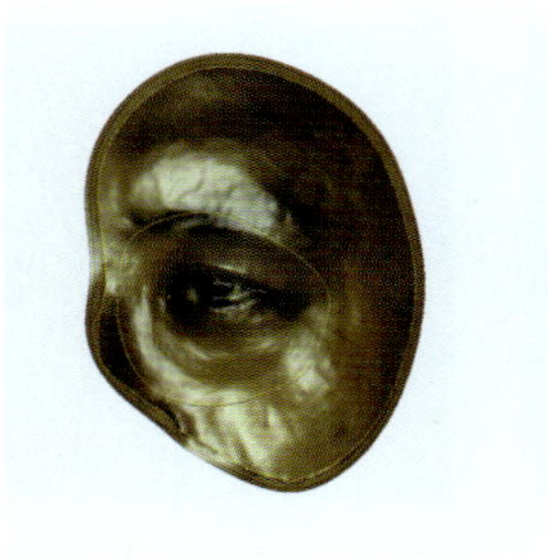

图 9-173 编辑健侧镜像数据

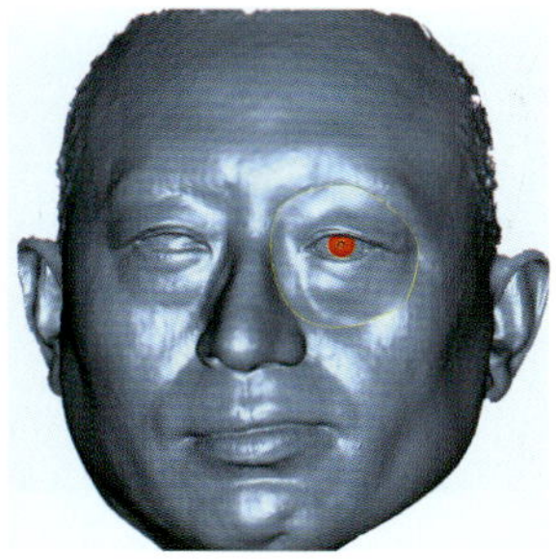

图 9-174 调整义眼球位置

法进行种植赝复体修复，只能制作黏结式赝复体。

（一）颜面外形三维数据的获取

根据患者所佩戴眼镜镜框大小，用红笔在患者缺损区皮肤表面标记出赝复体覆盖范围，以尽量不超出镜框为准。

根据患者虹膜的大小与颜色，挑选与之匹配的义眼球，根据该义眼球的编号从自建数据库中提取出相应的义眼球模型。义眼球模型在虹膜最突点相当于瞳孔的部位设置有直径为 2mm，长度为 5 mm 的定位柱，在义眼球数据库中的每个模型均有大小形状相同、有相同直径长度定位柱的代型实物与之对应（图 9-170）。

利用 3DSS-Ⅱ型结构光扫描仪从不同角度获取患者面部三维形态数据。将数据保存为带有色彩信息的 wrl 格式。将数据导入 Geomagic Studio 中，根据面部标志点进行配准拼接，然后重建患者面部软组织三维模型（图 9-171）。

观察患者在自然放松状态下的面部形态，然后将面部三维数据进行绝对旋转，调整至与自然头位一致，并将眉间点定位为坐标原点。

（二）眶赝复体及负型设计

参照患者重睑实际形态，以雕刻刀工具修整重睑外形，复制该数据后，沿 YZ 坐标轴镜像翻转。

选择镜像数据额部区域，与原有面部三维数据额部区域进行全局配准。

调节患侧镜像数据位置，使双侧瞳孔、内外眦三维坐标的绝对值基本一致。

以样条曲线沿眶部缺损区所标记红线选出赝复体覆盖范围（图 9-172）。

以偏移选择工具逐步将健侧镜像数据变形至与赝复体范围接近并稍高（图 9-173）。

以样条曲线在镜像数据上选择与赝复体范围一致的修复范围，得到赝复体的外边界，然后将该边界之外的数据删除。

修整镜像数据外形，使外形平滑、自然；以雕刻刀工具对患侧眶部镜像区域进行修整，并在眼角处雕刻出皱纹。

将上述所选义眼球模型导入，根据镜像数据中虹膜与瞳孔的位置，调整义眼球的瞳孔位置和方向至与镜像数据中位置一致（图 9-174）。

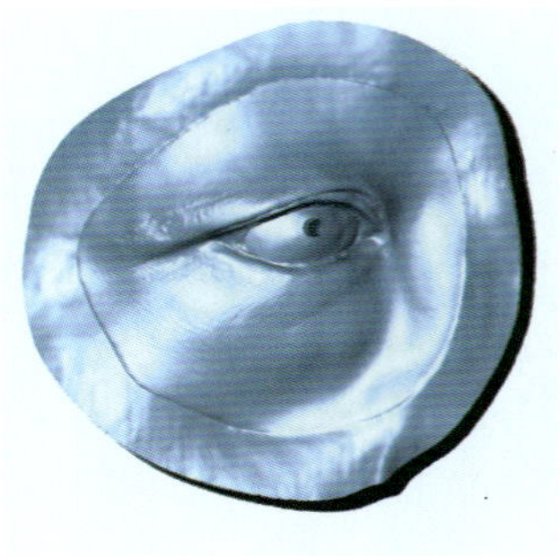

图 9-175　眶赝复体负型上半盒

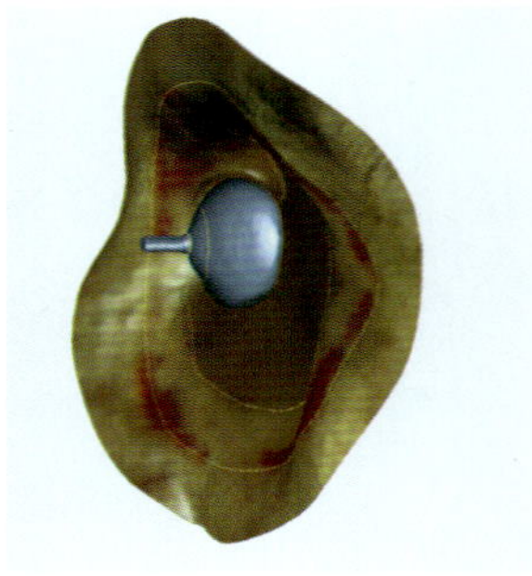

图 9-176　调整赝复体后缘至义眼球距离

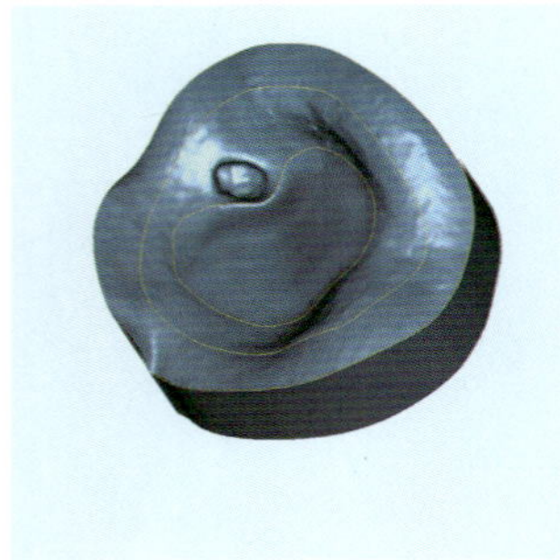

图 9-177　眶赝复体负型下半盒

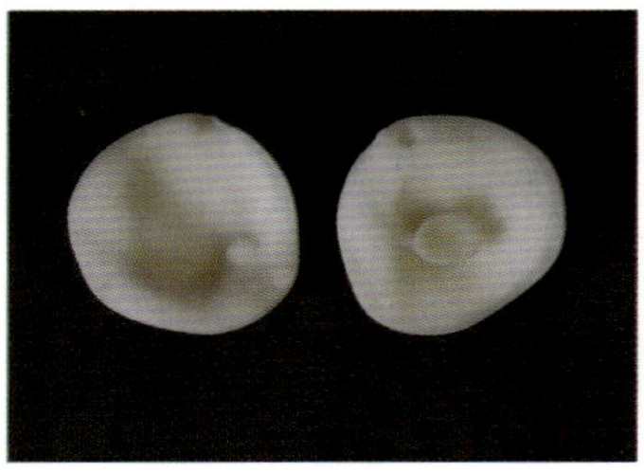

图 9-178　眶赝复体树脂负型

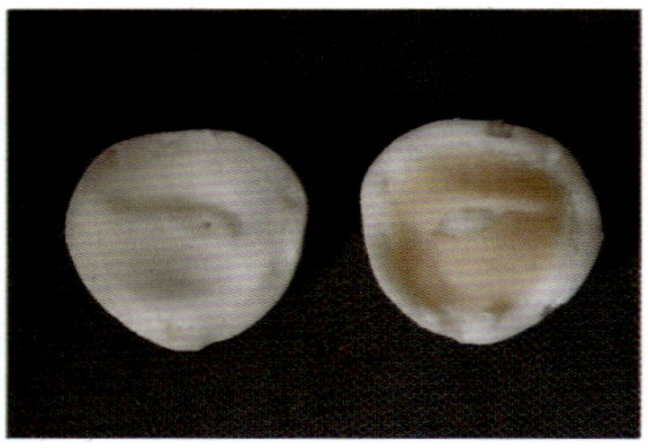

图 9-179　制作完成的眶赝复体

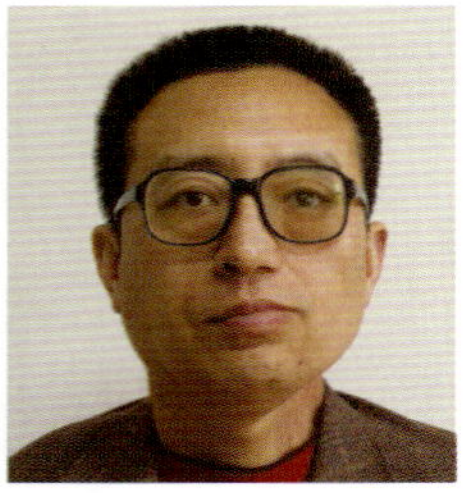

图 9-180　病例七患者修复后照片（正面观）

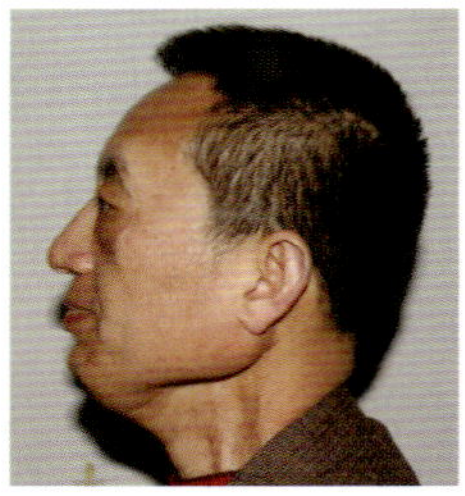

图 9-181　病例七患者修复后照片(侧面观）

将眼球数据与镜像数据相交，保留义眼球与镜像数据相交的外表面，与镜像数据共同组成赝复体的特征面。

在缺损区数据赝复体范围之外约 1cm 以样条曲线选取一环形曲线，删除曲线之外数据，该曲线之内数据即决定了赝复体负型的大小，该曲线与赝复体外边界之间数据为赝复体的分模平面。

连接缝合分模平面与特征面后，边界沿矢状轴向外伸出 1.5cm 后封闭，可得到眶赝复体负型的上半盒。在相当于瞳孔的位置，有与眼球瞳孔处定位柱对应的定位孔（图 9-175）。

修补患者缺损区内的数据缺失，然后变形至距离义眼球后缘约 2 mm 处，并保证足够的粘贴固位面积，得到眶赝复体的黏结面与内表面（图 9-176）。

将缺损区数据沿矢状轴向内伸出边界 1.5cm 后封闭，可得眶赝复体负型的下半盒（图 9-177）；将上、下半盒的模型数据分别保存为 STL 格式，导入至 Magics RP 软件中，在眶赝复体负型上、下半盒周边分别设计相应的定位榫与定位孔，就完成了赝复体负型的设计。

（三）眶赝复体制作

将设计完成的赝复体负型导入 AFS-360 快速成型机中加工，经过后处理就得到了上、下半盒的树脂实体（图 9-178）。然后将义眼球代型沿瞳孔处定位孔装入赝复体上半盒中，稳定就位后，将已经内着色的 ZY-1 硅橡胶注入负型中，上、下半盒定位榫与定位孔相对合成一体，采用 Parafilm 封口膜封闭负型衔接处升温，固化后取出（图 9-179），取出义眼球代型，放入选择好的义眼球，经外着色后，眶赝复体制作完成。

最终获得的眶赝复体外形与计算机中设计一致，重睑结构清晰，患者两侧瞳孔一致，赝复体边缘密合（图 9-180，9-181）。

八、典型病例八

患者女性，22 岁，10 年前由于烫伤导致左侧外耳缺失，目前已经通过整形手术修复了面部的

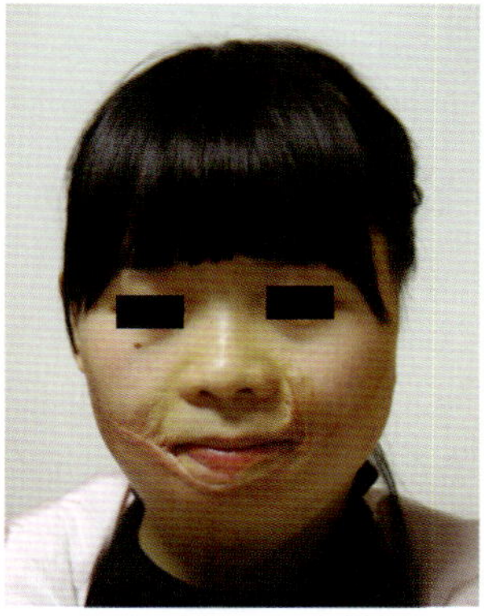

图 9-182　病例八患者修复前照片（正面观）

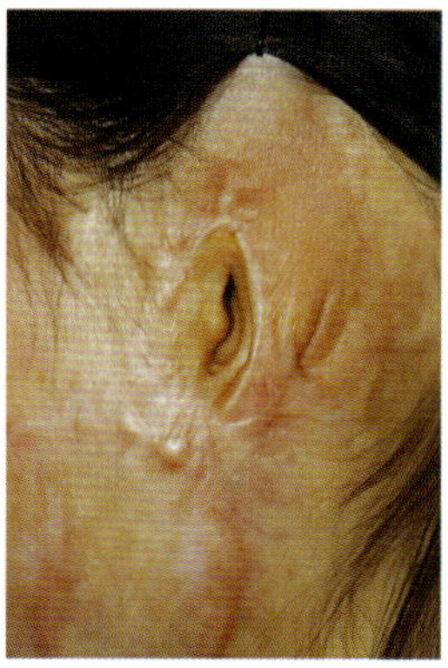

图 9-183　病例八患者修复前照片（缺损区）

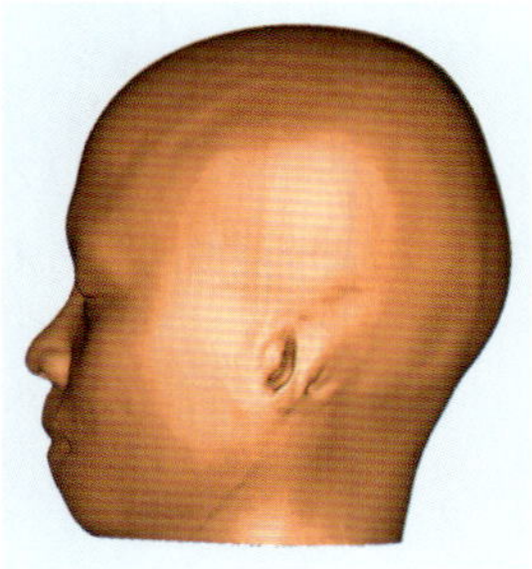

图 9-184　软组织三维重建模型

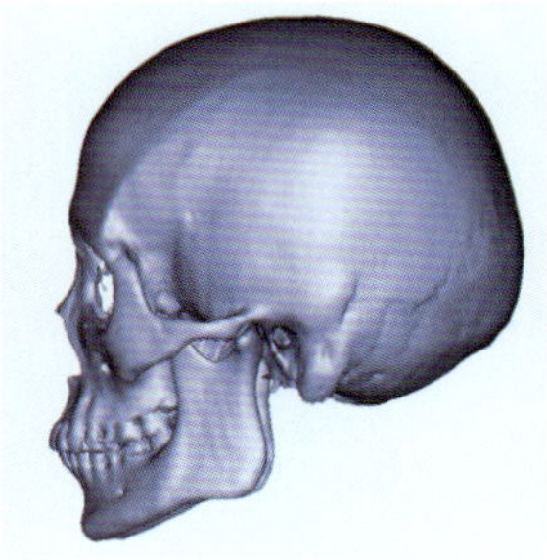

图 9-185　骨组织三维重建模型

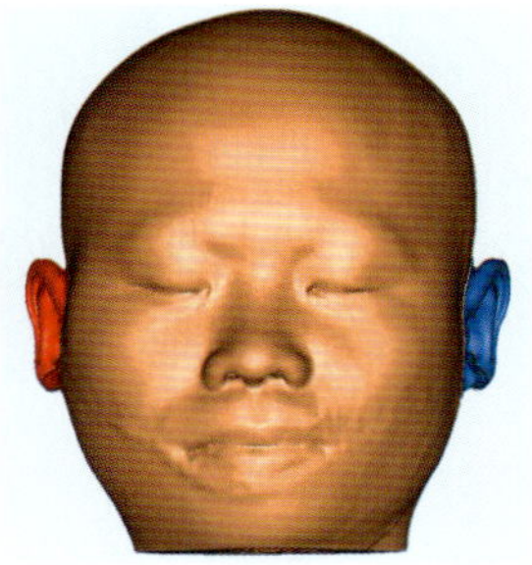

图 9-186　健耳镜像翻转至患侧（正面观）

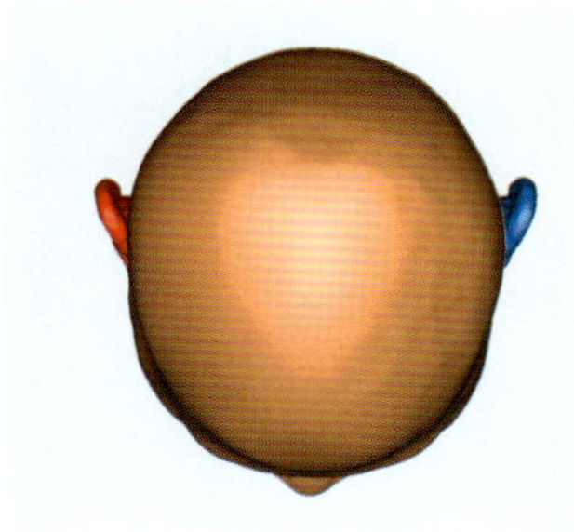

图 9-187　健耳镜像翻转至患侧（顶面观）

斑痕，要求采用种植固位的外耳赝复体修复左侧外耳缺失（图 9-182，9-183）。

整个治疗分为以下步骤：CT 扫描与三维重建，义耳外形与位置的设计，种植方案规划，种植导板的设计制作，义耳负型的设计制作，上部结构与耳赝复体的制作，种植手术的实施与义耳的即刻戴入。

（一）CT 扫描与模型三维重建

考虑到制订治疗方案的过程中，需要同时获取骨组织与面部软组织的数据，而且光学扫描难以获取健侧外耳准确形态，因此利用 CT 扫描来获取数据。CT 扫描参数中，层厚应该≤ 1.25mm，否则获取的数据所重建出的三维模型表面形态不够精细，会有明显的台阶。

CT 扫描数据在工作站中以 DICOM 格式导出，刻录光盘。在个人电脑中，打开 Mimics 软件，读取光盘中的断层影像数据，分别选取软组织与骨组织的灰度阈值进行三维重建，得到两个三维模型（图 9-184，9-185）。

（二）义耳外形与位置的设计

在软组织模型中提取健侧外耳的数据，通过镜像翻转的方法复制到患侧，然后利用软件中的“移动”和“旋转”工具，使复制的外耳处于外观最佳的位置；在软件中从不同的视图角度观察，进行必要地调整（图 9-186，9-187）；这个过程结束时，模拟修复效果一定要获得患者及其家属的满意。复制的外耳与缺损区软组织进行布尔运算，然后再经过适当地修整得到义耳的模型数据（图 9-188）。由于在软件中对最终的修复效果进行了仔细地评价，因而可以免去传统方法中临床试戴的过程。

（三）种植方案规划

在软件中调用视图工具，激活透明视图模式，将义耳模型透明度设置为 60%；在软件中

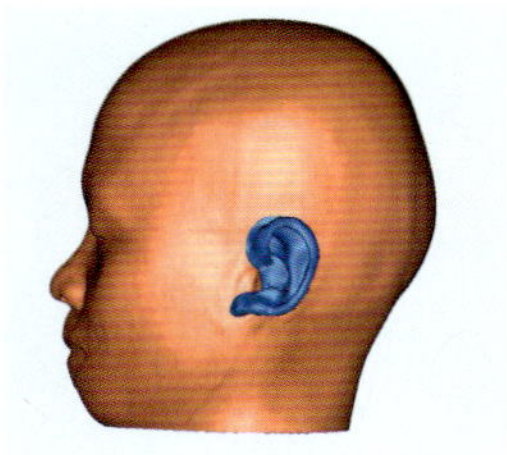

图 9-188 获得义耳数据

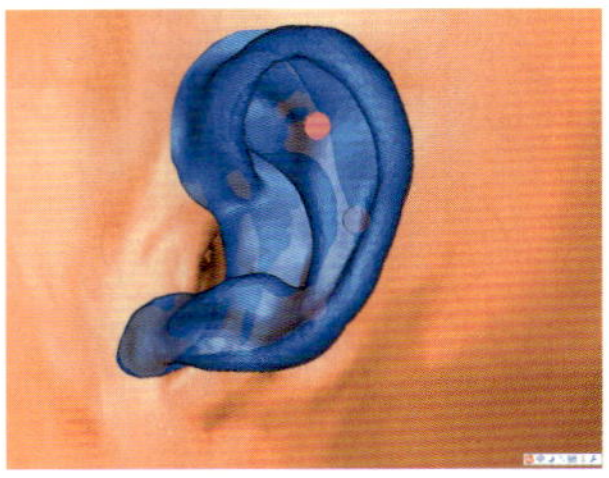

图 9-189 种植体放置在对耳轮内

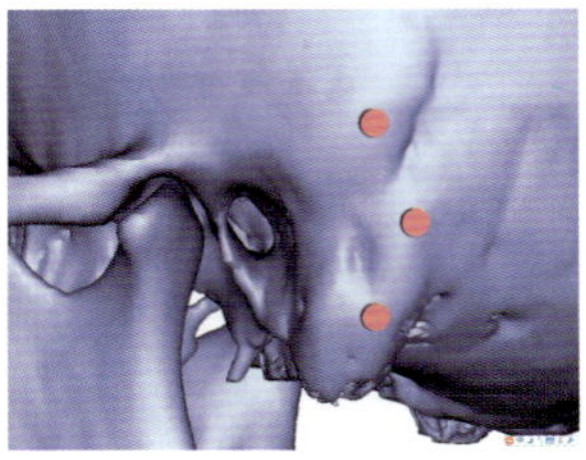

图 9-190 种植体方向与骨表面基本垂直

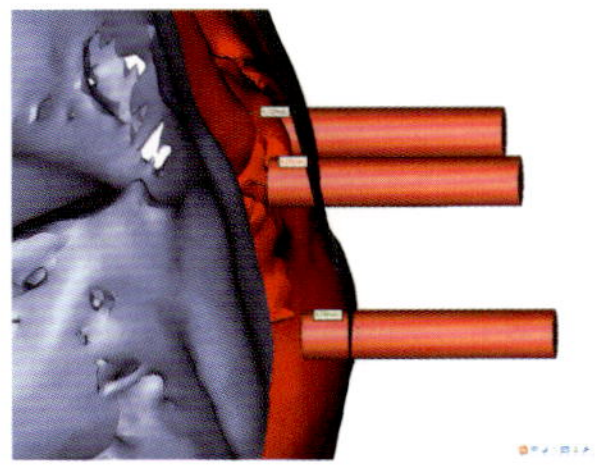

图 9-191 种植体在外骨板内的深度至少为 4mm

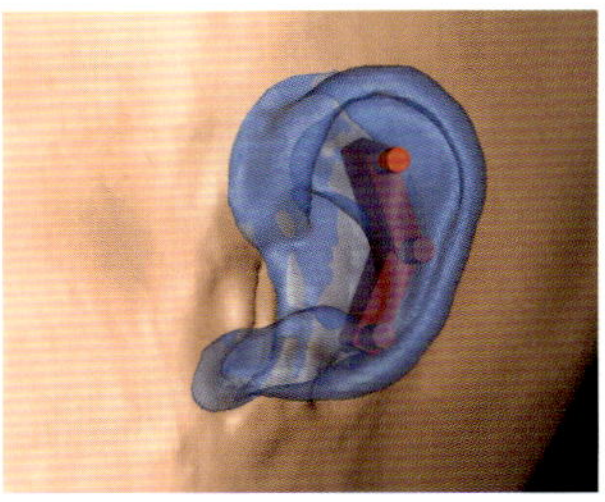

图 9-192 在软件中生成长方体模拟上部结构

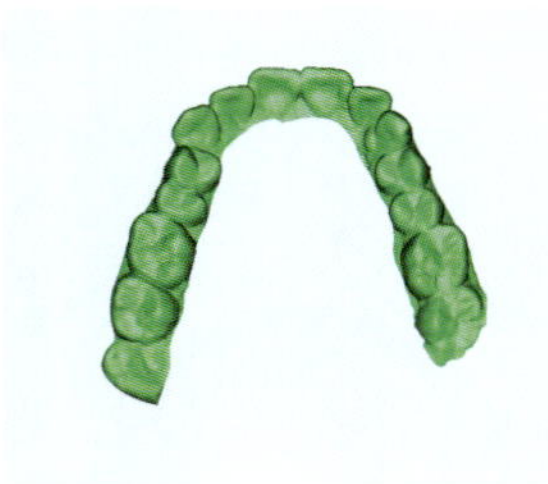

图 9-193 上颌牙列的激光扫描数据

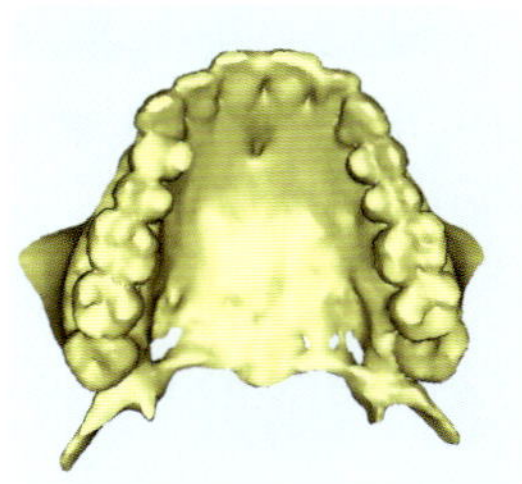

图 9-194 上颌牙列的 CT 重建数据

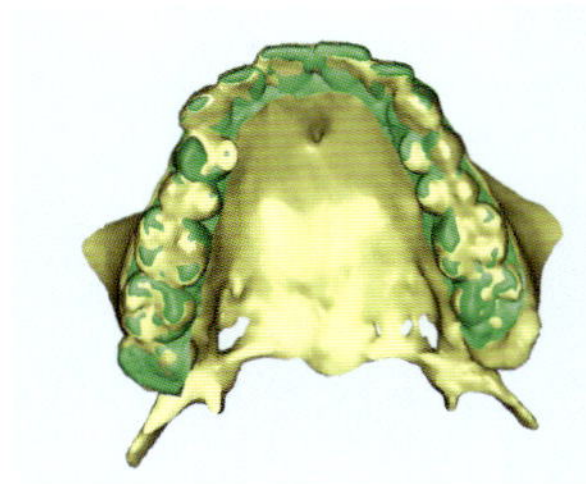

图 9-195 两个模型进行配准

生成 3 个与实际选用的种植体直径相同的圆柱体，长度为 20mm，然后通过调整圆柱体的位置、角度来确定种植体的植入位置，这个过程中应该考虑到最终义耳的位置和种植床局部骨质的具体情况。要求将种植体放置在义耳外形最厚的部位即对耳轮内，以保证最终修复体的美观效果；种植体方向与骨表面基本垂直，种植体之间距离大于 15mm，同时在头骨模型上要确认植入部位骨皮质的厚度，骨内气房的情况，避免损伤重要的解剖结构。种植体在外骨板内的深度应该至少为 4mm（图 9-189 ～ 9-191）。

种植体位置基本放置完成后，模拟连接种植体的上部结构，在软件中生成高 10mm，宽 6mm 的长方体（图 9-192），放置在种植体之间的缺损区软组织表面，观察这些长方体与义耳间的位置关系，有无穿出义耳，调用测量工具，测量长方体表面与义耳外表面间的最小距离，要求大于 3mm，以保证最终赝复体完成后，种植体上部结构外侧的硅橡胶材料有一定强度且能够遮盖上部结构中树脂支架的颜色。如果上述距离不能满足，应该首先选择调整种植体位置，其次可以将义耳外形进行适当调整，局部加厚，但不应影响最终修复的美观效果。

（四）种植导板的设计制作

种植体植入位置设计完成后进行种植导板的设计，以将电脑中的虚拟设计准确地转化到实际手术中。用于即刻修复的种植导板覆盖在缺损区皮肤表面，由于耳缺损区局部没有利于导板固位和稳定的外形，因此需要利用上颌牙来为种植导板提供固位和稳定。

用硅橡胶材料制取患者上颌牙列的印模，灌制超硬石膏模型，用 3Shape 激光扫描仪扫描模型，得到牙列的三维数据，保存为 STL 文件（图 9-193）。在 Geomagic 软件中导入文件，将这个模型与通过 CT 扫描重建得到的上颌牙列模型进行配准（图 9-194），这样就将具有精确形态的上颌牙列模型放置在了准确的位置上（图 9-195）。

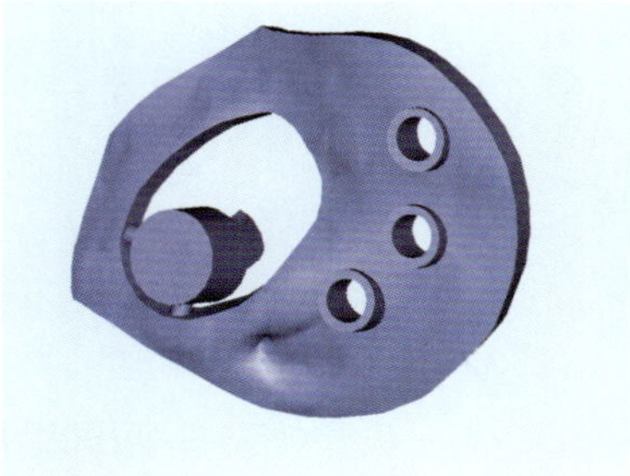
图 9-196　种植导板定位种植体的部分

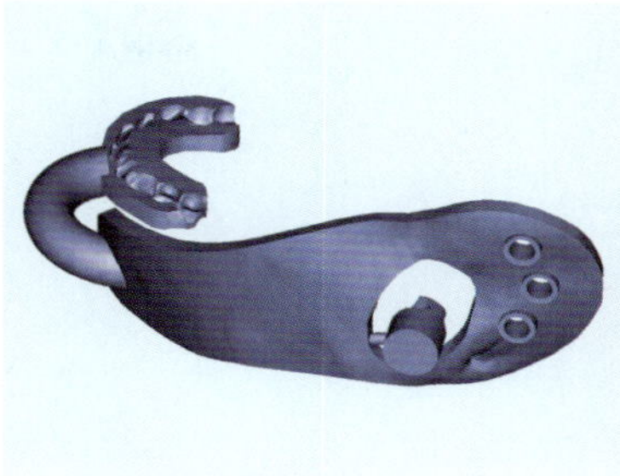
图 9-197　完成的种植导板模型

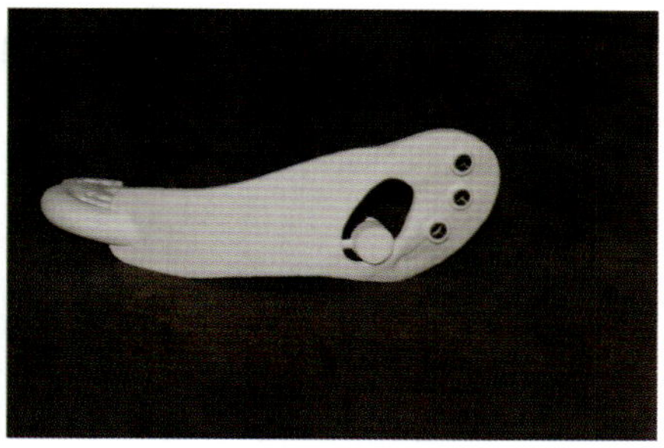
图 9-198　3D 打印种植导板的实物

利用这个牙列模型设计种植导板的固位部分，选取双侧前磨牙的𬌗面以及前牙唇面与舌面切 1/3 的部分，通过“offset”功能加厚 3mm，就得到了种植导板利用牙列定位的部分。

将模拟种植体的圆柱体直径调整为与种植导板上金属套管的外径一致；选取缺损区周围软组织数据，加厚 5mm，然后与代表种植体的圆柱体进行布尔运算，就得到了种植导板定位种植体的部分。在这一部分也可以设计一个进入外耳道 5mm 深度的凸起，以辅助导板定位（图 9-196）。

在软件中设计种植导板的连接部分，将上述两部分连接起来，连接部分要位于口外，与皮肤表面有 1mm 距离，以免手术时面部软组织移动影响导板就位（图 9-197）。利用快速成型机制作种植导板的树脂实物模型，导板上种植体的相应位置固定 3 个纯钛金属套管，套管的边缘与导板表面平齐，通过套管就可以准确限定种植体的植入位置、角度与深度（图 9-198）。手术前应进行导板的试戴，确认导板顺利戴入，口内部分与牙面密合，连接部分没有压迫面部软组织，外耳道的凸起与外耳道表面密合，无压力，患者无不适。

（五）种植体上部结构的设计制作

要实现即刻修复，还需要在手术前制作种植体上部结构，并制作完成耳赝复体。这就需要先将缺损区局部软组织表面的信息，以及种植体在缺损区的位置准确地从软件中转化到实际模型上。

提取缺损区局部软组织的数据，要求其边界距义耳的覆盖部位扩大 15mm 以上，向内加厚 8mm，得到的模型就相当于常规操作方法中缺损区软组织的石膏模型，在这个模型的内面相当于各个种植体的部位，选取直径约为 10mm 范围的数据，删除这部分数据，同时选取相应部位骨面的数据与缺损区软组织模型的内面相连，将代表种植体的圆柱体直径调整为基台的直径，与软组织模型进行布尔运算，得到的就是具有种植体位置信息及穿皮处软组织厚度的局部软组织模型（图 9-199）。

利用快速成型机加工出树脂模型，根据种植体穿皮处软组织厚度选择相应高度的基台，要求基台的下缘与骨面平齐，上缘高出软组织 2mm（图 9-200）。将合适的基台按要求准确地固定在树脂模型中，基台上安放桥架接圈，然后通过激光焊接的方法制作杆式附着体的金属支架，将相应的金属卡卡抱在支架上，常规制作含有金属卡的自凝树脂上部结构，这个上部结构最终需要位于义耳内（图 9-201）。

利用可见光扫描仪扫描带有支架的复合模型，将扫描数据与设计数据进行配准，判断实际

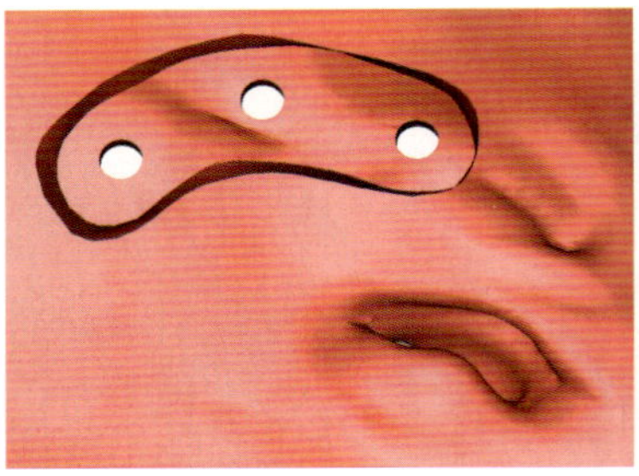
图 9-199　局部软组织模型

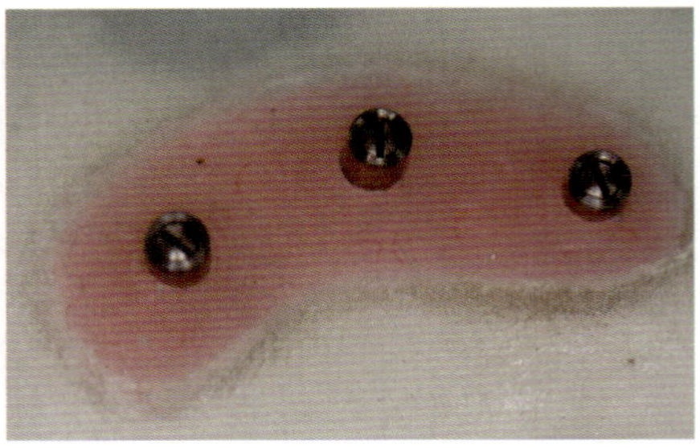
图 9-200　在模型上选择合适的基台

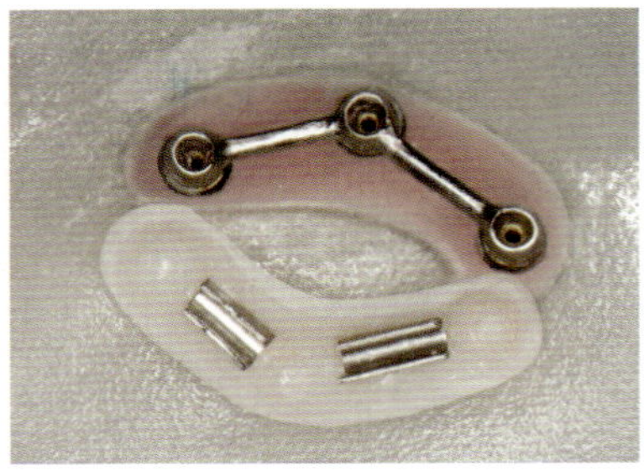
图 9-201　制作完成的金属支架和上部结构

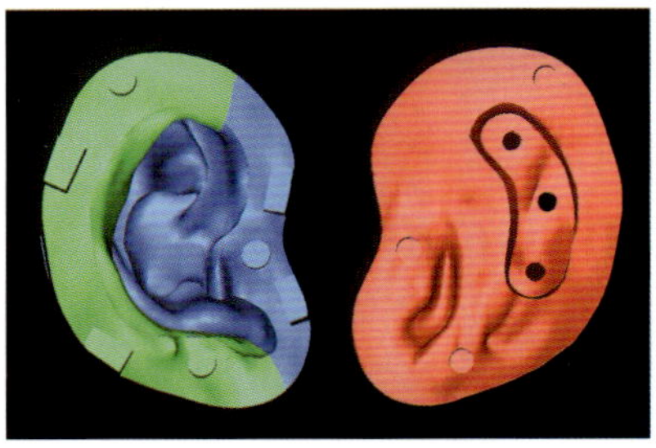
图 9-202　设计完成的义耳负型

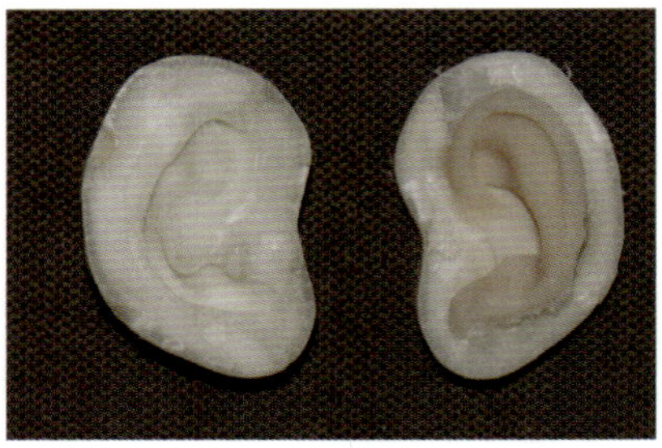
图 9-203　负型内充填硅橡胶制作义耳

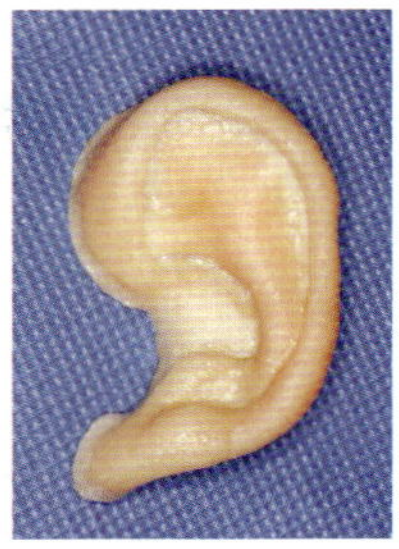
图 9-204　完成外着色的义耳

制作完成的上部结构能否顺利隐藏在赝复体外形中，根据结果对树脂支架进行适当调磨，或调整义耳局部的形态。

由于树脂支架制作完成后对赝复体最终修复效果有无影响不易判断，因此又增加了一次可见光扫描与模型重建配准，增加了工作量。今后应该在计算机中进行金属支架、树脂上部结构的设计并加工成实物，这样就可以减少操作步骤，并进一步节约时间，提高精度。

（六）义耳负型与耳赝复体的制作

参照第九章第二节耳赝复体及其负型的设计要点进行义耳负型的设计（图 9-202）。义耳负型的底面应为上述局部软组织模型，继续设计完成义耳负型上半盒的前、后两部分，应用快速成型机加工出义耳负型的这两部分。硅橡胶内着色后充填在负型腔内，待结固后开盒取出硅橡胶义耳。常规完成外着色，这样在种植手术前即完成了义耳的制作（图 9-203，9-204）。

（七）种植手术的实施与义耳的即刻戴入

手术中首先将种植导板的固位部分就位在患者口内，要求患者轻咬导板，利用种植导板辅助，采用皮肤环切的方法完成种植体植入。种植体植入深度由种植导板中金属管的上缘来控制，深度应为软件中测量的局部种植体穿皮高度加 9mm（骨内 4mm，种植导板导管内 5mm）。逐级扩大种植窝洞，以 40N · m 力矩植入种植体，适当去除种植体周围皮下软组织，就位基台与支架，种植体周围覆盖一层碘仿纱布，戴入硅橡胶义耳（图 9-205 ～ 9-208）。种植导板能够顺利就位，并且具有良好的固位与稳定。种植体的植入部位和角度与电脑中设计的相同，因而能够顺利地就位金属支架，义耳试戴顺利，义耳的边缘与缺损区皮肤表面密切贴合，实现了种植固位义耳的即刻修复。

术后一周去除碘仿纱布，患者继续佩戴义耳，嘱患者日常维护清洁等注意事项，要求定期复诊（图 9-209，9-210）。

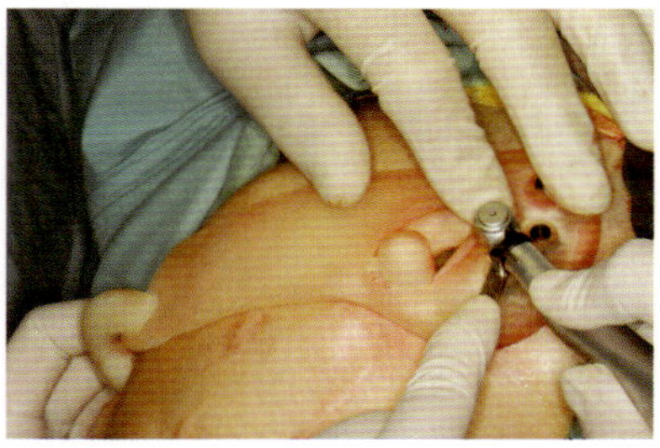

图 9-205 利用导板预备种植窝洞

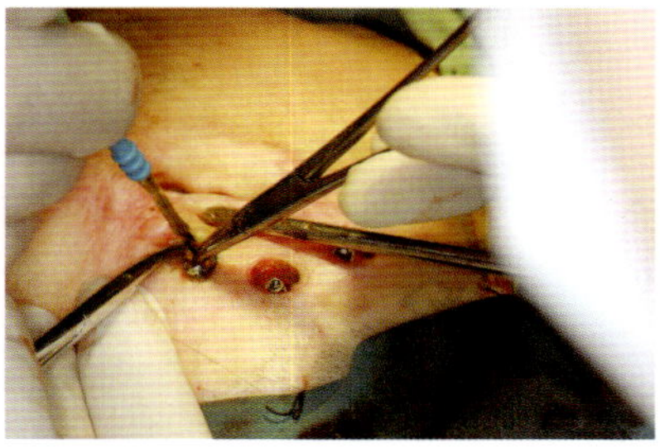

图 9-206 适当去除种植体周围皮下软组织

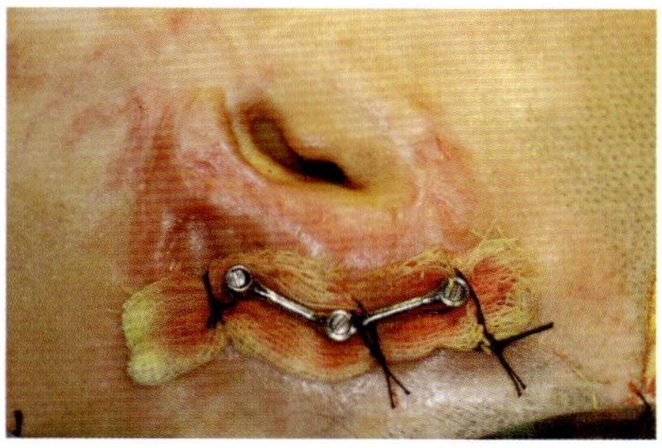

图 9-207 基台与支架就位

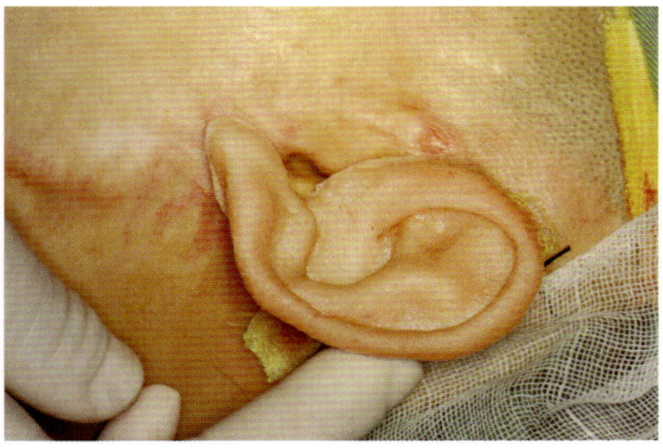

图 9-208 即刻戴入硅橡胶义耳

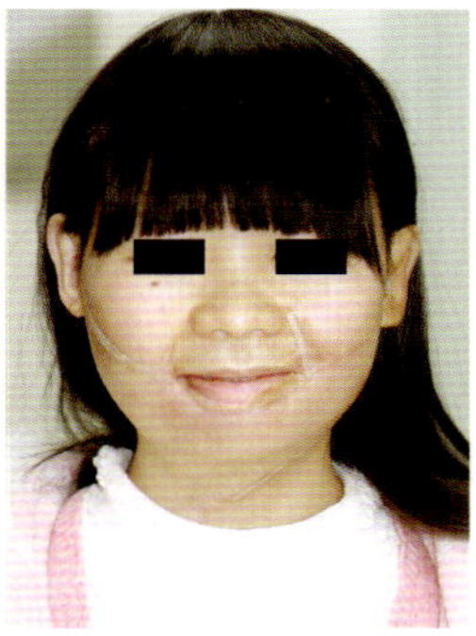

图 9-209 病例八患者修复后一个月（正面观）

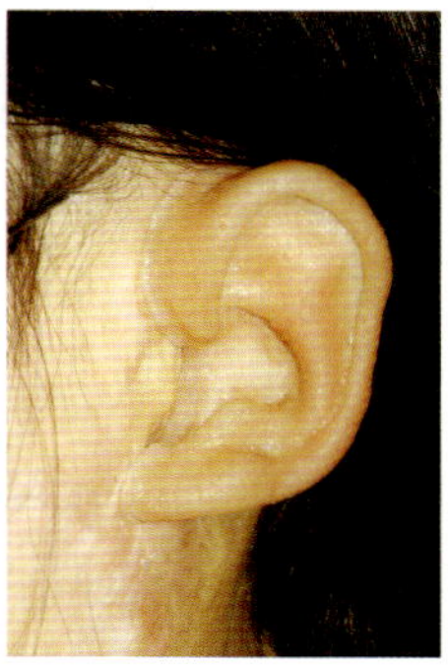

图 9-210 病例八患者修复后一个月(侧面观)

（赵铱民 白石柱 王 博）

参考文献

1. Powers DB, Will MJ, Bourgeois SL Jr, et al. Maxillofacial trauma treatment protocol. Oral Maxillofac Surg Clin North Am, 2005, 17:341-355.

2. Leonardi A, Buonaccorsi S, Pellacchia V, et al. Maxillofacial prosthetic rehabilitation using extraoral implants. J Craniofac Surg, 2008, 19:398-405

3. Hooper SM, Westcott T, Evans PL, et al. Implant-supported facial prostheses provided by a maxillofacial unit in a U.K. regional hospital: longevity and patient opinions. J Prosthodont, 2005, 14:32-38.

4. Ciocca L, Scotti R. CAD-CAM generated ear cast by means of a laser scanner and rapid prototyping machine. J Prosthet Dent, 2004, 92:591-595.

5. Reitemeier B, Notni G, Heinze M, et al. Optical modeling of extraoral defects. J Prosthet Dent, 2004, 91:80-84.

6. Al Mardini M, Ercoli C, Graser GN. A technique to produce a mirror-image wax pattern of an ear using rapid prototyping technology. J Prosthet Dent, 2005, 94:195-198.

7. Chandra A, Watson J, Rowson J, et al. Application of rapid manufacturing techniques in support of maxillofacial treatment: evidence of the requirements of clinical applications. Proc IME B J Eng Manufact, 2005, 219:469-475.

8. Feng Z, Dong Y, Zhao Y, et al. Computer-assisted technique for the design and manufacture of realistic facial prostheses. Br J Oral Maxillofac Surg, 2010, 48:105-109.

9. Yoshioka F, Ozawa S, Okazaki S, et al. Fabrication of an orbital prostheses using a noncontact three-dimensional digitizer and rapid-prototyping system. J Prosthodont, 2010, 19:598-600.

10. Ciocca L, De Crescenzio F, Fantini M, et al. CAD/CAM bilateral ear prostheses construction for Treacher Collins syndrome patients using laser scanning and rapid prototyping. Comput Methods Biomech Biomed Engin, 2010, 13:379-386.

11. Jiang J, Xu T, Lin J. The relationship between estimated and registered natural head position. Angle Orthod, 2007, 77:1019-1024.

12. Chen LH, Tsutsumi S, Iizuka T: A CAD/CAM technique for fabricating facial prostheses: a preliminary report. Int J Prosthodont, 1997, 10:467-472.

13. Coward TJ, Watson RM, Wilkinson IC. Fabrication of a wax ear by rapid-process modeling using stereolithography. Int J Prosthodont, 1999, 12:20-27.

14. Bibb R, Freeman P, Brown R, et al. An investigation of three-dimensional scanning of human body surfaces and its use in the design and manufacture of prostheses. Proc IME H J Eng Med, 2000, 214:589-594.

15. Sykes L, Parrott A, Owen C,et al. Applications of rapid prototyping technology in maxillofacial prosthetics. Int J Prosthodont, 2004, 17:454-459.

16. Karayazgan-Saracoglu B, Gunay Y, Atay A. Fabrication of an Auricular Prostheses Using Computed Tomography and Rapid Prototyping Technique. J Craniofac Surg, 2009, 20:1169-1172.

17. Yoshioka F, Ozawa S, Okazaki S, et al. Fabrication of an Orbital Prostheses Using a Noncontact Three Dimensional Digitizer and Rapid Prototyping System. Journal of Prosthodontics, 2010, 19:598-600.

18. Wu G, Zhou B, Bi Y, et al. Selective laser sintering technology for customized fabrication of facial prostheses. J Prosthet Dent, 2008, 100(1):56-60.

19. Wu G, Bi Y, Zhou B, et al. Computer-aided design and rapid manufacture of an orbital prostheses. Int J Prosthodont, 2009, 22(3):293-295.

20. Beumer J, Curtis TA, Marunick MT. Maxillofacial rehabilitation: prosthodontic and surgical considerations: Ishiyaku EuroAmerica, 1996.

21. Yan Dong, Yimin Zhao, Shizhu Bai, et al. Three-dimensional anthropometric analysis of the Chinese nose. J Plast Reconstr Aesthet Surg, 2010 Nov, 63(11):1832-9

22. Wang B, Dong Y, Zhao Y, et al. Computed tomography measurement of the auricle in Han population of north China. J Plast Reconstr Aes, 2011, 64(1):34-40

23. 刘晓芳，赵铱民，吴国锋，等．三维激光扫描测量外鼻形态的可靠性研究．实用口腔医学杂志，2004, 20(002):211-213.

24. 潘景光，赵铱民，吴国峰，等．三维重建单侧眼眶部缺损的面部数字化模型．口腔颌面修复学杂志，2005, 4.

25. Al Mardini M, Ercoli C, Graser GN. A technique to produce a mirror-image wax pattern of an ear using rapid prototyping technology. J Prosthet Dent, 2005, 94(2):195-198.

26. Ciocca L, Mingucci R, Gassino G, Scotti R. CAD/CAM ear model and virtual construction of the

mold. J Prosthet Dent, 2007, 98(5):339-343.

27. Ciocca L, Maremonti P, Bianchi B, et al. Maxillofacial rehabilitation after rhinectomy using two different treatment options: clinical reports. J Oral Rehabil, 2007, 34(4):311-315.

28. Ciocca L, Bacci G, Mingucci R, et al. CAD-CAM construction of a provisional nasal prostheses after ablative tumour surgery of the nose: a pilot case report. Eur J Cancer Care (Engl), 2009, 18(1):97-101.

29. Ciocca L, Fantini M, Marchetti C, et al. Immediate facial rehabilitation in cancer patients using CAD-CAM and rapid prototyping technology: a pilot study. Support Care Cancer, 2009.

30. Rm C, Richards R. A comparison between computerized tomography, magnetic resonance imaging, and laser scanning for capturing 3-dimensional data from a natural ear to aid rehabilitation. International Journal of Prosthodontics, 2006, 19(1).

31. Subburaj K, Nair C, Rajesh S, et al. Rapid development of auricular prostheses using CAD and rapid prototyping technologies. Int J Oral Maxillofac Surg, 2007, 36(10):938-943.

第十章 chapter 10

颜面缺损畸形的计算机辅助外科修复

Computer aided surgery for rehabilitation of maxillofacial defects and deformities

概　述

Outline

颜面缺损或畸形严重损害患者的颜面外形，妨碍咀嚼、吞咽、语言、表情等生理功能，且常引发心理精神疾患，影响患者的生活质量。然而颅颌面骨骼解剖结构复杂且很不规则，重建难度非常大，为颜面缺损畸形患者重建面部外形和口颌功能，是一项非常重要而又极富挑战性的工作。近年来肿瘤切除和创伤导致的颌面缺损与畸形患者逐年增多，同时人们对于健康和容貌的追求也越来越高，因此对颌面部缺损畸形的修复重建提出了更高、更迫切的要求。常规手术依靠外科医生的个人经验，往往手术时间较长，创伤较大，且较难获得理想的修复效果。

20 世纪 90 年代开始，国外学者将计算机辅助外科（Computer Assisted Surgery，CAS）系统应用于颅颌面外科中，进行术前评估、手术计划的制订及制作模板与定做假体等。近年来这一技术发展迅速，国内外先后有大量文献报道 CAS 系统应用于颅颌面大面积缺损修复重建、正颌外科诊断预测治疗及复杂颌骨骨折修复等领域。CAS 系统利用术前医学影像，对解剖结构进行精确定位，突破了传统外科手术的界限，延伸了外科医生有限的视觉范围，更好地发挥了医生的主动性和灵巧性。它为医生与患者提供了具有前瞻性、高成功率、微创化的手术手段，使以往无法完成的手术难题得以解决，甚至将实现远程手术和远程医疗。CAS 在颌面缺损畸形患者功能重建与容貌恢复中的应用，使颅颌面外科由传统的经验化手术方式向数字化、精确化方向发展，从而能够实现外形和功能兼得的仿生学修复，因此已经成为口腔医学领域一项重要的发展方向，有着非常广阔而且实际的应用前景。

关于上、下颌骨缺损的修复在本书上卷中已有详细论述，因此在本章中论述内容仅涉及颧骨缺损畸形修复、颅骨缺损修补等颜面缺损畸形的治疗。

第一节　颜面缺损畸形的计算机辅助外科修复概述

Overview of computer aided surgery for rehabilitation of maxillofacial defects and deformities

计算机辅助外科就是结合计算机辅助手段进行外科治疗的一项技术，它是随着图形图像处理、计算机辅助设计、数控加工技术和精密制造技术、导航技术的发展及其相互融合、相互渗透，而逐

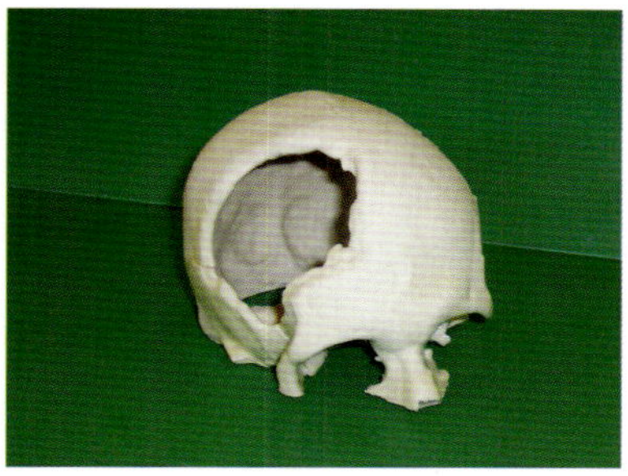

图 10-1　颅骨缺损三维模型

渐发展起来的一门新兴交叉学科。自 20 世纪 70 年代至今计算机辅助外科的发展走过了很长的过程，从最早的三维重建的核心算法——Marching Cubes 运算法则的提出，到第一次通过图形处理工作站利用传统二维 CT 重建出三维颅骨图像，从在计算机上进行外科手术方案的模拟到个性化假体植入患者体内，计算机辅助外科从理论发展到实际应用。计算机辅助外科技术的发展充分体现了多学科合作的特点，这个交叉领域汇聚了图形图像处理专家、精密制造专家、材料学专家、生物医学工程专家、外科医生、放射科医生等各类人才。从 20 个世纪 90 年代开始越来越多的临床医生将这项技术应用到临床工作中，并不断在实践中进行完善，推动了整个外科学的发展。计算机辅助外科技术被引入颅颌面外科以来，已广泛应用于各种先天发育畸形（如眶距增宽、颅缝早闭、面部不对称偏斜畸形等）的治疗、正颌外科、颌面种植、颌面创伤与骨组织缺损、肿瘤切除和修复等，大大地提高了诊断的准确性，减少了手术难度，缩短了手术时间，减少了手术的并发症，保证了术后效果。

一、计算机辅助外科在颜面缺损畸形修复中的应用

计算机辅助技术在颅颌面外科中的应用可以涉及相关疾病的诊断、手术设计、手术指导、术后效果评估等各个方面，因此其在颅面骨重建中应用的报道很多，其中颅骨缺损修复是应用最早的，其次是下颌骨重建和颞下颌关节的重建，眶周骨折由于其复杂的解剖比邻关系，不规则的骨组织形态也成为适合发挥计算机辅助外科技术优势的领域。

计算机辅助技术在颅颌面外科中的应用在早期阶段主要是通过快速成型机将 CT 扫描三维重建数据加工为模型实物来实现的（图 10-1）。将虚拟图像转化为现实，可使医生对患者的三维解剖结构有更加直观地了解，较 CT 图像的可视化更为直观、方便、准确，大大提高了诊断的准确率，同时三维实体模型为临床诊疗和教学提供了可操作工具。在颅颌面外科中，利用模型将畸形、缺损部位的解剖结构可视化，进行具体、直观的病例讨论，从而可以制订出更为合理的手术方案。由于颅颌面骨骼形态及相互关系复杂，周围重要的组织、器官多，手术中容易损伤其他结构或组织；对于解剖关系特别复杂的情况，为了减少手术风险，可先在模型上模拟手术。特别是用透明树脂加工出的实物模型，医生可清楚地看出内部组织的确切位置及大小，从而知道在手术中该如何避开各重要器官及如何避免伤及其他组织，对手术中可能出现的问题事先考虑到预防和补救的措施。另外，如果制造出数个模型，通过手术模拟，可以比较各种不同手术方案的优劣，筛选出较好的方案，使手术快速准确地完成，降低手术效果不满意的可能性；并且通过模型很容易向治疗团队内其他人员及患者展示手术的全部过程，便于团队内部讨论，也使患者对手术有一个清楚的了解，从而能够积极地配合。这种方法尤其适合用于复杂病情或需要尝试新手术方案的病例，能够降低手术风险和减少手术时间，对于手术技巧的

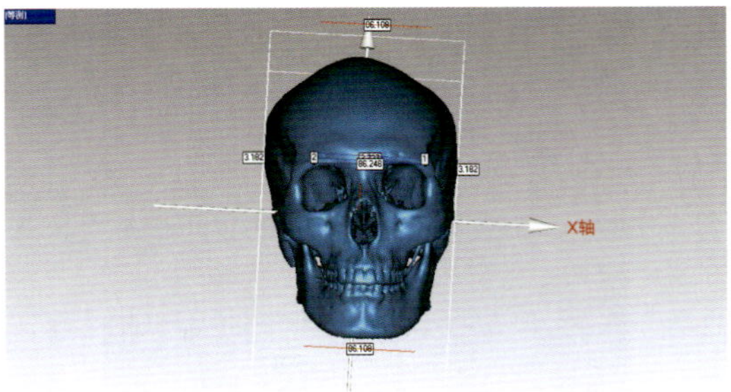

图 10-2　三维测量

演示和教学也有重要的意义，同时还能够为年轻医生提供无风险的锻炼机会。

Stoker 等（1992 年）率先应用快速成型模型进行外科手术模拟，实际术后效果与模拟的手术效果非常接近。Arvier 应用快速成型技术复制出颅骨标本，与实际标本进行测量比较，绝对误差在 0.1 ～ 4.66 mm，平均误差为 0.85 mm。Durso 等利用 SLA 模型辅助做出准确诊断并进行手术方案的设计，认为运用三维 CT 结合实体模型较单纯的三维 CT 使手术设计准确性提高了 38.12%，诊断准确率提高了 29.80%，测量数据的差错率下降了 34.23%，手术时间减少了 17.63%。何冬梅等在术前应用三维头颅模型对颧骨颧弓骨折进行切割拼对，可以直观地参考对侧的形态和位置，通过测量精确地恢复了颧骨的前突度、侧方宽度和自身弧度，并在术前根据手术的设计预制固定钛板的形状，大大地节省了手术时间，重建了颧骨的正确位置。

模型外科技术的推广普及为医生和患者都带来了很大的帮助，但是这些基于模型的外科操作在应用中仍然受到一些限制，通过手工方式来准确模拟复杂手术方案对于大多数医生来说还是比较困难的，而且每个模型通常只能对一种手术方案进行模拟，若要在不同方案间进行对比就需要同时加工出几个实物模型，由此带来的经济负担也是患者不愿承受的。若想解决这些问题，就需要充分发挥出计算机辅助设计的作用。计算机辅助设计是计算机辅助外科技术的核心，是利用颌面部软硬组织的三维数据，在设计软件中进行各种处理，以模拟真实手术的过程；通过在软件中对各种手术方案进行尝试，对不同的治疗效果进行比较，从而确定最佳治疗方案。还可以根据患者的解剖结构个性化制造出与缺损区完全适合的植入体，不但功能恢复良好，而且外观形态十分协调，几乎可以达到解剖意义的完美修复。

Bin 等用虚拟镜像的方法修复颅颌面骨缺损，用健侧的数据虚拟镜像翻转，制作模型修复患侧骨缺损。在复杂的骨折修复重建中，植骨块或植骨材料塑形需要花费大量手术时间。Binder 等设计并预制植入物植入眶周、颧骨复合体、眶下壁、眶缘等，术后美学效果和功能恢复良好，显著减少了手术时间和并发症。刘彦普教授和他的团队利用计算机辅助设计的方法预制下颌骨缺损的定制化假体，实现了形态与功能的重建。

二、颜面缺损畸形计算机辅助外科修复中的设计方法

在颜面缺损畸形修复的计算机辅助手术设计中，为了模拟手术方案，需要利用一些方法对患者颅面部骨组织的三维模型进行分析及编辑处理，常用的方法有测量、分割、合并、分离、移动、缩放、镜像、布尔运算、配准、抽壳、软组织模拟、三维差值分析等。

（一）测量

测量是每个三维模型编辑软件中都具有的基本分析功能（图 10-2），能够在二维截面与三维模型上测量任意两点间的直线距离，能够测量点到直线或平面的距离，对三个点组成夹角的角度也能够测量，还能够给出三维模型的表面积与体

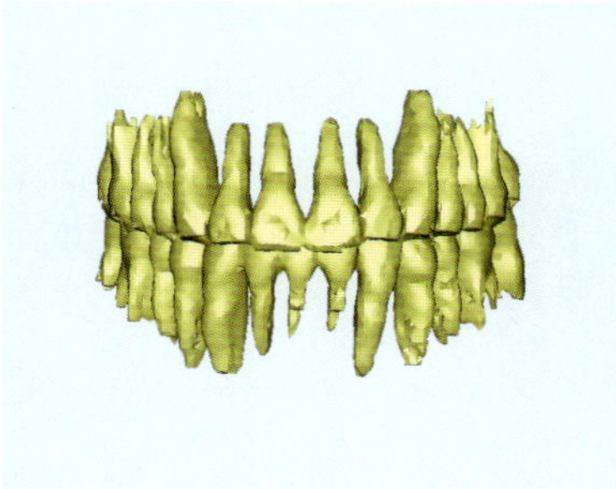

图 10-3　牙列三维模型

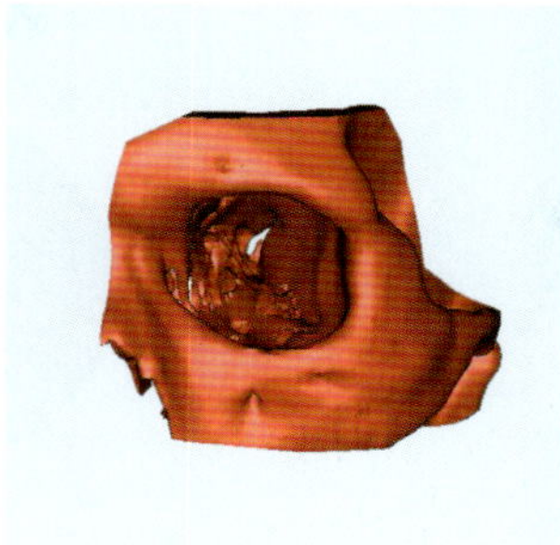

图 10-4　左侧眶周结构三维模型

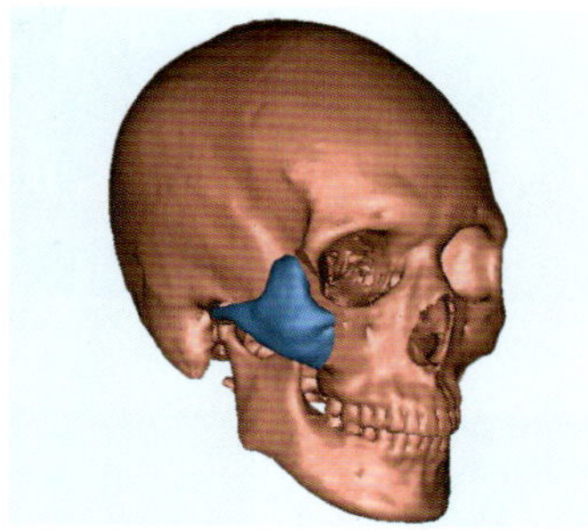

图 10-5　模拟分割截骨

积的数值。这些测量信息对于颌面缺损畸形的准确诊断非常重要，在设计中往往也需要参照测量信息来确定最佳治疗方案。

需要注意的是在测量时无论模型视图被放大或是缩小，三维图像上测量的点线距离及角度、面积、体积均为实际大小，而与平片测量或者照片测量时需要考虑放大率会对测量值造成影响不同，这一点对于临床工作很有意义。

（二）分割

分割是指将一个完整的三维模型分割成两个或多个部分。有两种在本质上完全不同的数据分割方法，第一种是在通过 CT 扫描数据进行三维重建的过程中完成的，在这个阶段首先可以根据 CT 影像的灰度值对数据进行分割，通过选择不同 CT 灰度值范围的数据进行三维重建，就可将感兴趣的部分与周围结构分离出来，得到所需三维模型，例如可以根据灰度值的差异将牙冠和牙根与周围骨组织分割开来，三维重建后获得整个牙列的模型（图 10-3）；还可以通过特定地选择需要重建的断层数据进行三维重建，就可将感兴趣的部分直接从整体中分割出来。软件通常提供了能够分别在横断面、矢状面、冠状面上进行选择编辑的功能，例如利用这个功能可以将左侧眶周部分的数据分割出来，三维重建后获得仅包含左侧眶周结构的三维模型（图 10-4）。这种数据分割方法主要是用来将感兴趣的部分单独重建成一个三维模型，便于设计中的观察与评价。

另一种数据分割方法是在完成模型的三维重建后，针对三维模型进行分割，这种分割方法更为直观，往往是所见即所得。在软件中一般都会提供基于平面和曲面的数据分割工具，这种分割操作相当于手术中的截骨，因此在模拟包含截骨的手术方案时，需要利用这种数据分割方法（图 10-5）。

（三）合并与分离

合并与分离是两个正好完全相反的操作。合并是指将两个或多个三维模型合并在一起生成一个三维模型。合并有两种类型，一种为联合（Unite），另一种为归并（Merge）。进行联合操作时，发生的是真正的合并，模型间的边界不复存在，模型融为一体，无法通过“分离”功能将模型再次分开回到原始状态；而归并操作则不同，模型间边界依然存在，模型并没有真正融为一体，只是能够作为一个整体进行其他操作，还可以通过“分离”功能将模型再次分开回到原始状态（图 10-6）。如果进行合并时，模型之间是分离无接触的，则联合与归并操作的结果是完全相同的。

分离往往用于分割操作后，如通过“分割”模拟截骨后，利用“分离”沿截骨线将两侧骨块分开获得两个独立模型。而在设计完成后需要将几个模型合在一起输出加工三维模型时需要应用“联合”功能。

（四）移动

设计方法中的移动与三维视图中的移动是截然不同的：三维视图中的移动只是视角发生了变化，模型在三维空间中的位置与方向并没有改变；

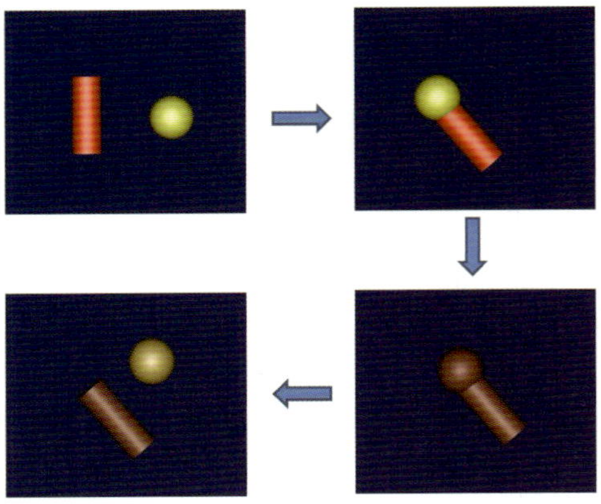

图 10-6　归并与分离

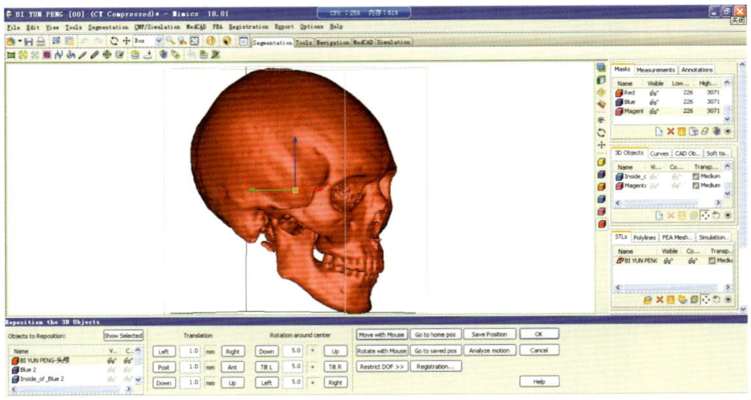

图 10-7　准确设定模型移动和旋转的角度

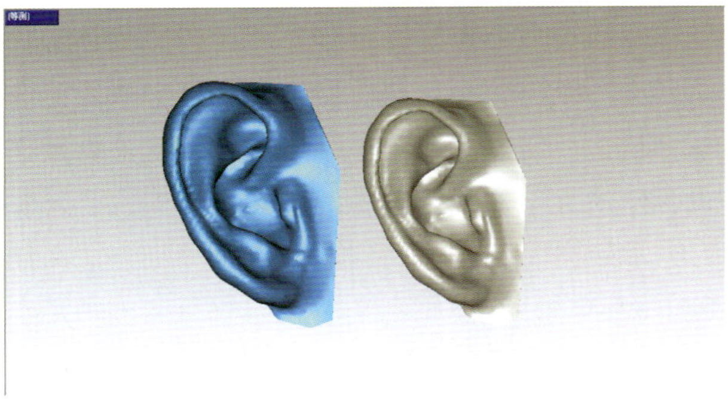

图 10-8　耳模型缩放

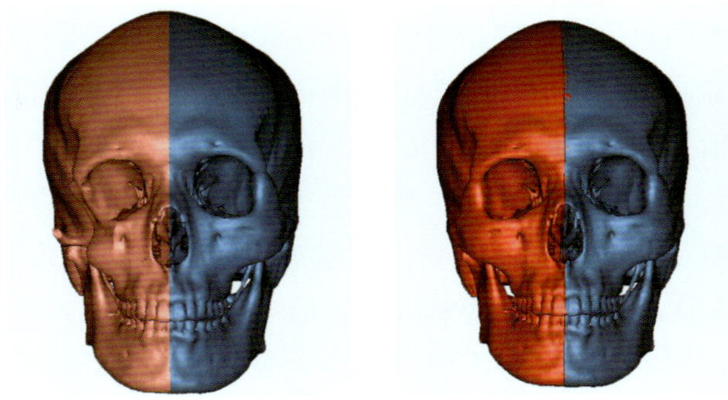

图 10-9　将健侧三维数据镜像翻转至患侧

而设计方法中的移动指的是整个三维模型绝对坐标值的改变，也就是模型在三维空间中的位置都发生了绝对的改变。移动包括了平移与旋转，可以进行较粗略的操作，当然也可以输入参数精确地设定模型分别在 XYZ 三维坐标上平移的距离，还可以在确定旋转中心或旋转轴后，准确设定模型进行旋转的角度（图 10-7）。

移动功能是模拟颅颌面外科手术中骨块移动的主要方法，因此其应用也最广泛。在软件中进行移动比实际手术操作更为精确，从而确保了手术模拟的准确性与可靠性，这一点是传统手术方式无法比拟的。将三维重建模型校准至自然头位的过程也是利用移动功能来完成的。

（五）缩放

与“移动”类似，设计方法中的缩放与三维视图中的缩放也是截然不同的。设计方法中的缩放会改变三维模型的尺寸与体积，可以在 XYZ 三维坐标上等比例地进行缩放，也可以分别设定 XYZ 方向上缩放的数值。

在颅颌面外科手术的计算机辅助设计中，缩放功能应用较少。在赝复体的设计中，从鼻库或耳库中挑选出的外形特征匹配最好的模型，往往需要利用缩放功能将其调整至合适大小，才能继续进行赝复体的设计（图 10-8）。

（六）镜像

镜像功能在颅颌面外科手术的计算机辅助设计中应用也非常多（图 10-9）。人体左右两侧基本对称，因此对于颅颌面缺损畸形的患者，一般都需要将健侧数据镜像翻转至患侧，通过测量分析才能做出准确诊断并制订相应手术方案，在设计个性化植入物的过程中镜像数据更是不可或缺。

镜像功能的运算法则就是坐标系的翻转，在操作过程中必须首先选定镜像平面，镜像平面的位置直接决定了镜像数据在三维空间中的位置（图 10-10）。对于颅面部发育正常的人来说，镜像平面比较容易确定，就是头部的正中矢状面；而对于

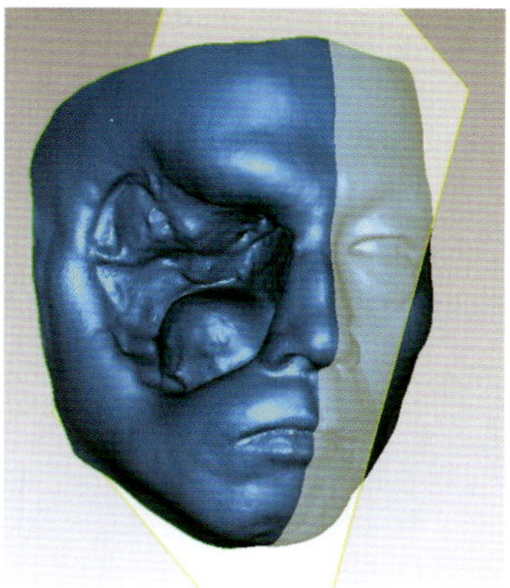
图 10-10 镜像平面

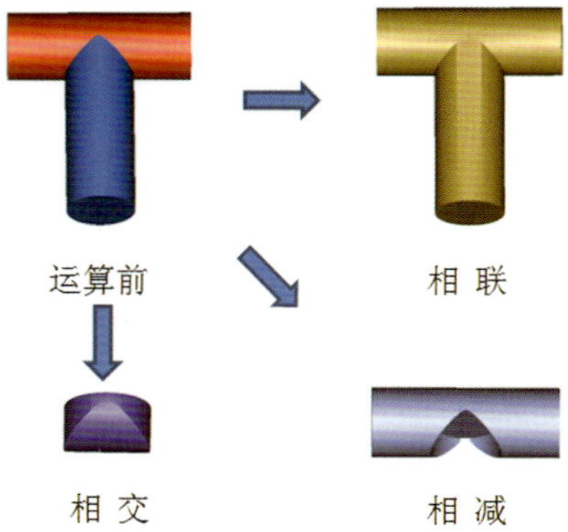

图 10-11 布尔运算

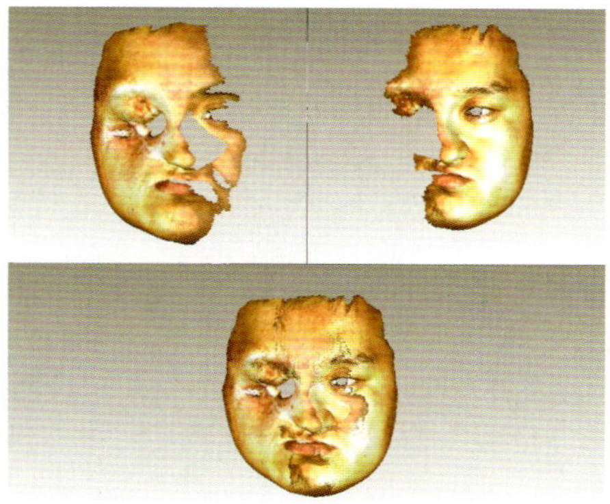
图 10-12 面部三维配准

颅颌面缺损畸形的患者，镜像平面不易确定，目前尚无公认的自动计算镜像平面的方法，因此在实际操作中确定镜像平面后获得的镜像数据，往往还需要利用移动功能将其位置进行适当调整。

（七）布尔运算

布尔运算为逻辑数学运算法，包括了联合、相减和相交。在图形图像处理操作中引入这种逻辑运算方法，并由二维图形的逻辑运算发展到三维模型的布尔运算，从而能够利用现有的两个以上的实体模型组合产生新的模型（图 10-11）。

在手术设计模拟骨块移动后，通过布尔运算中的相交功能，可以得到移动骨块与周围未移动骨块的共有部分，从而可以判断出手术中需要去除的骨量，以保证骨块能够被放在术前设计的位置。另外各种手术辅助导板的设计中也离不开三种布尔运算的综合应用。

（八）配准

配准就是将三维空间中两个模型根据形态特征进行匹配的过程。配准时首先需要设定其中一个模型的三维坐标不可改变，另一个模型的三维坐标则会在匹配过程中发生变化，配准完成后两者的形态特征应最大程度的重合（图 10-12）。配准又分为基于局部特征的配准和基于全局特征的配准，前者大多都是基于点、线或边缘的，配准时最少需要在两个模型中确定出三对基准点，优点是原理简单，能较快实现初始配准；而后者则是利用表面特征之间的关系进行配准，原理为迭代最近点算法（Iterative Closet Point, ICP）。

通过 CT 扫描重建得到的牙列三维模型，由于受到 CT 扫描层厚的影响，其咬合面尖窝形态非常差，无法用于计算机辅助设计；而对牙列石膏模型进行激光扫描，获取三维模型后再将其与 CT 牙列模型进行配准，就可以满足计算机辅助设计的要求（图 10-13）。

（九）抽壳

抽壳是三维模型编辑处理中使用频率非常高的一种操作，是将选定区域中的面片沿着指定的方向偏移一定距离并形成实体模型的过程，还可以利用抽壳功能将实心模型转化为薄壳模型。

在颅颌面外科手术的计算机辅助设计中，导板的生成就是利用了软件中的“抽壳”功能。在骨组织表面根据需要选择一定范围的区域，通过“抽壳”功能就能够生成具有特定形态的导板模型（图 10-14），在软件中可以准确地设定导板的厚度。

（十）软组织模拟

恢复容貌美观是颜面缺损畸形修复的重要目的，而手术时主要是进行颅颌面骨的移动及其连续性的重建，在术前设计中如果能够依据比较准确的软组织容貌预测来制订手术方案，就可以得到更好的治疗效果。不过软组织是黏弹性结构体，在术中不仅会随硬组织移动发生位置变化，还会发生形状的改变，并且这种改变表现出非线性的应力－应变关系，所以术后软组织的变化较为复

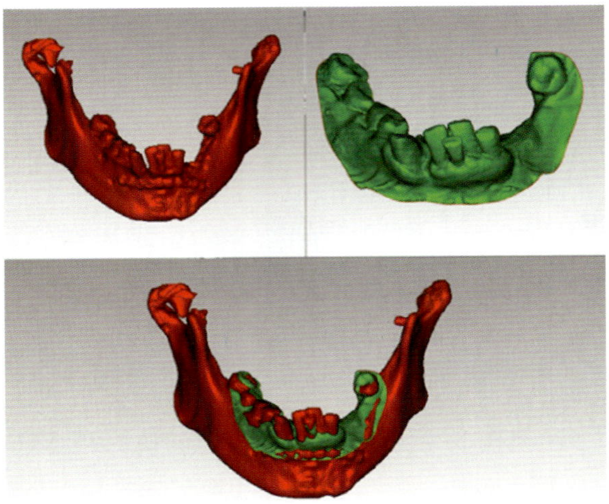

图 10-13　激光扫描数据与 CT 数据配准

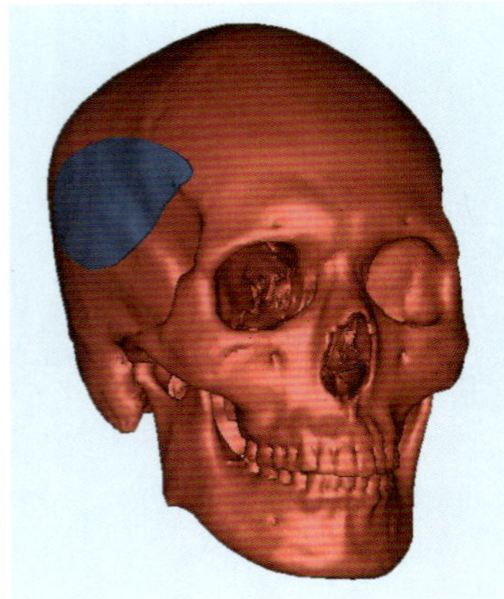

图 10-14　颅骨部分区域抽壳（蓝色）

杂。早期的手术模拟和容貌预测是通过手工剪影和描图实现的，随后出现了计算机辅助手术模拟和容貌预测系统，能以图形或图像的形式展示手术过程并预测术后容貌。这些系统大多是建立在传统的 X 线头影侧位片基础上，根据系统内设定的软硬组织移动比率，得到一个可视化的预测效果，其缺点是无法反映面部形貌的三维立体变化，而且不同个体不同部位的软硬组织移动比率差异较大，因此这些系统的预测准确性有待提高。目前有许多学者应用质量弹簧模型或有限元模型来实现软组织三维形变的实时模拟，相较上述方法准确性有所提高。但由于不同个体不同组织的生物力学特性差异比较大，因此目前即使通过这些方法也还不能实现非常准确的个性化容貌预测（图 10-15）。

设计过程中通过软组织模拟能够对治疗效果进行术前评估，在不同手术方案的优化选择中具有重要的参考价值。

（十一）三维差值分析

三维差值分析又被称为 3D 比较（3D Compare），也是颅颌面外科手术计算机辅助设计中一项重要的分析功能，尤其在术后效果的评价中可以发挥重要作用。

在治疗效果的评价中，可以先利用配准功能将术后颅面软组织或骨组织三维模型与术前软组织或骨组织三维模型进行配准操作，然后通过 3D 比较对术前、术后及虚拟设计与术后三维模型的差异进行观察和分析，从而对手术效果及计算机辅助设计的实际应用情况做出客观评价。

第二节　颜面缺损畸形修复中计算机辅助外科的应用

Application of computer aided surgery for rehabilitation of maxillofacial defects and deformities

随着现代工业和交通的高速发展，创伤性颅面畸形发生率日趋增高。合并眼眶周围的颅面部损伤往往伤情复杂且多合并颅脑损伤，常由于救治颅脑损伤等危重并发症而遗有眶周畸形甚至缺损。眼眶骨折可继发一系列并发症，包括眼球内陷、复视和眼球运动障碍，目前仍缺乏满意的治疗方法，主要原因是眼眶解剖形态复杂，操作难度大。然而，外伤早期对后部眼眶容积值进行测定和进行后部眼眶容积增大与眼球内陷关系比值的定量研究可预测眼球内陷的发生和发展，为手术矫正眼球内陷可提供充填物体积的参考数值。另外应用 CAD/CAM 技术制作预成形眶腔植入物，并通过影像学及术后临床检查评价其治疗效果可

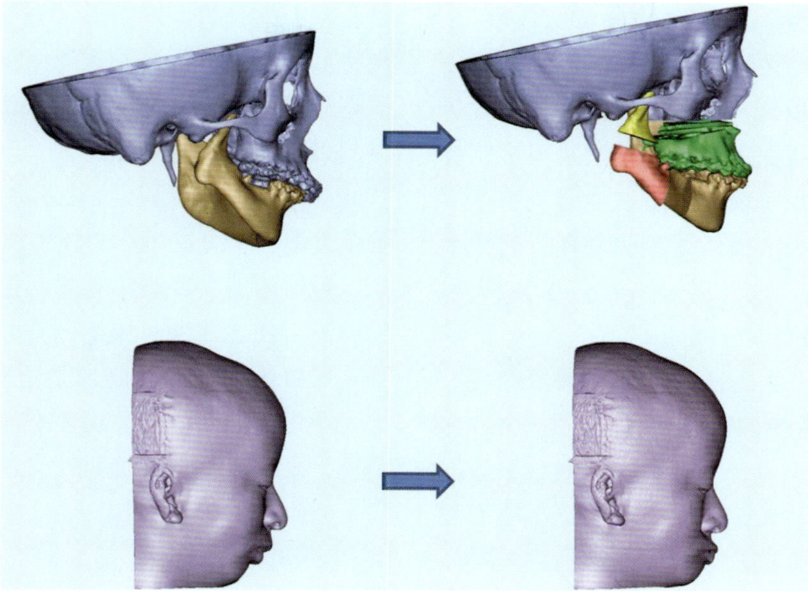

图 10-15 软组织三维形态实时模拟

对手术效果有较客观的评价和指导意义。

面中部骨骼解剖结构复杂特殊，其骨折治疗一直是颌面创伤治疗中的难点之一。尽管大部分学者认为眼眶损伤应尽早治疗，但口腔颌面部毗邻颅脑，颌面部创伤特别是合并眶周骨折大多伴有颅脑损伤和全身其他损伤，因此，患者往往在颅脑损伤治疗结束、无生命危险后进行眼眶修复与重建。除此之外，不正确的复位与固定方法往往导致骨折畸形愈合，可出现形貌的改变及眼球功能障碍，因此，临床上多以陈旧性眶周骨折、缺损或畸形为常见。眼眶缺损及眶周骨折畸形愈合所导致的眶周畸形不但影响患者的容貌，而且直接影响眼球的功能。眼眶骨折时解剖标志点丧失，手术复位与重建缺乏参照而导致精确性不够，从而影响治疗效果。

眼眶重建的目的是通过恢复眼眶的解剖结构，将眶内容物重新置于眶骨正常的解剖界定范围内，为眼球功能恢复提供必要的条件。自 Converse 和 Smith 率先应用骨移植修复重建眶壁骨折至今，特别是各种眶壁修复材料的应用，眼眶重建技术与临床治疗效果均取得了很大进展。多年来眼眶缺损及骨折后畸形重建一直是颅面畸形修复中较棘手的难题。随着计算机技术的发展，三维 CT 影像学技术越来越多地应用于颅面形态结构研究、颅面畸形诊断分析和手术设计，计算机辅助设计在眼眶重建方面取得了长足的进步。其中，Vannier 和 Marsh 首先将 CT 体层影像数据重构为三维影像并进行测量及三维手术设计模拟，通过 3D MSR 图像软件对患者眶容积等数据进行采集，分析比较健患侧眶容积改变情况及其与眼球内陷的关系，为准确诊断和矫正眼球内陷提供依据。Hoffmann 等对 36 例患者用不同方法重建眼眶，他认为计算机辅助设计与先进制造技术为眼眶重建提供了可靠的技术手段。

（一）镜像翻转与模型外科技术的应用

镜像翻转与模型外科技术主要用于眶周缺损或复杂骨折。首先行颅颌面部连续薄层 CT 扫描（层厚 1mm），将获取患者 CT 扫描数据用 Dicom 文件格式存储，利用 MIMICS 处理软件将 Dicom 图像文件自动读入，通过对骨组织灰度区域识别、提取和三维叠加得到患者头颅骨三维图像并将健侧数据镜像翻转至患侧，最终将数据保存为 STL 格式文件。将 STL 文件输入快速成型机，采用选区激光烧结法，以聚苯乙烯工程塑料粉末为原料，通过激光扫描逐层烧结成型为头颅骨实体模型。根据眼眶缺损部位与范围在实体模型上预制修复钛网，复杂骨折则根据骨性标志定位后弯制骨折复位引导模板，消毒后备用。利用实物模型制备修复钛网最大的特点是简便易行，尽管其精度不及个体化修复假体，但缩短了制作周期，且大大降低成本。

（二）计算机辅助设计的应用

计算机辅助设计主要用于颧眶骨折畸形。按上述过程将健侧数据镜像翻转至患侧后，在 MIMICS 软件中进行手术模拟设计，即通过患侧原始数据与健侧镜像数据的比较，获得患侧颧眶区畸形数据，结合手术要求确定需要进行复位的截骨范围。在软件中模拟截骨，将需要截骨复位骨块从模型中分离，参照健侧镜像数据将其移动至对称位置，多角度校准后，分别设计截骨定位导板与复位固定导板，并将设计导板数据保存为 STL 文件，利用快速成型机加工成实物，消毒后备用。

骨折复位引导模板在手术过程中位置的确定是参照骨折局部突出的解剖标志作为复位参照，相比较而言，定位模板包括截骨定位模板与复位定位模板，计算机辅助设计时两套模板均参照截骨线周围突出的解剖标志，且接触面与局部骨形态完全吻合，利用两套模板相同的固定钉孔位置，从而保证骨块截骨复位与术前设计完全一致，较目前报道的数字技术设计具有高度的定位准确性，准确地将计算机辅助设计转化到术中，从而完全达到术前设计要求。

（三）手术

手术入路根据缺损部位与范围选用头皮冠状切口、眶周切口或口内前庭切口。

眶周骨质缺损：在剥离显露过程中应尽量在骨膜下进行，将嵌入骨折缝及上颌窦内的软组织充分游离并回纳至眶内，避免损伤眼外肌。暴露充分后，将预制修复钛网根据术前设计置入缺损区并妥善固定。

颧眶复杂骨折：术前定位标志确定导板位置，显露骨折区后，根据复位导板形态将移位骨块复位至与之贴合后固定。

陈旧性骨折颧眶畸形：充分显露骨折区后依次将截骨定位导板分别置于眶外侧、颧弓及颧牙槽嵴区，沿术前设计标定截骨线及固定点截骨，再分别将复位固定导板置入，调整骨块至设计位置并与标定固定点固定，最后用接骨板分别固定各截骨端。

眼球内陷需要眶内衬垫：沿眶内骨膜下向眶尖剥离，使之成为骨膜下间隙，采用高密度多孔聚乙烯材料 (Medpor) 经修整塑形后植入，其厚度与大小则参照双侧眼球突度及瞳孔位置的对称性调整，眼球突度以适度过矫正的原则，即患侧略高于健侧 1 ~ 2 mm。

（四）典型病例

1. 病例一

患者男性，41 岁，因右侧额眶部被器物击伤 6 个月要求修复骨缺损入院。患者于 3 个月前施工时被木棒击伤额部右侧，伤后因大脑额叶损伤在当地医院行右侧额叶探查清创术，术后因额眶部缺损要求整复。

入院检查：面部不对称，右侧颧骨明显高于对侧，额眶部塌陷畸形，右侧上睑轻度下垂、动度减弱，双眼视力正常，眼球轻度内陷，无复视。三维 CT 影像检查：右侧额眶部骨质缺损，颧骨体骨折并向外侧移位（图 10-16）。

术前准备：获取 CT 扫描数据，利用镜像翻转与快速原型技术制备三维头颅模型（图 10-17，10-18），在模型上参照缺损范围完成修复钛网制备（图 10-19，10-20）。

手术：入院后完善各项术前检查，在全麻下经原手术入路行右侧颧骨骨折复位固定、额眶重建术。术中探查眶底及眶外侧壁未见骨质缺损，解剖复位固定颧 - 上颌骨骨段后，于额眶缺损区置入术前制备的钛网进行额眶重建（图 10-21）。

术后 12 个月复查可见：面形对称，额眶区形态正常，右上睑仍轻度下垂，两眼球突度基本一致。三维 CT 影像显示颧骨复位及额眶重建后形态基本对称（图 10-22）。

2. 病例二

患者男性，36 岁，因交通事故导致面部左侧

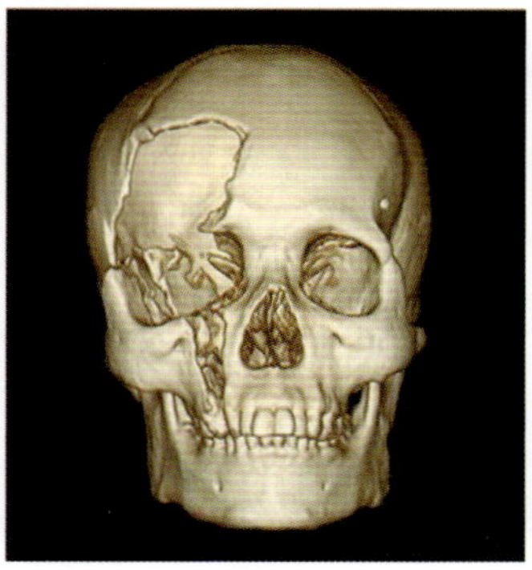

图 10-16　三维 CT 显示额眶缺损及颧眶骨折

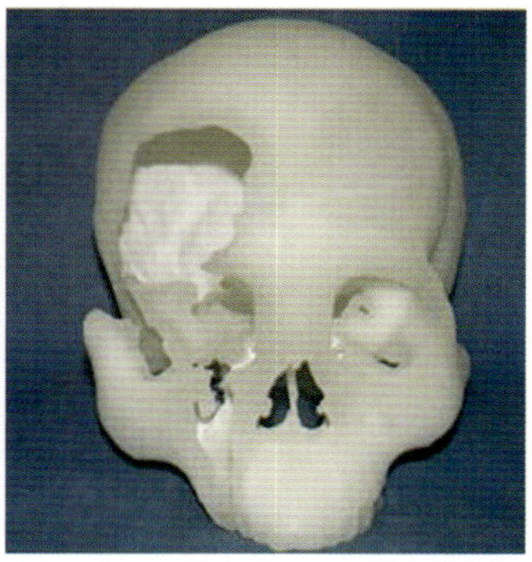

图 10-17　缺损及骨折的三维头颅模型

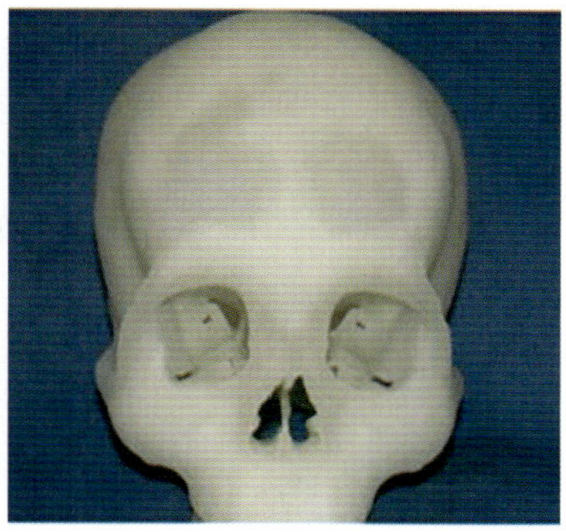

图 10-18　模拟修复后的三维头颅模型

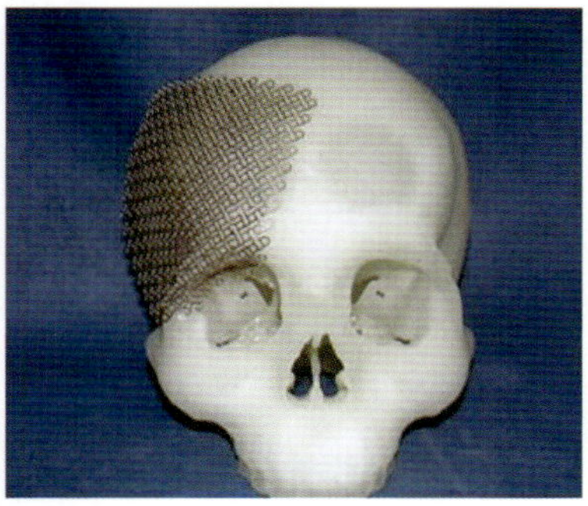

图 10-19　在模型上制备修复钛网

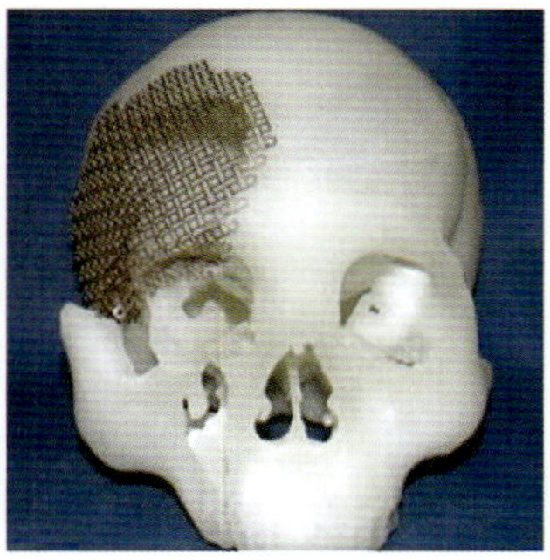

图 10-20　钛网修复额眶缺损示意

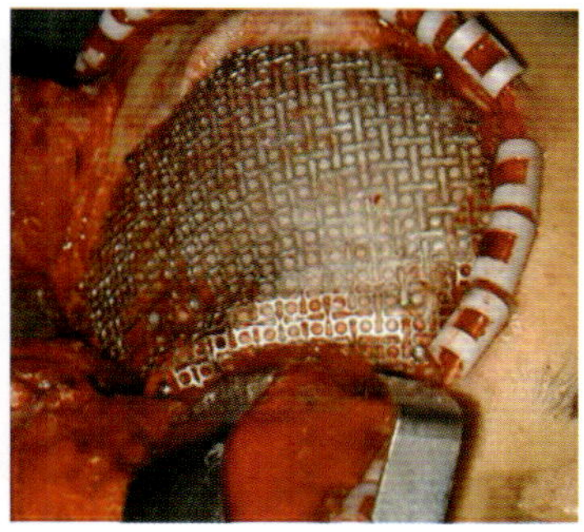

图 10-21　术中修复额眶缺损

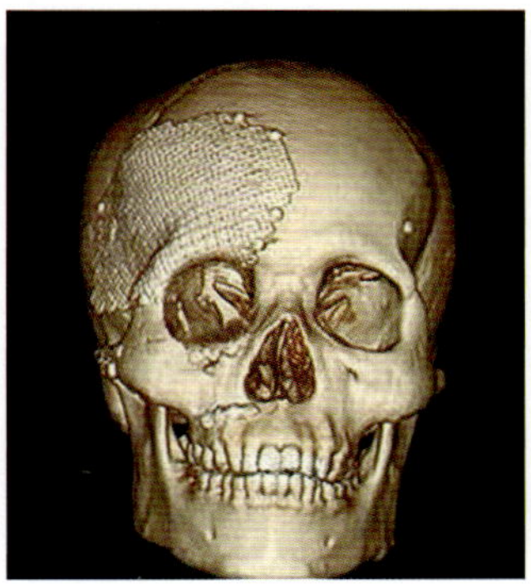

图 10-22　额眶缺损修复后三维 CT

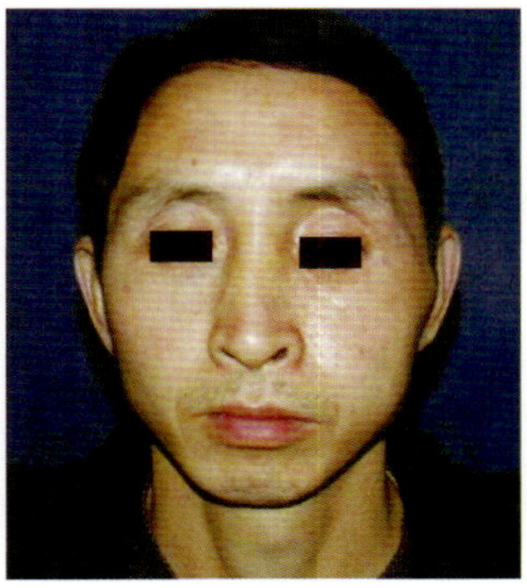

图 10-23　眶周骨折术前正面像

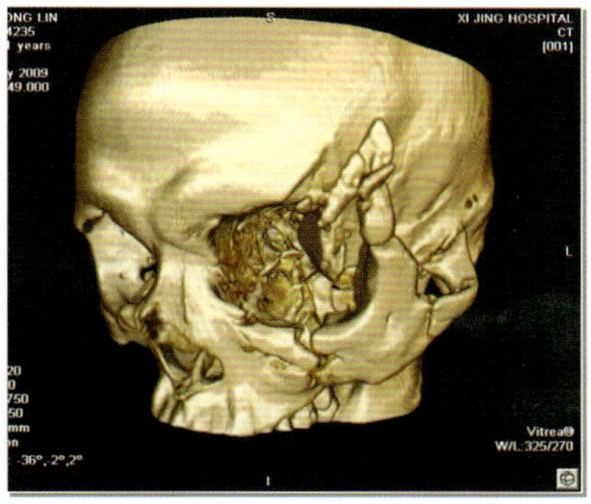

图 10-24　三维 CT 显示眶壁骨折

外伤 2 个月要求治疗。患者因伤后合并左侧肺部挫裂伤及右下肢骨折在当地医院治疗，要求整复面部骨折。

入院检查：面部不对称，左侧眶缘塌陷，颧面部向外突起，眶下缘不连续且可触及错位愈合形成的骨性“台阶”；左眼球明显内陷，初测视力正常，左眼球向上及外展轻度受限（图 10-23），运动状态下左眼瞳孔较右眼低 3 mm，静止状态下呈水平及垂直复视。三维 CT 影像学检查：左颧眶、颧弓、眶底粉碎性骨折，颧骨、眶下缘骨折明显移位（图 10-24）。

术前准备：获取 CT 扫描数据，利用反求与快速原型技术制备三维头颅模型，在模型上选择骨性标志定位以确定导板位置，然后根据眶周与

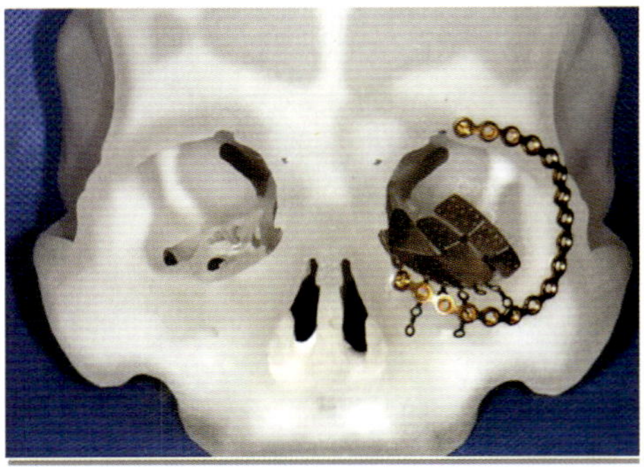

图 10-25　利用实体模型制备骨折复位引导模板与眶底修复钛网

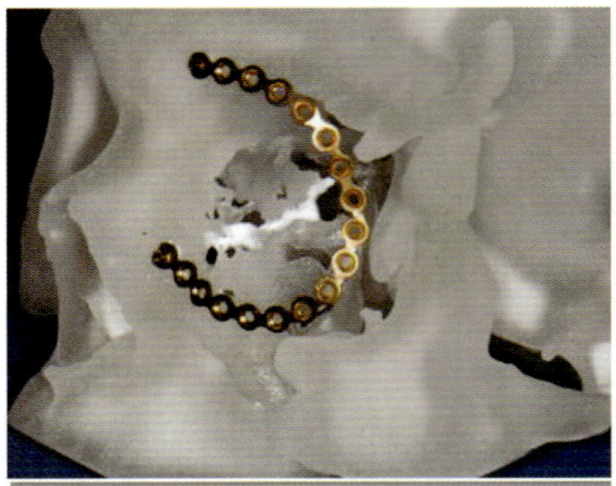

图 10-26　骨折复位引导模板示意(复位前)

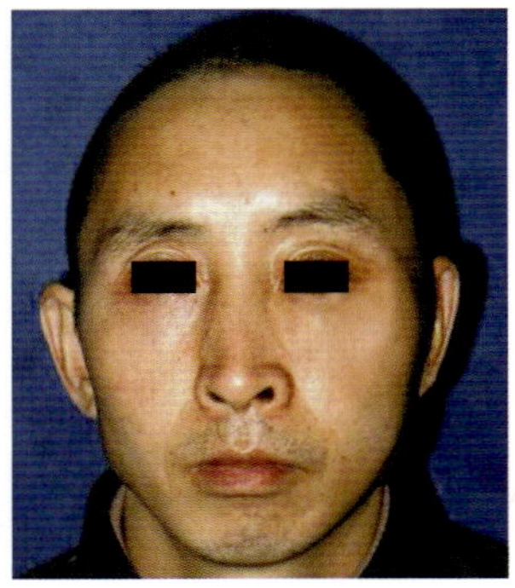

图 10-27　术后正面像

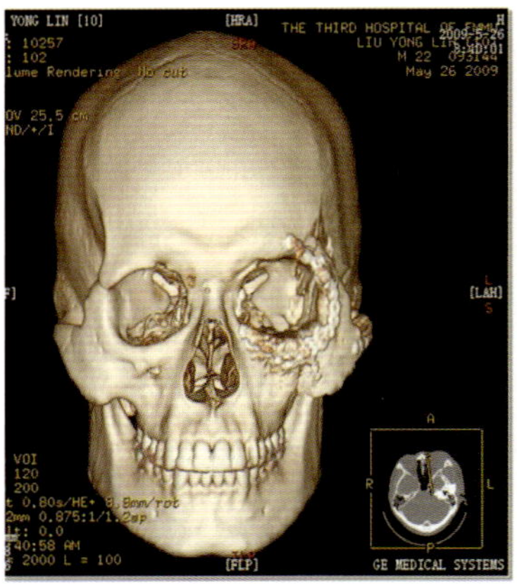

图 10-28　骨折复位后头颅三维 CT

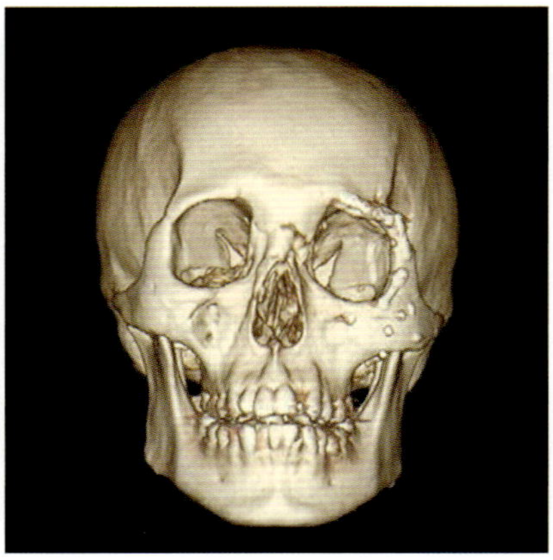

图 10-29　三维 CT 显示颧眶畸形(正位)

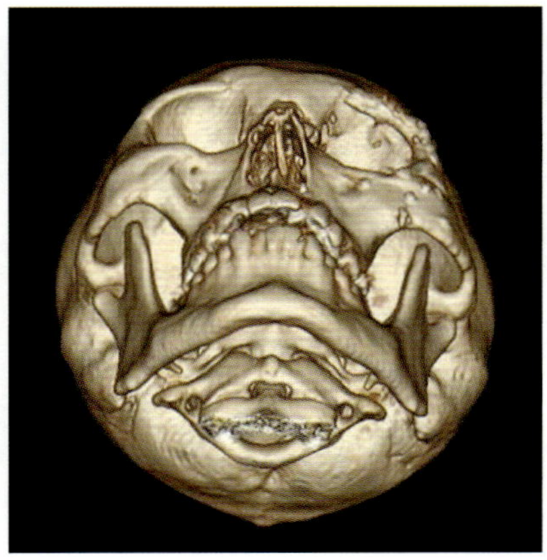

图 10-30　三维 CT 显示颧眶畸形(仰位)

眶底形态制备复位引导模板和眶底修复钛网(图 10-25，10-26)。

手术：在全麻下行左侧冠状切口、睑缘下及口腔内前庭切口入路，充分显露骨折区，将术前制备骨折复位引导模板定位并固定，分别将各骨块根据模板形态复位固定；探查见眶底骨质碎裂，眶内容明显下陷，仔细剥离将眶内容物回纳，眶底植入术前成型修复钛网，术中检查两侧眼球凸度基本对称。

术后 3 个月复查可见：面型对称，左侧颧面部轻度肿胀，无明显压痛，两眼球运动正常，左眼球凸度略低于对侧，复视消失(图 10-27)。三维 CT 显示骨折对位良好，两侧眶腔基本对称(图 10-28)。

3. 病例三

患者，男性，28 岁，因左侧眶周骨折后畸形要求整复。患者 10 年前在高空作业时不慎坠落致左侧眶区创伤，在当地医院行“眶周骨折复位固定术”，术后因面部左侧塌陷行“左颧骨衬垫术”，现因面部畸形要求整复。

入院检查：面型不对称，左侧颧眶区明显塌陷。左眼裂与瞳孔较对侧低约 5mm，眼球内陷，眼球外展受限，初测视力正常，静止状态下呈水平复视。CT 结果：左侧眶腔增大，眶上缘成角改变，颧眶区骨骼明显向下、后移位(图 10-29，10-30)。

术前准备：获取 CT 扫描数据，在 MIMICS 软件中构建三维模型并将健侧数据镜像翻转，根据两侧颧眶区数据模拟设计手术，确定截骨线与颧眶移动位置，制备截骨定位导板与复位固定导板(图 10-31 ～ 10-33)。由于眶上缘形态异常，下缘截骨复位后形成台阶，利用反求眼眶实体模型制备修复钛网(图 10-34)。

手术：采用冠状切口、睑缘下切口及口腔前庭切口入路，充分显露颧眶区。拆除原固定接骨

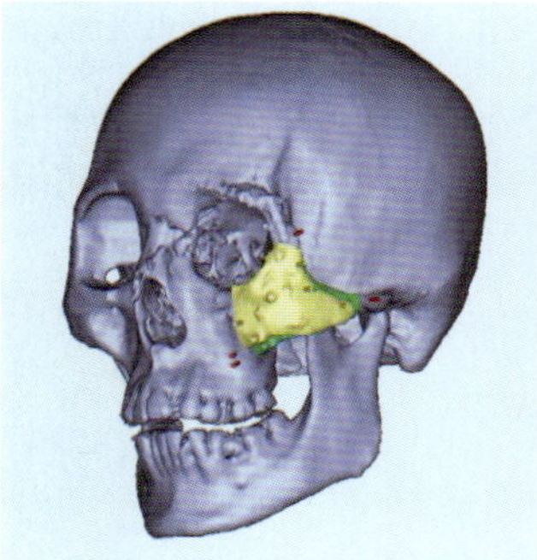

图 10-31　颧眶部截骨设计

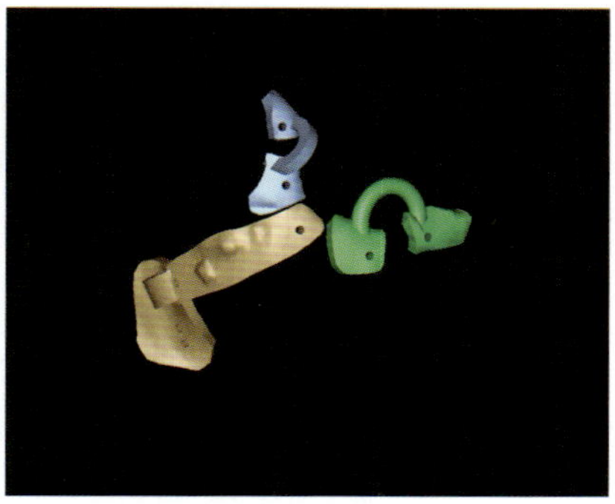

图 10-32　骨块复位固定导板

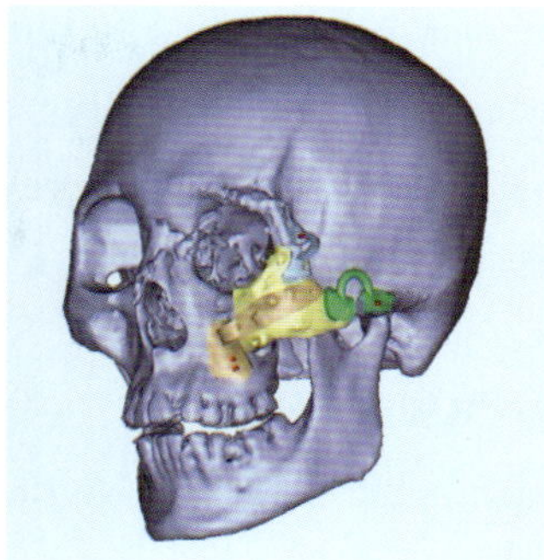

图 10-33　截骨后定位设计

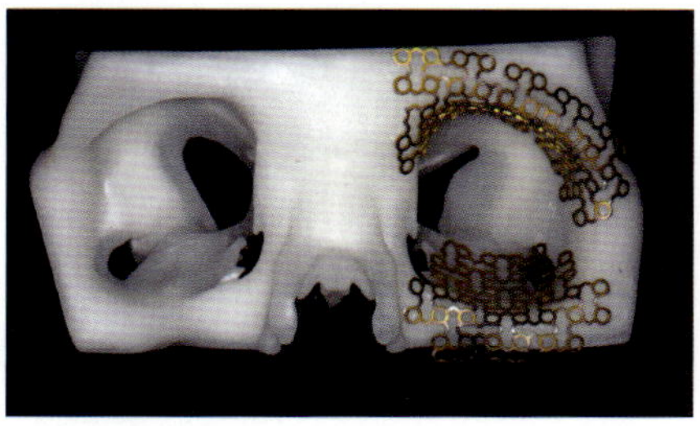

图 10-34　利用实体模型制备眼眶修复钛网

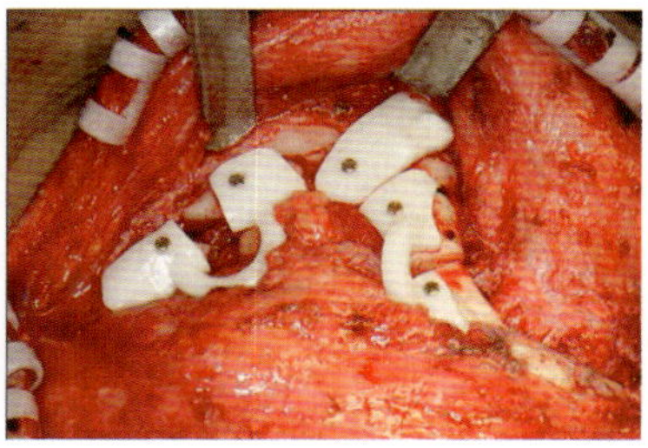

图 10-35　术中应用导板辅助截骨定位

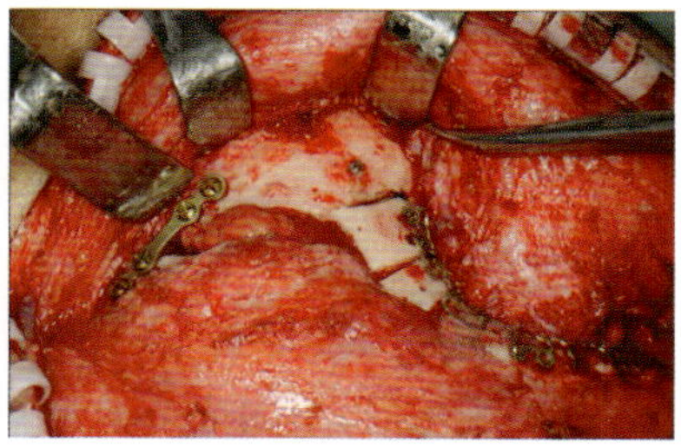

图 10-36　术中截骨后定位与固定

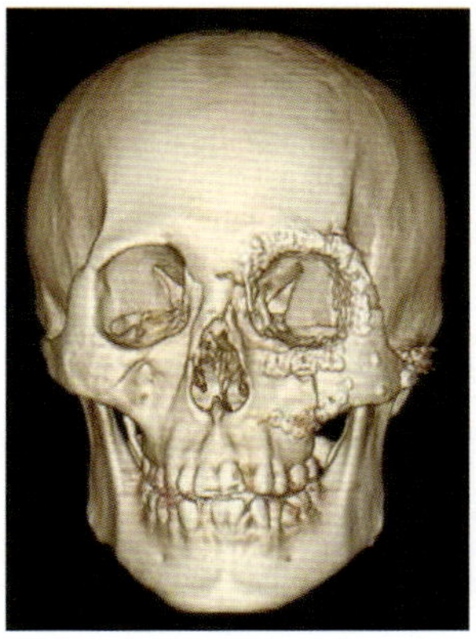

图 10-37　术后三维 CT(正位)

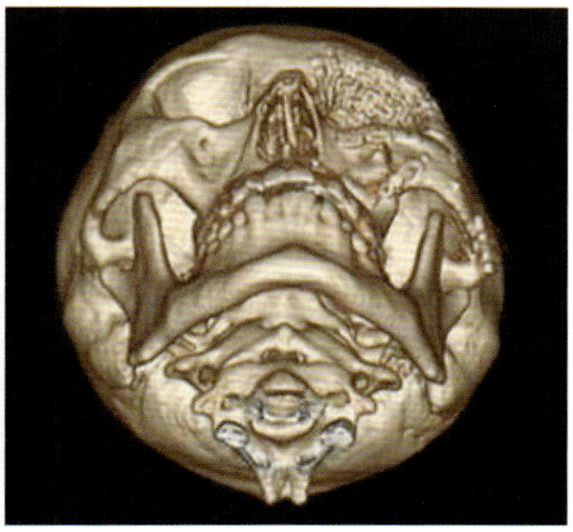

图 10-38　术后三维 CT (仰位)

板及颧骨表面衬垫材料 Medpor，将截骨导板就位并定点，根据设计截骨线分别于眶外侧、颧弓及颧牙槽嵴至眶下缘截骨，再根据复位固定导板调整骨块位置使之与标定点固定，最后用接骨板分别固定各截骨端；眶上、下缘置入修复钛网（图 10-35，10-36）。因左眼球凸度低于右侧，采用 Medpor 衬垫眶底并略高于健侧 1～2mm。

术后 1 个月复查可见：面型基本对称，左侧颧面部轻度肿胀，眼球动度及复视明显改善，左眼球凸度略低于对侧；三维 CT 显示两侧眶腔及颧眶区凸度基本对称（图 10-37，10-38）。

（白石柱　何黎升）

参考文献

1. Rontal E, Rontal M, Guiford FT. Surgical anatomy of the orbital. Ann Otol Rhinol Laryngol, 1979, 88: 382-386.

2. Waitzman AA, Posnick JC, Armstrong DC, et al. Craniofacial skeletal measurements based on computed tomography, Part Ⅱ. Normal values and growth trends. Cleft Palate Craniofac J, 1992, 2: 118-128.

3. Ochs MW, Buckley MJ. Anatomy of the orbit. Oral Maxillofac Surg Clin North Am, 1993, 5: 419-429.

4. Carinci F, Zollino I, Brunelli G, et al. Orbital fractures: a new classification and staging of 190 patients. J Cranilfacial Surgery, 2006, 17:1040-1044.

5. Waterhouse N, Lyne J, Urdang M, et al. An investigation into the mechanism of orbital blowout fractures. Br J Plast Surg, 1999, 52: 607-612.

6. Gillespie JE, Isherwood L, Barker GR. Three-dimensional reformations of computed tomography in the assessment of facial truma. Clin Radiol, 1987, 38: 523-526.

7. Roberts CF, Leehey PJ 3rd. Intraorbital wood foreign bodies mimicking air at CT. Radiology, 1992, 185: 507-508.

8. Rwshef DS, Osoinig KC, Nerad JA. Diagnosis and intraoperative localization of a deep orbital organic foreign body. Orbit, 1987, 6: 3-15.

9. Berges O. Color Doppler flow imaging of the orbital veins. Acta Ophthalmol, 1992, 204: 55-58.

10. Manson PN, Girvas F, Valavanis A, et al. Studies on enophthalmos: II. The measurement of orbital injuries and their treatment by quantitative computed tomography. Plast Reconstr Surg, 1986, 77: 203-214.

11. Schuknecht B, Carls F, Valavanis A, et al. CT assessment of orbital volume in late post-traumatic enophtalmos. Neuroradiology, 1996, 38:470-475.

12. Cunnigham LL, Peterson GP, Haug RH. The relationship between enophthalmos, linear displacement, and volume change in experimentally recreated orbital fractures. J Oral Maxillofac Surg, 2005, 63:1169-1173.

13. 邱蔚六．口腔颌面外科学．北京：人民卫生出版社，2008, 214-216.

14. Matteini C, Renzi G, Becelli R, et al. Surgical timing in orbital fracture treatment: experience with 108 consecutive cases. J Craniofac Surg, 2004, 15: 145-150.

15. Pearl RM. Treatment of enophthalmas. Clin Plast Surg, 1992, 19: 99-111.

16. Schon R, Metzger MC, Zizelmann C, et al. Individually preformed titanium mesh implants for a true to original repair of orbital fractures. Int J Oral Maxillofac Surg, 2006, 35: 990-995.

17. Sargent LA. Acute management of nasoethmoid orbital fractures. Plastic and Reconstructive Surgery, 1988, 5: 213-222.

18. Lauer G, Pradel W, Schneider M, et al. Efficacy of computer-assited surgery in secondary orbital reconstruction. J Craniomaxillofac Surg, 2006, 34: 299-305.

19. 万安云，叶道祥．Hertel（三棱镜）式突眼计的测量准确性和仪器改进．美中国际眼科杂志，2001, 1: 42-43.

20. 张益．眼眶骨折的重建和眼球内陷的外科矫治．北京口腔医学，2008, 16: 301-303.

21. 何黎升，商洪涛，白石柱，等．数字外科技术在眼眶重建中的应用．中华口腔医学杂志，2011, 46: 452-456.

22. Gellrich NC, Schramm A, Hammer B, et al. Computer-assisted secondary reconstruction of unilateral posttrumatic orbital deformity. Plast Reconstr Surg, 2002, 110: 1417-1429.

第十一章 chapter 11

再生医学与组织工程在颜面缺损修复中的研究进展

The development of regeneration medicine and tissue engineering in rehabilitating for facial defects

概 述

Outline

颜面部缺损修复的目标为“以假仿真，以假替真，以假乱真，以假求真”，赝复体的修复能够在一定程度上恢复患者的面容和缺损区的功能，然而实现颜面部组织的再生达到“以假求真”才是颜面缺损修复的终极目标。首先颜面部是一个特殊的部位，集中反映人的外貌，对外形要求极高。其次颜面部是一个非常特殊的环境，它不仅包含了众多器官，而且各器官发育形成的机制均十分复杂。颜面部再生医学是在颜面组织修复概念上的一个重大的转折点，为颜面部组织重建开辟了一条崭新的道路。颜面部组织修复在经历了传统的替代（replacement）及后来的重建（reconstruction）时代后，已经进入了再生（regeneration）时代。

所谓再生，就是通过唤醒机体中一些特殊的细胞（如干细胞等），利用其多向分化的潜能，让它按照人类的需求和愿望向所需要的方向进行分化，再生出需要的组织和器官，进而修复或替代病损的组织和器官。研究再生机制、规律和应用的医学体系称为再生医学（regeneration medicine）。从再生医学的角度来讲，颜面部再生研究有其得天独厚的条件。首先，颜面部是一个开放的系统。由于其开放性，医生可以从正畸拔除的牙齿、脱落的乳牙等组织中获得大量的种子细胞，来源丰富且分化能力强，各种干细胞有其不同的功能，可以作为不同的种子细胞用于组织的修复。另外，正是这种开放的系统，为医生将获得的种子细胞回植提供了便利的条件，有利于完成颜面部缺损区域的修复。其次，颜面部有很强的再生需求，大到颌面部肿瘤术后的缺损修复，小到牙周组织的再生。特别是颜面部缺损修复，通常需要大量的供体组织，这种需求常使患者难以承受，而组织器官再生则是破解这一难题，同时又能提供满意外形的理想途径。

研究者们依托再生医学的两大关键技术，即干细胞技术和组织工程技术，可以重建出人体的骨、软骨、神经、血管及心脏、肝脏、肾脏等多种组织和器官。20世纪90年代，曹谊林教授将在体外培育的软骨细胞复合在耳支架上，在裸鼠身上长出一只人耳，迈出了器官再生的第一步。此外有第四军医大学金岩教授完成的中国第一、世界第二个组织工程皮肤产品，也已经进入临床应用。伴随再生医学的发展，颜面组织再生也迅速发展。2004年，Warnke等在*Lancet*报道应用组织工程技术构建出带有血管蒂的大块组织工程下颌骨，修复了7cm下颌骨的大块缺损。作者通过快速成型技术预制缺损下颌骨模型，并根据下颌骨的外形制作个性化钛网支架，将复合骨髓细胞和含有重组骨形成蛋白 7 的 Bio-Oss 置于钛网内，然后将其植入于患者背阔肌内，7 周后以胸背动静脉为血管蒂移植于下颌骨缺损部位，恢复了下颌骨的连续性。虽然 13 个月后因钛网断裂导致创口感染而失败，但该报道仍然展示了组织工程技术修复颜面组织缺损的前景。虽然再生医学的探索才刚起步，但是再生医学不仅是医学的未来，也将是颜面组织再生的明天，是实现颜面组织“以假求真”的主要方向。

第一节　颜面组织再生的研究进展

The development of facial tissue regeneration

（一）颌面部的干细胞及组织工程研究

再生医学的主要技术手段主要包括干细胞和组织工程技术，其中干细胞技术和组织工程技术是再生医学的重要组成部分。从研究内容上看，再生医学涵盖了干细胞及组织工程的内容，而干细胞及组织工程技术是再生医学具体的实施方法。

干细胞是指一类具有自我更新和克隆生长能力，同时其产生的子代可以向着不同谱系细胞分化的未分化细胞。干细胞的发现和研究应用无疑是近十年来生命科学中最令人瞩目的领域之一。诺贝尔奖获得者，美国国立研究院前主任 Harnold Varmus 认为“干细胞研究对医学可能是一场革命，它可以改善生命质量、延长寿命的说法并不是不现实的”。

根据分化能力，可以把干细胞分为胚胎干细胞和成体干细胞。自 1981 年，Martin、Evans 和 Kaufman 发现了胚胎干细胞（embryonic stem cell, ES）之后，ES 成为干细胞研究的焦点，因为其强大的分化潜能，从而具有广阔的应用前景。ES 能够分化为机体各种组织，是组织再生的最佳种子细胞，但是由于其来源的争议，并且涉及很多伦理和法律问题，使其应用受到很大的限制。2006 年 8 月 Yamanaka 发表在 *cell* 上的报告宣布可以通过转导 *Oct-3/4*、*Sox-2*、*c-Myc* 和 *Klf* 这 4 个基因而从成体和胚胎源性细胞中得到诱导多能干细胞（induction of pluripotent stem, iPS）。iPS 被广泛认为是一种符合伦理和有效的 ES 替代方法，它的发现在干细胞领域引起极大的震动，有力地推动了干细胞的研究工作，iPS 的发现者 Yamanaka 于 2012 年获得诺贝尔奖，标志着这一工作的重要性。

用于治疗的细胞及其来源问题成为再生医学研究的首要内容，而成体干细胞（adult stem cell, ASC）的发现和应用为解决这一问题提供了合理的选择。ASC 存在于人和哺乳动物的各种组织中，通过自我更新和多向分化能力维持这些组织的动态平衡以及受损后的修复再生。间充质干细胞（mesenchymal stem cell，MSC）为来源于发育早期的中胚层和外胚层的一类 ASC，最早发现于骨髓中，后证明在其他（如脂肪、肌肉等）组织中也含有此类表型和功能上相似的细胞群体。近年来研究证明人体和动物的口腔颌面部，特别是牙源性组织中存在具有特殊分化和再生功能的 MSC。这些发现为外伤、肿瘤及炎症造成的口腔颌面缺损治疗提供了更为合适的细胞来源。

作为一门交叉学科，组织工程可以利用细胞生物学、生物化学及分子生物学的发展成果将其应用于新组织的构建中。同样，材料科学、化学工程和生物工程的进步使组织工程原理能够合理地用于生命系统。组织工程的三要素为种子细胞、细胞支架及信号分子，在颌面部组织中，例如以支架为基础的牙组织工程得到广泛关注，其中生物牙（bio-tooth）概念的提出更是牙组织工程努力实现的目标。研究发现将来源于人体的牙髓干细胞与支架材料结合，如羟基磷灰石 / 磷酸三钙（HA/TCP）粉末等，在体外进行牙源性诱导分化，之后将复合物移植入裸鼠皮下可以在 HA/TCP 颗粒表面形成牙本质样结构。而当把来自于小型猪根尖乳头和牙周膜的干细胞与 HA/TCP 牙根支架重组之后，在体外进行诱导分化后再将其植入小型猪的下颌骨可以在体内生成具有牙根和牙周膜样复合物的生物牙根。在这些研究的基础上，生物牙希望实现的就是能够精确再生并重新整合至牙缺失患者颌骨内的一类生物性牙（图 11-1）。在颜面组织中，其他组织器官的再生目标与生物牙

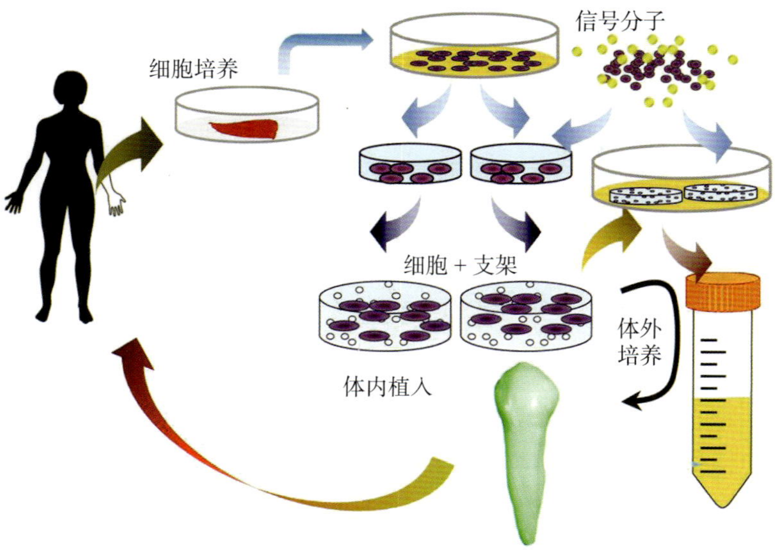

图 11－1 体外构建生物牙流程

类似，都是希望能够运用干细胞及组织工程的方法，将体外构建的组织移植到颜面部，实现组织结构的真正替换。

（二）颌面部骨及软骨组织再生

颌面部骨组织缺损是临床上常见的一种疾病，分为先天性缺损及后天性缺损两大类。在先天因素中，以牙槽突裂、腭裂造成的骨组织缺损最为多见。在后天因素中，颌骨肿瘤或炎症造成颌骨骨缺损较为常见，此外，交通事故、自然灾害等也可造成颌面部骨组织缺损。

目前颌面部骨组织再生与重建的方法及策略主要包括骨移植、引导骨再生、牵张成骨及组织工程方法等。前面三种方法虽然已经在临床上应用，但是都存在自身的缺陷，不能很好地修复骨缺损。近年来，随着分子生物学、细胞生物学、生物材料学的发展，利用组织工程的方法，可望形成新生骨组织，对缺损骨组织进行形态和功能重建，并达到永久性替代，因而成为理想的骨修复方法。颌面骨和软骨组织工程运用了骨组织工程的基本理论和方法，包括 3 个要素：①骨诱导支架；②骨诱导和血管化的生长因子；③具有成骨潜力的细胞。

近 10 年来颌面骨和软骨组织工程研究广泛开展，直到 21 世纪初才首次对口腔颌面组织工程的普遍性原则进行了论述，但是到现在已经取得了一系列的进步，并显示出广阔的应用前景。目前学者已经成功地利用组织工程方法在大鼠、兔、犬、山羊、小型猪、猴等动物模型上开展了颌面部骨缺损修复研究。在临床应用方面，2004 年，Warnke 等利用组织工程骨肌皮瓣对 1 例 56 岁的患者因肿瘤切除造成的下颌骨长达 7cm 缺损进行了重建。近年来也有多种组织工程骨产品，已经获批或正在进行临床试验。

在大块颌骨缺损修复时，常需要使用相当数量的具有成骨潜力的细胞，利用 ASC 促进骨再生的研究已取得进展。有研究报道 SHED 可有效修复颅骨缺损，可以成为颌面部骨组织再生的候选干细胞。虽然 SHED 的增殖能力较强，但是细胞来源相对于 BMMSC 及脂肪来源干细胞（adipose derived stem cell, ADSC）而言较为有限，一定程度上限制了它们在颌骨再生中的应用。有研究报道 BMMSC 复合丝蛋白支架材料成功地修复了大鼠及犬的下颌骨部分缺损，自体 BMMSC 还被成功应用于临床患者大块骨缺损的修复。另有报道 ADSC 在大鼠等小动物模型上可以有效促进牙槽骨、颚骨及颅骨组织的再生，Lendeckel 等利用自体 ADSC 复合可降解支架材料成功修复了 1 例

7 岁女孩的颅骨大范围缺损。这些 ASC 在颌骨组织工程的成功应用都说明 ASC 作为修复颌骨的种子细胞具有很大的应用潜力，近年来还有研究认为 ASC 能够成功逃脱免疫识别，并且可以调节抗原提呈细胞、T 细胞等参与体内抗原识别多种细胞的功能，因此不易引起免疫排斥反应。然而 ASC 仍然面临以下挑战：①自我更新及分化增殖能力远不及 ESC，并且会随着年龄的增加而弱化；② ASC 的非均质性使分离出高纯度的 ASC 仍比较困难；③体外扩增培养 ASC 时如何维持其干细胞特性；④在干细胞与受体组织相互作用时，如何诱导特异性骨再生。这些问题都要引起思考，总之颌面大块骨缺损的组织工程修复仍需要深入研究，其距离临床应用仍有很长的路要走。

颌面部软骨修复的研究主要集中于颞下颌关节（temporomandibular joint, TMJ）软骨的再生研究。关节软骨损伤后愈合能力非常有限，要想达到关节面恢复有两种方法。传统促进关节软骨和软骨下骨内愈合能力的方法主要靠来自骨髓穿过软骨下骨的髓内多功能细胞，或通过力学的、电流的、激光或其他方法刺激愈合达到损伤软骨的恢复和软骨下骨恢复。近年来组织工程技术在骨及软骨组织中的成功应用，提示组织工程 TMJ 是一项有前景的治疗颞下颌关节疾病的途径。在 TMJ 的研究中，有研究报道利用一种间充质干细胞来源的软骨层和骨层结合，得到了具有人体 TMJ 形状和尺寸的组织工程下颌髁突。一些团队也已经开始利用成像技术或计算机辅助设计（computer aided design, CAD）手段设计出具备解剖形状的人工三维支架，已进行功能性下颌髁突和其他颌面结构再造。此外，许多优秀的研究已开始使用细胞和生长因子手段来尝试在体外构建 TMJ。

（三）牙再生

牙齿缺失及牙列缺失在临床上十分常见，虽不会危及生命，但由此带来的身心健康问题显而易见。目前缺失牙修复除了传统的修复方法外还有种植体修复，种植体修复虽然在一定程度上弥补了传统义齿咀嚼功能不足的缺陷，但是种植体与牙槽骨主要形成骨结合，没有天然牙周围的牙周膜结构，与天然牙相比仍然有较大的差异。随着干细胞研究的深入，在牙科领域，人们盼望能够出现真牙再生。

牙再生（tooth regeneration）是通过获得自体或异体的牙源性种子细胞，在体内构建具有一定形态和功能的牙器官，替换病损的牙。牙组织工程（toothengineering）是指应用牙发育原理和组织工程技术，在体外构建的产品化且具有功能的生物活性牙。大多数情况下中，这两种概念没有严格区分，其基本设计思想为：在活体上取得并分离牙源性种子细胞进行体外培养，将这些高浓度、功能相关的活细胞种植与天然或人工合成的细胞外基质上，经过一定时间的体内（或体外），形成具有一定外形牙再生、结构和功能的牙。牙再生和牙组织工程的研究主要包括以下三个方面的内容：①牙源性种子细胞的培养及其诱导分化研究；②细胞外基质替代物及牙源性微环境的研究；③组织工程牙（含牙周复合组织）的构建及在颌骨区的萌出、生长研究。

牙冠再生涉及复杂的解剖结构和邻接关系等难题，而单纯的牙根构建规避了这些问题，因而在牙组织工程研究中具有独特的优势，并且与种植牙相比，种植钉诚然可以与牙槽骨结合得较好，但缺乏天然牙根的重要结构——牙周膜，这就引起了种植牙难以克服的问题，没有天然牙的生理动度，缺少天然牙牙周膜的防御机制，牙颈部容易产生炎症，骨质吸收，有不良口腔嗜好者后果更差，久而久之种植钉难免脱落，导致修复失败。因此，如果能再生一个具有牙周膜结构的牙根，则将极大提高牙齿修复的效果。由于单纯的牙根构建不涉及牙冠形态和大小的调控，因而在牙组织工程研究中具有独特的优势，有学者采用根尖乳头细胞（stem cells from apical papilla, SCAP）、牙周膜干细胞（periodontal ligament stem cell, PDLSC）与 HA/TCP 支架材料复合移植至小型猪颌骨拔牙窝中，所形成的组织工程牙根结构可支撑其上方的烤瓷冠发挥咀嚼效能。未来的临床应用可以考虑在构建好的牙根上进行桩冠修复，这种有生物活性的组织工程牙根完全可以取代目前广泛开展的种植义齿修复术。

（四）唾液腺再生

唾液腺组织工程刚处于起步阶段，最初提出

的人造唾液腺的构想是通过生物支架形成一端开口，内附唾液腺细胞的装置，唾液腺细胞分泌的唾液可从开口流入口腔。然而能够运用于唾液腺组织工程的理想干细胞一直没有得到，现在认为可能的细胞来源，可以分为来自唾液腺的祖细胞或干细胞和来自其他组织的多能干细胞（例如骨髓甚至ES）。早在1974年Brown就开始了培养唾液腺上皮细胞的先驱工作。早期用于试验研究的唾液腺种子细胞主要是人下颌下腺细胞系（HSG）细胞。HSG细胞是于软琼脂中克隆出的来源于口底鳞状细胞癌，而作放射治疗的组织学良性的下颌下腺组织。但是通过比较肾MDCK-Ⅱ细胞系和HSG细胞，发现HSG细胞体外不能合成紧密连接相关蛋白ZO-1、occludin、claudin-1和claudin-2，而且不能限制周围细胞的渗透性，无法形成引起液体分泌的渗透压。故认为HSG细胞不适于作为唾液腺组织工程的异源植入细胞。

人唾液腺种子细胞成功的关键是获得能行使分泌功能的自体同源细胞，主要包括两种技术路线，一是利用原代培养的唾液腺细胞；二是分离唾液腺干细胞，诱导其分化为腺泡细胞。至今，在干细胞研究方面取得的成果是在成人唾液腺中，发现了多能干细胞群。在新生小鼠中和成熟大鼠中，发现了可增殖、多能性的干细胞或祖细胞。有研究报道了多能性间充质干细胞在放射损伤模型中发现对于唾液腺再生的潜力。此外，最近的一项研究表明，SGIE移植细胞可能是未来唾液腺组织工程的、合适的候选细胞。但是这些特殊干细胞对于唾液腺组织再生的潜力还有待进一步证实，还没有一种能够用于唾液腺再生。如果能够获得唾液腺干细胞或祖细胞，或者更具潜能的干细胞能从骨髓中分离出来，则利用组织特异性细胞或用骨髓来源干细胞，以恢复损伤的唾液腺细胞，将为未来提供一条可行的新的治疗方法。

唾液腺组织工程的另一个要素是合适的支架材料。支架材料应该是种子细胞在管道内壁形成单层、有分泌功能的极性排列，有合适的降解速率，以便让管道内壁的唾液腺细胞分化形成有分泌功能的管道结构，同时又不会堵塞液体的分泌而形成囊肿。目前常用的支架材料有聚乳酸（PLLA）、聚乙醇酸（PGA）、聚乳酸聚乙醇酸共聚物（PLGA）等高分子可降解生物材料以及胶原、葡萄糖胺聚糖、人工合成的细胞外基质等。重要的是，大多数聚合物都必须预先用基质蛋白（例如纤维连接素和Ⅰ型胶原）包被。总之，现有材料尚未达到理想要求，寻找及合成新的生物材料仍是今后研究的一个重要方面。

（五）眼部组织再生

1. 角膜再生

眼部组织构造比较复杂，目前眼部组织再生的研究主要集中于角膜再生及视网膜再生的研究。角膜是居于眼球前壁的一层透明薄膜。眼角膜损伤失明是人生一大不幸，角膜移植因为提供者不足致使很多人难以如愿，如愿者也因排斥反应大多一年后再次失明。而再生眼角膜既能使患者重见光明，又不产生排斥反应。研究人员发现角膜中存在一群干细胞，它们位于角膜间质组织中并表现出MSC的特性，表达MSC的表面标志物并能够分化成为角膜细胞，这群细胞被称为角膜间质干细胞（corneal stromal stem cells，CSSC）。还有研究报道将人的CSSC注射入小鼠角膜间质中，人CSSC表达角膜细胞的RNA和蛋白并分泌细胞外基质替换小鼠的细胞外基质，而且这些细胞能够在小鼠角膜间质中存活长达数月，并最终成为角膜细胞。这些研究都说明CSSC可以作为再生角膜的种子细胞，而且微环境能够影响CSSC最终分化为角膜细胞。

角膜干细胞在角膜组织工程的应用近年来也得到了极大发展，日本大阪大学医学系西田幸二讲师和东京女子医科大学教授冈野光夫等用角膜干细胞再生眼角膜获得成功，这是再生医学领域取得的一大突破。研究人员在适合的温度和高分子聚合物培养下，用患者的角膜上皮干细胞生成了薄膜状角膜，然后给兔子做移植角膜手术。3个月后，炎症消失，角膜透明性增加（图11-2）。这项研究成果提示，如果一只眼睛失明可以从另一只眼睛提取角膜干细胞；两只眼睛失明也可从直系亲属提取角膜干细胞。再生角膜可与自身细胞有机融合在一起，不会产生排斥。这一成果已在10名角膜损伤患者中进行临床试验。

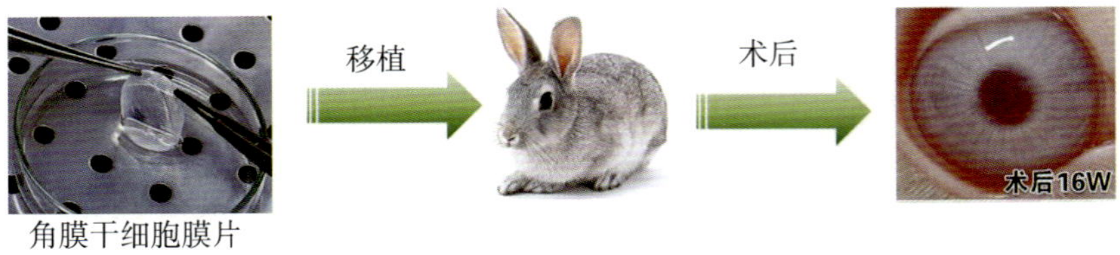

图 11-2　角膜干细胞膜片移植治疗角膜损伤

然而角膜干细胞毕竟来源有限，近年来研究多集中于寻找能够替代角膜干细胞的种子细胞以利于角膜再生。研究表明口腔黏膜来源干细胞有望成为替代角膜干细胞应用于角膜组织工程的种子细胞之一。

2．视网膜再生

视网膜居于眼球壁的内层，是一层透明的薄膜。各种干细胞、祖细胞和前体细胞具有参与视网膜组织修复和再生的特性，使其成为了目前眼科学领域研究热点之一。目前认为，视网膜组织的损伤有利于移植入视网膜或视网膜组织中存在的干细胞或前体细胞的存活、增殖和分化。这可能是因为在损伤状态下，视网膜组织中相关细胞因子水平升高，原本处于静止状态的干细胞和前体细胞受到因子细胞刺激后，恢复活性而进入新的周期。

用于视网膜再生的种子细胞包括源于视网膜本身的细胞及其他组织来源的细胞，源于视网膜组织的干细胞包括视网膜干细胞（retinal stem cell, RSC）、视网膜祖细胞及视网膜前体细胞，它们均具有再生视网膜的能力。有研究报道在大鼠视网膜睫状缘，只有少数色素细胞具有未分化干细胞特性，在特定信号刺激下，其可以分化为多种视网膜神经细胞，如视杆细胞、双极细胞和Muller 细胞等，但尚未发现可分化出视锥细胞。研究还发现，大鼠视网膜睫状缘色素上皮细胞的增殖能力能够终生保存，与其他非哺乳脊椎动物的眼生发区所发现的神经干细胞具有同源性。这说明哺乳动物的视网膜神经干细胞可能成为视网膜修复的潜在来源之一。与啮齿类动物类似，在适宜条件刺激下，从人睫状环分离的睫状缘色素细胞具有活性，并且能表达一定的生理功能，研究认为，睫状缘色素细胞的这种功能能够参与损伤视网膜组织的修复和再生。

源于其他组织的干细胞也具有再生视网膜的能力，骨髓间充质干细胞、胚胎干细胞及脑源性干细胞也具有再生视网膜的能力。研究发现，在适宜条件下，MSC 可以分化出视网膜前体细胞和成熟神经细胞。生后 6d 的 rd10 小鼠玻璃体内注射成年小鼠的 MSC 和对照细胞。通过免疫组化技术观察，生后 21 d 变性开始，试验组保持近似正常的血管层和感光细胞，而对照组出现严重的血管和神经元退变，两组的差别在生后 30d 最为显著。与正常小鼠比较，正常小鼠外核层主要是视杆细胞而试验组小鼠获得的外核层主要是视锥细胞。将 MSC 移植入成年 RCS 大鼠视网膜下腔，MSC 可以与宿主视网膜融合，并能表达感光细胞特异标记物 opsin。这些报道说明，MSC 可以作为视网膜再生的种子细胞之一。此外非干细胞类的细胞也可以在体内通过转分化的方式参与视网膜的再生和修复，这些细胞包括视网膜色素上皮细胞及视网膜 Muller 细胞。

第二节　组织工程耳廓的发展与展望

The development and expectation of auricular tissue engineering

先天或后天引起的外耳缺失的重建、替换或修复仍旧是颜面缺损修复的一大挑战。闭锁性小耳畸形、无耳畸形、外伤、感染或肿瘤切除后所需的精细耳形态的重建需要复杂的外科手术程序。目前成功应用于临床上外耳再造的方法主要包括自体肋软骨移植、植入耳廓假体材料和赝复体修复，然而这

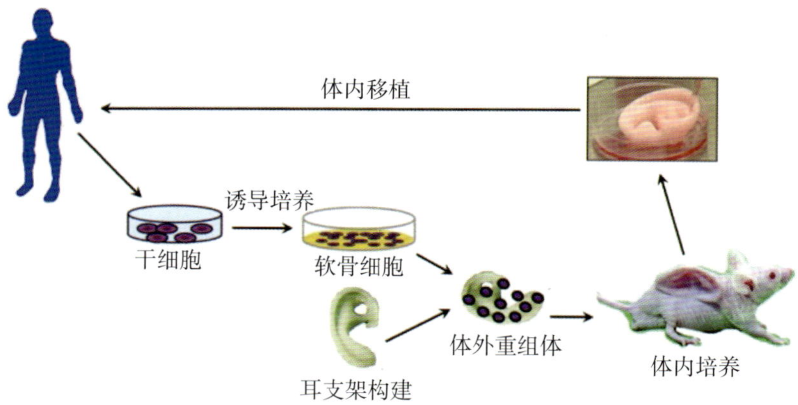

图 11–3　组织工程耳廓构建

些方法均不能达到“以假求真”的目标。再生医学及组织工程的出现给需要外耳再造的患者带来了更加光明的前景，学者们希望通过将最佳的软骨细胞来源结合起支撑作用的支架，能制造一种在外形和功能上均能与自然耳廓相媲美，且能替代耳软骨组织和长期保持正常耳廓形态的结构体。这种结构体的产生可以先通过生物反应器辅助的体外培养而后进行体内移植来实现。

耳廓组织工程的理想状态是，通过从患者外耳残留软骨组织或提取多能干细胞就能获取所需细胞。这些细胞在体外扩增后再种植到一个合适的支架上去构建一个有功能的外耳。这种方法将避免肋软骨供区的不健全和其他软骨取材来雕刻外耳廓所带来的局限性。基于这一原理，耳组织工程的理想途径是提取患者体内的自体干细胞，体外定向诱导分化后形成软骨细胞并将其扩增培养以获得足够量的种子细胞。另一方面进行耳支架材料的构建，借助目前材料科学及 3D 打印技术的快速发展，构建出理想的耳组织支架材料。之后将扩增好的种子细胞与支架材料复合，在体外培养后植入动物体内培养，从而获得具有良好形态的耳组织。待塑性完成后将连接血管蒂的耳组织从动物体内取出，移植到器官缺损处并与缺损处血管进行吻合，从而保证移植物的存活而达到耳缺损的修复（图 11-3）。尽管在这方面的研究已经取得了一些成功，但这些结构体的大小和形状的保持仍不尽人意，并且将其植入有免疫原性动物体内的尝试也遭遇困难重重。本课题组近年来一直致力于结合计算机辅助设计和 3D 打印技术，将组织工程耳廓支架依个体的不同设计并制造成与对侧耳形态更加匹配的形态，并尝试进行动物体内移植保持耳形态完整，将其最终与缺损处血管吻合而实现真正的耳缺损修复。

因此，致力于构建一个在形态上、力学上、生物化学和组织学特性与天然组织尽可能相似的结构体是非常重要的。有免疫原性的体内环境、生物相容性的支架，最佳的细胞源和细胞数量，这三者之间的平衡是成功构建一个能应用于临床的组织工程耳廓的关键。

（一）组织工程耳廓支架的发展

选择一个合适的支架是成功构建组织工程耳廓的核心。理想的支架应该是具有生物相容性并可维持稳定形态的三维结构体。选择的支架应该能给细胞提供一个良好的生理环境，并且能提供足够的力学强度，从而在细胞生长扩增期间起暂时的支撑作用，使其最终能构建出一个精细的耳形态。支架给细胞提供了一个锚定的基底和限制细胞生长的边界。支架的降解速率应当与组织生成的速率相匹配，由此才能获得特定的形态。在过去的 20 年里，很多支架被用作耳软骨组织工程，包括人工合成材料的支架、天然的多孔支架及水凝胶与高分子材料结合的复合支架。

合成的高分子聚合物，特别是脂肪族聚酯，例如聚乙醇酸（PGA）与聚乳酸聚乙醇酸共聚物（PLGA）经常被用于耳软骨组织工程。例如，PGA/PLA 聚合物支架被广泛应用于构建组织工程软骨，并被证实能成功在体外构建出人耳廓形状的结构。然而，最终生成的软骨被证实是不令人满意的——脆且没有弹性。除此之外，这些支架在动物模型体内会引发不必要的炎症反应 .

另有一些研究还比较了如 PGA/PLLA，PCL，P-4HB 等高分子聚合物支架在裸鼠和兔子体内生成软骨和保持耳廓形态的能力。组织工程结构体在裸鼠体内生长超过了 40 周时间，在所有的支架中都观察到了软骨的形成。然而，所有的结构体都遭遇了不同程度的形态缺失。此外还有在体外用 PLGA-PLLA 共聚物和人鼻中隔软骨复合纤维蛋白凝胶构建人耳形态结构体，结果显示仅有小部分结构体碎片被植入裸鼠，形态和大小保持了 6～12 周。然而，没有量化的数据分析和结构体的形态被呈现。将 PLLA-PCL 共聚物成型的外耳结构体在裸鼠体内植入长达 40 周来评价其形态结构保持的完整性，结果显示新生的软骨并不能均一地分布于整个支架上；作者认为不合适的细胞种植技术可能是造成这个结果的原因。与其他团队的研究相似，最终结构体的生物力学特性没有被检测。最近，来自于同一个研究团队的结果证实了 PLLA-PCL 支架大小和形状的保持依植入其上的软骨细胞来源的不同而变化，如关节软骨、耳软骨、肋软骨或鼻中隔软骨细胞。因此高分子聚合物作为支架材料仍存在着一定缺陷。

能够提供三维结构的支架材料被认为能够用于组织工程，水凝胶类支架材料包括海藻酸钠、Pluronics、纤维蛋白胶聚合物等，这些材料被广泛应用于软骨组织工程，并能提供一个友好的三维基质支持环境，从而使软骨细胞获得稳定的表型和基质产物。用水凝胶类材料构建组织工程耳廓的显著优势是其可注射性，也可利用模具成型三维结构体。

藻酸盐是一种从褐色海藻提炼出的多聚糖，当与钙离子结合时凝结成凝胶状。之前在临床上尝试将其与软骨细胞结合治疗膀胱输尿管逆流，这种聚合物可获得类似纤维蛋白凝胶的性状。它可以通过改变藻酸盐和钙离子的组成成分的浓度来改变它的物理性能。藻酸盐已被成功用来构建新生的软骨及获取动物和人的软骨细胞的表型。动物体内研究表明藻酸盐和软骨细胞能够在体内构建组织工程软骨。结果显示有软骨样组织形成，形状的保持超过 30 周，新生的软骨均匀地分布于整个种植体，没有证据表明有细胞因子介导的退化性软骨生成，也没有坏死区域。

此外，Pluronic F-127 是一种有良好生物相容性的可吸收温敏类水凝胶。这种聚合物，由 70% 的聚乙烯氧化物和 30% 的聚丙烯氧化物组成，它因能在有免疫力的动物体内成功生成自体软骨组织而为大家熟知。Cao 等发现将 Pluronic 与自体耳软骨细胞混合种植于猪的皮下 6 周时间，与海藻酸钠和 PGA 相比，只有很小的炎症反应发生。尽管能在宿主体内生成连续的软骨，但这种聚合物在临床上的应用是有限的，因为它较差的生物力学性能，不能获得预成的形状。

纤维蛋白胶是由凝血酶和纤维蛋白原结合生成的一种天然水凝胶。它的优点包括在体内可完全吸收、可直接使用和好的生物相容性。它可以从自体血浆中提取，并且已被商品化。这种聚合物的延展性使它可被多样化应用，并促进了复杂形态结构体的设计。早期的一些研究为纤维蛋白凝胶聚合物能与各种软骨细胞在裸鼠体内生成软骨提供了依据。它能被用作注射的细胞载体。Ting 等首次用纤维蛋白胶和人肋软骨细胞在裸鼠体内成功构建了组织工程鼻尖软骨。在相同的研究中，他们还将牛关节软骨悬浮在纤维蛋白胶内合成了一个人耳廓结构体并在体外培养了 4 周，证实了纤维蛋白胶构建复杂形态结构体的可行性。然而尽管在这两例之前提到过的研究中，软骨组织被成功构建，但形状保持良好的结构体只能在有外部支撑的模具时才能获得。从以上研究结果中不难发现，目前水凝胶类材料最大的问题在于其用于耳组织工程时轮廓形状不易保持。

最近，为了解决保持耳廓软骨复杂外形这个大难题，出现了一个新的方式，就是将可降解和不可降解材料相结合来构建组织工程耳廓。一个最近的研究尝试了将悬浮在纤维蛋白凝胶内的耳软骨细胞覆盖在已经商品化的多孔聚乙烯种植材料上（Medpor）。用被氧化的材料表面来提高亲水性。小正方形的结构体在裸鼠体内植入了12周和24周，被证实有充足的细胞外基质沉积。这个在多孔聚乙烯上生成的被称为“软骨生物膜”（cartilage bioshell）的概念由Monroy和他的同事们提出，他们曾用Pluronic F-127水凝胶作为软骨细胞载体。在接下来的研究中，这个团队尝试用多孔聚乙烯材料和纤维蛋白胶、人鼻中隔软骨细胞、成纤维细胞、角质细胞去形成一个耳轮，想通过提高多孔聚乙烯材料表面的化学性能来生成软骨组织，从而克服单纯聚乙烯植入体僵硬死板、易被挤出和使皮肤糜烂的缺点。

然而到目前为止，对于耳组织结构形态的保持仅仅只有两项研究证实保持细胞活力和结构体形态长达40周。权威的组织工程科学家认为接下来的研究应该着眼于寻求一种生物相容性更佳的支架，在构建耳廓软骨时能减少在体内的异物反应和最小化在原位的重建。最小化重建、结构体的收缩和体外培养时的变形都可能通过复合支架的应用来解决。例如，一项最近的研究报道了将盘绕的钛丝结构与胶原蛋白结合在裸鼠体内构建组织工程耳廓。这是另一个将可降解和不可降解材料相结合的例子，证实了将天然支架材料与能支持耳外形的有弹性的金属丝相结合可以防止结构体的收缩。新颖的支架结合是成功构建耳廓的关键，保持生物相容性和结构的完整性是应该去努力的方向。

（二）构建组织工程耳廓的细胞来源和细胞种植密度

构建组织工程耳廓一个最大的障碍就是获取足够量的软骨细胞来生成一个软骨样的构架。依支架材料的类型和孔隙率的不同，构建一个成人耳形态软骨需要（10~15）$\times 10^7$个细胞。条件允许的话，软骨细胞应该从患者做活组织检查的软骨组织中分离。除此之外，骨髓或脂肪多能干细胞能在体外培养扩增并分化成软骨细胞系。然而，虽然由干细胞源构建软骨组织工程取得了一定的成功，但只有很小的软骨结构体被构建，而干细胞种植体在人体内长期的结果还是未知的。目前尚无用干细胞构建组织工程耳廓软骨的研究，耳软骨细胞仍是目前唯一的细胞来源。

软骨细胞早已能通过酶消化从软骨组织上轻易分离，为了能够获得构建耳形状结构体的细胞数量，应进行体外扩增。然而，有两个用自体细胞的潜在弊端，一是短时间内扩增足够量细胞的难度和细胞在体外持续扩增所带来的问题，如细胞污染和软骨细胞的去分化。许多研究致力于优化软骨细胞的生长和扩大细胞的产量：使用生长因子、生物反应器，优化细胞浓度和接种密度等。生物反应器是一个构建组织工程结构体的有用辅助物。它已经被证实可在短时间内在受控的环境中产生大块的组织，这种环境可随着软骨细胞的生长状况做调整从而优化生长环境。将软骨细胞悬浮在三维基质中或在模仿天然生长环境的培养系统中培养能够再分化并恢复它们的软骨细胞表型。然而，广泛扩增的细胞在体内是否能构建充足的软骨仍然有待证实。

此外，生长因子bFGF, FGF-2, TGF-β，IGF-I能促进组织工程软骨体外和体内的生长，并对组织工程软骨在临床的应用起重要作用。通过刺激软骨细胞扩增和提高产生基质的能力，生长因子提高了新生软骨的产量。bFGF阻止软骨的去分化，而TGF-β和IGF-I促进兔和人软骨细胞在体外生长时的再分化。当与无血清培养液共同培养时，还能刺激糖胺聚糖和Ⅱ型胶原蛋白的产出。

另一个弊端在于对于种植或植入支架的软骨细胞的密度的控制，足够数量的细胞对形成功能性软骨起至关重要的作用。不充足的细胞密度或在支架上不均匀的分布会导致纤维组织的内生长并使生成组织的特性大打折扣。几位研究者对不同支架的细胞种植密度进行了优化，目的在于最大化软骨组织的生成和软骨组织对结构体的覆盖。根据不同的支架材料，用乙醇、氢氧化钠、聚乙烯或Ⅱ型胶原进行预处理，被证实可提高细胞的渗透和黏附。

比较已发表的研究成果中，与用动物的软骨细胞相比，用人的软骨细胞做研究的很有限。人的肋软骨和耳软骨细胞用于研究已取得了不同程度的成功。Park等发现用多孔PGA-PLLA支架在裸鼠体内生成的新生耳软骨有与天然耳软骨相似的力学特性，但软骨细胞的分布不规则。用人鼻中隔软骨细胞构建软骨的研究也已发表。然而，这些研究只是在裸鼠体内构建了小结构体，并没有证实软骨的形成和精细形态的构建。另外，来自小耳畸形和小儿耳轮的组织也被用于生成类软骨组织。多数研究聚焦于细胞分离技术和细胞及生成软骨组织的特性上。之前提到的研究中没有一个证实了能成功用人的耳软骨细胞构建人耳大小和形状的耳廓，但已获得的成果为将来的工作打下了基础。

（三）现阶段本团队的工作

在以往研究中 Liu 等尝试了一种全新的方法来复制精细耳形态，就是运用 CT 扫描和计算机辅助设计（CAD）。研究者利用 PLA 来增加 PGA 支架结构体的力学强度，最重要的是，展示了应用 CAD 构建耳廓形态和三维激光扫描系统评价在细胞植入进行体外培养后形状保持的程度。因此 CAD 和三维打印技术的发展可能会帮助支架的发展，新兴的聚合物可能是未来支架材料的选择。本团队已成功将 RP 技术尤其是 SLS 技术应用于颌面部赝复体的设计与制作，并已成熟应用于临床。同时，近年来，本团队也一直致力于将 RP 技术与计算机辅助设计（CAD）相结合应用于组织工程，特别是组织工程软骨的构建。通过应用熔融沉积制造（FDM）、低温沉积制造（LDM）、激光选区烧结（SLS）、细胞直接三维受控组装技术，已在体外及体内试验中成功构建了软骨组织，并尝试在动物体内构建具有复杂形态的耳廓软骨组织。

本课题组曾采用不可降解的聚氨酯弹性体颗粒作为耳廓支架材料，并以热熔融沉积（FDM）快速成型技术精确成型人耳廓形态多孔支架，将鼠尾胶原和 PluronicF-127 与兔耳软骨细胞混合后接种至支架上，通过体外培养及植入裸鼠与新西兰大白兔皮下观察软骨的形成及耳廓精细形态随时间变化情况，试图通过本研究解决耳廓修复重建方法中人工假体的暴露感染、自体肋软骨的二次伤害导致胸廓畸形以及组织工程耳廓软骨支架降解后外形不能保持的问题。通过此试验作者证实了 FDM 快速成型技术可成形多孔聚氨酯弹性耳廓支架，复合软骨细胞后分别进行体内外培养，可形成成熟软骨，在较长的观察期内保持了精细形态。不可降解的多孔聚氨酯弹性耳廓支架具有可能的临床应用前景。

此外在最近的一项研究中，作者利用聚己内酯（PCL）这种高分子材料出色的黏弹性和有机生物陶瓷类材料 β-TCP 的生物活性，结合计算机辅助设计（CAD）和快速成形技术（RP）中的选域激光烧结工艺（SLS），构建了一种能同时满足耳廓软骨组织复杂精细的外形和抗压抗拉的力学性能的新型组织工程耳廓支架，并在体外复合兔耳软骨细胞并植入裸鼠皮下，尝试构建组织工程耳廓软骨，期望其在动物体内能生成正常的软骨组织，并可长时间保持稳定形态和符合耳廓弹性软骨组织的力学性能。初步试验结果显示 PCL/β-TCP 组织工程支架的生物学特性适合软骨细胞的生长，并可在裸鼠体内生成正常软骨组织，并保持耳廓支架原先的复杂形态和天然耳软骨的弹性。在接下来的工作中，作者会尝试将这些支架复合软骨细胞或多能干细胞植入有免疫力的大型动物体内构建组织工程耳廓，为组织工程耳廓早日进入临床应用而不懈努力。

尽管全世界都在努力，并已有很多文章描述了构建耳廓软骨组织相关内容，但构建一个有功能的替代组织来修复和重建耳廓依然有待去发现。在组织工程耳廓达到它的最优特性与临床应用的和谐结合之前，天然耳软骨和组织工程耳软骨的细胞生物化学、免疫学和生物力学之间的复杂关系需要进一步研究。未来的研究方向应聚焦于软骨细胞来源、生物相容性及仿生支架来促进组织工程耳廓的实现。进而，建立标准化和物美价廉的组织工程方法也是实现组织工程耳廓临床应用的重要前提。

（赵铱民　李　蓓）

参考文献

1. de Lima, S., et al. Full-length axon regeneration in the adult mouse optic nerve and partial recovery of simple visual behaviors. Proc Natl Acad Sci U S A, 2012, 109(23): p. 9149-54.

2. Detamore, M.S.,K.A. Athanasiou. Use of

a rotating bioreactor toward tissue engineering the temporomandibular joint disc. Tissue Eng, 2005, 11(7-8): p. 1188-97.

3. Gronthos, S, et al. Stem cell properties of human dental pulp stem cells. J Dent Res, 2002, 81(8): p. 531-5.

4. Jiang, X, et al. Mandibular repair in rats with premineralized silk scaffolds and BMP-2-modified bMSCs. Biomaterials, 2009, 30(27): p. 4522-32.

5. Johns, D.E, K.A. Athanasiou. Growth factor effects on costal chondrocytes for tissue engineering fibrocartilage. Cell Tissue Res, 2008, 333(3): p. 439-47.

6. Li, J, et al. Regulation of HAS expression in human synovial lining cells of TMJ by IL-1beta. Arch Oral Biol, 2008, 53(1): p. 60-5.

7. Miura, M, et al. SHED: stem cells from human exfoliated deciduous teeth. Proc Natl Acad Sci U S A, 2003, 100(10): p. 5807-12.

8. Nishida, K, et al. Corneal reconstruction with tissue-engineered cell sheets composed of autologous oral mucosal epithelium. N Engl J Med, 2004, 351(12): p. 1187-96.

9. Pera, M.F. Stem cells. A new year and a new era. Nature, 2008, 451(7175): p. 135-6.

10. Pinnamaneni, N, J.L. Funderburgh. Concise review: Stem cells in the corneal stroma. Stem Cells, 2012, 30(6): p. 1059-63.

11. Purwanti, N, et al. Induction of Sca-1 in the duct cells of the mouse submandibular gland by obstruction of the main excretory duct. J Oral Pathol Med, 2011, 40(8): p. 651-8.

12. Seo, B.M, et al. Investigation of multipotent postnatal stem cells from human periodontal ligament. Lancet, 2004, 364(9429): p. 149-55.

13. Shieh, S.J, J.P. Vacanti. State-of-the-art tissue engineering: from tissue engineering to organ building. Surgery, 2005, 137(1): p. 1-7.

14. Sonoyama, W, et al. Mesenchymal stem cell-mediated functional tooth regeneration in swine. PLoS One, 2006, 1: p. e79.

15. Sun, L, et al.Mesenchymal stem cell transplantation reverses multiorgan dysfunction in systemic lupus erythematosus mice and humans. Stem Cells, 2009, 27(6): p. 1421-32.

16. Takahashi, K, S. Yamanaka. Induction of pluripotent stem cells from mouse embryonic and adult fibroblast cultures by defined factors. Cell, 2006, 126(4): p. 663-76.

17. Wang, L, M.S. Detamore. Tissue engineering the mandibular condyle. Tissue Eng, 2007, 13(8): p. 1955-71.

18. Warnke, P.H, et al. Growth and transplantation of a custom vascularised bone graft in a man. Lancet, 2004, 364(9436): p. 766-70.

19. Wu, J, et al. The engineering of organized human corneal tissue through the spatial guidance of corneal stromal stem cells. Biomaterials, 2012, 33(5): p. 1343-52.

20. Yamaza, T, et al. Mouse mandible contains distinctive mesenchymal stem cells. J Dent Res, 2011, 90(3): p. 317-24.

21. Yu, J, et al. Induced pluripotent stem cell lines derived from human somatic cells. Science, 2007, 318(5858): p. 1917-20.

22. Yuan, J, et al. Repair of canine mandibular bone defects with bone marrow stromal cells and porous beta-tricalcium phosphate. Biomaterials, 2007, 28(6): p. 1005-13.

23. Yuan, J, et al. Repair of canine mandibular bone defects with bone marrow stromal cells and coral. Tissue Eng Part A, 2010, 16(4): p. 1385-94.

24. Zhao, J, et al, Combination of beta-TCP and BMP-2 gene-modified bMSCs to heal critical size mandibular defects in rats. Oral Dis, 2010, 16(1): p. 46-54.

25. Zhao, J, et al. Apatite-coated silk fibroin scaffolds to healing mandibular border defects in canines. Bone, 2009, 45(3): p. 517-27.

26. 金岩 . 口腔颌面发育生物学与再生医学 . 北京：人民卫生出版社 , 2011.

27. 张文杰，曹谊林 . 组织工程研究进展与发展趋势 . 中国实用美容整形外科杂志 , 2005,16(4):p. 193-4.

中英文名词对照索引

B

鼻缺损 nasal defects
部分鼻缺损 partial nasal defects
鼻切除术 rhinectomy
丙烯酸树脂 acrylic resins
鼻根 nasal root
鼻背 nasal dorsum
鼻骨 nasal bone
鼻尖 nasal tip
鼻翼 nasal ala
鼻小柱 nasal columella
鼻唇沟 nasolabial groove
鼻面沟 facies nasalis groove
鼻孔 nostril
鼻中隔 nasal septum
表皮下行 epithelial migration
部分耳缺损 parital auricular defect
鼻底前部 anterior part of nasal floor
鼻背断裂点 dorsal nasal breakpoint
鼻垂直轴 vertical nasal axis

C

重建 reconstruction
磁性附着体 magnetic attachment
扯断伸长率 tensile stretch
成品眼部托盘 product ocular tray
成品义眼 product artificial eyeball
磁共振成像 magnetic resonance imaging，MRI
成体干细胞 adult stem cell，ASC

D

倒凹 undercut
雕塑蜡型 sculpture wax pattern
单侧耳缺损 unilateral auricular defect
点云 point cloud
叠层实体制造或薄型分层叠加成形 laminated object manufacturing, LOM

E

耳缺损 auricular defects
耳廓 auricula
耳甲庭 concha auricularis
耳舟 scapha
恶性肿瘤 malignant tumor
额骨鼻突 nasal process of frontal bone

F

仿真修复 simulation rehabilitation
放射治疗学 radiotherapeutics
放疗 radiotherapy
医用凡士林 medical vaseline

仿生材料 bionic materials
仿生功能 bionic function
仿生修复 bionic rehabilitation
发音 pronunciation
反求工程 Reverse Engineering，RE
分层实体制造 laminated object manufacturing，LOM

G

硅橡胶 silicone elastomer
固位 retention
功能仿真 functional simulation
光学印模 optical impression
干细胞 stem cell
骨髓间充质干细胞 bone marrow mesenchymal stem cell, MSCs
高温硫化硅橡胶 high temperature-vulcanized silicone
杆卡式附着体 bar-clip attachment
工作模型 master cast
个体化义眼 individuation ocular prostheses
巩膜 sclerotica
光固化快速成型系统 stereolithography appratus system

H

颌面部缺损 maxillofacial defects
颌面赝复体 maxillofaical prostheses
颌面外科学 maxillofacial surgery
虹膜 iris
胡须 beard

J

聚甲基丙烯酸甲酯 polymethylmethacrylate，PMMA
聚氨酯 polyurethane
聚氨酯弹性体材料 polyurethane elastomer
聚氯乙烯 polyvinylchloride, PVC
计算机辅助设计与制作 computer-aided design and computer-aided manufacture ,CAD/CAM
加成型双组分室温硫化硅橡胶 two-part addition room temperature-vulcanized silicone
睫毛 eyelashes
睑缘 palpebral margin
经皮种植体 percutaneous implant
经皮封闭 percutaneous sealing
结缔组织生长因子 connective tissue growth factor
睑外翻 ectropion
睑裂 palpebral fissure
基台 abutment
基底细胞癌 basal cell carcinoma
咀嚼 mastication
计算机断层扫描法 computed tomography，CT
激光扫描测量 laser surface scanning
结构光 structure light
交互式医学影像控制系统 materialise's interactive medical image control system
记录自然头位 registered natural head position
计算机辅助外科 computer aided surgery
间充质干细胞 mesenchymal stem cell，MSC
角膜间质干细胞 corneal stromal stem cells

K

眶缺损 orbital defects
口腔修复学 prosthodontics
口腔种植学 implantology
眶腔 orbital cavity
眶上缘 supraorbital margin
眶下缘 infraorbital margin
颏下点 gnathion
快速原型技术 rapid prototyping, RP
可见光扫描仪 visible light scanner

L

拉伸强度 tensile strength
老化 ageing
蜡型 wax pattern
颅面部种植体 craniofacial implant

泪囊 dacryocyst
鳞状细胞癌 squamous cell carcinoma
梨状孔 piriform aperture
两段式阻塞器 two-parts obturator
立体摄影测量技术 stereophotogrammetry
轮廓内插法 contour interpolation
立体光刻 stereo lightgraphy, SLA

M

美国颌面赝复学会 American Academy of Maxillofacial Prosthetics, AAMP
面模 facial mold
眉毛 eyebrow
毛孔 pore
莫尔云纹法 moire topography

N

内着色 intrinsic coloration
负型技术 negative mold technique
内眦 medial canthus
内眦肉阜 medial canthus caruncle
尼龙杆 nylon bar
尼龙杆 nylon clip
逆向工程 Reverse Engineering，RE
黏结固位 adhesion retention
颞下颌关节 temporomandibular joint, TMJ

P

喷砂 abrasive blasting
评价自然头位 estimated natural head position
胚胎干细胞 embryonic stem cell, ES

Q

全耳缺损 whole auricular defects
全鼻缺损 whole nasal defects
颧骨 zygoma
区域增长 region growing
曲线切割 cut with curve

R

日本颌面赝复学会 Japanese Academy of Maxillofacial Prosthetics, JAMP
人工耳蜗 cochlear prostheses
乳突区 mastoid region
熔融沉积造型 fused deposition modelling，FDM

S

数字模型 digital model
上颌骨 maxilla
视觉仿生 optical bionics
撕裂强度 tear strength
邵氏硬度 shore hardness
室温硫化硅橡胶 room temperature-vulcanized silicone
缩合型单组分室温硫化硅橡胶 one-part condensation room temperature-vulcanized silicone
缩合型双组分室温硫化硅橡胶 two-part condensation room temperature-vulcanized silicone
石膏 plaster
上眼睑 superior palpebral
上穹隆 superior fornix
双侧耳缺损 bilateral auricular defects
三角窝 triangular fossa
上唇挛缩 upper lip contracture
上唇 upper lip
上唇唇峰 peak of upper lip
上颌骨 maxilla
栓体栓道 key and key-way
三维模型 three-dimensional model
三维重建 three-dimensional reconstruction
三坐标测量机 coordinate measuring machine，CMM
双目视觉系统 binocular vision system
手动拼接 manual registration
数据库 database
三维打印 three-dimensional printing，3DP

T

替代 replacement
听觉仿生 audition bionics
褪色 color fading
钛 titanium
瞳孔 pupil
吞咽 swallowing

W

外着色 extrinsic coloration
外眦 lateral canthus
外耳道 external acoustic meatus
无牙颌 edentulous jaw

X

心理学 psychology
形态仿真 figure simulation
下眼睑 lower eyelid
下穹隆 lower fornix
小耳畸形 microtia
下颌骨 mandible
选择性激光烧结 selective laser sintering，SLS

Y

颜面部缺损 facial defects
赝复学 prosthetics
颜面赝复 facial prosthetics
颜面赝复体 facial prostheses
义耳 auricular prostheses(prosthetic ear)
义眼 ocular prostheses(prosthetic ocular)
义鼻 nasal prostheses(prosthetic nose)
眼球缺损 ocular defects
压敏型皮肤胶 pressure- sensitive adhesive，PSA
阴模 female mold
颜色仿真 color simulation
硬度梯度 hardness grads
印模 impression
眼球萎缩 atrophy of eyeball
眼球摘除 eyeball excision
眼外肌 extraocular muscle
眼窝 eyehole
眼球蜡型 eyeball wax pattern
眼袋 under-eye puffiness
义耳蜡型 prosthetic ear wax pattern
义鼻修复前外科 surgery before nasal prostheses rehabilitation
义耳修复前外科 surgery before auricular prostheses rehabilitation
义眶修复前外科 surgery before orbital prostheses rehabilitation
医学数字影像和通信标准 Digital Imaging and Communications in Medicine
诱导多能干细胞 induction of pluripotent stem, iPS

Z

质感仿真 texture simulation
再生 regeneration
再生医学 regeneration medicine
组织工程 tissue engineering
种植体磁附着 implanted-magnetic attachment
种植杆卡附着体 implanted-bar-clip attachment
种植磁性支架 implanted-magnetic framework
种植固位赝复体 implant-retained prostheses
植皮 skingrafting
藻酸盐 alginate
装盒 flasking
种植导板 implant guide
中心螺丝 mid-screw
自凝树脂 autopolmer resin
皱纹 wrinkle
智能化设计 intelligentification design
自动拼接 automatic registration
自然头位 natural head position, NHP
脂肪来源干细胞 adipose derived stem cell, ADSC

后 记

一叠书稿放在案头,散发着淡淡的油墨的清香。我的专著《颌面赝复学(下卷):颜面缺损的修复》即将付印，竟蓦然感到几分激动，它是我职业生涯中计划完成的第三部专著，也是我计划中的最后一部专著。第一部《颌面赝复学（上卷）：颌骨缺损的修复》在2004年已经出版，第二部《口腔修复的磁附着固位技术》在2009年出版。第三部《颌面赝复学（下卷）：颜面缺损的修复》经过十余年的酝酿、构思和准备，直到今天才付梓。从一定意义上说，这本书的出版是我职业生涯中的一个里程碑，标志着我职业生涯的预定目标已经实现。我期望用书籍的形式，对我的职业生涯进行一个小结，用文字和图片记录下我几十年职业生涯中历经艰辛所获得的经验与方法、教训与规律、探索与思考、成功与失败，与我的同事们分享，成为后来者们的拐杖和阶梯，让他们攀得更高，走得更远。

三十年前，我的老师高元教授、欧阳官教授、徐君伍教授拉着我走进了颌面赝复的殿堂，让我第一次知道了颌面赝复的意义。和老师们一起学习和探索的日子给我一生留下了难以磨灭的记忆。我一直记着我的一位患者，一位风华正茂的大学毕业生，曾因为严重面部畸形而轻生，而正是因为我们的努力，还给了她一副正常的容颜，让她重新返回社会，重新找回她的事业和生活。这件事影响了我的整个职业生涯，让我更加珍爱我的工作，让我感觉到我工作的意义。那个时期的颌面赝复的确是在一片空白中起步，甚至没有一本教科书，面对着修复体固位、赝复材料、工艺技术等一个个难题，只是凭着自己的热情不停地在努力。我常常为自己不能为患者提供精美、仿真的赝复体而感到自责，常常愧对患者期盼的眼神。在我的研究生时代，我将颌面赝复中的困难和问题按需求缓急排成队，开始系统的研究。我的第一个目标是解决颌面赝复中的固位问题，形成了以磁附着技术为标志的固位技术，并且将它与种植体相结合，形成了一整套可适用于各种修复体的固位技术，体积小巧，固位力强，安全无害，使用便捷，满意地解决了颜面缺损修复中的固位问题。今天，它已成为国际上颌面赝复中最常用、最有效的固位方式。

在我的职业生涯中，有一个地方是必须要提到的，它是我事业的成长之地、升华之地。这就是 UCLA 牙科学院的修复科，国际著名的颌面赝复中心。1994 年和 2002 年，我有幸两次来到这里，在John Beumer 教授的亲自指导下工作和学习。John Beumer教授是国际颌面修复学会的创始人，一位享誉国际的修复大师，他给予了我，一位东方学子巨大的关怀和帮助，从理论知识到实践操作，从临床检查到修复设计，亲自带教，把自己的全部经验和知识向我传授，与我分享。在这里我亲眼看到了 John Beumer 教授团队先进的理念、出色的工作和技术，和他们完成的多种颌面缺损的精美修复，强烈地感觉到巨大的差距，一个很强烈的愿望就是要把这里的知识和技术学到手，带回去，让中国患者有一天也能享受到这样的治疗，也能拥有这样精美的修复。

我珍惜这段时光，夜以继日地汲取知识的营养，努力地研读和实践。在一年多的时间内诊治了许多患者，系统地掌握了颌面修复的理论和操作技术，包括肿瘤放疗、颌面手术等方面的知识，让我开始由一个普通的口腔修复医生成为了一个比较全面的专业的颌面赝复医师。John Beumer 教授、Eleli Roumanas、Tingling Chang 等教授，Don，Tomomy 等技师，这些异国的老师和朋友为我提供了各种便利的条件，让我能在有限的时间内系统地掌握这些技术。这段时间是我生命中很难忘却的一段。不仅因为我在这里得到成长，而且享有真挚的友情。在我回国之前，科室为我举行的盛大的欢送宴会上，我深情地感谢这些带给我成长和友情的友人和帮助我实现梦想的科室；真诚地表达了我的愿望，期望在未来，在中国也建成这样一个中心，去传承 UCLA 的精神，传播 UCLA 的技术，为全世界的颌面修复医生和颌面缺损患者服务。UCLA 应该说是我的第二母校，我会永远纪念这段难忘的日子，永远纪念这些可亲可敬的朋友。

回国之后，我全力投入了颜面缺损修复的临床和科研工作，努力把学到的各种技术、带回的各种材料用于临床。其间，虽因担任领导职务占去许多时间，但却始终没有离开过临床和科研的岗位。无数次的历练伴随着很多次的失败，在这一步一步的探索中我积累了经验。在无人踏过的草地上，踏出了一条细细的小径，并且沿着它艰难地向前行进。

随着研究生们的毕业，我开始形成了自己的团队，这支年轻的团队在颌面赝复的领域中进行着不懈地努力和探索。我们白天在临床上讨论病案，制作各种修复体，夜晚在实验室里工作，甚至通宵达旦。会为一个难题的破解举杯共庆，也会为一个问题争论不已。岁月流逝，这些都成为我们走向成功之路的一段段美好的记忆。

我们的努力终于结出了果实。研制出的 ZY 加成型颌面赝复硅橡胶以及一系列的配套材料在质量上全面达到国外先进材料的性能指标，我们终于拥有了自己的赝复材料。我们的颌面修复技术也得到了迅速的提高，也能够做出精美的颜面修复体，也能让患者们享受到重新恢复容貌的喜悦和激动。每每我看到患者们装上义眶、义耳、义颌，露出欣喜、激动的微笑时，我也常常会被这种情绪所感染，与他们一起欣喜，这是对我，一个医生的最大的奖赏和激励。

此时的我，已不能满足于已经取得的成绩，开始把目光投向修复体制作技术的革新上。我一直不满意繁琐复杂又极难掌握的传统的颌面赝复工艺技术，能否在原有的技术基础上有所创新，创造出更加便捷、更加准确、更加精美、更加仿真的赝复技术呢？这是我们一直思考和追求的目标。20 世纪 80 年代，计算机技术与口腔医学相结合，产生了牙科 CAD/CAM 技术，这一技术能不能成为我们颜面缺损修复的革新之路呢？我们的目光开始聚焦到这里。在过去的十余年中，我们实现了颜面缺损的光学印模获取，通过建立国人颜面器官数据库和应用反求工程技术，实现了颜面缺损修复的智能化仿真设计，通过 3D 打印技术，成功实现了修复体的快速制作，从而根本改变了传统的工作模式。

2004 年，我们用数字化技术制作出的颜面修复体第一次用于患者，尽管它还有些粗糙，还不那么完美，但毕竟是在突破原有传统技术上迈出了第一步。此后，我们又不断地探索和改进，将原有的阳模制作改为阴模制作，实现了颜面部皮肤纹理的精细雕刻，实现了眼球的定位设计，实现了颜面部缺损的即时修复、仿真修复、精确修复、快速修复、远程修复，使颜面缺损修复的智能化设计和快速制作技术日趋完善，一步一步走向成熟、走向临床，为我们的患者带去满意的容貌和自尊。

2011 年，我们创造的这项技术作为“严重颜面部战创伤缺损与畸形的形态修复和功能重建”课题的重要内容，获得了国家科技进步一等奖，这是中国口腔医学界第一次获得这样的殊荣，让我们感到了巨大的鼓舞和激励。与此同时，关于颜面缺损智能化设计和快速制作修复技术的报告走向世界。我们的系列论文在国际杂志发表，吴国锋、韩颖、巴睿恺等几名青年学者，也在国际大会上屡次获奖。先后有20余个国家学习和采用这一技术，这一领域的研究出现了快速进步，受到了国际颌面修复工作者的高度评价和赞誉，在颌面赝复领域刮起了一股中国风。2014年10月，在中国西安成功举办了第十届国际颌面修复大会，中国声音在这个会上达到了高潮，国外同行把这种技术称为“中国方式”。我想这不仅是对我们团队的褒奖，而且是给予我们国家的荣誉。20世纪90年代，我在国际颌面修复大会上提出了“数字赝复，功能赝复”的理念，当时还并不为很多人所接受，而今天却成为引领国际颌面赝复发展的现实。

2012年，我被推选为国际颌面修复学会主席，2014年又成为这个学会的荣誉主席。在接受现任主席Harry Reintsema教授授予我的证书时，我蓦然想起了1994年，在美国棕榈泉国际颌面修复大会的我，那个略显青涩，在演讲台上忐忑不安却充满激情的青年医生。20年时间，我从一个初出茅庐、怀揣梦想的青年医生成为了这个领域的国际学术带头人，我们的团队走过了国外同行约40年的路，而且有所创造、有所超越。中国颌面修复终于光荣地站在了国际颌面修复的前列。

2014年10月，中华口腔医学会颌面修复专业委员会在西安正式成立，它标志着中国颌面缺损修复已经进入了一个新的发展时期，年轻的中国颌面修复团队开始聚集和整合自己的力量，通过开放、联合、交流和竞争，形成更强劲的发展实力。我们很欣慰地看到，在我们的团队里拥有一批优秀的颌面修复工作者，张陈平教授、刘彦普教授、孙坚教授、周永胜教授、蔡志刚教授、任卫红教授、李彦教授、吴国锋副教授、焦婷副教授、白石柱讲师、冯志宏讲师、韩颖讲师、董岩讲师……以他们为代表的一批中国颌面缺损修复的学术带头人已经站立起来，正在走出国门，走向世界的学术中心，快速进步的中国颌面修复团队也正在为患者创造越来越多的健康和福祉。

这本书几乎写了近十年，是我三部著作中耗时最长、花费心血最多的一部，原因是它是我一边学习、一边积累、一边摸索、一边实践的结果，不断在学习中成长和积累，不断在探索中总结和提高，也在不断纠正着自己的错误，在改进中摸索前进，以至于这本书曾五易其稿，一次次完成又推倒，许多图片被多次换掉。让我欣慰的是，每改一次都有新的收获，每改一次都会展现新的高度。

我真诚地感谢我的老师们、友人们、同事们、助手们、学生们和我的合作者们、我的家人们，在本书写作过程中给予我的巨大帮助和支持。特别是要感谢我的助手和学生们，没有他们的无私奉献、辛苦工作，帮我分担大量的文字和图片处理工作，这本书将不能完成。

这本书即将出版了，它将对中国的颜面赝复的发展画上一个逗号。一方面，我们将不断推动颜面赝复临床和研究的深入，不断为它补充新的知识；另一方面，我们还要不断地修改完善它，让它变得更加准确、更加先进，能够始终反映国际颌面赝复的最新成就。

我希望关注颌面修复的各科医生都来读这本书，通过读它，让我们更多地沟通、更多地理解、更多地共识、更多地合作；通过读它，更好地实现国际融合、知识融合、技术融合、团队融合。我希望这本书能为中国的颌面修复医生和有志于颌面修复的青年医生们带去能力、带去智慧，也带去我们的邀请：加入我们的行列，把更多的美好带给中国的颌面缺损患者。这将是我，我们，一代中国颌面修复医生的光荣与梦想。

2015年2月13日

致　谢

值本书出版之际，谨对本书写作和出版过程中做出贡献和给予我帮助的人们表示最诚挚的感谢！

感谢我的导师欧阳官教授，高元教授、徐君伍教授对我的悉心教诲和培养！

感谢我的老师和友人 John Beumer 教授给予我的巨大帮助和引导，感谢 Eleli Roumanas 教授、Ting ling Chang 教授给予我的指导和帮助！感谢 Don 技师、Tomomi 技师给我的帮助！

感谢我的老师郭天文教授、刘宝林教授、袁井圻教授、马轩祥教授、王忠义教授对我的教诲和支持！感谢我的同学和友人雷德林、刘彦普、何黎生、李德华、陈晓文的支持与合作！

感谢我的学生吴国锋、白石柱、冯志宏、董岩、韩颖、李蓓、周炜、吴淑仪、李玉梅、陈江飞、李凤兰、王博、康彪、王芳、韩影、毕云鹏、魏洪波、高倩、任楠、王忠山、巴睿恺、秦甜、刘琛、谢瑞、吴秦、刘欢、陈曦等所完成的大量实验研究和临床工作，为本书出版奠定了基础！

感谢冯志宏讲师、吴国锋副教授、白石柱讲师、董岩讲师、韩颖讲师、王博讲师为本书出版付出的巨大劳动和心血！

感谢第四军医大学口腔医院修复科、种植科、工艺科的同事和朋友们对颌面缺损临床修复工作的全力支持！

感谢世界图书出版西安有限公司侯长庆、刘小兰责任编辑；天意印务有限责任公司李飞、张爱琳、段婕、马苗编辑为本书出版付出的辛勤劳动！

感谢我的妻子和女儿，对我长年的支持和巨大帮助！

感谢所有教育、帮助、培养、支持我成长的人们！